心理学经典导读系列丛书

心理健康
经典导读

俞国良 著

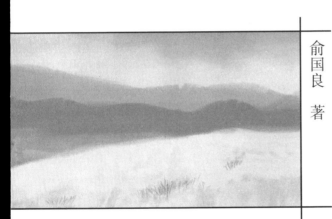

XINLIJIANKANG

JINGDIANDAODU

U0307333

北京师范大学出版集团
BEIJING NORMAL UNIVERSITY PUBLISHING GROUP
北京师范大学出版社

图书在版编目（CIP）数据

心理健康经典导读／俞国良，雷雳等著．—北京：北京师范
大学出版社，2019.8
ISBN 978-7-303-24148-4

Ⅰ.①心… Ⅱ.①俞… Ⅲ.①心理健康－健康教育
Ⅳ.①R395.6
中国版本图书馆 CIP 数据核字（2018）第 201009 号

营　销　中　心　电　话　　010-57654738　57654736
北师大出版社高等教育与学术著作分社　　http://xueda.bnup.com

XINLI JIANKANG JINGDIAN DAODU
出版发行：北京师范大学出版社　www.bnup.com
　　　　　北京市西城区新街口外大街 12-3 号
邮政编码：100088
印　　刷：北京玺诚印务有限公司
经　　销：全国新华书店
开　　本：730 mm×980 mm　1/16
印　　张：34
字　　数：605 千字
版　　次：2019 年 8 月第 1 版
印　　次：2019 年 8 月第 1 次印刷
定　　价：68.00 元

策划编辑：周雪梅　　　　　责任编辑：李云虎　　朱冉冉
美术编辑：李向昕　　　　　装帧设计：李向昕
责任校对：赵媛媛　　　　　责任印制：马　洁

前　言

　　经典是人类文明的浓缩。经典是历史老人馈赠的一份厚礼。我们提倡阅读一些经典。作为舶来品的心理学研究更应如此。所谓"知己知彼，百战不殆"。

　　众所周知，科学心理学诞生于 1879 年冯特在德国莱比锡大学建立的世界上第一个心理学实验室，在 20 世纪得到蓬勃发展。目前，心理学已成为美国学科分类的七大部类之一。进入 21 世纪，人们不禁要回首辉煌百年心理学的发展历程，看一看哪些心理学家做出了重要贡献。为此，国际心理学界负有盛名的杂志《普通心理学评论》2002 年第 2 期刊发了一篇文章，题为《20 世纪最杰出的100 名心理学家》，研究者通过三个量化指标及三个质性指标，对 20 世纪最杰出的心理学家进行了排名，提供了99 位心理学家的名单（其中有 4 名诺贝尔奖获得者），留下一个空额让读者见仁见智。

　　金榜题名的这99 位心理学家中，许多人的研究领域都涉及心理健康。其中一些人毕生的学术专长就是试图破解人类的心理健康奥秘。比如，大名鼎鼎的弗洛伊德（排名第 3 位），曾以梦的解析和精神分析理论著称于世；罗杰斯（排名第 6 位）的"以当事人为中心的心理治疗方法"更是被现代心理健康工作者奉为经典。另外一些心理学家学术生涯涉猎稍广，但其在心理健康领域做出的贡献同样功不可没，且举足轻重。例如，新精神分析学派的代表人物荣格（排名第 23 位）、阿德勒（排名第 67 位）和安娜·弗洛伊德（排名第 99 位），积极心理学的首倡者马

1

丁·塞利格曼（排名第 31 位），需要层次理论的提出者、人本主义心理学家马斯洛（排名第 10 位），应激理论的提出者和研究者拉扎鲁斯（排名第 80 位），人格心理学家奥尔波特（排名第 11 位）、埃里克森（排名第 12 位）、艾森克（排名第 13 位）和卡特尔（排名第 16 位），以及以上瘾和情绪研究闻名于世的沙赫特（排名第 7 位），因攻击行为和愤怒情绪研究而横空出世的伯科维茨（排名第 76 位），对个体心理压力及其应对、压力情境下的决策行为和社会支持对决策的影响等方面研究享誉学坛的詹尼斯（排名第 79 位），美国行为治疗心理学家沃尔普（排名第 53 位）、发展变态心理学家路特（排名第 68 位）等。本书选择了以上 18 位心理学家，对他们在心理健康领域的经典之作进行解读。首先是对其进行了简要介绍，接着选译了反映其涉及心理健康的经典论文或重要著作的章节，然后对其有关心理健康的思想或理论产生的社会文化背景和心理健康的主要观点进行阐述，再对其总体上的心理学思想或理论进行评价，最后论及其对心理健康相关研究领域的独特贡献及其研究进展与展望。本书可作为高等院校心理系和教育系专本科生与研究生的教学参考书，也可作为心理学以及心理健康研究工作者的参考书，特别可供学校心理健康教育工作者和学校德育工作者学习、参考。

　　本书是课题组集体智慧的结晶，由俞国良、雷雳两位教授主持，并确定编写原则、结构、内容、体例和样章，以及最后的修改和定稿，书中的大部分译文和所有评价文章均是原创性成果，且在课题组的每周读书报告会上做了报告和反复讨论，在此基础上几易其稿进一步修改定稿。各章译、评作者按序为俞国良、雷雳、刘聪慧、张登浩、周莉、乔红霞、李宏利、沈卓卿、韦庆旺、邢采、辛呈凤、赵军燕、李冬梅、侯瑞鹤、张国华、郑璞、董妍和马晓辉。他们既是及门弟子也是良师益友。所谓"教学相长"，从他们身上，我们不仅看到了中国心理学发展的希望，也真正体会到了后生可畏、长江后浪推前浪的古训。因此，书中任何有新意的观点、有价值的研究成果，应归功于他们的努力探索和积极思考，也归功于他们孜孜以求和勤奋刻苦的学术精神。至于书中的不足之处，虽应由各位作者文责自负，但作为他们的导师和兄长，则应当由我们俩负责道歉、检讨。

　　特别需要说明的是，本书 2012 年曾由开明出版社出版。6 年后，承蒙北京师范大学出版社资深策划编辑周雪梅博士的美意，荣幸地列入该社"心理学经典导读系列"丛书，在此谨表谢意。同时，本着对人对己负责的精神和精益求精的学术态度，我们对原书的体例、结构和文字表述等进行了较大调整，凸显上述心理学大师心理健康思想的评述，以便更好地体现本书的初衷与主旨。但由于时间仓促和水平有限，我们未能及时联系上小部分原著的译者，祈请他们原谅并与我们或出版社联系。同时对书中的不足之处，恳望专家学者和读者朋友批评指正。

　　热情希冀，心理健康真正撑起一片守望幸福的蓝天。

　　衷心祝愿，心理健康真正成为一个成就人才的摇篮。

　　虔诚祈祷，心理健康真正建构一项温暖人心的事业。

　　让我们携手，一起走进"心理健康经典"的学术殿堂！

俞国良　雷雳等谨识

2019 年 3 月于北京

目　录

第一章　西格蒙德·弗洛伊德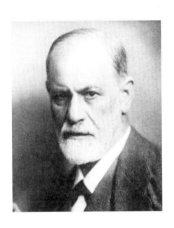

[印象小记]

　　西格蒙德·弗洛伊德(Sigmund Freud，1856—1939)，奥地利精神病学家，精神分析学派的创始人。弗洛伊德的精神分析理论对心理学、教育学、哲学、人类学、文学艺术、伦理学等领域都产生了重大影响。弗洛伊德的一生卷帙浩繁，论文、著作达300多种，全集共有23卷。1982年，由美国心理学史史学家评选的世界影响最大的已故1040名心理学家中，他排名第一；2002年，在由世界心理学界负有盛名的杂志《普通心理学评论》评选的20世纪最杰出的100名心理学家中，他排名第3。

[名篇选译]

一、移情作用❷

　　我们的讨论现在已将结束，那么，你们必定有一种期望，但可不要因此而产生一种误会。你们或许以为我讨论了精神分析所有复杂的难题

---

❶　本章作者为俞国良(中国人民大学)。

❷　选自S.弗洛伊德：《精神分析引论》，高觉敷译，247～375页，北京，商务印书馆，1986。本章作者为标题修改了序号。

之后，绝不至于在结束时竟没有一句话讲到治疗，因为精神分析的工作毕竟以治疗为归宿。其实，这一层我决不能略而不述；因为与治疗的现象相联系，还要告诉你们一个新事实。假使没有关于这个新事实的知识，则对于前已研究过的疾病，必不能有深刻的了解。

我知道你们决不希望我告诉你们实施分析治疗的技术；你们只是要知道精神分析的治疗法及其成就的大概。要知道此事，是你们应有的权利，谁也不能否认；可是我不愿告诉你们——最好请你们自己摸索。

请你们想一想吧，从引起疾病的条件直到病人内心起作用的因素，凡属重要的事实，你们都已知道了。究竟在哪一点上可以接受治疗的影响呢？第一，是遗传的倾向——我不常提到遗传，因为这个问题在旁的科学中已很为人所强调，我们也没有新的话可说。但是你们不要因此而以为我们轻视了它；我们从事分析，当然很知道它的势力。我们无论如何不能使遗传有所改变；这是本问题中一个预定的材料，可以限制我们努力的范围。第二，是幼时经验的影响，在分析中，往往是最重要的材料；它们属于过去，当然也使我们无用武之地。第三，是人生所有一切的不幸，即现实幸福的被剥夺，由此而引起生活中一切爱的成分的丧失。例如，穷乏、家庭的不和睦、婚姻的失败、社会处境的不良、道德的过度压迫等。这方面固然大有进行有效治疗的可能；但也须仿照维也纳传奇中的约瑟王(Kaiser Joseph)施恩降祸的办法才行——以一有权势者的仁慈的专制，才可使人尽顺从，而困难尽行消灭；然而我们是何等人，也能广施治疗法的恩惠给大家吗？我们在社会上无钱无势，只靠医术谋生，当然不能像他种医生施术于贫苦无告的人们；因为我们的治疗是要花许多时间和劳力的。然而你们也许仍坚持前述许多因素中必有一种有受治疗的可能。假使社会传统的道德起了剥夺病人快乐的作用，那么治疗时可鼓励并劝告他们去打破这些障碍，以牺牲理想为代价去换取满足和健康，这种理想虽为人推崇备至，然而世上弃而不顾的也不乏其人。但健康的获得既由于"自由的生活"(free living)，肯定要使分析沾上违反一般道德这个污点，因为它使个人受其利，社会则蒙其害。

关于分析的这个错误印象究竟是谁给你们的呢？分析的治疗当然有一部分包括对于生活要自由些的劝告——假使没有他种理由，那就是因为病人在里比多的欲望与性的压抑，或肉欲的趋势与禁欲的趋势之间感到有一种矛盾。这种矛盾，不是用帮助一方面来压服他方面所能解决的。就精神病人而言，固然是禁欲主义操胜一时；结果是被压抑的性的冲动在症候中求得发泄。假使我们转使肉欲方面有胜利之可能，那么被忽视的压抑性生活的势力，便不得不到症候中去求补偿。这两种办法都不能制止内心的矛盾，总有一方面不能得到满足。这矛盾不很激烈，以致医生的劝告也能收效的例子则为数很少，而且这些例子就用不着分析的治疗了。凡是易于感受医生影响的人们，虽无这个影响也必能自求解决。其实，你们总知道一个禁欲的男人若决意要做非法的性交，或者一个未满足的妻子若要找一个情人求得补偿，那么他们绝不至于要先求得医生或分析师的允许，然后才随心所欲。

人们讨论这个问题的时候，常易忽略了整个问题的要点，即精神病人致病的矛盾有别于矛盾着的各个冲动的常态争衡，因为常态争衡的两种冲动存在于同一的心理领域之中，就致病自矛盾而言，则两种势力中的一种进入前意识和意识的平面之上，另一种则被禁闭于潜意识的区域之内。因此，其矛盾必不能有最后的结局；两种势力见面之难，实无异于一在天之南，一在地之北。若要解决，必须使二者相遇于同一场所之内。我以为这便是精神分析的主要工作。

除此之外，你们在想象中若以为分析法也以劝导人生或指示行为为要点，那么你们又未免错误了。其实，我们在力求避免扮演导师的角色；我们只希望病人能够自己解决。为了达到这个目的，我们乃劝告他在接受治疗时，暂时不要对于生活做出重要的决断，如关于事业、婚姻的选择，或离婚等，待治疗完成之后再说。这也许是你们想象不到的。我们只对于年轻人或不能自立的人才不坚持这种限制。对于他们来说，我们只得兼为医生及教育家；我们深知自己那时的责任重大，遂不得不慎重从事了。

我虽力辩分析的治疗但决不鼓励自由的生活，但是你们却不要，因此以为我们是要提倡传统的道德。二者都不是我们的目的。我们不是改良家，只是观察家；然而既要观察，便离不开批判，因此，我们不可能拥护传统的性道德，或赞许社会对于性的问题的处置。我们不难证明人世间的所谓道德律所要求的牺牲，常常超出它本身的价值；所谓道德的行为既不免于虚伪，也难免于呆板。我们对于病人决不隐瞒这些批判；务使他们对于性的问题，也像他种问题一样，都能习惯于作不带偏见的考虑；假使他们在治疗完成之后，能在性的放纵和无条件的禁欲之间选取适中的解决办法，那么无论结果如何，我们都不必受良心的责备了。无论何人，只需完成了训练，认识了真理，便都能增加抵抗不道德危险的力量，尽管他的道德标准在某方面与一般人不同。至于禁欲在引致神经病上的重要性，我们也不要估价过高；只有少数因剥夺作用及里比多储积而致病的病症，才可用不难引致的性交而收治疗之效。

因此，你们就不能假定，要解释精神分析的疗效，一定是由于允许病人实行放纵的性生活了；你们须得求他种的解释。我记得我在驳斥你们的这一推想时，曾说过一句话，或许可以使你们走上正路。我们之所以收效，或许是由于用某种意识的东西代替了某种潜意识的东西，把潜意识的思想改造成意识的思想。你们要是这样，那就击中要害了。潜意识既扩大而入意识，于是压抑遂被打消，症候遂被消灭，而致病的矛盾乃变成一种迟早总得解决的常态的矛盾。我们的工作只是使病人能有这种心理的改造，此事能有何种程度的成就，他们也就可以得到何种程度的利益。假使没有压抑或类似于压抑的心理历程等待解除，那么我们的治疗便算完事了。

我们努力的目的可表达为不同的公式——使潜意识成为意识，消除压抑作用，或填补记忆的缺失；它们统统是指同一件事。你们也许不满足于这句话；以为神经病人的恢复可大不相同，他既受了精神分析的治疗，或许要变为一个完全不同的人物，而你只听说，整个的经过只是使潜意识的材料较前稍减，而意识的材料只较前稍增而已。你们也许不懂得这种内心改造的重要性。一个受了治疗的精神病人虽然在骨子里依然故我，但也的确变成一个不同的人物，也就是说，他已经变成了可以在最优良的环境下所能养成的最优良的人格。这就不是一件无足轻重之事了。假使你们能知道我们的一切成就，能知道我们用最大的努力以引起这种心理中貌似琐屑的改造，那便更可了解各种心理平面的差异的重要了。

我现在暂时离开本题，问你们是否知道所谓"原因治疗"（a causal therapy）的意义。一种治疗术若丢开疾病的表现形式，寻求突破点以根除其病因，就叫作原因治疗。精神分析是否为一种原因治疗呢，要答复这个问题绝不是一件简单的事，然而我们由此却可深信这类问题之不切实际。精神分析的治疗当不以消除症候为直接目的时，则和原因治疗的进行大致相似。至于其他方面则不相同，因为我们追求原因，要远远超过压抑作用直至本能的倾向及其结构中的相当强度，直至这些本能的发展的失常等。现在假使我们可用某种化学的方法来改造心理的机制，或随时增减里比多的分量，或牺牲了某一冲动而增大另一冲动的势力——那就会成为一种名副其实的原因治疗，而我们的分析也就成为侦察原因时不可或缺的第一步工作了。可是现在尚未有这种影响可以达到里比多的历程，这是你们所知道的；我们的精神治疗术是向另一点上进攻，不在症候之上，而是比较远地在症候的下层，这个处所只在很奇特的情形之下，才可为我们所接近。

那么，我们究竟要做些什么工作才可使病人的潜意识进入意识呢？

从前我们以为这事很简单：只需寻出这种潜意识的材料告诉病人便算完事了。但是现在我们已知道这是一个目光短浅的谬误。我们知道他的潜意识，与他知道自己的潜意识二者并不是同一回事。我们将所知道的事告诉了他，他可不能达成同化，以代替自己的潜意识的思想，只是兼容并蓄，事实上很少变动。我们因此不得不仍以形成的观点对待潜意识的材料；而应在他的记忆中最初产生压抑的那一点上去寻求。必须先消除这种压抑，然后以意识思想代替潜意识思想的工作才可立即完成。但是这种压抑又如何加以消除呢？于是我们的工作遂进入了第二阶段。首先，发现压抑；其次，消除这种压抑所赖以维持的抗力。

这个抗力如何才能消除呢？依然是：先找出抗力的所在，然后告诉病人。抗力或者起于我们力求消除的压抑，或者起于更早活动过的压抑，都是为了抵抗不适意的冲动。因此我们目前要做的工作正和以前一样，即加以解释，验明而告诉病人；此时是做对了的。抵拒或抗力不属于潜意识，而属于自我，自我则必和我们合作，即使它不是意识的，也无妨碍。我们知道"潜意识"一词在这里似有两个含义，一方面是一种现象，另一方面是一种系统。这听起来虽然好像模糊难解，但只是前次所说的话的重述，不是吗？我们以前早已说到这一点了——假使我们能因解释而能辨认出抗力的所在，那么我们原可望这种抗力和抵拒便因此而消灭。但是我们有何种本能的动力供我们支配而使此享有成功的可能呢？第一，乃是病人求恢复健康的欲望，使他愿和我们合作；第二，是他的理智的帮助，这种理智是因我们的解释而增强的。假使我们能给他一点提示，那么病人当然较容易用理智辨认出抗力，而在潜意识中求得与这个抗力相当的观念。假使我告诉你："仰头看天，就会看见一个氢气球，"或者假使我只请你抬头看天，问你能看见什么，那当然是在前一种条件下，较易看见氢气球。学生初次看显微镜，教师必须告诉他要看什么，否则镜下虽然有物可见，而他却看不出什么东西。现在请讲事实吧，就神经病的种种形式，如癔症、焦虑现象、强迫性神经病等，我们的假说都很可靠。我们如用此法求得压抑、抗力，及被压抑观念的所在，就可克服抵拒，打破压抑，而将潜意识的材料变为意识的材料。我们这样做时，便明白觉得正当每一抗力被战胜的时候，病人的心灵内就有一种激烈的决斗在进行着——两种趋势在同一区域内作常态的心理斗争，一种是要援助抗力的动机，另一种是要打消抗力的动机。第一种是原来建立起压抑作用的老动机；第二种则为新近引起的动机，可用来帮助我们解决矛盾。我们因此乃将前已因压抑作用而暂时和解的斗争重复引起，用来作为对于此事的新贡献。第一，向病人表明旧解决方法足以致病，而新解决方法可以恢复健康；第二，告诉他自从那些冲动原先遭拒斥之后，情形已大不相同。因为那时的自我柔弱幼稚，深惧里比多压迫的危险，力图退缩，而现在的自我既较强大，又富有经验，而且又能获得医生的援助。因此，我们可希望再度引起的矛盾，比压抑作用有更完满的结果。你们如不相信，请证以我们在癔症、焦虑性神经病及强迫性神经病中的治疗的成功。

但是此外尚有他种疾病，情形虽都相似，但我们的治疗法未能收效。就这些病症而言，其自我和里比多之间发生一种矛盾，从而造成压抑——虽然这个矛盾和移情神经病的冲突有形式上的差异；此外，我们也可在病人的生活中追溯到压抑所发生之点；我们便也用同样的方法，有同样的把握，给他以同样的帮助，告诉他以所要求得之事；而且现在和压抑成立时的时距，也有利于使矛盾有较好的结局。然而我们毕竟未能克服一种抗力，而消除一种压抑。这些病人如妄想狂者，抑郁症者及患早发性痴呆者大概不受精神分析治疗的影响，这个原因在哪里呢？这不是因为智力的缺乏；要受分析自然要有某种程度的智力，但是譬如就最聪明而能演绎的妄想狂者而言，难道是智力不及他人吗？其他任何推动的力量也并不欠缺；譬如抑郁症者和妄想狂者不同，他们也深知自己的病痛之苦；但并不因此而有较易受影响的可能。我们在此又遇到一种愧未能懂的事实，所以不得不怀疑自己是否真正具有他种神经病的治疗能力了。

现在若专门讨论癔症和强迫性神经病，又会立即遇到第二个出人意料的事实。病人略受治疗之后，对于我们便有一种特殊的行为。我们原以为已将一切可以影响治疗的动机都曾加以相当的注意，而且充分估计到了我们自己和病人之间的情境，因而得出一个最可靠的结论；但是在我们所已估计的以外，好像有什么没有估计到的东西忽然侵入。这个意外的新现象，本身就异常复杂，我先举较常见而简单者略述如下。

病人本来只应当注意自己的精神矛盾的解决，可是忽然渐渐对于医生本人发生一种特殊的兴趣。凡与医生有关之事，似乎比他自己的事都更重要，他因此不再集中注意于自己的疾病。他和医生的关系，也一时变得很为和善；他特别顺从医生的意旨，极力表示感激，而且表现出出人意料的美德。分析师因此对于病人也很有好感；深庆能有治疗这样和善人品的幸运。医生若有机会，看见病人的亲属，也会听到病人对他的尊重而感到高兴；病人在家赞美分析者不绝于口，以为他有种种美德。亲属们说："他对于你异常钦佩，异常信任；你说的话，在他看来，竟好像是天启的真理。"此时也许有明眼人插进一句话："他除你外，不说任何其他的事，老是引你的话，实在太有些令人生厌了。"

医生那时当然很谦逊，以为病人所以尊重他，一是因为希望仍能恢复他的健康，二是因为治疗的影响，使病人闻所未闻，增加了知识。在这些条件之下，分析也有惊人的进步，病人了解医生的暗示，集中注意于治疗的工作，于是分析时所需要的材料——他的回忆及联想，都随处可得；他的解释之正确可信，即分析师也感到惊奇，以为这些新的心理学观念本来深为外界健康人所驳斥，而病人竟如此愿意接受，这不能不令人高兴。分析中既有这种和睦共处的关系，于是病人的情形在实际上也渐有进步。

然而这种好天气是不会持久的，总有乌云遮蔽的一天。因此，分析开始出现困难，病人说自己再说不出更多的东西了。我们无疑觉得他对于这种工作不再感兴趣了，有时你若叫他说出他随时想到的事，而不必加以批驳，他也听而不闻了。他的行为不受治疗情境的支配，好像他从来没有和医生有过表示合作的契约似的；就从表面看来，也显然可见他现已因其他秘不告人的事情而分散注意了。这便是治疗不易进行的情境。原因是又产生了一种强有力的抗力。这件事的经过如何呢？

这种事情假是有了解的可能的，那么这个扰乱的原因即在于病人所移施于医生的一种强烈的友爱感情，而这种感情又不是医生的行为和治疗的关系所可解释的。这种感情所表示的方式和所要达到的目标，当然随两人之间的情形而有所不同。假使一个是少女，另一个是年轻的男子，则给人的印象当为常态的；一个女子既单独和一个男人常见面，又谈及心腹之事，而这个男人又占有指导者的地位，那么她对他爱慕，似亦出于自然——但一个神经病女子的爱的能力必不免略有变态，这一事实可暂置不论。两人之间的情境若越和这个假定的例子不同，则其倾慕之情也越不可解。假使一个年轻的女人遇人不淑，而医生则尚未有所爱，那么她若对他有热烈的情感，愿离婚而委身于他，或此事如不可能，则和他私下相恋，这仍然是可令人理解的。这种事情，在精神分析以外，也属常见。但在此种情境之下，女子和妇人们常做出这种惊人的自供，可见她们对于治疗的问题持有一特殊的态度：她们已知道，除爱情之外，别无可以治疗她们的方法，而且在治疗的开始，她们就已期望这种关系，最终可以获得实际生活中所缺乏的安慰。只是因为有这种希望，她们才忍受分析的麻烦而不惜披露自己的思想。我们可以补说一句：所以才如此容易了解那些常难接受的事。然而这种自供状确实使我们感到骇异，我们所有一切的估计都化为乌有了。我们能在整个问题中忽略了这一最重要的元素吗？

事实确是如此。我们的经验越多，这一新元素也越不易否认，这个元素改变了整个的问题，也羞煞了我们科学的估计。就头几次而言，我们或以为分析的治疗那时不过是遇到一个意外的障碍。但是这种对于医生的垂爱，就是在最不适宜或竟最可笑的情境之内，如老年的女人和白头的医生之间，事实上根本没有所谓引诱可言，但也不可免，那我们便不得再视此事为意外，而必须承认它和疾病的性质确有密切的关系了。

这个我们不得不承认的新事实名叫移情作用（transference）。意思就是说病人移情于医生，因为受治疗时的情境不能用来解释这种情感的起源。我们更怀疑这个情感起源于另一方面，即已先形成于病人心内，然后乘治疗的机会而移施于医生。移情的表示可为一种热情的求爱，也可取较为缓和的方式；假使一个是少妇，一个是老翁，则她虽不想成为他的妻子或情妇，却也想作他的爱女，里比多的欲望稍加改变而成一种理想的柏拉图式的友谊愿望。有些妇人知道如何升华自己的移情作用，使其有不得不存在的理由；有些则仅能表现为粗陋的，原始的而几乎不可能的形式。但在基本上总是相同的，其起源之相同，为有目者所共见。

若要问这个新事实的范围，便得再加上一点说明。譬如男性病人究竟有如何的经过呢？这里，我们至少可望没有性别及性的吸引的麻烦。但其根本情形则与妇人一样；他同样地倾慕医生，也同样地夸大他的品质，也同样地顺从他的意旨，也同样地嫉妒着一切与他有关的人们。移情的升华较多见于男人和男人之间，直接的性爱则为数较少，正好像病人所表现的同性爱倾向都可表现而成他种方式。有分析师更常见男性病人有另一种表现方式，这种方式初看起来似与刚才所说过的适得其反——那就是反抗的或消极的移情作用。

移情作用在治疗的开始即发生于病人心内，暂时是最强大的动力。这种动力的结果，若可引起病人的合作，而有利于治疗的进行，当然没有人看见它或注意它。反之，一旦变为抗力，那便不得不引人注目了；那时改变病人对于治疗的态度的，有两种不同而相反的心理：①爱的引力已太强大，已露出性欲的意味，所以不得不引起内心对自身的反抗；②友爱之感一变而为敌视之感。敌视情感的发生，大概地说，常较后于友爱情感，且以友爱情感作为掩饰；假使二者起于同时，那便可作为情绪矛盾的好例，这种情绪矛盾支配着人与人之间所有最亲密的关系。所以敌视的感情和友爱的感情同表示一种依恋之感，正好像反抗和服从虽然相反，其实都有赖于他人的存在。病人对于分析师的敌视，当然也可称为移情，因为治疗的情境不是引起这种情感的原因；所以用这个观点来看消极的移情作用，也符合上面所说的积极的移情作用的观点。

移情作用究竟起源于哪里？它给我们造成何种困难？我们如何才能克服这些困难？又因此而可得何种便利？这些问题只是对于分析师作专门的说明时，才可加以论述；这里仅能约略一提。病人因受移情作用的影响而有所要求于我们，我们当然要顺从这些要求；不然，若怒加拒斥，便未免太愚蠢了。要克服他的移情作用，不如告诉他，说他的情感并不起源于目前的情境，也与医生本人无关，只不过是重复呈现了他已往的某种经过而已。因此，我们乃请他将重演（repetition）化作回忆（recollection）。那时，则常似为治疗的大障碍的移情作用，不论是友爱的或敌视的，都可变成治疗的最有力的工具，而用来揭露心灵的隐事。然而这种意外的现象总不免使你们惊异，因此，我还得略说几句以消除你们因此而生的不愉快印象。我们要记得我们所分析的病人的病情究竟还不能算是已告终结，也像生物体那样在继续发展着。治疗的开始还不足以制止这个发展，但当病人一受治疗之后，整个病的进程似立即集中于一个方向——即集中于对医生的关系。因此，移情作用正好比一株树的木材层和树皮层之间的新生层，由此乃有新组织的形成和树干半径的扩大。移情作用一旦发展到这个程度，那么对于病人回忆的工作便退居次要的地位。那时我们便可说已不再是诊治旧症，而是在诊治代之而起的新创立而改造过的神经病了。对于这旧症的新版，分析者可追溯到它的起始，如何发展和变化的，他特别熟悉这个经过，因为他本人就是它的中心目标；病人的一切症候都丢掉了原来的意义，以适应新起的意义；这个新意义即包含在症候对移情作用的关系之内；不然，也只有那些可作为这种适应的症候才留存而不消灭。我们假使能治愈这个新得的神经病，就等于治愈了原有的病，换句话说，就是完成了治疗的工作。病人若能与医生有常态的关系，摆脱了被压抑的本能倾向的影响，则在离开了医生之后，也仍能保持其健康。

移情作用对于癔症、焦虑性癔症及强迫性神经病等的治疗，既如此的绝对重要，因此这些神经病都可同属于"移情的神经病"。无论何人，若能由分析的经验对移情的事实获得一个真确的印象，便决不会再怀疑那些在症候中求发泄的被压抑的冲动的性质了；这些冲动带有里比多的意味，再找不出更强有力的证据了。我们可以说，只是在研究了移情的现象之后，我们才更深信症候的意义乃是里比多的代替的满足。

可是我们现在觉得应该要更正从前对于治疗作用的动态的概念，以求得与这一新发现的互相一致。当我们利用分析而发现用抗力解决常态的冲突时，他需要一种强大的推动力，帮助他达到我们所期望的解决，从而恢复健康。否则他也许会再重蹈覆辙，而使已入意识的观念又降落到压抑之下。这个斗争的结果不取决于他的理解力——因为他的理解力既不强，也不自由，不足以有此成就——而仅取决于他与医生的关系。假使他的移情作用是积极的，他便认为医生有权威，深信他的研究和观点。假使没有这种移情，或移情是消极的，那么医生及其论点便很难引起病人的倾听了。信仰起源于爱，最初不需要任何理由。假使理由是被爱者提出的，那么只是到了后来，才加以批判的审查。没有爱作后盾的理由，则不足以使病人或一般人受其影响。所以一个人即就理智的方面而言，也只有当里比多投资于客体时，才有受人影响的可能；所以我们有理由相信，对于有自恋倾向的人们，虽有最优良的分析术，也恐不易有用武之地。

投射自己的里比多于他人身上的能力当然为一般常态人所共有；神经病人的移情作用的倾向不过是这一通性的变本加厉而已。以如此重要而普遍的通性，竟没有人加以注意和利用，岂不是非常奇怪吗？其实已经有人注意和利用了。伯恩海姆以他的敏锐思想，确曾以人类的受暗示性为其催眠说的根据。其实，他的所谓"暗示感受性"也就是移情作用的倾向，只是因为他缩小了这种倾向的范围，以致没有把消极的移情包括在内。然而伯恩海姆从未说过暗示是什么，是如何起源的；在他看来，这是一个不证自明的事实，没有解释的可能。他不知道暗示感受性有赖于性或里比多的活动。我们不得不承认我们在方法中所以要放弃催眠术，只是想在移情作用中发现暗示的性质。

但是现在我可要暂停一下，让你们有考虑的余地。我知道你们这时思想上已有一种激烈的抗议，如不允许你们有发表的机会，就不免剥夺你们的注意力了。我想你们一定会认为："你终于也承认自己像催眠术者那样利用暗示的帮助了。我们一直就是这样想的。然而你却为什么迂回曲折地去追求过去的经验，发明潜意识的材料，解释种种化装，消磨了无限时间、劳力和金钱，结果还不过是用暗示为有效的助力呢，你为什么也像那些忠实的催眠术者，以暗示来治疗症候呢？假使你仍以为用这种迂回曲折方法的援助，可使隐藏在直接暗示之后的许多重要的心理学事实显露出来，那又有谁来证明这些事实的可信呢？它们不也是暗示或无意暗示的产物吗？你难道不能使病人接受你的想法而有利于你的意见吗？"

你们的抗议非常有味，不得不予以答复。但是今天不能，因为时间已迟。等下一次再说。你们要知道，我决意遵命作答。今天则必须将我所开始说的话作结束。我曾允许你们，说将借助于移情作用，来解释我们对自恋神经病为什么不能收治疗之效的原因。

我对于这个解释仅用几句话就够了；你们就会知道这个谜是如何地易于猜透，各个事实又是如何地贯穿一气。经验证明：自恋的精神病人没有移情的能力，就是有，也是具体而微。他们离开医生，不是由于敌视，而是由于不感兴趣。所以，他们不受医生的影响；医生说的话他只是冷淡对待，没有印象，因此，对他人可以收效的治疗，如起于压抑的致病冲突的重复引起以及对抗力的克服，对他们却都不生效力。他们总是故步自封，常自动地作恢复健康的企图，而引起病态的结果，我们只是爱莫能助。

根据有关这些病人的临床观察，我们曾说过，他们一定是放弃了里比多在客体上的投资，而将客体的里比多转化成了自我里比多。因此，这些神经病便有别于第一组（如癔症、焦虑症及强迫性神经病），他们受治疗时的行为也足以证明了这个揣测。他们因为没有移情作用，所以不能受我们治疗的影响。

二、分析疗法

今天要讨论些什么，那是你们知道的。当我承认精神分析疗法的效力主要有赖于移情或暗示的时候，你们曾质问我，为什么不利用直接的暗示，从而又引起下面的这个怀疑：我们既承认暗示占如此重要的地位，那还能担保心理学发现的客观性吗？我曾允许你们对此事做一完满的答复。

直接的暗示乃是直接授以抗拒症候的暗示，是你的权威与病的动机之间的一种斗争。在这种斗争中，你不问这些动机，只要病人压抑它们在症候中的表示。大概地说，你是否置病人于催眠之下，那是毫无区别的。伯恩海姆以他的敏锐眼光，一再以为暗示乃是催眠的实质，而催眠本身则是暗示的结果，是一种受暗示的情境；他喜用醒时的暗示，这种暗示和催眠的暗示可达到同样的结果。

我现在究竟先讲经验的结果，还是先做理论的探讨呢？

请允许我先讲经验。1889 年，我前往南锡拜访伯恩海姆（H. Bernheim），成为他的一个学生；将他的关于暗示的书译成德文。好多年来，我都用暗示的治疗，先用"禁止的暗示"（prohibitory sugges-tions），后来则与布洛伊尔（J. Breuer）的探问病人生活的方法结合使用；因此，我就可以根据各方面的经验来推论暗示或催眠疗法的结论了。据古人对医学的见解，一个理想的疗法，必须收效迅速，结果可靠，而又不为病人所厌恶；伯恩海姆的方法符合其中的两种要求。此法收效较分析法迅速，且不使病人有不快之感。但由医生看来，终嫌单调；因为它对于无论何人总是用同样的方式，以阻遏各种不同症候的出现，但不能了解症候的意义和重要。这种工作是机械的而不是科学的，有江湖术士的意味，但是为病人计，倒也不必计较。就理想疗法的第三个条件而言，催眠法可绝对失败了；因为它的结果并不可靠。有些病可用此法，有些病则否；有些病用此法大有成效，有些病用此法则收效甚微。至其原因，则不可知。更可憾的是治疗的结果不能持久；过了些时候，你若再和病人谈及，又会旧症复发，或易以他症。那时或可再施行催眠。然而背后有经验者会警告病人，劝他不要因屡受催眠而失去自己的独立性，反而嗜比成癖，好像服用麻醉药似的。反过来说，催眠法施行之后，有时也能符合医生的期望，用最少的劳力能收完全治疗之效，但收效的条件仍未能理解。有一次，我用短时间催眠的治疗，完全医好一病，病人是一个妇女，她忽然无缘无故地对我愤恨，结果病又复发；后来，我与她和解了，医好了她的病，可是她又对我恨之入骨。还有一次，我有过下面的一个经验：病人也是一个妇女，她的病非常顽固，我曾再三解除了她的神经病的症候，当我正在施诊的时候，她忽然伸臂环抱我的颈项。无论你喜欢与否，既发生了这种事件，我们便不能不研究关于暗示性权威的性质和起源了。

关于经验方面已略如上述；可见丢掉直接的暗示，未必不能代以他种方法。现在联系这些事实稍加诠释。暗示法的治疗要求医生的努力要多些，而要求病人的努力则少些。这种方法和大多数医生一致承认对精神病的看法不相违反。医生对神经过敏者说："你没有什么病，只是患神经过敏，所以我在五分钟内说几句话，就可使你的一切病痛完全消除。"然而一个最低限度的努力，不用什么适当方法的帮助，就能治好一个重症，这与我们关于一般能力的信仰未免太不相容了。假使各种病的情境可以互相比较，那么由经验看来，这种暗示法绝对不能治好神经病。但我也知道这个论点并非无懈可击；世上忽然成功这一类事情也是有的。

根据精神分析的经验，催眠的暗示和精神分析的暗示有略如下述的区别：催眠术的疗法想要将心中隐事加以粉饰，而分析法则在暴露隐事而加以消除。前者在求姑息，后者在求彻底。前者用暗示来抵抗症候，它只增加压抑作用的势力，并不改变症候形成的一切历程。后者则在引起症候的矛盾中，求病源之所在；引用暗示，以改变这些矛盾的后果。催眠疗法让病人处于无所活动和无所改变的状态，因此，一遇到发病的新诱因，他便无法抵抗了。分析疗法则要病人也像医生那样努力，以消除内心的抗拒。抗力若被克服，对病人的心理生活就会有持久的改变，有较高级的发展，而且有抵御旧症复发的能力了。克服抗力就是分析法的主要成就；病人必须有此本领，医生则用一种有教育意味的暗示，作为对病人的帮助。所以我们可以说，精神分析疗法乃是一种再教育。

我希望现在已使你们知道分析法之用暗示与催眠法之用暗示的不同了：前者以暗示辅助治疗，后者则专靠暗示。因为我们已将暗示的影响追溯到移情作用，所以你们更可知催眠治疗的结果何以如此地不可靠，而分析治疗的结果又何以较为持久了。催眠术的成功与否，全看病人的移情作用的条件而定，但是这个条件是不能受我们影响的。一个受催眠的病人的移情作用也许是消极的，最普通的是两极性的，或许也采取特殊的态度以防止他的移情作用；我们对于这些都无把握。至于精神分析则直接着眼于移情作用，使它能自由发展而为治疗的援助。因此，我们尽量利用暗示力，而加以控制；病人于是不再能随心所欲地支配自己的暗示感受性，假使他有受暗示影响的可能，我们便对他的暗示感受性加以利导。

现在你们或许会认为：分析背后的推动力无论是移情还是暗示，但是我们对于病人的影响使我们的发现在客观上的正确性是可以令人怀疑的。治疗之利可成为研究之害，这是反对精神分析时提得最多的话。这些话尽管没有理由，但我们也不能以为无理由而置之不理。假使它有理由，那么精神分析将不过是暗示治疗术的特别变式而有效的一种；而其所有关于病人过去生活的经验，心理的动力，及潜意识等的结论，都不必重视了。反对我们的人的确是这样想的，他们以为我们是先由自己设想出所谓性的经验，然后将这些经验的意义（假使不是这些经验的本身），"注入病人的心灵之内"。这些罪状，用经验的证据来反驳，要比用理论的帮助会更加令人满意。任何施行过精神分析的人，都深知我们不能用此法暗示病人，我们原不难使病人成为某一学说的信徒，使他相信医生的错误信仰，他的行为也和其他人一样，像个弟子似的。然而我们用这个方法只能影响他的理智，而不能影响他的病症。只是当我们告诉他，说他在自己内心寻求之事，的确相当于他自己心内所实际存在之事的时候，他才能解决矛盾而克服抗力。医生推想的错误，在分析进行时将会逐渐消灭；而较正确的意见乃取而代之。我们的目的是要用一种很慎重的技术，来防止由暗示而起的暂时的成功；但是即使有此成功，也无大碍，因为我们并不以第一个疗效为满足。我们以为，假使疾病的疑难未得到解释，记忆的缺失未能补填起来，压抑的原因未被挖掘出来，则分析的研究就不算完成。假使时机没有成熟之前，先有了结果，我们就要把这些结果看作分析工作的障碍，而不看成分析工作的进步，我们一定要继续揭露由这些结果所产生的移情作用，而将已得的疗效予以否认。

这个基本的最后的特点，就足以使分析疗法不同于纯粹的暗示疗法，而使分析所得的疗效异于暗示所得的疗效。在其他任何的暗示疗法内，移情作用都被细心地保存无恙；至于在分析法内，移情作用本身就是治疗的对象，常不断就其种种形式而加以剖析的研究。分析的结果，则移情作用本身必因此而消灭；假使那时伴有成功而又持久，则这种成功一定不是基于暗示，而是由于病人内心已发生的变化，因为病人的内心抗力已借暗示之助而被克服了。

防止治疗时的暗示所产生的片面的影响就是不断地反对抗力的斗争，而这些抗力则把它们自己化装为反面的（敌对的）移情。还有一个论证，我们也须加以注意：分析有许多结果，虽可被疑为起于暗示，实则可用旁的可靠材料证明其不是这样。譬如痴呆症者和妄想狂者，绝没有可受暗示影响的嫌疑，然而这些病人所诉说的侵入意识内的幻念及象征的转化等，都和我们研究移情神经病人的潜意识的结果互相一致，可见我们的解释虽常为人所怀疑，但确有客观的证据。我想你们如在这些方面信赖分析，必不至于有多大的错误。

我们现在要用里比多说来完成对于治疗作用的叙述了。精神病人既没有享乐的能力，也没有成事的能力——前者是因为他的里比多本来就不附着于实物，后者则因为他所可支配的能力既用来维持里比多于压抑作用之下，便没有余力来表现自己了。假使他的里比多和他的自我不再有矛盾，他的自我又能控制里比多，他就不再有病了。所以治疗的工作便在解放里比多，使摆脱其先前的迷恋物（这些迷恋物是自我所接触不到的）而重复服务于自我。那么，一个神经病人的里比多究竟在哪里呢？很容易找到：它依附于症候之上，而症候则给它以代替的满足，使能满足现状下的一切要求。因此，我们必须控制病人的症候而加以解除——这正是病人所求于我们的工作。但要消灭症候，必须先追溯到症候的出发点，诊察它们以前发生的矛盾，然后借过去没有用过的推动力的帮助，把矛盾引导到一个新的解决方法上。要对压抑作用做此种考察，必须利用引起压抑作用的记忆线索，才可收到部分的效果。特别重要的是在病人与医生的关系或移情作用中，使那些早年的矛盾重复发作，病人尽力做出与以前相同的行为，于是我们乃能使他征发自己心灵中所有可用的力，去求得另一解决方法。因此，移情作用乃是一切竞争力量的互相会合的决斗场。

凡属里比多及与里比多相反抗的力量都无不集中于一点，即与医生的关系。因此，症候必须被剥夺它们的里比多；于是病人似乎就用这种人工获得的移情作用或移情的错乱，来代替原来的疾病；而他的里比多

14

也似乎以医生这个"幻想的"对象，来代替各种其他的非实在的对象。因此由这个对象而起的新斗争，便借分析师暗示的帮助，而升到表面或较高级的心理平面之上，结果化成一种常态的精神矛盾。因为此时既避免了新的压抑作用，自我与里比多的反抗便从此结束；病人内心便恢复了统一。里比多既摆脱了暂时的对象，即医生的时候，就不能回复到以前的对象之上，因而现在便为自我所用了。治疗时，我们在这个斗争中所遇到的反抗力，一方面是由于自我对于里比多倾向的厌恶，从而表示而为压抑的倾向；另一方面则由于里比多的坚持性，不愿离开它以前所依恋的对象。

因此，治疗的工作乃可分为两个方面。第一，迫使里比多离开症候，而集中于移情作用；第二，极力进攻移情作用而恢复里比多的自由。我们要使这个新矛盾有一成功的结局，必须排除压抑作用，里比多才不再逃入潜意识而脱离了自我。而此事之所以可能，又是由于病人的自我因分析师暗示的帮助而有了改变。解释的工作既将潜意识的材料引入意识，于是自我乃因潜意识的消逝而逐渐扩大其范围；又因教育而与里比多取得和解，于是自我也愿给里比多以某种限度的满足；自我既能使少量里比多为升华之用，于是对于里比多要求的畏惧也渐渐减弱了。治疗的经过越接近这一理想的叙述，则精神分析治疗的效果也越大。如果有障碍，那就是：①里比多缺乏灵活性，不愿离开客体；②病人自恋的严格性，不允许有某种程度的客体移情（object transference）的发展。治愈过程的动力学或更可更清楚地略如下述：我们既以移情作用吸引了一部分里比多到我们身上，乃得征集已脱离了自我控制的里比多的全部力量了。

这里我们要知道，因分析而引起的里比多的分配，并不能使我们直接推想到从前患病时的里比多倾向的性质。假定一个病人因为把对待父亲的情感移到医生身上，而病又治好了，我们可不能以为他之所以患病乃是由于他对父亲有一种潜意识的里比多的依恋。父亲移情（the father transference）只作为一个决斗场，我们在此制服病人的里比多而已；至其来源则别有所在。决斗场不必即为敌人的最重要壁垒之一；而敌人保卫首都，也不必即作战于城门之前。只是移情作用再被解体之后，我们才可在想象中推知疾病背后的里比多的倾向。

现在可再用里比多说来讲梦。一个精神病人的梦，与他的过失及自由联想一样，都可以使我们求得症候的意义而发现里比多的倾向。从欲望满足在这些倾向中所采取的形式可以看出，遭受压抑的是何种欲望冲动，而里比多在离开了自我以后，又依附于何种客体。所以梦的解释，在精神分析的治疗中占有重要的地位，而就多数的实例而言，它又是长期分析的最重要的工具。我们已知道睡眠条件本身已可使压抑作用略为松弛。压抑的沉重压力既略减弱，于是被压抑的欲望在梦内，要比在白天症候中有更明白的表示。所以梦的研究是研究被压抑的潜意识的最便利的方法，而被压抑的潜意识即为脱离了自我的里比多的寄托之处。

但是神经病人的梦，实质上与正常人的梦并无不同；二者之间简直无法区别。我们要说对神经病人的梦的解释，不能用来说明正常人的梦，那就未免不合逻辑了。因此，我们不得不断定神经病与健康的区别只是就白天说的；就梦的生活而言，这种区别就不能成立。因此，我们又不得不将关于神经病人的梦和症候之间所得的那些结论移用于健康人。我们必须承认健康的人在精神生活中也有那些形成梦或症候的因素；我们必须更以为健康人也可以构成压抑，而且要花费一定能力来维持压抑的力量，而且他们的潜意识的心灵也储藏着富有能力的被压抑的冲动，而且其中的里比多也有一部分不受自我的支配。所以一个健康的人，在实质上，也可算是一个精神病人，单他似能加以发展的症候则只有梦而已。其实，假使你们对于他醒时的生活加以批判的研究，也可发现与此一结论互相抵触的事实；因为这个似乎健康的生命也有许多琐碎而不重要的症候。

因此，神经质的健康和神经质的病态（即神经病）的差异可缩小到一个实际的区别，而且可由实际的结果加以决定——譬如这个人究竟能享乐而活动到如何程度。这个差异或许可以追溯到自由支配的能力与困于压抑的能力之间的一个比例，这就是说，它是一种量的差异，而不是质的差异。不言而喻，这个观点给我们下面的信念提供了一个理论的根据：这就是神经病虽然建立在体质的倾向之上，实质上也是有受治疗可能的。

因此，我们乃可由神经病人和健康人的梦的一致，而推知健康的属性。但就梦的本身而言，我们还可做出下面的推论——①梦不能与神经病的症候脱离关系；②我们不相信梦的重要性可压缩为"将思想译为古代的表现形式"这样一个公式而无遗；③我们不得不以梦来暴露里比多的倾向，以及当时实际活动着的欲望的对象。

我们的演讲现在已快要结束了。你们也许会失望，我以精神分析疗法为题，结果只谈理论，而不提治疗时的情形和疗效。但是我也有理由：之所以没有提到治疗的情形，是因为我从来没有想要你们受实际的训练以施行分析法的意图；而之所以没有提及治疗的效果，则因为有着几个动机。在演讲的开始时，我曾再三声明，我们在适当的情境下所收获的疗效，不会亚于其他方面的医学治疗术上最光辉的成绩；我也许还可以说这些成绩是他种方法不能得到的。我在此以外如果还要夸大，那就不免有人怀疑我自登广告，借以抵消反对者的贬斥。医学界的朋友们，即在公共集会之中，也对精神分析常常施加恐吓，宣称如果将分析的失败和有害的结果公布于世，便可使受害的公众明白此种疗法的毫无价值。姑且抛开这种办法的恶意不谈，就讲失败材料的收集也未必是一种有效的证据，好用来对分析的结果作正确的估计。你们知道，分析疗法还很年轻，还需要许多年的经验才可改善它的技术。由于教授这种疗法有种种困难，所以初学的人要比其他专家更得设法发展自己的能力，他的早年所得的结果决不能用来衡量分析疗法的充分成就。

在精神分析的开始，有许多治疗的企图都不免于失败，这是因为那时分析师对于不适宜采用分析疗法的种种病症也要加以治疗，至于我们现在则便因见有某种特征而将这些病除外了。特征也只可由探索而得。我们最初并未知道妄想狂和早发性痴呆到了充分发展的时候，分析法就不能奏效；我们当然可用此法治疗各种错乱的现象。但是早年的失败也不是由于医生的过失，或选择病症的不慎，而是由于外界情形的不利所致。我只讲过病人内心所不能避免而可以克服的抗力。在病人的环境中所有反对精神分析的外界的抗力，虽少学术上的兴趣，但在实际上却很重要。精神分析的治疗正与外科的手术相同，须施行于最适宜的情形之内，才可有成功的希望。你们知道外科医生在施手术之前，必先有种种布置——例如，适宜的房间，充分的光线，熟练的助手，病人亲友的回避等。试问外科的手术若都施行于病人全家面前，家人都围绕而观，见割便叫，那还能有多少次可以收效吗？就精神分析而言，亲友们的干涉实为一积极的危险，我们正不知道如何应付。病人内心的抗力，我们认为非引起不可，应当严加防备；然而这些外界的抗力，我们又如何能防御呢？那些亲友们既非任何解释所可说服，我们又不能劝他们站开不管；更不能引为心腹，告以实话，因为这样做，便不免失去病人对我们的信仰，那时病人将要求——这当然是正当的——我们，以为我们既信托他的亲友，就不必以他为治疗的对象了。凡是知道家庭分裂内幕的人，作为一个分析师，必不惊怪病人的亲人常不愿病人恢复健康，而宁愿他的病情不要好转。假使神经病起于家庭的冲突，那么家中健康的人就会视自己的利益比病人健康的恢复更为重要。做丈夫的既以为妻子受治疗时，必将暴露自己的罪恶，无怪他对于这种治疗毫无好感；丈夫的抗力加在病妻的抗力之上，则我们努力的失败和中断自无内疚可言，因为我们那时要做的，事实上是一件不可能成功的工作。

我不想多举例，现在只举一个病例，在这个病例内，为了职业道德，我也不得不逆来顺受。多年前，我对一个少女做分析的治疗；她久因有所畏惧，既不敢走出家门口，也不敢独居家内。经过很久的迟疑之后，她才承认她曾偶然看见母亲和一富人表示情感，其后便深以此事为忧。她很不老练地或很巧妙地将分析时的讨论向她的母亲做出暗示，而暗示的方法是：①改变自己对于母亲的行为；②自称除了母亲之外，没有人能解除她独居时的恐惧；③当母亲要出去时，便坚决不开门。她的母亲本患过神经过敏症，到水疗院参观之后，已痊愈多年了——或者，说清楚些，她在院内和一男人认识，其后过从甚密，顿觉快慰。她因女儿的强烈暗示而引起猜疑，后来忽然理解到女儿的恐惧的本意了。意思在于将母亲软禁起来以剥夺她和情人往来的自由。于是她的母亲便下决心结束这一对自己有害的治疗。她把女儿送入一接收神经病人的房子内，许多年来，一直指她是一个"精神分析的不幸牺牲品"；我也因此为人所诋毁。我所以不声辩，是因为被职业道德所束缚，不能宣布这个秘密。几年后，我有一个同事去访问这个患空间恐怖症的女子，告诉我说她的母亲和那富人的深交已成公开的秘密，她的丈夫和父亲谅也默许而不禁。然而对她的女儿的治疗却已为此"秘密"而牺牲了。

在第一次世界大战的前几年，各国的病人纷纷前来求诊，使我不管别人对我故乡的毁誉。我于是定一规则，凡属在生活的重要关系上，未达法定年龄不能独立的人，就不代为诊治。精神分析师原不必都能做此规定。你们因为我关于病人的亲戚发出警告，也许以为我为了分析起见，要使病人离开家族，也许以为只有离家别友的人们才可受治疗。但是这话也未必对；病人——至少不是疲惫不堪的人——在治疗时，如果仍须反抗平常生活所加于他的要求，则远较有利于治疗。至于病人的亲戚也须应当注意自己的行为以免损害这种有利的条件，更不应当对于医生在职业上的努力妄加诋毁。然而我们又如何才能使这些非我们的影响所可及的人们有此态度呢？你们自然也以为病人直接环境的社会气氛和修养程度对于治疗的希望有很大的影响。

尽管我们的失败可释以这些外界干涉的因素，但也已经为精神分析治疗法的疗效力减色不少了，拥护分析的人们曾劝我们将分析法的成绩作一统计以抵消我们的失败。我却不能同意。其理由是：因为相比的单元若相差太远，而受治的病症又多不相同，则统计也将无价值可言。而且可供统计研究的时间又太短暂，不足以证明疗效是否持久；就多数病例而言，简直无作记录的可能。因为病人对于他们的病及治疗严守秘密，而且健康恢复后也不愿轻易告人。反对精神分析的最重大的理由是，人类在治疗的问题上最无理性，难受合理论证的影响。新式治疗有时引起热烈的崇拜。例如，科克初次刊布结核菌的研究成果，有时也引起根本的怀疑；杰纳的种痘术，实际上是天降的福音，然仍为人所反对。反对精神分析的偏见，莫过于下面的例子。我们治愈一个很难奏效的病之后，便有人说："这算不了什么，经过这么久的时间，病人自己也会好起来的。"假使病人已经过四次抑郁和躁狂的交叠，在抑郁症之后的一个时期内到我这里求治，过了三个星期，躁狂症又发作了，于是他的亲族及其所请来的名医，都以为此一躁狂症必定只是分析治疗的结果。反对偏见，实在无法可施，你们不见大战中，无论何种集团国都有偏见，厌恨其他集团国吗？此时最聪明的办法是暂时忍耐着，等这些偏见逐渐随时间而消灭于无形。也许有一天，这些人会用不同于前的眼光来评断同一事形；至于他们从前为什么有不同的想法，仍然是一个不可知的秘密。

也许反对精神分析疗法的偏见现在已开始缓和了。分析学说的不断传播，许多国家中采用分析治疗的医生的日益增加都可引以为证。当我年轻的时候，催眠暗示的治疗法正引起医学界的怒视，其激烈的程度和现在"头脑清醒"的人对精神分析的驳斥完全相同。催眠术作为治疗的工具，确实未能尽如我们的期望；我们精神分析师或可自称为它合法的继承人，不应当忘记它对我们的鼓励和理论的启发。人们所报告的精神分析的有害结果，基本上限于病人矛盾转剧后的暂时病象，而矛盾的转剧或由于分析得太呆板，或由于分析忽告停止。你们已知道我们处理病人的方法，我们的努力是否使他们永受其害，你们必能做出自己的判断。分析的误用可有数种：特别在荒唐的医生手里，移情作用是一种危险的工具。但是医术治疗总难免有人误用的；刀不能割，外科医生还要用它吗？我的讲演现在可以结束了。我要说自己这些讲演缺点太多而深感惭愧，那决不仅是礼节上的客套。尤其抱歉的，是我偶然提及一个问题，往往答应在他处再行详讲，可是后来又没有实践前约的机会。我所讲的问题，现在尚未终结，而是正在发展，所以我的简要叙述，也欠完全。有许多地方，我预备要做结论了，但又未归纳。然而我的目的不想使你们成为精神分析的专家；我只愿使你们有所了解，而引起你们的兴趣罢了。

［思想评述］

一、心理学家生平

1856 年 5 月 6 日，西格蒙德·弗洛伊德出生在奥地利摩拉维亚弗莱堡市(现属捷克)的一个犹太商人家里，是其父亲和母亲所生六个孩子中的长子。作为长子，弗洛伊德与其母亲有着一种强有力的亲情关系，他一生都体会到这种密切关系对他的持久影响。4 岁时，他和父母一起移居维也纳。尽管他在维也纳生活了 78 年，但他并不钟情于此，因为反犹太主义的盛行，使得犹太人在维也纳受到歧视和侮辱，这样的氛围对西格蒙德·弗洛伊德的性格和思想影响甚大。

弗洛伊德年轻时就显示出非凡的智力，一直是一个聪颖的学生。他 9 岁进入中学，17 岁时以名列第一的成绩完成中学学业。1873 年，弗洛伊德考入维也纳大学，一面学习医学，一面在布吕克（E. Brucke）生理研究所工作了 6 年。由于他兴趣广泛，对海洋生物学、哲学、心理学、声音与语言生理学都有所研究，所以他花了近 8 年时间才学完 4 年的医学和科学研究课程。1881 年，他获得医学博士学位。第二年，他与玛莎·伯莱斯订婚，但是直到 1886 年才最后完婚。在订婚后的 5 年间，弗洛伊德给未婚妻写了 400 多封信。他们白头偕老，并生有三男三女。其中小女儿安娜·弗洛伊德（A. Freud）后来成为著名的心理学家。

1882 年，弗洛伊德与精神病学家布洛伊尔合作，用催眠术抑制并研究癔症，感觉到身心关系的微妙，由此产生了他的第一例精神分析病例——安娜·O，即佩珀海姆案例。其后 3 年，他在维也纳综合医院任住院医生，在外科、内科、皮肤科、眼科方面都积累了不少经验，并从事脑解剖学和病理学研究。1885 年和 1886 年间，他在让·马丁·沙可（J. M. Charcot）的巴黎诊所工作了 5 个月时间，后又赴南锡观察利埃博尔（A. A. Liebeault）和伯恩海姆的催眠疗法，深信神经症是可以通过心理治疗而奏效的。1887 年，他曾用催眠治病。从此他对癔症和催眠产生了浓厚的兴趣，于是回维也纳创办了一家私人诊所，开始治疗精神疾病。但到 1892 年左右，他发现催眠的疗法不能持久，于是改用自己独创的精神分析疗法，借以挖掘忘却了的观念或欲望。

1897 年，弗洛伊德创立了具有深远影响的自我分析方法，认为心理障碍是由于性紧张积累而引起的。进行自我分析的主要方法是对自己的梦进行解析。之后 10 年，弗洛伊德进行了大量的精神病临床治疗和研究，诞生了"精神分析"（psychoanalysis）这个名称，并于 1900 年出版了《梦的解析》。这本书的出版，被认为是精神分析学或精神分析理论正式形成的标志，成为弗洛伊德最著名的著作。尽管现在人们对此书的评价和认可都很高，但在出版初期，却招来了一片批评和反对之声，尤其是遭到了来自维也纳某些医学圈的批判，导致此书在出版后的 8 年间仅售出 600 册，弗洛伊德从中只获得了相当于 209 美元的稿费。

1909 年，弗洛伊德应美国克拉克大学校长、著名心理学家霍尔（G. Hall）的邀请，与荣格（C. Jung）等赴美国参加该校 20 周年校庆。在那里，他见到了美国著名心理学家詹姆斯(W. James)、铁钦纳(E. Titch-ener)、卡特尔(J. Cattell)等人，并发表了以精神分析为主体的讲演，被授予名誉博士学位，从此声名远扬。他在大会庆典上感言，"我们的努力首次获得了官方认可"，这表明精神分析终于从之前被大多数人所唾弃，发展到引人注目。1910年，在召开的第二次国际精神分析大会上，成立了国际精神分析协会，这标志着精神分析学派的正式建立。与此同时，他的一些弟子阿德勒(A. Adler)、荣格和兰克(O. Rank)，由于反对他的泛性论，先后离开他自立门户。

随后，第一次世界大战爆发，弗洛伊德提出了自恋、生和死的本能，以及本我、自我、超我的人格三分结构论等重要理论。至20世纪30年代，他的理论达到了登峰造极的水平，精神分析逐渐成为了解全人类动机和人格的方法。1930年，弗洛伊德获得了歌德奖金。1936年，弗洛伊德在自己80岁寿辰时，获得英国皇家学会通讯会员。在他人生的最后16年里，弗洛伊德一边与口腔癌做斗争，一边仍旧坚持工作。其间，他接受了33次手术，虽然非常痛苦，但由于他拒绝使用止痛药，他的头脑仍然十分清醒，并一直工作到生命停止。1938年，在纳粹分子的胁迫下，他被迫离开维也纳去伦敦，并于1939年9月23日在伦敦逝世，死于癌症，享年83岁。

弗洛伊德的一生卷帙浩繁，论文、著作达300多种，全集共有23卷，另有1卷作为索引及参考书目。他的主要著作有《梦的解析》(1900)、《日常生活心理病理学》(1901)、《性学三论》(1905)、《图腾与禁忌》(1913)、《精神分析引论》(1917)、《自我与本我》(1923)、《文明与缺憾》(1930)、《精神分析引论新编》(1933)和《弗洛伊德自传》(1935)等。此外，即使他工作繁忙，也仍会抽出时间来陪伴妻子和孩子。所有这一切，都奠定了弗洛伊德作为一名伟大的心理学家和精神分析学家的重要历史地位。

1982年，由美国心理学史史学家评选的世界影响最大的已故1040名心理学家中，他排名第1；2002年，由世界心理学界负有盛名的杂志《普通心理学评论》评选的20世纪最杰出的100名心理学家中，他排名第3。

二、思想与理论产生的背景

一般地，精神分析这一术语包含三层意思：一是表达一组有关人类心理性质的观点；二是描述一种对心理失调予以治疗的干预技术；三是意指一种研究方法。所有这三个方面都源于19世纪末弗洛伊德的精神分析理论。精神分析理论是现代西方心理学的一个重要流派，不仅对医学、心理学，而且对哲学、神学、社会学、伦理学、美学和文化艺术都有非常深远的影响，它在临床治疗上的应用还为人类的心理健康做出了很大的贡献。弗洛伊德作为精神分析学派的创始人，其个人经历和所处的社会文化历史背景与该理论学派的产生和发展有着十分密切的联系。

首先，精神分析理论的形成与发展有其特殊的社会背景。19世纪末的奥地利正处于资本主义由自由竞争向垄断过渡的阶段。特别是在维也纳，社会贫富分化十分严重，各种阶级矛盾日益尖锐，工作和职业竞争异常激烈，人们的精神压力很大，焦虑和恐惧情绪不断增长，神经症和精神病的发病率越来越频繁。同时，维多利亚时代的伪善道德观，和犹太人家长制性道德的压抑，导致整个社会对性的禁忌十分苛刻，人们把"性"看成一种罪恶，性本能受到严重压抑，人们正常的欲望得不到满足，在本能欲望的驱动下，产生了心理上的扭曲和变态，受到精神的创伤越来越多，以至于犹太家庭中神经官能症和精神病的发病率日益增多。因而，寻找精神病的发病原因及相应的治疗方法，是当时医学和心理学面临的重要课题。此外，第一次世界大战的爆发引起的人们对战争的恐惧，也"极大地震动了精神分析学界及整个医学界"。可以说，精神分析是弗洛伊德企图解决资本主义国家的社会病态现象所做的努力。

弗洛伊德在医学院的经历，使他对社会中的种种病态现象有直接的认识和了解，他与精神病学家布洛伊尔的合作，又对典型的精神病患者有了第一手资料和记录。但是，最初他的精神分析治疗方法并没有得到主流精神病学家的认可，甚至遭到了抗议和反对。他也曾喟然感叹："时至今日，我还是不能预见后世的人对精神分析学之于精神病学、心理学，乃至一般与心智有关的科学有何价值，会做怎样的判断。"直到1909年，他受到美国克拉克大学校长、著名心理学家霍尔的邀请，发表了演讲，才慢慢开始受到别人的肯定和追随。精神分析的人格结构论、"本能论""泛性论"和社会文化观等，为当时受到压抑的人们提供了自我解释的途径，并通过"自由联想""梦的解析"等方法，使内心得到宣泄，从而有效地调节情绪和行为，恢复到正常的心理健康水平。

其次，精神分析理论的形成与发展有重要的哲学思想背景。弗洛伊德对哲学有深入的研究，柏拉图的性本能、"灵魂三部说"，莱布尼茨的"微觉"，黑格尔的"无意识精神"，叔本华的"无意识""性欲"和"双本能同一"思想，以及尼采的深层心理分析和赫尔巴特的"意识阈"概念等，都对弗洛伊德的精神分析思想有很深的影响。在柏拉图看来，爱的过程是从肉体到灵魂的提升，"一切生物的产生和生长所依靠的这种创造性力量就是爱的能力"，弗洛伊德对柏拉图的思想加以继承和发展。他认为，人的本能决定了其心理过程的方向，身体对某种物质或精神的欠缺，是人类心理和行为的根本动力，促使人通过各种方式来寻求满足。另外，他的"本我—自我—超我"的心理结构与柏拉图的三位一体说非常相似。莱布尼茨是近代第一个肯定无意识心理现象的人，他用"微觉"来阐述无意识，认为微觉是未被意识到的无意识，人们可以按无限小数的计算形式来解释心理活动，这为弗洛伊德对潜意识的研究提供了很大的启发。黑格尔与叔本华的无意识精神，则将人们意识深处的潜意识更加形象化，通过人的生活经验，证明无意识或者潜意识是一种非理性的东西，冲动、奋进、渴望和本能都是属于潜意识范畴的。

在这些研究的基础上，弗洛伊德将无意识分为前意识和潜意识，将那些能够进入意识中的经验当作前意识；将那些根本不能进入或很难进入意识中的经验当作潜意识。意识、前意识和潜意识三者共同作用在人身上，推动人的行为和思想。而且，无意识比意识对人的影响更大更重要，这一点，与传统心理学强调意识的重要性相矛盾。尼采对梦和深层心理结构的解释引发了弗洛伊德对自己产生更加深刻的认识。他和尼采有一致的看法，认为无意识是人心理深层的基础，本我是人的人格中最黑暗、最难以接近的一部分，我们需要对无意识领域有更加广泛和深入的了解，才能够对冲动、本能等不受意识控制的部分有更全面和根本的理解。赫尔巴特在莱布尼茨"微觉论"基础上提出"意识阈"概念，认为占据意识中心的观念只容许同它自己和谐的观念出现在意识中，而将那些与它不和谐的观念压抑下去，即降到无意识状态。受此影响，弗洛伊德将无意识提高到前所未有的高度，并对其规律性进行分析。总之，这些哲学史和思想史上的伟人，对弗洛伊德精神分析思想的产生和发展提供了启发和帮助，思想的火花总是在不断撞击中产生。当人们陷入自我的精神困扰和神经病症中，就可以通过已有的认识进行合理的归因，找到病症的根源，从而进行最终的治疗而恢复健康。

最后，精神分析理论的形成与发展有特定的科学背景。在 19 世纪中叶，这是人类科学史上的一个重大转折点。特别是自然科学的三大发现，能量守恒定律、进化论、细胞学说等科学思想以及弗洛伊德的医学背景，为精神分析的发展及其在临床领域的应用提供了重要的前提条件。弗洛伊德受过长期的物理生理训练，他把一切生命现象，包括心理现象都视为能被还原为物理学原理的东西。换言之，弗洛伊德的研究与思维方式超越了仅仅限制在意识形态中哲学层面的发现和认识，而是将其往自然科学的方向引导，甚至把精神状态模拟成自然界中的能量，认为人的心理能量也可以从一种状态转化成另一种状态。这种认识使他相信，通过自由联想和释梦的方法，让心理疾病患者将内心的力量表达出来，转移出去，其精神病症就能够得到治疗，心理也可以得到康复。再加上达尔文的进化论学说促进了弗洛伊德生物决定论的观点、有机体有规律发展的观点和泛性论的思想的确立，这些观点或思想结合弗洛伊德的医学和精神病学背景，特别是当时心理病理学的研究成果与发展，使他对精神病症有了更深的认识和理解。

毋庸置疑，人类对心理疾病的病因及治疗方法的认识经历了一个发展过程。最初的神学和宗教用巫术、刑法来驱赶人内心的"恶魔"，到19世纪，形成了"生理病因说"和"心理病因说"这两种相互对立的理论。其中，心理病因说是弗洛伊德所主张的，这主要源于他在巴黎和南锡受到的教育影响。在那里，他学习用催眠术对精神疾病进行治疗，坚信神经症并非是器质性病变，而是因为精神活动创伤引起的功能性疾病，并非常认同"性"在神经病致病中的重要作用。之后，受到布洛伊尔的启发，弗洛伊德改用宣泄法，即将困扰的记忆和意识表达出来，来清理内心垃圾。但最终，他认识到无论是催眠术还是宣泄法都在很多方面有局限性。比如，在治疗过程中，他发现患者常有抗拒现象，并不能够很好地将自我意识表达出来。弗洛伊德认为，这是患者的欲望被压抑的证据。于是，继而创造了以潜意识为基本内容的精神分析理论。该理论通过自我分析法、自由联想法和释梦等挖掘患者遗忘了的记忆，特别是童年的观念和欲望来治疗精神病症，收效甚佳。

所有的上述事实(社会背景、思想背景和科学背景)，为弗洛伊德精神分析思想和理论的产生和发展提供了基础，使得精神分析在历经一百多年的历史考验之后，仍得到人们的关注和青睐，为提高人类心理健康水平提供了一个新的视角和有效的方法。

三、心理健康思想的要素

弗洛伊德的心理健康思想或观点，主要反映在精神分析理论中。

诚如前述，精神分析是弗洛伊德创建的治疗神经症的一种方法，也是弗洛伊德及其后继者在精神病医疗实践中逐步建立积累的一组心理学理论。该理论的核心概念是潜意识(无意识)。弗洛伊德在治疗精神病症的过程中，先后采用了电击法、催眠法、宣泄法，最后发展到自由联想和梦的解析。他认为，精神分析研究的是人的潜意识，通过对潜意识的认识和了解，找到精神病症的根源，从而达到治疗的效果，维护人的心理健康。弗洛伊德紧紧围绕日常生活的心理病理学、梦及精神病这三个专题展开了论述，具体内容反映在其《精神分析导论》一书中。在该书中，弗洛伊德称治疗的主要目标是让我"在心理生活收复的失地中自己做主"。在《精神分析引论新编》一书中，弗洛伊德称精神分析的目标就是"让自我更加强大，使他能更独立于超我，拓宽其认知领域，扩展其结构组织，这样它就能占有伊底的新兴部分：自我对伊底如影随形"。也就是说，通过精神分析，个体可以控制自己的情绪和行为，而不受到一些本能欲望与外界权威的影响，能够很好地享受工作和生活，积极乐观地面对人生中的任何遭遇和经历。这也是心理健康所孜孜追求的目标。

(一)精神分析中心理健康的理论基础

精神分析的理论基础一般是指弗洛伊德在 1920 年以前的精神分析理论。在 1920 年以后，为了使其理论更加系统化，借以解释第一次世界大战后的社会变化，弗洛伊德对他的理论作了一些比较大的修订。但潜意识作为精神分析的核心概念，是弗洛伊德的理论基础，不管修正的程度如何，这一部分自然"岿然不动"。

1. 潜意识和本能

弗洛伊德认为，人的心理包括意识和无意识现象，无意识现象又可以分为前意识和潜意识。潜意识中的本能冲动和欲望，总是会在人的前意识无法知觉的情况下出现，进入意识中，支配人的情绪和行为。可以说，意识和前意识只占人内心想法的很小一部分，占主体的是潜意识。潜意识包括个人的原始冲动和各种本能，以及出生后和本能相关的欲望，它们不容于社会文化而被压抑到意识阈限以下，但是它们并没有消失，而是不自觉地积极活动，追求满足。在这个意义上，也可以把意识、前意识和潜意识分别与人格结构中超我、自我和本我相对应。认为本我是人类最原始、与生俱来的潜意识结构，是完全非理性的，遵循快乐原则；自我是人的成长过程中，与现实进行过交流之后产生的人格结构，是理性的，遵循现实原则；而超我是从自我中分化出来的，对自我进行监控，引导自我向更完善和道德方向发展的人格结构，是完全理性的，遵循至善原则。事实上，意识、前意识和潜意识的人格结构划分是弗洛伊德最初对人格的认识，到了后期则发展成为超我、自我和本我的划分。所以说，两者之间并不能够绝对对等。本我完全包括在潜意识之中，而自我与超我的一部分也包括在潜意识中。换句话说，潜意识并不因为没有受到理智的控制，而完全失去道德的约束，往不善的方向发展。我们不应该对潜意识进行好与坏的价值判断。

基督教中有"原罪"一说，认为人从出生开始就是带有罪的，这个"罪"来自人类的始祖亚当和夏娃在伊甸园中受蛇的诱惑偷吃了禁果，即来自人的本能。弗洛伊德认为，这种本能"是心理和生理交界领域的未知部分，是生理刺激到达心理的心理表现，是生理对心理的要求度量"。它是人类一切行为的动机和基础。这个本能包括自我本能和性本能。后来，他进一步把本能发展为"生本能"和"死本能"。本能的根源是身体的状态或需要，是身体对某种物质或精神的欠缺。本能的目的是寻求满足，消除身体的欠缺状态。如果说人的原罪是因为脱离了上帝的控制，有了自我意识，并产生了性的意识，开始繁衍后代。那么，人的潜意识就应该是对性的追求和自我的追求。然而，人之所以为人，是因为人类社会创造了文明，有伦理道德与社会规范进行约束。在文明发展过程中，人的本能受到这些道德和规范的抑制，不能够完全实现，于是就产生了心理矛盾，引发了心理失衡，从而导致精神疾病。

2. 心理性欲的发展

弗洛伊德认为，人类的一切行为动机，都有性的色彩，都受性本能冲动的支配。神经症的产生，就是由于性本能冲动受到压抑而得不到满足的结果。并进一步指出，在性的后面有一种潜力，即是去追求快感，这种性力就是"里比多"。个体人格的发展也是"里比多"驱力的结果。在心理性欲发展阶段理论的基础上，弗洛伊德把人格发展划分为五个阶段。他认为在成人之后出现的人格特征是源于这些阶段产生的固着作用。

第一阶段：口唇期（0～1 岁），即以口唇区域为快感的中心。这个阶段的人的活动主要以口唇为主，摄入、撕咬、含住、吐出和紧闭是五种主要的口腔活动模式。如果在这个阶段的摄入没有得到满足，那么，在成人后就会对摄入产生固着。这种具有口唇期人格的成年人往往会倾向于依赖、悲观、被动、猜疑和退缩等消极人格，对烟、酒、零食等能够放入嘴里的东西有超过常人的依恋，而得到摄入满足的人在成年后则倾向于乐观、慷慨、开放和活跃等积极人格。

第二阶段：肛门期（1～3 岁），即以肛门区域为快感的中心。这个阶段的人会接受排便训练，第一次受到外部纪律约束，与规范产生第一次冲突。在这个阶段受到过于严格训练的人，在成年后倾向于洁癖、固执和强迫等过度控制的人格，而没有得到足够训练的人则会在成年后倾向于邋遢、浪费、凶暴，甚至反社会等人格特征。

第三阶段：性器期（3～5 岁），即以生殖器为快感的中心。这个阶段的人开始对性别有认识，会因为性别的差异而对异性产生爱恋，对同性产生仇恨。一般地，我们把这种情结统称为俄狄浦斯情结（恋母情结）。人们在这个阶段开始发展超我，用来压抑内心对异性父母的欲望。如果这个超我发展得好，儿童会采纳父母的价值观和标准，逐渐形成正常的人格特征。但如果没有得到正确的发展，就会陷入本我的混乱中，之后的成长会一直伴随仇恨、自卑、嫉妒等消极心理。

第四阶段：潜伏期(5～12岁)，即仍以生殖器为快感的中心。这个阶段的人由于脱离了家庭环境而进入学校，就会将家庭中对父母性别的认同和回避延伸到同伴身上，倾向于回避异性。

第五阶段：生殖期(12岁之后)，即随着个体的性发育，生殖器依旧是快感的中心。所不同的是，由于里比多压抑的解除，口唇期和肛门期时的性欲会集中到生殖器。如果早期的发展得到满足，并没有太多固着，那么，这个阶段就能具备正常的人格发展；但如果早期没有得到满足，里比多的释放会引发更多的欲望，甚至产生人格的扭曲。

弗洛伊德认为，人类心理疾病的产生原因在于人格发展过程中遇到的"固着"和"倒退"两种情况。在人格发展的不同阶段，满足的过多和缺失都会使里比多停留在那个阶段，从而使人在成年后形成那个阶段的人格特质。即使成年之后发展了比较正常的人格，也会因为突发性事件或者挫折而导致人格的"倒退"，即从高级阶段返回到低级阶段，从而产生低级阶段的人格特质。要维护人的心理健康，就要在人格发展的各个阶段注意适度的满足。但人的一生难免会遇到各种挫折，引发人的里比多的失衡，引起心理问题，此时，则要了解低级阶段的特征，找到根源问题，通过各种方法加以满足和调节，再次恢复心理健康。

(二)精神分析或心理治疗的方法

弗洛伊德认为，神经症患者在婴幼儿时期性心理发展过程中未能满足的欲望，如恋母情结、恋父情结等，被压抑到无意识中形成症结。这种违反伦理道德观念的症结仍会要求在意识中表现，与自我构成心理冲突，经过心理防御机制的加工，最后以不带明显内容的神经症症状表现出来。如果能使病人无意识的观念意识化，病人在他人的帮助下，知道了症状的真意，即领悟，症状就失去存在的意义而消失。在这个过程中，自由联想法、梦的解析、自我防御机制等都是精神分析的有效方法，也是增进心理健康的有效方法。

1. 自由联想法

自由联想法(free association)是指患者在治疗过程中将意识领域中的所思所想，毫无保留地报告出来，这是精神分析治疗中最基本的方法。人的思想总是杂乱无章，常常不受人的理智的控制。那些零乱、不合逻辑、令人难以启齿、让人觉得尴尬甚至痛苦、不愿意和别人提及的想法，在弗洛伊德看来，都是具有价值的心理特质。因为正是这些障碍，躲避了有意识的理智的监控，得不到合理的调节，从而使情绪和心理失去平衡，最终引发了各种精神病症。通过自由联想，精神分析师根据患者所描述的事件、感受和想象，推论出其中的内部联系，帮助患者把潜意识中的冲动和痛苦记忆召回到意识中来，找到令患者逃避的真实根源，从而进行宣泄和重新认知，打开心结，消除障碍，恢复健康的心理状态。

弗洛伊德认为，个体的潜意识心理就像是一间储物室，里面储藏着早期生活中被压抑的材料及其强大的驱力。这些驱力和材料会受到人的两重阻力影响。第一重阻力使患者不愿赤裸裸地进行自我表达，才有了精神分析的基本原则。假若患者愿意进行表达，那么，就产生第二重阻力，即非直接展现，而是通过象征、润饰、伪装等形式表现出来，而且阻力越大，患者所报告的情况与事实之间的差别也越大。

在进行自由联想的过程中，需要注意以下几个问题。

第一，患者的报告不受干预。在患者进行自由联想的过程中，精神分析师不能进行任何干涉，换言之，患者想到什么就说什么，分析师不能给予任何思路的指引和启发。如果患者出现停顿，分析师可以重复患者的最后一句话来帮助其衔接思路。

第二，患者必须公正坦白。患者必须把自己感受到的所有事情都说出来，不能进行自我价值判断，把自认为不够重要、没有什么关系或者难以启齿的事情进行过滤，而专择那些自认为有价值、有意义的事情。因为前者属于潜意识，后者属于意识。自我价值判断的结果违背了自由联想的初衷，无法挖掘潜意识，也就找不到问题的症结，达不到心理治疗的效果。而且，根据弗洛伊德对潜意识和本能的研究发现，人的本能是原始而共性的东西，人们对其的价值判断受到所处时代的道德和规范束缚，我们可以正视并且用平常心来看待。事实上，弗洛伊德曾说，这种"所谓的自由并不是真正的自由"，患者把因抗拒而隐藏起来的东西带回到意识中，但他仍在精神分析状态的影响之下，所以，我们可以假定那些与该状态无关的事是不会进入患者头脑中的。

第三，"抗拒"问题。有些患者的阻力达到一定程度之后，在治疗过程中，会出现如下情况：①一直无法进行自由联想；②因为联想过于琐碎而无法继续谈论；③认为毫无意义或者荒唐而拒绝继续治疗；④对分析师的解析执意抗拒；⑤取消约见。弗洛伊德将其统称为抗拒，并且认为，这些抗拒的产生并不是表明分析的失败，而是表明分析师和患者正在接近重要的东西。因为当潜意识进入意识时，受到威胁的自我会近乎绝望地抵抗对其防御机制的深入揣测。如何解决分析过程中的抗拒问题，需要分析师拥有足够的经验来应对。

第四，"移情"和"反移情"问题。在分析的过程中，患者有可能把过去情境中对他人的情感转移到分析师身上，而分析师也有可能把自己对他人的情感转向患者。弗洛伊德认为，这两种情况都是分析过程中十分复杂而重要的部分，会成为左右精神分析的纽带。一方面，这种移情和反移情会变成一种爱意或者恨意，形成抗拒而影响分析的继续，从而妨碍治疗的成功；另一方面，移情和反移情是难以避免的，因为这是人类心理上极其普遍的现象，若控制得好反而可以成为一种动力因素，使患者展示更多的真实情况，推动分析的进行，找到问题的根源。同样，这里心理分析师的经验和应对能力至关重要。

2. 梦的解析法

弗洛伊德认为，梦是一种潜意识现象，是潜意识愿望经过伪装后的象征性满足。在《弗洛伊德自传》中，他把梦看作"是一种未经解说的精神技能症状，或狂妄、虚幻的念头，暂时忽略它明显的内涵，而通过其个别的成分定向，去做自由联想，则精神分析可以获得一个迥然不同的结论。"这种看法是鉴于他之前的世俗观点并不把梦看作一种心理活动，仅作为"精神通过符号方式所感知到的肉体的活动过程"。因此，弗洛伊德认为，经由自由联想的方法达到精神分析的效果，可以"证明梦是有意义的"。

对弗洛伊德来说，梦是一种愿望的实现，代表个体期望的财富、权力与事件，是一种清醒状态精神活动的延续。这种观点当然遭到许多人的反对，显然，梦里痛苦不堪的内容比愿望达成的内容多得多，梦魇的出现也对愿望达成的说法进行了抨击。然而，弗洛伊德针对上述异议，把梦的意义分成了显意和隐意。那些明确表现愿望达成的梦属于显意，并不需要我们进行过多的解释；而那些痛苦不堪的梦，甚至梦魇，我们需要解释的并不是它们的显意，而是需要揭示它们的隐意。如果说人清醒时的状态可以分为意识和无意识，那么，梦的状态作为清醒状态精神活动的延续，也可以分为意识和无意识。如此一来，隐意的梦就可以视为一种无意识甚至潜意识状态。这样，将这些梦境中出现的潜意识进行报告，便是对人更深层次心理活动的描述。

在清醒状态下，我们的潜意识由于受到意识的阻碍无法完全表达心理，需要借助自由联想的方法。同样，在梦的状态下，我们的潜意识也会受到自我稽查机制的压抑，不能进入意识领域，也需要自由联想予以揭露。自由联想的优点就在于，人们可以将梦中所想所见完全倾诉出来，而不进行价值判断。需要注意的是，不同于清醒状态下的自由联想，分析师直接根据患者的描述进行分析；对梦的自由联想，必须结合患者的生活经历、兴趣爱好以及日常琐事。弗洛伊德曾在《梦的解析》一书中提到很多临床案例，其中有一个从表面上看似与愿望达成相反的例子。那是个年轻的女子，在对梦的自由联想式报告中说，梦见她最挚爱的姐姐的小儿子逝世了，她出现在葬礼中。她很伤心，不断地自责，认为自己在潜意识中诅咒姐姐的儿子，但事实是她非常爱她姐姐的儿子。于是，弗洛伊德对她的生活经历及日常琐事进行了了解，最后发现，这个妹妹曾经有个深爱的人因为姐姐的无理反对而分手，但分手之后，她仍旧追随他的踪迹。就在那个梦之后的几小时，她将再次见到那个人。之所以出现葬礼情景，是因为他们之前的最后一次见面，是在她姐姐的大儿子去世的葬礼上。于是，在妹妹的潜意识中，那种希望再次见到她所爱的人的愿望和最后一次见到他的场景相重叠，构成了她的梦境。

自由联想在梦的解析中的应用，更多的是一种描述梦境的作用。至于解释梦境，弗洛伊德用了大量复杂的象征。例如，将房子代表人体，父母被伪装成国王和女王，小动物代表儿童，出生与水有关，火车旅行象征死去，衣服代表裸体，诸如此类。而且，弗洛伊德对梦的表征物的解释多是从性的角度加以阐释，就是说他总是从性的角度去解释人们在梦中表达的愿望。换言之，人们在梦中遭到的痛苦和快乐，是对性的满足的追求。对于这一点，我们认为，在精神分析的过程中过分强调性的作用，有可能引起患者某些不必要的心理阴影，从而影响其心理健康。

3. 自我防御机制法

自由联想和梦的解析，是针对心理疾病患者的变异现象，设法找到心理能量失衡的原因，从而恢复心理健康的过程。自由联想过程中出现的抗拒，对于正常人而言在遇到应激性刺激时也会出现，弗洛伊德把这种在没有发生心理失衡的精神病症下出现的，用来处理正常心智刺激中的诸多抗拒称为"自我防御机制"，该机制的目的是为了减少或避免焦虑。在弗洛伊德看来，自我防御机制是精神分析发展的新领域，诸如"冲动的抑制，代用品的形成，妥协的形成，或把意识和下意识划分成若干心理系统"等抗拒，可以使精神分析不再仅属于精神病理学领域中的一个分支，而是成为认识"正常与不正常心理状况所必需的科学基础"，这样可以使精神分析学更上一层楼，成为阐释心理现象、精神现象和社会现象的一门学问。

根据弗洛伊德的理解，自我防御机制是指自我用来应付本我和超我压力的防御机制。当自我受到本我和超我的威胁而引起强烈的焦虑、内疚感和罪恶感时，焦虑将潜意识地激活一系列防御机制，以某种歪曲现实的方式来保护自我，缓和或消除焦虑和痛苦，以求得心理安宁。自我防御机制在成为习惯之后，当事人在意识上未必能够自觉，因此，成为潜意识行为。这种行为常见于正常人，它不是病理性的，对维护个体日常的心理健康很有价值。弗洛伊德认为，日常生活中的自我防御机制包括以下几种。

第一，压抑(repression)。压抑是指将引起焦虑的思想观念和欲望冲动排除在意识之外。例如，忘记自己经历过的痛苦事情。这个概念包含两层含义：一是压抑意谓一种主动遗忘的过程，需要自我持续地消耗能量；二是被压抑的思想观念并没有消失，而是隐藏在潜意识中，一旦条件成熟，就会进入意识。压抑是人最基本、最重要的防御机制，其他的自我防御机制都是以此为前提条件的。

第二，升华(sublimation)。升华是将可怕的无意识冲动转化为社会许可的范围。例如，将对某人的愤怒、仇恨转移到体育运动中，以体育运动的方式排解内心的攻击冲动。弗洛伊德将人类在科学、艺术和文化等领域上的工作成就，都归结为无意识的本能冲动转移的结果。

第三，替代(displacement)。替代是指当个体的无意识冲动无法在该对象上得到满足时，就会转移到其他对象上。例如，将对某人的愤怒、仇恨转到另一个人身上，或者宠物等不会造成威胁的对象上。与升华不同的是，升华转移的对象是得到社会允许的，而替代的对象仍没有得到社会允许，只是对个体不足以造成足够大的威胁和伤害。

第四，拒绝(denial)。拒绝是指个体否认引起自己痛苦和焦虑事件的存在。这是自我防御机制的一种极端表现。拒绝得越多，与现实的交流就越少，个体心理机能的运作就越困难。

第五，反向作用(reaction formation)。反向作用是指个体会按照与无意识本能和欲望相反的方式行动。例如，将对某人的嫉妒藏在心底，反而表现出热情和友善的态度。

第六，投射(projection)。投射是指将自己内心不为社会所接受的本能冲动和欲望归咎为他人。例如，个体会拒绝承认自己是多疑好讲谎话的，但却相信别人会有欺骗行为。弗洛伊德认为社会偏见现象就来自投射作用。

第七，倒退(regression)。倒退是指个体遇到挫折时，会以早期发展阶段的行为来应付现实，目的是获得他人的同情，减轻焦虑。例如，大学生在学业上不能获得成就感，就迷恋儿童的游戏和娱乐节目；成年人在工作上得不到成就感，就出现"装嫩"等幼稚行为。

四、心理健康思想的评价

弗洛伊德是大器晚成的，他的精神分析理论真正得到国际心理学界认可的时候，他已经53岁。在后来的一百多年间，精神分析理论对东西方心理学、医学、法学、文化、艺术、教育、哲学和人类学、社会学、历史学、神话学、宗教学、政治学、伦理学、语言学等各个领域都产生了巨大的影响，这远远超出了精神医学和心理学的范畴，几乎成为一种世界观，弗洛伊德也成为心理学史上论文被引用最为频繁的心理学家，其主要成就"开辟潜意识研究的新纪元、开创动力心理学、人格心理学、变态心理学的新领域，为现代生物—心理—社会的医学模式奠定了基础"❶。

但后人对他的评价褒贬不一，这可能是一个"仁者见仁，智者见智"的问题。赞成的人主要肯定了他对人类行为和人格进行了综合性研究，开拓了心理学研究的新领域，并建立了心理治疗体系，他提出的许多独特见解，激发了后继研究者为之探索；而批评的人则主要针对他的理论缺乏科学性，以及实验被试有偏差，即个案资料的代表性问题，特别是他是从治疗非正常人的事例中构建其理论，使理论的片面性和臆测容易授人以柄。这里仅就弗洛伊德对心理健康领域的贡献和局限做一分析。

首先，我们肯定弗洛伊德对心理治疗的贡献，以及心理治疗在心理健康领域的广泛应用。不能否认，弗洛伊德用潜意识理论对变态心理和行为的形成原因以及有效的治疗方法进行了全新且系统的研究，确立了心理治疗的历史地位，促进了心理治疗职业的发展。至今，精神分析还是心理治疗的基本范式。自由联想、梦的解析等精神分析方法对现代人的影响仍很大。在实践中，人们会自觉地应用弗洛伊德对梦的解释来发掘自我意识，现代一些有经验的心理咨询师也采用弗洛伊德的方式了解来访者的内心想法，帮助来访者找到思想的根源。日常生活中，一些稍微异常的行为，如口误、遗忘、逆反心理等也可以从弗洛伊德的理论中找到相应的解释，从而使我们对自己也有更好的认识。在理论上，人们原来对心理疾病的治疗主要采用医学和生物学方法和技术，认为人的心理疾病是由人的生理病变引起的，而弗洛伊德用精神分析理论去分析和治疗心理疾病时，认为人的心理疾病是由内在的心理冲突引起的，必须采用消除压抑、消除抵抗等缓解心理冲突的方法来治疗心理疾病，这是一种纯粹的心理学方法，奠定了心理疾病的"生理—心理—社会"的治疗模式，理论上功不可没。

其次，弗洛伊德的潜意识学说、性发展阶段理论与人格发展理论，对更好地理解与指导个体的心理健康是有帮助的。弗洛伊德认为，采用

❶ 车文博等：《弗洛伊德文集》第2卷，长春，长春出版社，1998。

自由联想、梦的解析、移情等方法帮助患者摆脱无意识的控制，使其正确认识自我并接纳自我，在日常学习、生活和工作中恢复自我，从而有助于正确面对心理压抑和心理冲突，实现心理健康。弗洛伊德认为，有强大的自我，才有健康的人格。现实的自我要同时受到来自本我、自我和超我三部分压力，这三者若能保持动态平衡，个体就能保持心理健康，反之，就可能引发心理冲突，并产生心理异常，这是有一定道理的，特别是对儿童青少年心理健康教育具有现实指导意义。

但由于精神分析对文化艺术领域的解释和广泛应用，这些意识形态上的事物又反过来影响人们，使得精神分析的作用和贡献被神化了。特别是精神分析对心理健康的贡献有所夸大。这方面，现代人格心理学家对弗洛伊德的批评尤其多。在他们看来，人格固然受到本能的影响，但是社会环境也会作用于人格的发展。个体在关注内心需求的同时，也需要关注外界的影响，用性驱力或性动力以外的因素同样可以解释人类的行为和动机。此外，人格具有一定的遗传性，诸如外向性和内向性、敏感性和神经质等人格特质在人出生的时候，就存在某些差异，至于心理性欲发展过程中发生的变化，也是根源于本身的差别。特别是在人本主义心理学家看来，人对本能的满足只是低级的满足，在本能得到满足之后，会有更高层次的需要出现，这是一种对"自我实现"的满足，也是一种积极的心理追求，自我实现者是心理健康的最高境界。由于精神分析源于病态人格的分析，精神分析的理论和方法都是建立在弗洛伊德对精神病患者的治疗基础之上，因此，他对人的了解有可能存在较大的偏差。精神病患者和正常人之间的差异会造成行为和心理上的不同，他们在维护心理健康上的方法也会不同，不仅仅是应对方式的差异，更是人格特征上的差异。显然，弗洛伊德把变态与常态相等同，企图用变态心理规律去说明常态心理的发展，这实质上是使用特殊代替或否定一般的形而上学的片面观点。

最后，由自由联想、梦的解析等方法得出的结果的解释也有失偏颇，尤其是在梦的解析中。例如，将帽子解释为男性的象征，将"被车碾过"解释为性交，将梯子和柱子解释为男性生殖器，将风景解释为女性生殖器。而诸如里比多、恋母情结、自恋现象、死亡本能、初级过程等大量术语也很难下操作性定义，尤其是弗洛伊德对患者释梦做深入研究，而对梦的自我分析则避重就轻，浅尝辄止。这些问题使得弗洛伊德的精神分析法在应用的过程中，无法达到科学实验要求的客观性、准确性和可重复性。弗洛伊德的后继者们为了避免上述缺陷，同时缩短疗程，提高疗效，在精神分析的方法上做了一些修改。例如，不用自由联想而改为面对面的交谈，不培养移情只要求良好的合作关系，少分析梦或不分析梦等。但治疗原理没有改变，理论支撑也没有改变。这些后继者们就被研究者称为"新精神分析学派"。新精神分析学派对推动现代心理健康教育的发展发挥了重要作用。

此外，精神分析的基本方法是个案法，且不说整个治疗过程昂贵而费时，单是在取样上，就缺乏代表性。弗洛伊德要求分析师在治疗过程中不能进行记录，以防止对患者产生干扰，这使得治疗的过程具有不可重复性，也缺乏准确性，甚至有可能为了解释的需要，分析师会对记录过程进行删选，把结果往自己希望的一个方面引导，从而影响心理治疗的效果。

弗洛伊德在他的自传中，对精神分析的评价是"一个在高水准下进行的一项庄严的科学工作"。确实，弗洛伊德的精神分析强调研究本能、潜意识、性驱力、梦和焦虑等与我们日常生活密切相关的问题，对提高个体的生活质量、过有尊严的生活大有裨益，这是一项"庄严"的工作。但是，我们必须看到，作为心理分析的一种手段，无论对心理变异现象还是正常现象，精神分析都需要得到进一步扩展和提升。从方法论上说，这是将人自然化，将社会心理学化，将心理生物学化，从而陷入心理主义、神秘主义和非理性主义的倾向。这种倾向在心理健康教育中应该避免。特别需要注意的一个问题是，将物质的里比多（性力）来解释心理的本质及其发生机制，将潜意识作为人的主导力量也是值得商榷的。过分重视里比多和潜意识只会导致人们在维护心理健康时，无力逃避本能和欲望的控制，陷入消极的应对方式中。在积极心理学和主观幸福感看来，允许人存在某些消极的心理问题，并将注意力转移到追求积极乐观的事物上来，对于调节人的心理健康有很大的作用。

因此，取其精华，去其糟粕，为我所用，这是我们对待精神分析理论应该有的科学态度。

第二章 卡尔·罗杰斯❶

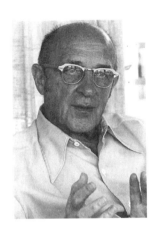

[印象小记]

卡尔·罗杰斯(Carl Rogers，1902—1987)，美国心理学家，是人本主义心理学的主要代表之一。罗杰斯最为世人所知的是他作为心理治疗研究的创始人之一，并因其开创性的研究于 1956 年获得美国心理学会授予的"杰出科学贡献奖"。罗杰斯也因其专业工作于 1972 年被美国心理学会颁授"心理学杰出专业贡献奖"。罗杰斯是 20 世纪最著名的心理学家之一，在 20 世纪最杰出的 100 位心理学家排名中，他排名第 6；在临床心理学家中排名第 2，仅次于西格蒙德·弗洛伊德。

[名篇选译]

当事人为中心治疗法之要义❷

在着手准备向大家做的这个报告时，我考虑了几个可能的题目，反

---

❶ 本章作者为雷雳(中国人民大学)。

❷ 该文翻译自 Rogers, C. R., "Significant Aspects of Client-Centered Therapy," *American Psychologist*，1946，1(10)，pp. 415-422. 译者为各节标题添加了序号。

反复复，难以定夺。我曾试图描述"非指导性治疗法"（non-directive therapy）的过程，以及看似最有利于确定这一过程的咨询技术和程序。但是，这些材料大多数尚未成文。我自己一本关于心理咨询和心理治疗的著作包含了这些基本材料的很多内容，并且，我最近一本比较畅销的关于复员军人心理咨询的著作❶基本上也对此有所补充。艾伦（Allen）劝我讲一讲当事人为中心治疗法的哲学及其在儿童身上的应用❷。这一方法对工业雇员的心理咨询的应用，在坎特（Cantor）所编的专辑中已经讨论过❸。对这一过程和程序给予新的阐释的几项研究中，克伦（Curran）已经以著作的形式出版发表了其中的一篇❹。爱克丝莱恩（Axline）即将出版一本关于游戏和团体治疗的著作。施耐德（Snyder）即将出版一本案例专辑。因此，就不必徒劳地总结已经唾手可得的，或即将可以得到的成文的材料了。

另一种吸引人的可能性，尤其是在这种情况下，是讨论当事人为中心治疗法的某些起源。让大家看看其概念的压抑与释放是怎样的、其压力的宣泄与领悟是怎样的，一定会很有趣。它的很多方面来自弗洛伊德的思想，对此恩惠也是应该感谢的。这样的分析也可能让大家看到，有关个人组织自己经验的能力的概念，在很大程度上受惠于兰克（Rank）❺、塔夫特（Taft）❻和艾伦（Allen）的工作。这一方法重视客观研究，让变换起伏的态度让位于科学的调查，让所有的假设都由研究方法来证实或证伪，这一点显然是得益于整个美国心理学界，它有很多科学方法的天才。也可以指出的是，尽管临床领域的每个人在儿童指导运动的治疗中都深受折中派方法的影响，以及与阿多尔夫·迈尔斯-霍普金斯思想有点类似的折中主义的影响，但是，这些折中的观点在治疗中可能仍未获得丰硕的成果，并且，在非指导性方法中也几乎见不到这些来源的蛛丝马迹了。也可以指出的是，在非指导性方法脱离指引和指导当事人的基本趋势中，

❶ Rogers，C. R. & Wallen，J. L.，*Counseling with Returned Servicemen*，New York，McGraw-Hill，1946.

❷ Allen，F.，*Psychotherapy with Children*，New York，Norton，1942.

❸ Cantor，N.，*Employee Counseling*，New York，McGraw-Hill Book Company，1945.

❹ Curran，C. A.，*Personality Factors in Counseling*，New York，Grune and Stratton，1945.

❺ Rank，O.，*Will Therapy*，New York，Alfred A. Knopf，1945.

❻ Taft，J.，*The Dynamics of Therapy in a Controlled Relationship*，New York，Macmillan，1933.

它深深地植根于临床实践经验，它与大多数临床工作者的经验是一致的，因此，经验丰富的治疗师最为普遍的一种反应是："你搞得真清楚，把我长期以来对自己经验的苦苦摸索讲出来了。"

这样的分析，这样的追根溯源，是应该做的，但是，我担心自己力不从心。我也怀疑任何密切关心这一新进展的人会对其观念的来源了如指掌。

结果，现在的这个报告我是走了第三条路。尽管我也会简单描述当事人为中心治疗法的过程和程序，尽管我也会提到很多有惠于该方法的起源，并承认该方法与其他方法有很多共同之处，但是，我相信，如果我主要强调非指导性治疗法与其他方法之根本区别，那对我们大家都有裨益。我希望指出当事人为中心观点与其他观点不同的某些核心方面，不仅仅局限于它目前的基本原则，也涉及其核心原则广泛的变通意义。

一、当事人为中心治疗法之可预见的过程

我想让你们注意到当事人为中心治疗法的三个独特成分，首先是这一方法治疗过程中的可预见性。我们在临床和统计上都发现，治疗过程有一个可预见的模式。我们最近对此感到确信无疑，是源于我在研究生的实习课中做第一次有记录的访谈时，在记录完毕之后，立刻指出了典型的一些方面，并同意为他们做以后的访谈，以便让他们看到咨询过程的后续阶段。后续的模式在其发生之前，我就非常确信它会是什么样，这一事实只是在我思考这件事时有一点印象。在临床上我们都习惯了这种可预见的特点，我们已经认为它是理所当然的。或许，对这一治疗过程做一个简要的概括性描述，可以让那些我们觉得确定无疑的成分一目了然。

可以说，我们现在已经知道如何开始对适应不良的个体展开一系列复杂而可预见的事件，这一系列事件是具有治疗作用的，在大多数五花八门的问题情境中都是行之有效的。这一可预见的系列事件可以在心理咨询中通过语言来表现，可以在游戏治疗中通过象征性的语言来表现，可以在戏剧治疗或玩偶治疗中通过伪装的语言来表现。它在个人情景中是行之有效的，在小团体情景中同样屡试不爽。

为了展开和贯彻这种具有释放作用的治疗经验，可能有必要在此阐述一下必须满足的一些条件。下面简单列举了看起来应该具备的条件，以及这些条件发生时的治疗效果。

如果下面的条件出现，大多数情况下个人身上这种释放成长力量的经验将会接踵而至。

①如果咨询师的操作原则是：个人基本上是能够对自己负责的，并且个人愿意保持那种责任感。

②如果咨询师的操作原则是：当事人有着强烈的动机要变得成熟、社会适应良好、独立、富有成效，并且依靠这种动力来寻求治疗变化，而不是依靠自己的权力。

③如果咨询师创造了一种温馨而宽松的气氛，使个人能够自由地表达其可能拥有的任何态度和感受，而不管这些东西多么地古怪、荒唐或自相矛盾，当事人也可以随意收回自己说过的一切。

④如果有什么限制的话，也仅仅是对行为的限制，而不是对态度的限制。（这一点主要用于儿童。儿童可能被禁止打破玻璃，或离开房间，但是在感觉打破了玻璃上是自由的，并且这种感受也会完全被接受。成年当事人可能被禁止每次面谈超过一小时，但是其希望时间长一点的愿望也会完全被接受。）

⑤如果治疗师在面谈中使用的程序和技术，仅仅是表明自己对当事人表现的情绪化的态度的深切理解和接受。这种理解可能最好是通过一种敏锐的沉思和对当事人态度的澄清来表现。咨询师的接受既不代表同意，也不代表反对。

⑥如果咨询师克制与上述原则冲突的任何表达或活动。这意味着不提问、不追究、不责备、不解释、不建议、不提示、不劝说、不安慰。

如果这些条件都得以满足，那么可以肯定地说，在绝大多数情况下，会出现下面的结果。

①当事人会表达深层的具有动机作用的态度。

②当事人会比之前更为充分地探索自己的态度和反应，并最终意识到这些态度中自己之前否认的那些方面。

③当事人会更加清晰地意识到自己具有动机作用的态度，并更为彻底地接受自己。这种认识和这种接受性会包括之前被否认的态度。至于当事人是否会以语言来表达对自身及其行为的更为清晰的有意识的理解，则不一定。

④当事人基于其对自己的更为清晰的知觉，可能会自发地、负责任地选择新的更令人满意的目标，而取代适应不良的目标。

⑤当事人会选择一种不同的行为方式来实现这些目标，而这种新的行为会指向更大的心理成长和成熟。它会更为自发的、放松的与他人的社会需要更为和谐。它会表现出一种更为现实的、更加舒适的对生活的适应。它将比当事人过去的行为更为整合。它会是个人生活向前迈进的一步。

对这一过程最好的科学描述，可见于施耐德（Snyder）的论述❶。施耐德通过分析大量的以严格客观的研究技术处理的个案，发现这些个案的发展变化大同小异，情绪宣泄是最初的阶段，取而代之的阶段中，领悟是其最重要的成分，接下来的阶段则以积极选择和行动的增加为特征。

在临床上，我们知道，这一过程有时候相对比较表面化，主要包含了对某个当前的问题新的重新定向，而在其他情况下，就较为深入，涉及人格的彻底重新定向。在下面的情形中可以辨识相同的过程：一个在宿舍生活的女孩郁郁不乐，通过三次面谈可能就会看到反映其幼稚和依赖的东西，并且她会采取步骤走向成熟；一个处于精神分裂边缘的小伙子，通过三十次面谈才能够对自己希望父亲死去的愿望、对其想要占有母亲的乱伦冲动有深入的领悟，在这一过程中，他不仅会采取新的步骤，也会重建自己的整个人格。无论深浅，这一过程基本上是相同的。

我们现在明确地认识了这一过程每个阶段的特征。我们知道，情绪宣泄包含了情绪化态度渐进的、更为完整的表达。我们知道，谈话的过程很典型地由表面化的问题和态度走向更为深入的问题和态度。我们知道，这一探索过程会逐渐揭示曾在意识层面被否认的那些相关态度。

我们也认识到，获得领悟的过程可能涉及更为恰当地面对现实（包括自己的内心，以及外部世界）；涉及把相关的问题彼此相连（对行为模式的知觉）；涉及对自我迄今被否认的那些成分的接受，以及自我概念的重构；涉及新的蓝图的制定。

在最后一个阶段，我们知道，对新的行为方式的选择将会与重新组织的自我概念协调一致；把这些计划付诸实践的最初步骤虽然微不足道，却有象征意义；当事人只会感受到最低程度的信心使其能够把自己的计划付诸实施；稍后的步骤会越来越彻底地建构起新的自我概念，并且，这一过程在治疗面谈结束以后仍然会持续不断。

如果这些阐述太过自信，听起来"好得难以置信"，那么，我只能说，这当中很多方面我们都有研究支持，并且我们正在尽快地通过自己的研究来让这一过程的各个阶段都得以客观地检验。在临床工作中使用当事人为中心治疗法的人都认为这种可预见性是一种确定的特征，尽管我们认识到还有必要做更多的研究来让这一图景更加丰满完美。

这种可预见性的意义让人感到惊叹。无论何时，在科学上，一个可预见的过程一旦被发现，那么它就可能成为一系列新发现的起点。我们

---

❶ Snyder，W. U.，"An Investigation of the Nature of Non-Directive Psychotherapy,"*Journal of General Psychology*，1945(33)，pp. 193-223.

认为，就治疗中的这一可预见的过程而言，这不仅仅是完全可能的，而且是不可避免的。因此，我们认为非指导性治疗法的这种有秩序的、可预见的本质，是其与其他方法最明显的不同和最重要的区别之一。其重要性不仅仅在于它的与众不同，而且在于它指出了一个截然迥异的未来——对这一清晰无误的事件链的科学探索将会带来很多新的发现、发展和应用。

二、当事人能力的发现

自然而然产生的问题是，在治疗师只是起到一种催化功能的治疗程序中，为什么会有这种可预见性呢？基本上，导致治疗过程的可预见性的原因在于发现（对这个词的使用我是有意为之）驻留在当事人内心中的建构力量，而其强度和一致性要么是完全没有得到认识，要么是被大大低估了。看来恰恰是治疗师对当事人内心中那些力量清晰明了而训练有素的信任，导致了治疗过程的有序性，以及其在不同当事人之间的一致性。

我说过，我认为这是一个发现。我愿意对此详加阐述。几个世纪以来，我们都知道，情绪宣泄和情绪释放是有帮助的。很多新的方法已经并正在被开发出来引导这种释放，但是，其基本原则未见新意。同样地，我们也知道自弗洛伊德时代以来，领悟（如果被当事人接受并同化）是有治疗作用的。这一原则是老生常谈。同样地，我们也认识到，修正过的活动模式（即新的行为方式）可能是领悟的一种结果。这一原则也是陈词滥调。

但是，我们并不清楚或未认识到，大多数人内心中存在着成长的力量（即自我实现的趋向），它可能是寻求治疗的唯一动机。我们并未认识到，在适当的心理条件下，这些力量会在最有利于当事人的领域、以最有利于当事人的节律带来情绪的释放。这些力量会驱动当事人去探索自己的态度及其与现实的关系，并且是行之有效地探索这些领域。我们仍未认识到，当事人有能力以一种并不会引起痛苦的节律去探索自己的态度和感受，直抵对恰当的适应而言所必需的深度。当事人有能力真正地、自发地发现和知觉到自己种种态度之间的交互关系，以及自己与现实之间的关系。当事人有能力和力量去设计相应的步骤，而不是在他人指导下，这些步骤可以引导其走向更加成熟的、更加舒适的与其现实的关系。当事人为中心治疗法对个人内心中这些能力的认识，是一个逐渐增长的过程，我认为，可以用"发现"一词冠之。如果有适合的心理气氛，我所讨论的所有这些能力都会由当事人释放出来。

当然，当事人为这种力量需付口舌之劳，并需要利用其内心中存在的追求独立的强烈欲望。精神病学家、心理分析师，尤其是处理个案的社会工作者都已经强调了这一点。然而，从人们所唠叨的，甚至是从被引用的个案材料中可以清楚看到的是，这种信心是极其有限的信心。正是这种信心使得当事人能够在专家的指导下，相信自己能够同化最初由专家点拨的领悟，在关键时刻得到指导的话，能够做出决策。简言之，它与母亲对青少年的态度是同一类型的，即，如果母亲看到孩子走上了她所认可的轨道，她会相信孩子有能力自己做决定，并把握自己的生活。

这在亚历山大和福伦奇（Alexander and French）关于精神分析的最新著作中非常明显。尽管精神分析过去的很多观点和治疗法已经被遗弃，并且其程序与非指导性治疗法几乎如出一辙，但毫无疑问仍然是治疗师掌控一切。他会给出领悟，他随时会在关键时刻指点迷津。因此，尽管作者声称治疗师的目的是要让患者自由地发展自己的能力，是要提升他们以自己和社会都接受的方式来满足其需要的能力，并且，尽管他们认为竞争与合作之间的基本冲突是个人必须自己解决的，认为对新的透彻领悟的整合是自我（ego）的基本功能，然而，正是在他们谈论自己对其毫无信心的程序时，当事人却表现出摆平所有这一切的能力。因为在实践中，"只要治疗师扮演我们所倡导的积极角色，系统性的规划就变得不可或缺。除了一开始要针对不同的个案确定治疗中准备使用的特定策略，我们也推荐有意识地灵活使用各种技术，转变策略以迎合当时的特定需要。在这些对标准技术的修正中，不仅仅是使用了自由联想法，也使用了更具有指导性质的面谈，操控了面谈的频率，对患者的日常生活进行了指导，在准备结束治疗时使用了或长或短的打断，调控了移情关系以满足个案的特定需要，并且把真实生活的经验用作了治疗的一个整合部分"❶。至少这让治疗过程到底是当事人的时刻还是治疗师的时刻的问题毫无悬念了，显然是后者。当事人要发展的能力显然不是在治疗时段来完成的。

当事人为中心治疗师则是站在相反的一极，其理论和实践均如此。他已经了解，当事人内心中的建构力量是可以信任的，并且，对此越是倚重，其释放就越是彻底。他最后确立的程序是基于这样的假设（它们很快就成了事实）：当事人知道其准备探索的重点领域；当事人对最适合的面谈频率能做最好的评判；当事人能够比治疗师更加有效地深入所关注

---

❶ Alexander，F. & French，T.，*Psychoanalytic Therapy*，New York，Ronald Press，1946.

的领域；当事人可以通过终止对使其变得痛苦的领域的探索，来保护自己；当事人为了建立起一种舒适的适应，能够并且会揭开所有必要的被压抑的成分；当事人自己能够获得更为敏感和准确的领悟，并不逊于他人给予的点拨；当事人能够把这些领悟转化为建构行为，它会现实地权衡自己的需要和愿望与社会的要求；当事人会知道什么时候结束治疗，并做好准备独自面对生活。对所有这些或将释放的力量而言，只有一个条件是必要的，那就是在当事人与治疗师之间适当的心理气氛。

我们的个案记录和日积月累的研究都支持这些观点。有人可能认为，人们会对此发现有一种一般性的赞许反应，因为它事实上相当于打开了几乎未使用过的、巨大的能量池。然而，在专业团体中，看法却恰恰相反。当事人为中心治疗法与这种强劲的能量作风牛马不相及。看来，对很多专业人士而言，令人烦扰的想法是，在他们把专业技能运用于其身上的当事人实际上对自己内在心理自我的认识，比治疗师可能知道的还多，并且，当事人拥有的建构力量使得治疗师所付出的努力相比之下显得微不足道。愿意完全接受当事人具有这种力量，以及它所蕴含的治疗程序的重新定向，是当事人为中心治疗法与大多数其他治疗法最泾渭分明的方面之一。

三、治疗关系之当事人为中心的本质

这种治疗法的第三个明显特征是治疗师与当事人之间关系的特点。与其他治疗法中治疗师的技能会对当事人发挥作用不同，在这种方法中，治疗师的技能聚焦于创造一种使当事人能够发挥作用的心理气氛。如果治疗师能够创建一种气氛，充满温馨、理解、安全(不会受到任何即使是微不足道的攻击)，以及对当事人本身有基本的接受，那么，当事人就会解除其先天的防御，并利用这一情景。当我们对一种成功的治疗关系的特征感到一头雾水之时，我们就能最终感受到沟通的意义至关重要。如果当事人觉得实际上是在与自己现在的态度(它们可能肤浅、迷惑或冲突)进行沟通，并且其沟通是被理解而不是被以任何方式评价，那么他就会放松地进行更为深入的沟通。当事人在其中感到自己正在沟通的一种关系，几乎肯定是能够结出累累硕果的。

所有这些都意味着治疗师的思维要大破大立，尤其是如果治疗师之前使用的是其他方法。他渐渐地会了解到，时间应该是"当事人的时间"这一论断的意味恰如其分，并且，他最大的任务就是让这一点越来越落实到位。

也许这种关系的特征的某些东西可以通过一位年轻的学员所撰写的

论文节选来说明，这位学员花了几个月的时间来学习当事人为中心的咨询程序：

　　因为当事人为中心的、非指导性的心理咨询方法已经有了精心的界定和清晰的阐述，所以，它会造成"简单性的错觉"。这种技术让人误以为可以信手拈来。然后，你就开始付诸实践。一字之误错漏百出。你并没有仔细思考感受，取而代之的是内容。面对问题时这将难以奏效；你试图进行解释。看起来无伤大雅，之后的做法不必调整。也许你正陷入扮演两个角色的麻烦——一个是学员，另一个是咨询师。这个问题在课堂上提出来，然后似乎又被轻而易举地解决了。但是，这些明显反映的是一些错误，并且某种反应粗鲁的人似乎极其固执。

　　渐渐地才会明白，如果这种技术确定无疑，那么它是要求有一种温馨的感受的。你开始觉得，态度才是决定一切的。如果你对当事人有正确的接受和宽容的态度，任何言语就都不重要了。所以，你会把重点放在宽容和接受上。打死你，你也要宽容、接受、思考你的当事人！

　　但是，你仍然会有一些来自当事人的麻烦问题。他根本不知道下一步做什么。他要你给他一点暗示，一些可能性，毕竟你期望知道些东西，还有为什么他会在这儿？作为学员，你应该确信人们应该相信的一些东西，确信他们应该有的行为方式。作为咨询师，你应该对消除这种障碍有所认识——你应该有类似于外科医生手术刀一样的东西，并运用自如。然后，你会感到惊讶。这种技术不错，但是，……这样就足够了吗？它真的能够在当事人身上起作用吗？在你可以给当事人指点出路时，却让他孤立无助的做法对吗？

　　因此，对我而言似乎到了关键时刻。"狭窄之处才是门"，接下来的路充满荆棘。没有任何人会给你满意的答案，即使导师们也显得束手无策，因为他们在你特定的个案中似乎也难有作为。因为此处所要求于你的是任何他人无法做的，或为你指出的——对你自己以及你对他人的态度进行严厉的细致审视。你相信所有的人真的都具有创造的潜力吗？每一个人都是与众不同的个体，他能独自磨砺出自己的个性吗？或者，你真的相信某些人"一钱不值"，另一些人软弱无能，必须由"智者""强者"来领导和教导吗？

　　你开始看到，这种心理咨询的方法并非是支离破碎的。它不仅仅是心理咨询，因为它需要最彻底、敏锐和综合的一致性。在其他方法中，你可能会形成一些工具，在需要的时候随时取用。但是，当真正的宽容和接受成为你的工具时，它仅仅是要求一个完整的人格，除此之外，别无他求。自我的成长才是当务之急。

他进而讨论了咨询师必须有所克制及"自我否认"的概念。他的结论是，这是一个错误的概念。

当事人为中心的心理咨询在这种情况下并不是对咨询师的人格一无所求，相反，在某些方面，它要求的更多。它要求的是纪律，而不是克制。它呼吁最大限度的、受到规范和纪律约束的敏感性（欣赏意识）。它要求咨询师把自己拥有的所有宝贵品质都投入这一情景中，但是是以一种有纪律的、精炼的方式。唯一的克制是，咨询师不会在特定的领域内表现自我，即使其在其他领域可能这样。

然而，这一点有些让人迷惑不解。与其说在任何领域都不需要克制，还不如说它是专注而敏感化的个人能量和人格，其方向是一种欣赏性的、理解性的态度。

随着时间推移，我们现在更加强调这种关系的"当事人为中心"，因为，如果它越有效，治疗师就能越彻底地集中注意于尝试把当事人理解为"当事人看到的自己"。在我回溯我们早期发表的一些个案时——我的著作中赫伯特·布莱恩的个案，或者施耐德的 M 先生的个案，我认识到，我们已经逐渐地减少了细微的指导性的痕迹，而这在其他的个案中是显而易见的。我们已经认识到，如果我们能够对此时此刻当事人看待自己的方式给予理解，那么剩下的事情他就能够自行解决了。治疗师必须把自己对诊断的专注以及自己对诊断的敏锐置之脑后，必须抛弃进行专业评价的倾向，必须停止对精确的预后进行构想的努力，必须放弃对当事人稍加指点的诱惑，必须把注意集中在唯一的一个目的上——在当事人一步步探索步入其意识一直否认的危险区域的时候，对当事人此时此刻意识到的态度给予深深的理解和接受。

我相信这些描述可以让我们清楚的是，只要治疗师能够深深地、真诚地接受这些态度，那么这种类型的关系就能够存在。当事人为中心的心理治疗虽然可能有效，但不能是一种技巧或工具。尽管它看似让当事人进行自我指导，但它并不是一种指导方式。要想有效，它就必须是真诚的。我认为，正是治疗关系中的专注敏感而真诚的"当事人为中心"恰恰是非指导性治疗法的第三个特征，使得它与其他方法卓然迥异。

四、某些弦外之音

尽管当事人为中心治疗法的缘起纯粹是在心理临床的范围内，但是它却令人惊讶地对形形色色的领域具有启发意义。我想提出目前已经清楚的以及潜在的几方面。

在心理治疗本身领域内，它得出的结论似乎是异端邪说。很明显，治疗中的训练和实践可能应该是先于诊断领域的训练。诊断知识和技能对于好的治疗而言并非必要，对很多人来说这一论断听起来像亵渎神明一样，并且，如果专业工作者，无论是精神病学家、心理学家，或是个案工作者，都首先接受治疗中的训练，那么他就会以真正的动力学的方式学习心理动力学，并获得一种专业的、向自己的当事人学习的谦卑和意愿，这在今天已经是寥寥无几了。

这种观点似乎对医学有所启示。让我着迷的是，当一位著名的过敏症专科医生开始学习使用当事人为中心治疗法来治疗非特定的过敏症时，他发现，不仅治疗效果非常好，而且这种经验开始影响其整个的医疗实践。渐渐地，他的工作程序也发生了重组。他对自己的护士进行一种新的训练，以理解病人。他决定以受过非指导性技术训练的非医学背景的人的角度，梳理所有的医学记录，目的是真正把握病人对自身及其健康的感受和态度，这些东西在医生处理这些记录并无意中由于自己不成熟的判断而扭曲了事实时，曾被几乎不可避免的偏见和诊断评价所清理。他发现医生从这些记录中获取的帮助仅仅是九牛一毛。

当事人为中心的观点已经证明在调查访谈以及对公众意见的研究领域有着重要的启示。李克特（Likert）、拉扎斯菲尔德（Lazarsfeld）以及其他人对这种技术的使用，也就意味着这类研究中的偏见因素已经被清除得所剩无几了。

我们相信，这种方法也对社会及团体冲突的处理有着深远的启示，我在另一篇文章中已经谈到。❶ 我们把当事人为中心观点运用于团体治疗情景中的工作，尽管仍处于初始阶段，却让我们感到建设性地解决团体中的人际摩擦及文化摩擦，仿佛已经可以手到擒来。这些程序正在运用于职员团体、运用于跨种族团体、运用于有人际问题和紧张的团体。

在教育领域，当事人为中心的方法也找到其重要的用武之地。坎特

---

❶ Rogers，C. R.，"The Implications of Nondirective Therapy for the Handling of Social Conflicts,"Paper Given to a Seminar of the Bureau of Intercultural Education，New York，1946.

的工作❶（详细的描述即将出版）就是这方面的突出代表，但是，大量的教师正发现，这些为治疗而设计的方法产生了一种新型的教育过程，它是一种非常令人满意的独立学习，甚至是一种个人定向的重建，它与个体治疗或团体治疗中的结果如出一辙。

　　甚至在哲学的王国里，当事人为中心的方法也有其深刻的启示。我想简单地引述一篇旧文来说明这一点。

　　在我们检验和试图评价自己基于当事人为中心治疗法的临床经验时，个体对其态度的重组和对其行为的重新定向的现象，显示了越来越突出的重要性。这一现象似乎发现了决定论中的不当解释，而决定论是大多数心理学工作的主导哲学背景。个体重组自己的态度和行为的能力，其方式既非外部因素决定，也非自己经验中先前的因素决定，而是由自己对这些因素的领悟所决定，这让人印象深刻。它涉及了一种基本的自发性，而我们在科学思维中一直对此不屑一顾。

　　临床经验可以总结为，人类有机体的行为可以由其所接触的影响因素决定，但是，也可以由对有机体自身具有创新性的、整合性的领悟所决定。当事人从对其产生影响的力量中发现新的意义的能力，从一直控制着他的过去经验中发现新的意义的能力，以及在这种新的意义的指引下有意识地改变其行为的能力，对我们一直未得以充分认识的思维有着深刻的重要意义。我们需要修正我们工作的哲学基础，转而承认个体内心存在着种种力量，其对基于先验的影响和条件所无法预测的行为，能够产生自发的、重要的影响。这些通过治疗的催化过程而释放的力量，难以通过对个体的先前条件的认识来好好解释，除非我们认定有机体内心中存在着一股自发的力量，它具备整合与重新定向的能力。这种对意志控制的能力，是我们在任何心理方程中都必须考虑的。❷

　　所以，我们发现的方法一开始仅仅是解决人类适应不良的问题，最终却迫使我们对基本的哲学概念进行重新评估。

五、总结

　　我希望通过这篇文章把我所信仰的东西传达给大家，也希望我们现

❶ Cantor，N.，The Dynamics of Learning，（unpublished mss.）University of Buffalo，1943.

❷ Rogers，C. R.，"The Implications of Nondirective Therapy for the Handling of Social Conflicts，"Paper Given to a Seminar of the Bureau of Intercultural Education，New York，1946.

在对当事人为中心的方法所知道的东西或我们认为自己知道的东西，仅仅是一个开始，仅仅是打开了一扇门，它可以让我们看到一些非常具有挑战性的道路，看到一些充满机遇的领域。它就是我们的临床经验和研究经验的事实，一直指引着我们进入崭新的、令人兴奋的可能性。然而，无论未来怎样，已经清楚的是，我们正在谈论的是一些崭新的、重要的东西，它要求我们解放思想、全力以赴。如果我们现在对那些事实的概括准确无误，那么我们会说，一些重要的成分已经引人注目；我们会说，某些基本的态度和技能能够创造出一种心理气氛，让当事人内心中的深层力量得到释放、自由与利用；我们会说，这些力量与能力之敏感、坚毅，超乎人们迄今为止的想象；并且，我们会说，它们以一种有序的、可预见的过程释放出来，这可以证明社会科学中一个基本事实的重要性，就如同物理科学中的定律和可预见的过程一样。

[思想评述]

一、心理学家生平

卡尔·罗杰斯是一位有影响的美国心理学家，是人本主义心理学的主要代表之一。罗杰斯最为世人所知的，是他作为心理治疗研究的创始人之一，并因其开创性的研究于 1956 年获得美国心理学会（American Psychological Association）授予的"杰出科学贡献奖"（Award for Distinguished Scientific Contributions）。罗杰斯也因其专业工作于 1972 年被美国心理学会颁授"心理学杰出专业贡献奖"（Award for Distinguished Professional Contributions to Psychology）。罗杰斯是 20 世纪最著名的心理学家之一，在 20 世纪最杰出的心理学家排名中，他排名第 6，在临床心理学家中排名第 2，仅次于西格蒙德·弗洛伊德。

1902 年 1 月 8 日，罗杰斯出生于美国伊利诺伊州芝加哥郊外。他的父亲沃尔特·罗杰斯（Walter Rogers）在威斯康星大学受过高等教育，是土木工程师，她的母亲茱莉亚·库欣（Julia Cushing）是家庭妇女，也在威斯康星大学受过两年的高等教育。罗杰斯兄弟姐妹 6 人，他排行第 4。

罗杰斯的家里宗教气氛比较浓，父母都是虔诚的教徒，热心地方的宗教事务。罗杰斯很小的时候就接触了圣经故事。罗杰斯非常聪明，在上幼儿园之前就能够很好地阅读，所以他直接上了二年级。罗杰斯在严格的牧师住宿区接受教育，并担任祭坛侍童，这使得他成为一个相当孤僻、独立而守纪律的人。他也对实践操作中的科学方法有所认识和欣赏，这一点是源于罗杰斯在自家农场的生活。之后，他的第一份职业是农业，就读于威斯康星大学麦迪逊分校，之后他选择了历史，然后是宗教。

1922 年，罗杰斯 20 岁，上大学三年级，作为全美 10 来名代表之一，到中国北京参加"世界学生基督徒联盟会议"，这一为期 6 个月的经历，使他开始怀疑自己的宗教信仰。他自认为这是自己第一次在思想上和性格上达到自主自立。毕业旅行以后，他结婚了，搬到纽约居住。

本来，到纽约之后，罗杰斯的人生道路应该是完成在神学院的学业，然后成为一名牧师，一名关心个人自由和幸福的牧师。然而，在那里，为了搞清楚自己的职业选择，他参加了一个名为"我为什么要进入政府部门?"的研讨会，在这个研讨会中，对生活哲学的探索渐渐地超越了宗教。另一方面，这期间罗杰斯做实习牧师时，发现自己很难完成超过 20 分钟的布道，他感到这种工作乏味至极。他觉得思考人生意义，探索改善个人生活的途径等，是更加令人感兴趣的事。正好神学院的对面就是哥伦比亚大学的师范学院，罗杰斯到那边选修了一些教育学和心理学的课程。从那以后，他决定改变自己的职业。他开始正式攻读临床心理学和教育心理学学位。在今天看来，这是宗教之失，却是心理学之得。

罗杰斯离开那个研讨会之后两年，上了哥伦比亚大学的师范学院 (Teachers College, Columbia University)，并于 1928 年获得硕士学位，于 1931 年获得博士学位。在完成博士学业的过程中，他开始了儿童研究。1931 年，罗杰斯担任位于纽约罗切斯特的"预防儿童虐待协会"(Society for the Prevention of Cruelty to Children) 的主任。从 1935 年到 1940 年，他在罗切斯特大学任教，并撰写了《问题儿童的临床治疗》(*The Clinical Treatment of the Problem Child*)(1939)，其基础是他治疗问题儿童的经验。罗杰斯在建构自己的当事人为中心的方法时，受到奥托·兰克 (Otto Rank) 的后弗洛伊德心理治疗方法的重要影响。1940 年，罗杰斯成为俄亥俄州立大学的临床心理学教授，在那里他写了自己的第二部著作《心理咨询与心理治疗》(*Counseling and Psychotherapy*)(1942)。在这本书里，罗杰斯提出，当事人通过与治疗者建立一种理解、接受的关系，就能够解决问题，并获得对重构自己的生活而言所必需的东西的深入认识。

1945 年，罗杰斯应邀到芝加哥大学成立心理咨询中心。在芝加哥大学担任心理学教授期间 (1945—1957)，罗杰斯帮助建立了大学的心理咨询中心，并在那里对自己的方法的有效性进行了研究。他的研究发现及理论可见于《以当事人为中心治疗法》(*Client-Centered Therapy*)(1951) 以及《心理治疗与人格转变》(*Psychotherapy and Personality Change*)(1954)。他在芝加哥大学培养的一个研究生托马斯·戈登 (Thomas Gordon)发起了"父母有效性训练"(Parent Effectiveness Training)运动。1956 年，罗杰斯成为"美国心理治疗家学会"的第一任主席。他在返回母校威斯康星大学麦迪逊分校教授心理学期间(1957—1963)，写了其最著名的著作之一《个人形成论》(*On Becoming a Person*)(1961)。罗杰斯在威斯康星大学一直执教到 1963 年，然后他定居于加州的拉霍亚市，任职于新的"人的研究中心"(Center for Studies of the Person)。1968 年，罗杰斯离开"西方行为科学研究所"(Western Behavioral Sciences Institute)，建立"人的研究中心"。他后期的著作包括《卡尔·罗杰斯论个人权力》(*Carl Rogers on Personal Power*)(1977)以及《80 年代的学习自由》(*Freedom to Learn for the 80's*)(1983)。罗杰斯在拉霍亚市度过余生，他做治疗，做演讲，搞写作，直到 1987 年溘然离世。1987 年的一天，罗杰斯摔了一跤，盆骨骨折，虽然手术成功，但是次日晚其胰腺衰竭，几天以后于 1987 年 4 月 4 日与世长辞。

罗杰斯独创"当事人为中心方法"来解读人格和人类关系，这一方法在很多领域有着广泛的运用，如心理治疗和心理咨询(当事人为中心治疗法)、教育(学生为中心的学习)、组织以及其他团体情景中。罗杰斯晚年投身于把自己的理论运用于国家的社会冲突领域，他周游世界，亲力亲为。在北爱尔兰的贝尔法斯特，他让有影响的新教徒和基督教徒走到了一起；在南非，他让黑人和白人走到了一起；在美国，他让健康领域的消费者和提供者走到了一起。罗杰斯最后的旅行是他在 85 岁时到苏联，在那里，他发表演说，缓和工厂中的紧张，促进了工人之间沟通和他们的创造性。他对有如此众多的苏联人了解他的工作而感到惊讶。罗杰斯因为其在解决南非及北爱尔兰的团体冲突中的工作，被提名"诺贝尔和平奖"。

二、当事人为中心治疗法的理论基础

从罗杰斯的生平中我们可以看到，他早期开始涉足的心理学工作是临床心理学，后来提出了具有创新性的心理治疗方法——当事人为中心治疗法。这一方法的理论基础是罗杰斯与众不同的对人的看法，这也使得它显得独树一帜。再往后，罗杰斯又把当事人为中心治疗法的理论观点进一步扩展延伸，认为它也适用于解决其他领域的问题，这一方面的工作最具代表性和影响的是在教育领域的应用——以学生为中心的教育。进而，罗杰斯还用这一理论促进人际冲突的解决，促进种族和解，促进人类和平。

(一)对人的基本看法

1. 人的主观性

罗杰斯认为，人基本上是生活在他个人的主观世界之中，即使他在科学领域、数学领域或其他相似的领域中，具有最客观的机能，这也是他的主观目的和主观选择的结果。在这里，他强调了人的主观性，这是在咨询与治疗过程中要注意的一个基本特性。人所得到的感觉是他自身对真实世界感知、翻译的结果。当事人作为一个人也有自己的主观的目的和选择，这也是导致当事人为中心一词出现的原因。

罗杰斯认为当一个人发怒的时候，总是有所怒而发，绝不是受到肾上腺素的影响；当他爱的时候，也总是有所爱而爱，并非盲目地趋向某一客体。一个人总是朝着自我选择的方向行进，因为他是能思考、能感觉、能体验的一个人，他总是要实现自己的需要。

由于罗杰斯相信每个人都有其对现实的独特的主观认识，所以他进一步认为人们的内心是反对那种认为只能以单一的方式看待真实世界的观点的。因此，当事人为中心治疗强调了人的主观性的特性，为每个当事人保存了他们的主观世界存在的余地。

2. 人的实现的倾向

实现的倾向是一种基本的动机性驱动力，它的实现是一个积极主动的过程，不但在人身上，而且一切有机体都表现出先天的、发展自己各种能力的倾向性。在这一过程中，有机体不但要维持自己，而且要不断地增长和繁衍自己。这种实现的倾向性操纵着一切有机体，并可以作为区分一个有机体是有生命的还是无生命的标准。

实现的倾向被看作一种积极的倾向，它假定人具有引导、调整、控制自己的能力。当事人为中心的治疗有一种不变的诊断，即认为所有心理问题及困扰均是由于这种实现的倾向的阻滞所造成的。因此，咨询或治疗就是要排除这种障碍以重新确立起良好的动机驱力。

3. 对人的其他看法

罗杰斯认为，人基本上是诚实的、善良的、可以信赖的。这些特性与生俱来，而某些"恶"的特性则是由于防御的结果而并非出自本性。而且，他认为每个人都可以做出自己的决定，每个人都有实现的倾向。如果能够有一个适宜的环境，一个人将有能力指导自己，调整自己的行为，控制自己的行动，从而达到良好的主观选择与适应。这也是当事人为中心的治疗对人的看法的要点之一。

(二)人的主观世界——现象场

在罗杰斯看来，与其说个体生活在一个客观现实的环境中，不如说他生活在自己的主观经验世界之中。这个主观的经验世界称为"现象场"。一个人在现实世界中如何观察，观察到什么，有什么感受，是因人而异的。因此，每个人的现象场都是独一无二的。而这个主观的经验世界才是这个人的真正的现实，因为他的行为、思想、感受直接由这个主观世界来决定。正是由于这个原因，才使得不同的人对同样的刺激、同样的事件会做出不同的反应。

现象场理论使罗杰斯做出了一个重要推论，这个推论又成为他的治疗理论的指导原则之一。这个推论是：只有个人自己才能真正地、完善地了解自己的经验世界。旁人（包括治疗者）永远不可能像当事人自己那样了解当事人。这就是为什么治疗过程要由当事人来主导的原因。

(三) 自我

罗杰斯的自我理论是其人格理论的核心，因此罗杰斯的人格理论常被称为人格的"自我理论"。自我理论又是他的关于心理失调理论的基础。

1. 自我的结构和内容

自我是从个人现象场中分化出来的一部分，在一个人的现象场中具有核心意义。在罗杰斯看来，自我不等于自我意识，而是自我知觉（或意识）与自我评价的统一体。它的构成主要包括：

①个人对自己的知觉及与之相关的评价；

②个人对自己与他人关系的知觉和评价；

③个人对环境各方面的知觉及自己与环境关系的评价。

2. 自我的形成

在儿童最初的经验世界——现象场中，一切事件都是混沌一片的，孩子并没有"我"的概念。随着儿童与环境、他人的相互作用，他开始慢慢地能把自己与"非自己"区分开来。有关自己的种种经验就在现象场中分化出来，形成了他的最初的自我。

在儿童开始有了初步的自我概念后，人的实现趋向开始转变为自我实现趋向。孩子在自我实现这种基本动力的驱动下，在环境中进行各种活动，与他人发生相互作用。在这种活动和相互作用过程中，孩子会产生大量的经验。通过机体评估过程的自动作用，有些经验使孩子感到满足、愉快；有些经验使孩子体验到不满足、不愉快。孩子逐渐会在意识中赋予那些感到好受的经验以积极的评价，赋予那些感到难受的经验以消极评价。由于有了这种有意识的评价的指导，孩子就在今后的活动中倾向于寻找、保持那些积极经验，回避那些消极经验。应该说，这样的发展是最理想的发展，因为孩子寻找的那些经验恰恰是有助于自我实现的经验。但是，有些特殊的情况会使得这种理想的发展常常受到干扰。

3. 价值条件和自我的异化

在孩子寻求的积极经验中，有一种是受到他人的关怀而产生的体验，还有一种受到他人尊重而产生的体验。换句话说，孩子有了关怀和尊重的需要。不幸的是，这些需要的满足取决于他人。大多数父母总是根据孩子的表现，即孩子的行为是否符合父母的价值标准、行为标准，来决定是否给予孩子关怀和尊重。父母的关怀和尊重是有条件的，这些条件体现着父母和社会的价值观。罗杰斯称这种条件为价值条件。

儿童反复地从自己的行为后果体验这些价值条件，迟早会懂得什么是好的行为，什么是坏的行为；怎样想，怎样做是好孩子；怎样想，怎样做是坏孩子。孩子会把这些价值观念内化，将它们变成自我构成的一部分。当这种内化了的价值观念和行为标准形成以后，儿童人格发展中的一个重大事件就发生了：儿童的行为不再受机体评估过程的指导，而是受到内化了的社会价值规范的指导。或者更准确一点说，儿童被迫逐渐放弃按机体评估过程去评价经验，而依据自我中内化了的社会的价值规范去评价经验。这意味着儿童的自我和经验之间发生了异化。

(四) 心理失调和心理适应问题

当一个人的自我和经验之间出现了不一致的异化时，会发生什么事情呢？在罗杰斯看来，只要经验与自我之间存在不一致和冲突，只要个体否认和歪曲经验，这个人就存在心理失调。因此，几乎一切人都会体验到失调，只是程度轻重有差别罢了。失调程度较轻的人对经验较为开放，否认、歪曲经验的比重较小，客观、准确地知觉经验的比重较大。失调严重的人则相反。在当事人为中心治疗法看来，所有障碍的根源都由于自我概念与经验之间的不一致或失调。内部紊乱最严重的达到精神崩溃，紊乱程度较轻的则表现为焦虑、恐怖和抑郁等情绪反应。总之，心理适应障碍的共同的基本的特征就是这个人不再像一个正常人那样有效地发挥其心理机能。

三、当事人为中心治疗法及其特点

罗杰斯创立的当事人为中心治疗法有其独到之处，这可以体现在其目标的追求、治疗的条件及治疗的基本过程等方面。

(一) 治疗的基本目标

当事人为中心治疗法的基本目标可以说是"去伪存真"。"伪"就是一个人身上由其价值条件化的自我概念及其衍生出来的生活方式、思想、行动和体验。"真"就是一个人身上那些代表着他的本性，属于他的真正自我的思想、情感和行动方式。罗杰斯常用"变成自己""从面具后面走出来"这样的话来表达当事人为中心的治疗目标。

在当事人为中心理论中，治疗的目标主要是要与当事人建立一个适当的关系，来协助对方成为一个完全能自主的人。一旦"去伪存真"的工作得以完成，当事人似乎变成了新人，一个"充分发挥机能的人"，也就是说，当事人通常出现下列各种改变：

①对自己有较实际的看法；

②比较自信，较有能力自主；

③能够对自己和本身的感受有较大的接纳；

④对自己有较积极的看法和评价；

⑤较少压抑自己的经验；

⑥行为上表现得较成熟，较社会化，适应力较强；

⑦压力对自己的影响程度较低，较易克服压力和挫败；

⑧性格变得比较健康，自我统合能力也有所提高；

⑨对他人有较大的接纳。

总的说来，当一个人逐步走向自我实现时，罗杰斯认为他们会开放自己、信任自己，懂得按照自己内在的标准来对事物作评估。同时，也认识到人生其实是一个过程，我们应在这一过程中不断成长。

(二)治疗的基本条件

罗杰斯认为，在治疗过程中治疗者必须要创造一个良好的人际关系，提供足够的、高层次的基本条件，包括真挚、无条件尊重和正确的共情等，以便当事人善于利用自己所拥有的资源，产生建设性的性格改变。

1. 真挚

在当事人为中心的治疗理论中，真挚是三个基本条件中最重要的一个。治疗者应以真正的自己和当事人相处，不虚伪地保卫自己，也不扮演角色，而是让当事人体验到自己的真挚，在治疗过程中愿意和当事人分享个人的感受，甚至一旦对当事人产生某种独特的感受时，也能坦诚地告诉当事人。

2. 无条件尊重

无条件尊重是指治疗者要在对当事人没有任何要求和企图的心态中，向对方表示温情和接纳。它包含两个重要因素，其一是治疗者很珍视当事人，在过程中不停传达给对方一种温情和关心。其二是无条件的接纳和无占有欲的重视。实际上，治疗者在治疗过程中往往会发现当事人的不少问题是明知故犯、咎由自取的，因此会对当事人产生不满或否定的情绪，而这样一来治疗过程会马上中断。防止这种情况出现的基本条件是我们要明确，我们所接纳和尊重的是当事人这个人，并非他的行为。

而且，对当事人的尊重并不等于批准和赞同当事人反社会的不良行为与思想。对当事人的尊重是直接指向当事人本人，而非他的某些特殊行为。

3. 共情

共情是整个治疗关系中最重要的成分。要达到正确的共情，治疗者首先要放下自己主观的参照标准，设身处地去从当事人的参照标准来看事物和感受事物，从当事人的角度去看世界，和当事人站在同等的地位，体会当事人的内心世界。为此，治疗者应有如下表现：

①有能力和当事人全面地沟通；

②所做的回应经常切合当事人想要表达的意念；

③对当事人有平等的感受；

④能够了解当事人的感受；

⑤设法谋求了解当事人的感受；

⑥掌握当事人的思路；

⑦在语调上能反映出自己完全体会当事人的感受。

(三)治疗的基本过程与特点

罗杰斯在其工作的早期，曾就治疗过程提出过 12 个步骤。但他强调这些步骤并非是截然分开的，而是有机地结合在一起的。这些步骤是：当事人前来求助，治疗者向当事人说明咨询或治疗的情况，鼓励当事人情感的自由表现，治疗者要能够接受、认识、澄清对方的消极情感，当事人成长的萌动，治疗者对当事人的积极的情感要加以接受和认识，当事人开始接受真实的自我，帮助当事人澄清可能的决定及应采取的行动，疗效的产生，进一步扩大疗效，当事人的全面成长，治疗结束。

概括当事人为中心治疗法的特点，可以反映为以下几方面。

1. 基本理念的人本主义色彩

当事人为中心治疗法的所有特点可以归纳为一点，即强烈的人本主义倾向。它相信人本质上是好的，有"善根"；相信人有向好的、强的、完善的方向发展的强大潜力；相信人能够自我信赖，自主自立；强调恢复和提高人的价值和尊严。

2. 重视当事人的主观经验世界

罗杰斯认为，一个人的主观经验世界是他的真正的现实。他从何处来，要往何处去，为什么痛苦悲伤，这一切都只有进入他的经验世界才能理解。所以，当事人为中心疗法反对用一些外在的指标、标准来衡量、评估当事人。其理由除了认为这种诊断或评估容易使治疗者见"病"不见人，容易产生一种自大自负的治疗态度外，最主要的就是认为这种"从看台上观察当事人"的做法根本无法了解当事人独一无二的主观经验世界。

3. 反对教育的、行为控制的治疗倾向

当事人为中心治疗法的基本假设之一，就是当事人有能力自己发现价值，发现自己的问题，并由潜在的个人资源来获得价值，解决自己的问题。所以这种疗法反对治疗者耳提面命式的教导，摒弃由治疗者告诉当事人什么好、什么不好。同理，当事人为中心治疗法也不主张采用奖励、惩罚等行为控制手段来"治疗"当事人。总之，它反对一切对当事人施加影响的做法。

4. 由当事人主导治疗过程

由于治疗者总是不如当事人更了解他自己，所以，会谈的主题和方向应交给当事人掌握，由当事人选择。治疗者信任当事人有能力主导治疗进程，并且相信没有治疗者的指导性的干预，当事人能够更自由地进行自我探索，从而获得对自己最有价值的收益。

5. 治疗者做当事人的朋友或伙伴

在当事人为中心的治疗者看来，治疗者在会谈中能做的最好工作是创造一种气氛，一种能够让当事人(也包括治疗者自己)不感到有威胁和限制，能够自由地感受情感、探索自我的氛围。要做到这一点，首要的条件是建立、发展和维系双方之间的情感联系。因此，双方应该做脱去角色面具的朋友，像一对结伴到个人内心世界进行探险的伙伴。

在技巧方面，当事人为中心治疗法的主要技巧就是倾听：开放式咨询、释意、情感反映、鼓励、自我揭示等。当事人为中心治疗很少用影响性技巧。实际上，当事人为中心的治疗者经常会遇到当事人会要求给予指导、解释的压力，尤其在开始阶段当事人还不习惯这种无指导、不引路的咨询方式的时候。面对压力，治疗者一方面表示理解对方的不满，另一方面又"顽固地"不予指导。直到最后，当事人终于领悟到别人的指导不起多大作用，或者不再对获得指导抱希望，而端正态度靠自己，自己对探索负责。到了这个时候，会谈就比较有效率了。

四、当事人为中心的扩展——以学生为中心的教育

罗杰斯认为，当事人为中心治疗法可以应用到教育中。尤其是那些能够促进当事人发生积极的人格和行为变化的条件，在教育中可以用来促进有意义的学习。

(一)对传统教育的批判

罗杰斯在对教育问题进行思考时，对传统教育提出了严厉批判，涉

及教学过程、教育体制、政治等方面。他概括了传统教育的特点❶❷❸。

①教师是知识的持有者，学生被看成是知识的接受者。教的人和学的人在地位上有一道尊卑有别的鸿沟。

②讲授教科书以及其他一些言语性的教导方法被当成传授知识的主要手段。考试则是检查学生接受情况的手段。学校教育的方方面面几乎都围绕着考试转。

③控制是学校政治的基本方面。在学校里，老师是拥有权力的人，学生的义务是服从；而学校的主管又是更大权力的拥有者，老师和学生都是服从者。

④课堂管理的基本策略是倚仗权威。新入职的老师听到的忠告往往是，上第一节课就要给学生一个下马威。

⑤信任被压抑到最低程度。老师极不信任学生，不相信他们会在自己支配的时间内主动学习，不相信学生在没有监管的情况下会表现良好。学生也不信任老师，对老师的动机、诚意、公平和公正及老师的能力都不信任。

⑥学生作为教育的主体时常处于恐惧中。虽然体罚减少了，但是挖苦嘲弄，甚至是言语侮辱造成的失败感，仍然笼罩着学校。

⑦在实际的学习和学校生活中，民主精神和价值被忽视。学生没法对教学目标、课程及学习方式发表意见，教师也无权决定校长的人选。对政府的教育方针更是鞭长莫及。

⑧偏重智能，废弃全面发展。比如，在小学阶段，学生强烈的好奇心一开始就被扼制，越往后越被窒息；中学阶段应该学习如何处理情绪问题，学习如何与异性交往，却被忽视了。

(二)以学生为中心的教育模式

1. 以学生为中心的教育的特点

罗杰斯认为，教育的目标是要帮助学生成为独立的人，所以，具体而言就是要培养学生能够从事自发的活动，并对这些活动负责；能够理智地选择和自我定向；成为批判性的学习者，能够评价他人所做的贡献；获得解决有关问题的知识；更在意的是，能够灵活且理智地适应新的问

---

❶ Rogers, C. R., *Freedom to Learn for the 80's*, Charles E. Columbus, Merrill Publishing Company, 1983.

❷ 江光荣：《人性的迷失与复归——罗杰斯的人本心理学》，武汉，湖北教育出版社，2000。

❸ 方展画：《罗杰斯"学生为中心"教学理论评述》，北京，教育科学出版社，1990。

题情境；在自由而有创造性地运用所有有关经验时，能融会贯通处理某种问题；能够在各种活动中有效地与他人合作；不是为他人的赞许，而是按照他们自己的社会化目标工作。

因此，罗杰斯认为，与传统教育模式相比，以学生为中心的教育表现出以下特点。

第一，这种教育模式中有一个领导者（通常是老师），她对自己有足够的安全感和自信，从而使得她能够对学生有充分的信任，相信他们的自为、自律、向上、成长的能力。老师主要是起促进者的作用。

第二，老师和学生（有时也包括家长和社区人员）共同对学习进程负责。这包括所有的相关事务，如确定课程、进度、课堂规范以及班级管理措施等。其核心是分担责任。

第三，学习资料由促进者提供。学习资料可能是她个人的感受和经验，也可能是来自书刊文献或社区事件。她也可以鼓励学生提供自己的学习资料，以供全体学习者使用。

第四，学生根据自己的情况，如兴趣、目的、基础等，独自或在别人帮助下确定自己的学习计划。学生对自己的学习计划负责。

第五，老师带头或由她做出最初的努力，慢慢地在班级里培养一种能够促进学习的气氛。这种气氛的基本要素是真诚、关注和理解性的倾听。

第六，教学的关注点在于学生的学习过程，而不是教学的内容。也就是说，教师评价学习进度或效果时，主要是看学生在"学会学习"上取得的进步，而不是该学的东西是否都全部学完了。

第七，纪律是为学生实现自己的学习目标而确定的，因而，它们实际上属于"自律"。外部规定的纪律被这样的纪律取而代之。

第八，学习的程度和价值首先是由学习者自己来评价，老师的评价只不过是给学生提供一个不同的参考。

罗杰斯认为，以学生为中心的教育所具有的这样一种"有利于成长"的气氛，可以使得学习进展加快，学习对个人的影响更为广泛，不仅仅是增长知识，而且在态度、情感等方面也会发生积极变化。

2. 以学生为中心的教育中的师生关系

如前所述，罗杰斯认为教学的目标并非知识甚至是技能的掌握，而在于过程，在于让学生保持和产生好奇心，让他们凭着兴趣去探索。而这就要求有新的教学方法，要求老师能够创造出一种让学生自由学习的气氛，这种气氛的实质则是师生关系。以学生为中心的教育中，师生关系表现为以下几方面的特点。

一是真诚。首先，老师是一个真实的个人，而不是"老师"（角色），会表现自己的喜怒哀乐，能够接受自己的各种体验，而且无论这些体验是积极的还是消极的，都不会强加到学生身上。老师可以喜欢或不喜欢学生的行为、功课，或者其他方面，甚至可以把这些感受告诉学生，但是，老师会让学生感受到，之所以这么做并非因为不喜欢学生本人，而只是针对其行为或功课。

二是珍视、接受与信任。这种特点所要表现的是无条件的积极关注。它意味着老师要对学生有发自内心的、无条件的珍爱和关怀，而且这种珍爱和关怀体现着对学生独立性的尊重。这样的老师既可以接受学生成功时的喜悦，也能够接受学生面对问题时的彷徨和害怕；既能够接受学生的自律自觉，也能够接受他们偶尔的分心；既能够接受有益于学生学习和成长的感受，也能够接受他们不利于学习和成长的感受。

三是共情理解。罗杰斯认为，共情理解往往是一般老师所缺乏的，即使这些老师对学生有关爱和尊重的态度。这要求老师以学生的眼光来看世界和自己，不带评判的色彩，不把学生的表现与自己的好恶联系在一起。

对于上述三个特点，罗杰斯认为真诚是最为重要的，而这些态度都有赖于老师是否具有一种对人的基本信念：每个人都有一种向积极的、善的、强大的、建设性的方面发展的潜在能力。

此外，罗杰斯认为，老师除了应具备上述三种最基本的态度之外，从一个传统的老师转变为学习的促进者，还需要在以下几方面有新的认识和转变：教学过程不是"教"而是"促"，老师的注意力应该是放在创造使学生感到自由和安全的学习气氛上；要明白有意义的学习对于学生而言是怎么回事，感到学习有兴趣、或很重要、或有价值、或有切身关系的学生，其学习过程是全副身心投入的；要重视学生的个别性，要允许学生选择自己喜欢的题目、选择自己喜欢的学习方式；要重视好奇心和创造力，老师对此要好好珍视，把保持和释放学生的好奇心作为重点。

五、当事人为中心的扩展——以人为中心的人类关系

罗杰斯认为，当事人为中心治疗法中的基本要素不仅仅局限于心理治疗领域，也适用于更为广泛的人与人之间的关系。在其生命的后期，他的注意力和视野跳出了心理治疗领域，进入了更为广阔的天地，包括教育、医疗、商业、社会工作以及管理，他甚至还涉足了种族、政治以及国与国之间冲突的解决。

（一）会心团体

第二次世界大战结束之际，大批军人回国退役，罗杰斯接受官方委托，要培训大批退役军人辅导员。形势所迫，罗杰斯决定以强化的团体

经验方式达到培训目的，要求学员每天做数小时的团体聚会，以增进自我了解，学习可能有助于与当事人相处，这种做法获得了巨大成功；20世纪60年代后，随着团体运动的发展，罗杰斯的这种团体经验得以广泛推广，以此方式开展的团体活动被称为"会心团体"（encounter groups）。

会心团体的规模从三四人到十几人不等，更大规模的团体则较少，每个团体都有一两位辅导员，罗杰斯称之为"促成员"（facilitator）。会心团体的聚会次数和频密程度也各有不同，几次至十几次的比较多。参加会心团体的人在一种慢慢培养出来的信任、关爱、自由和安全的气氛中进行自我探索、体验、表达、反馈，最后达到扫除个人成长和发展中的障碍，促进个人成长的目的。

罗杰斯于1970年出版了专著《卡尔·罗杰斯论会心团体》（*Carl Rogers on Encounter Groups*），他认为，会心团体的理念和实践与当事人为中心治疗法是一致的。概括而言，会心团体大体上有以下几方面的特点。

第一，信任团体和团体过程本身的力量。罗杰斯对会心团体的信任如同信任个人有成长、自我实现的趋向一样，会心团体组成之时，这些趋向就已经存在，随着团体过程的进行，这种力量会逐渐变成现实，逐渐发挥作用，引领团体的方向。

第二，让团体自己发展出它的目标和方向。罗杰斯认为，团体促成员的任务并非协助团体和团体成员建立团体的目标及个人的目标。相反，如果促成员把关注点放在团体内创造一种安全、信任的气氛，那么团体就会慢慢地发现自己的目标和方向。

第三，会心团体活动过程的无结构性。罗杰斯主张极端无结构的团体活动。团体活动时，他只是以一两句话开头，绝不做长篇的介绍、指导，也不宣布任何的活动规则。随后的一切全看团体自己的发展，以及团体成员的互动情况。慢慢地，气氛会变得热烈，最终形成一种弥漫着信任、温情、关爱、安全和民主的气氛。

第四，真诚地面对小组和小组成员。在团体中间和与个别当事人面对的时候一样，辅导员或治疗者都应该是真诚的。开始阶段，促成员可以多表达一些自己心里对别人的关注和接纳，以及促进别人成长的感受。小组发展得较为成熟以后，可以多表达一些属于自己的、与自己的成长有关的感受。

第五，共情理解。在会心团体中，罗杰斯最关心和用心去做的事，就是共情理解。罗杰斯在团体过程中非常关心的是，自己是否能够体会到团体成员的感受，他认为只要做到共情理解，就会对当事人有帮助，对团体有帮助。

（二）人类和平

罗杰斯认为，当事人为中心治疗法的基本理念和实践可以用于解决不同文化和民族的矛盾，帮助个人完满充分地表达内心的想法、感受和情绪，同样能够导致社会团体、族群、文化乃至国家之间关系的建设性改变。在20世纪70年代至80年代，罗杰斯以极大的热情投入把以人为中心的理念运用于社会、种族和宗教冲突的解决，奔走于世界各地，帮助彼此敌视的各方领导人展开真诚的交流，增进相互之间的信任，以认真的交换意见来替代相互威胁和无理性的敌对行为。

罗杰斯的这种信念是基于三种基本假设。其一，但凡最个人的，也是最普遍的。一个人越是能够深入探索内心，就越可能了解自我，接纳自我，进而更可能把这种发现运用于他人身上。其二，一个人的成长和发展越接近于"机能充分发挥"，就越倾向于社会性的、建设性的行为，变得更宽容、更友善，不易成为种族主义者。其三，个人力量可以转化为协作性的力量。当个体能够清楚区分和体验到自己和他人的体验及感受，又能与别人融洽合一，个人力量就会转化为协作力量。

罗杰斯认为，要想通过团体过程来解决这些冲突，可以注意几方面。一是参加团体的成员是以"个人"身份投入团体，而非以"角色"进入团体。其目的在于剥离社会、文化、宗教、政治等外在势力赋予人们的角色，更强调作为人的共同点，产生基于"人"的理解和关怀。二是有一位或几位熟练的促成员。他们能够很自然地在团体中创造出一种安全感，促成团体发展出真诚、关心和相互理解的气氛，进而使团体尽快出现非常个人化的体验和对体验的表达。三是情境及一些辅助条件。团体活动的环境和相关安排要让成员有安全感，如避免采访和报道等。另外，如果有一些有助于产生轻松氛围的安排，则更好。四是要促成成员充分表达感受，促成共情理解。这一点和个别治疗时一样，只不过更加困难一些。

罗杰斯举办了很多这种促进和平和解的工作坊，包括在种族矛盾严重的南非、国家矛盾严重的中美洲、宗教矛盾严重的北爱尔兰等。这种工作坊让参加团体活动的很多人感到，和平并非不可想象，和平并非遥不可及。

六、结语

如前所述，罗杰斯于1956年获得美国心理学会授予的"杰出科学贡献奖"，当时对罗杰斯的评价是"因为（他）提出了一种原创性的方法来客观地描述和分析心理治疗的过程，因为（他）建构了一种可检验的心理治疗及其对人格和行为的影响的理论，因为（他）进行了广泛而系统的研究来展现这一方法的价值，并探索和检验了这一理论的意义。他富有想象力和毅力，在理解和修正个体过程中所涉及的难题时，灵活运用科学方法，使得这一令人感兴趣的心理学领域成了科学心理学的一部分。"

在 20 世纪 40 年代，人们咒骂罗杰斯"摧毁了精神分析的统一性"。因为当时心理治疗的理论体系是精神分析一家独大，从事心理治疗的都是精神科医生，他们的专业背景是医学而非心理学，心理学家没有资格做治疗；同时，心理治疗实践中则是强调医生的主导性。可是，罗杰斯建立了一种完全不同的方法：非指导性治疗法。这也意味着他向一统天下的权威发起了一场战争，最后他赢了。在今天，人们有很多的方法可供选择。

此外，罗杰斯提出了新的伦理道德：对治疗过程进行录音必须得到当事人的同意。他也强调保密。这些伦理道德在今天已经被普遍接受，但在当时它还是新鲜事物。罗杰斯也首创了对心理治疗的过程和疗效进行实证研究。这在当时也是需要极大的勇气和创新精神。

在罗杰斯生命的最后 15 年内，他把自己的方法应用到政治、培训政策制定者、领导以及冲突中的团体。要做出较好的决定，就应该基于对对方的共情。罗杰斯说，世界是"脆弱的"，他为和平而工作。在他 80 多岁的时候，他在匈牙利、巴西以及苏联等国家领导了大型的工作坊，在南非主持了沟通团体。罗杰斯说："我并不是想找到一种'当事人为中心'的方法，我想找的是一种助人的方法"[1]。

综合罗杰斯一生的工作，凯恩[2]认为罗杰斯的主要贡献可以概括为10 点[3]。

①强调在心理治疗中，治疗关系作为一种有治疗作用的要素的重要性。

②阐明这样一个观点：人天生具有潜能，趋向自我实现。

③开创和发展倾听与理解的艺术，并证明它对于当事人的治疗效用。

④引入"当事人"一词，而摒弃了"病人"这个词，以维护求助者的尊严、平等，及表达对求助者的尊重。

⑤首创将治疗会谈录音，为学习和研究之用。

---

[1] Gendlin, E., "Carl Rogers（1902—1987），" *American Psychologist*，1988，43（2），pp. 127-128.

[2] Cain，D. J.，"Celebration，Reflection and Renewal：50 years of Client-centered Therapy and Beyond，" *Person-centered Review*，1990，5（4），pp. 357-363.

[3] 江光荣：《人性的迷失与复归——罗杰斯的人本心理学》，武汉，湖北教育出版社，2000。

⑥开启用科学方法研究心理治疗过程和结果之先河。

⑦为心理学家和其他非医学出身的专业人士从事心理治疗铺平道路。

⑧对"会心团体"运动的发展做出重要贡献。

⑨为教育领域的变革贡献一种激进的理念和实践。

⑩将以人为中心的理念和实践应用于化解冲突和维护世界和平。

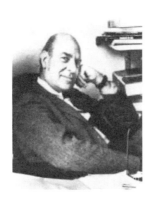

[印象小记]

斯坦利·沙赫特(Stanley Schachter，1922—1997)，美国社会心理学家。他的贡献跨越了多个领域：沟通、社会影响、团体过程、合群动机、出生顺序、情绪的本质、归因、肥胖、成瘾等。1969 年沙赫特获美国心理学会颁发的"杰出科学贡献奖"，1976 年当选为美国艺术与科学院院士，1983 年当选为美国国家科学院院士。沙赫特是 20 世纪最著名的心理学家之一，在 20 世纪最杰出的 100 位心理学家排名中，他排名第 7。

[名篇选译]

抽烟和肥胖症的自愈和复发❷

一、摘要

大量专业性的研究都一致表明：吸食成瘾障碍，如肥胖、抽吸鸦片、抽烟等，他们的矫正效果很难持久。不过，以往的研究大多应用单一治疗

---

❶　本章作者为刘聪慧(中国人民大学)。

❷　译自 Schachter，S.，"Recidivism and Self-Cure of Smoking and Obesity，"*American Psychologist*，1982，37(4)，pp. 436-444. 译者为各节标题添加了序号。

干预，而且针对有求助意愿的被试。本研究以非治疗群体为被试，结果表明抽烟、肥胖和毒品使用出现长期的自愈效果是一个比较普遍的事情。

二、引言

我们普遍接受的观点是：抽烟和过度饮食非常难以矫正。对于肥胖而言，有研究者认为"大多数肥胖过度的人不会去治疗，大多数参与治疗的人不会减轻体重，大多数减轻体重的人都会反弹"❶。

这一悲观的总结是基于 100 名肥胖病人的治疗和历史体重的系统研究❷，两年之后，只有两个个体保持了体重减轻超过 20 磅（1 磅约 0.45 千克）。在这之后的 20 年里，这个领域仍旧处于低迷的状态，只是偶尔有几项成功的报告。有研究者总结了 1966 年到 1977 年发表的关于肥胖治疗的 145 项研究报告，总结如下："自从 1959 年的总结（Stunkard and McLaren-Hume，1959）以来，减轻体重的临床治疗效果几乎没有提高"❸。

与此同时，治疗抽烟的相关文献中也弥漫着这种悲观情绪。有研究者曾经总结这一领域的状况如下："许多的人去寻求治疗，又退出治疗；许多的人最终又开始复吸；这一情景强调了我们在解决抽烟问题时所面临任务的范围"❹。有研究者根据 87 项研究结果❺也得出了类似的结论，他们指出抽烟治疗研究和治疗海洛因成瘾、酗酒的研究有着惊人的相似之处。❻ 在这三种研究中，治疗终止后三个月内病人的复发率约为 65%，

---

❶ Stunkard，A. J.，"The Results of Treatment for Obesity,"*New York State Journal of Medicine*，1958(58)，pp. 79-87.

❷ Stunkard，A. J. & McLarenhume，M.，"The Results of Treatment for Obesity," *Archives of Internal Medicine*，1959(103)，pp. 79-85.

❸ Wing，R. R. & Jeffery，R. W.，"Outpatient Treatments of Obesity: A Comparison of Methodology and Clinical Results,"*International Journal of Obesity*，1979 (3)，pp. 261-279.

❹ Leventhal，H. & Cleary，P. D.，"The Smoking Problem: A Review of the Research，Theory and Research Policies in Behavioral Risk Modification(Research rep.)，"University of Wisconsin，Center for Medical Sociology and Health Services Research，Madison，1977.

❺ Hunt，W. A.，Barnett，L. W. & Branch，L. G.，"Relapse Rates in Addiction Programs,"*Journal of Clinical Psychology*，1971(27)，pp. 455-456.

❻ Hunt，W. A. & Matarazzo，J. D.，"Recent Developments in the Experimental Modification of Smoking Behavior,"*Journal of Abnormal Psychology*，1973(81)，pp. 107-114.

一年内的复发率达到了 80%。最近的一项综述发现，在行为治疗之后，"大部分的倒退会在 6 个月之内发生，这种倒退会以不可阻挡的力量持续 12 个月，直到完全戒烟者或抽烟减少者降低到治疗之前水平的 10%～25%❶"。

鉴于以上的分析，我们有理由持消极的态度。有大量专业性的研究证据都一致表明：吸食成瘾障碍的矫正效果很难持久。可是，尽管如此，有些事情可能是错误的。尽管治疗专家发现抽烟成瘾非常难以治愈，有研究的数据表明，成千上万的美国人戒掉了吸烟的习惯❷。我们用系统的、科学的手段来证明这个观点看似多余，事实上每个人都知道许多人成功地戒了烟，并且很明显效果是持久的。

对于麻醉剂成瘾，也有证据表明它不是一个难以治愈的病症。有研究者对越南老兵麻醉剂应用的研究表明，没有治疗的帮助，海洛因成瘾也会有一个非常高的缓解率❸。

对于麻醉剂和海洛因成瘾来讲，成功的治愈比我们的期望要更为普遍。尽管我们可以有很多奇特的假设，但是专业观点和表面现实之间的不一致现象却是简单的。第一，能治愈自己的人不会去找治疗专家。成瘾状态难以治愈的观点会受到被试类型的影响，来找治疗师治疗的病人都不能或不愿意自助，因此这些病人更容易成为成瘾或复发研究中的有效被试。第二，治疗效应的推理是根据单次尝试治疗成瘾状态得出的。事实上，个体经常会重复多次的戒掉成瘾症状。不管有没有专业帮助，多次尝试的成功概率要比单次高很多。

然而，在肥胖症领域我们没有相关的证据，普遍的感觉表明：存在同样的解释性问题。没有治疗干预，自我治愈的个体没有成为数据的一部分。这样，消极结果可能会因为这个事实而被过分地夸大。

本研究设计用来考察非自我选择性群体中抽烟、肥胖的治疗和恢复情况。

❶ Leventhal，H. & Cleary，P. D.，"The Smoking Problem：A Review of the Research，Theory and Research Policies in Behavioral Risk Modification（Research rep.），"University of Wisconsin，Center for Medical Sociology and Health Services Research，Madison，1977.

❷ Horn，D.，"Determinants of Change," in R. G. Richardson（ed.），*The Second World Conference on Smoking and Health*，London，1972.

❸ Robins，L.，"The Vietnam Drug User Returns,"Special Action Office Monograph，1974.

三、方法

本研究共访谈了 161 个被试的抽烟和体重记录。我用的访谈策略与以往的研究类似,我没有尝试访谈一个随机选择的群组,而是访谈了精心选择群组中的每一个被试❶。考虑到本研究的逻辑,其中非常重要的一点是要减少被试的自我选择。有这种可能,即尝试过但没有成功地减肥或戒烟的人不愿意谈论他们的经历,或者他们不关心这个访谈。目前来自国家舆论研究中心(National Opinion Research Center,NORC)的最佳估计结果是:预定的访谈对象中有 25%~30%的被试样本不能完成访谈。

访谈的群体如下。

群体一,哥伦比亚大学心理系。这个群体的成员包括 1977 年秋在大学登记目录中心理系的成员和心理系自己登记目录中的所有成员,共有 89 个人。访谈是在 1978 年春进行的,因为各种原因终止学业的有 5 个人。在剩下的 84 个人中,有 83 个人同意接受访谈。28 个人为教职员工,43 个人为研究生,12 个人为秘书和技术人员。其中 46 个男性,37 个女性。年龄在 20 岁到 64 岁。

群体二,阿默甘西特小镇的企业工作者群体。这个小镇在纽约的东部长岛。和哥伦比亚大学中的群体类似,这个群体我也非常熟悉,因为我每年都来这个小镇避暑,已有 20 年了。这个小镇是一个海滨度假胜地,有常住人口 1500 人,流动人口在 1500 人到 2000 人。这个访谈群体是从坐落在小镇主路 750 英尺(1 英尺约为 0.3 米)内的所有商铺和公司企业中抽取的样本。有 19 家商铺和各种各样的公司企业,如五金店、酒店和理发店等。因为我们选取的样本大部分是这个区域的终身居民,因此,我们选择的店铺和公司对象需要整年开业,而且至少开业一年。这样就去掉了 4 个公司企业,他们或是主要服务于盛夏避暑者,或是刚来到这个城镇不久。总言之,在这个小镇的中心区域中 14 家公司的 48 个人成为访谈对象。其中,47 人同意接受访谈,访谈是在 1980 年晚春进行的。

另外一个群体来自小镇的郊区,共 9 家公司。在这之中,我访谈了满足开业满 1 整年标准的两家最大商铺的所有工作人员,一家为有 26 个员工的超市,一家为有 5 个员工的汽车代理处。这 31 个人在 1979 年和 1980 年的晚春参加了我的访谈。总体而言,在小镇郊区样本的 79 个人

---

❶ Kinsey A. C.,Pomeroy,W. B. & Martin,C. E.,*Sexual Behavior in the Human Male*,Philadelphia,Saunders,1948.

中 78 人同意接受访谈。其中 44 个男性，34 个女性；年龄在 16 岁到 79 岁之间。

这样，本研究包含两个不同的样本——哥伦比亚群体大多数是学术型的，都在城市中生活，有种族差异，主要为犹太人和西班牙裔；而阿默甘西特群体大部分为公司企业型蓝领，多在小镇出生长大。在本研究中这两个群体的结果如果比较类似，我们可以猜想本研究具有一定的普遍性。

四、访谈

数据搜集的工具是标准的、开放式访谈，搜集被试的抽烟和体重历史性信息。我们先获得被试体重和身高的估计值，然后根据被访对象是否为吸烟者来决定访谈是否继续进行。如果是，访谈继续如下："现在，我们请你尽量地回忆并告诉我们你抽第一支烟到现在的所有抽烟历史。从你第一次正式地抽烟到现在，我想知道你一天抽多少支烟，什么牌子的。如果你在这段时间曾经停止过抽烟或者减少过抽烟数量，也请你如实告诉我们相关的情况。"在被试的叙述中，我们时常会插入一些问题，从而保证在他的整个生活中，我们能够知道他的抽烟习惯，包括任何戒烟过程的细节描述。

抽烟历史访谈完成后，访谈转向体重历史的访谈，开始如下。

①"当你还是个孩子的时候你怎么描述你的体型？"如果回答是体型比较丰满或者其他与超重有关的词汇，我们会尝试对他们孩童时代各个时期的体重和身高进行一个粗略的估计，然后访谈继续。

②"你的身高，在什么年龄达到了顶峰？"

③"在那时你的体重是多少？"

④"现在，让我们回顾你身高顶峰时一直到现在，告诉我你的体重历史。只要你想减肥或节食，我们会停下来和你讨论这件事情。"和抽烟访谈类似，我们在被试叙述过程中也会提一些探测性的问题，从而保证我能够确切地知道他在什么时候体重是多少，熟悉减肥的细节情况。

五、结果

(一)抽烟

在这两个群组中有 94 个人有抽烟历史。这些抽烟者的特征见表 3-1。在表 3-1 中，抽烟者被归为两类：①重度抽烟者——他们现在或者曾经一天抽烟 3～4 包，抽烟至少为一年；②轻度抽烟者——每天抽烟少于 3～4 包，抽烟时间至少有一年。

重度抽烟者平均每天超过一包半，平均抽烟时间超过 17 年。即使轻度抽烟者，平均抽烟时间也超过了 8 年。

表 3-1　抽烟样本的特征

抽烟类型	人数	平均烟龄（年）	烟龄范围（年）	每天抽烟量（支）	每天抽烟量范围（支）
严重	73	17.4	2～50	32.9	17～90
轻度	21	8.2	1.5～32	6.8	1～12

在这些群组中每一个人根据目前和以前的抽烟状态进行了分类，见表 3-2。

①戒烟成功者：曾经尝试戒烟 1 次或多次，目前已经不再抽烟。这些人把自己描述为成功的戒烟者，他们中的大多数是彻底的节制者。他们中的有些人也承认，在聚会等相关场合偶尔也会抽烟。

②戒烟失败者：曾经尝试过戒烟 1 次或多次，但是现在还是抽烟者。

③中立者：他们从来没有试着戒烟。他们中的大多数人认为他们享受抽烟的过程，没有戒烟的意图。

④转吸雪茄和烟斗者：他们以前抽纸烟，现在只抽雪茄或烟斗，或两者都有。

⑤吸雪茄和烟斗者：他们从来没有抽过纸烟，只抽雪茄或烟斗。

表 3-2　过去和现在的抽烟者目前的抽烟状态

抽烟者类型	抽烟程度	戒烟成功者			戒烟失败者		中立者		转向雪茄和烟斗	
		男	女		男	女	男	女	男	女
心理学系[a]	严重	13	5		6	2	1	3	3	0
	轻度	0	7		2	3	3	0	1	0
阿默甘西特[b]	严重	13	7		7	7	3	6	1	0
	轻度	2	2		1	0	1	0	0	0
综合	严重	26	12		13	9	4	9	4	0
	轻度	2	9		3	3	4	0	1	0

注：[a]心理学系不抽烟的人数：13 男，17 女；一直抽雪茄和烟斗的人数：4 男。
　　[b]阿默甘西特不抽烟的人数：15 男，12 女；一直抽雪茄和烟斗的人数：1 男。

表 3-3 总结了两个群组中成功戒烟的人数。两个群组的表现比较类似，共有 63.6% 的被试尝试戒烟并成功了。成功戒烟的人不抽烟的平均时间已达 7.4 年。约 87.8% 的戒烟者不抽烟的时间 ≥1 年，98.0% 的戒烟者不抽烟的时间 ≥3 个月。和治疗样本（治疗后保持戒烟状态的被试为 10%～25%）相比，本研究的两个样本（一个是市区、学术化群体，另一个是小城

镇、公司企业型的工人群体)获得的戒烟成功比率是自选被试样本(这些样本中，被试会尽力寻求专业帮助)的两到三倍。在两个非常不同的样本中发现戒烟成功比率比较类似的结果表明，高成功率不是特定群体的特征。

表 3-3　心理学系和阿默甘西特成功戒烟的比率

群组	尝试戒烟的人数	戒烟成功的比率(%)
阿默甘西特	39	61.5
心理学系	38	65.8

　　这些数据是否说明戒烟并不是我们认为的那么困难？回答是：对于一些人来说是比较容易，对另一些人则比较困难。对"戒烟很难吗？"这个问题和相关探测问题的回答，经过编码来估计戒烟的难度。对于轻度抽烟者而言，不管他们成功还是失败，戒烟过程事实上是比较轻松的。仅仅两个人报告出现了困难，尝试戒烟的轻度抽烟者中有 88.2% 人认为戒烟没什么——没有脱瘾症状，没有抽烟渴望，没有问题。

　　重度抽烟者认为戒烟更为困难：45.8% 的重度戒烟者报告了主要的困难，如明显的应激症状、睡眠困难、抽烟愿望强烈、发烧、出冷汗等；25.4% 的人报告了较少的困难；28.8% 的重度戒烟者报告没有问题。尽管存在这些差异，从表 3-2 的结果中我们可以看出，轻度抽烟者并不比重度抽烟者的戒烟过程更成功，64.7% 的轻度吸烟者尝试戒烟并成功，63.3% 的重度戒烟者戒烟成功。

　　总言之，这些数据表明，戒烟成功比率比治疗成功比率要高很多。轻度抽烟者戒烟过程相对比较轻松，重度抽烟者戒烟过程相对比较艰难，但是两个群组戒烟成功的比率相当。

(二)肥胖

　　因为体重数据是以自我报告的形式获得的，因此对于这些报告的正确性需要有一个说明。在访谈过程中，要问到被访者他们早期的体重。在心理系的样本中，这个群组的 59.5% 在访谈之后称了他们自己的体重。自我报告的结果和实际的结果比较接近，两种方法差异的算术平均值为 3.8 磅，约为实际体重的 2.5%(范围从 0～8.7%)。这一结果和以往的研究发现比较类似，他们的研究也发现自我报告体重比较准确❶。对于体重历史的自我报告，没有一个简单的方法检查他们的准确性。我和大约 30% 的被试认识的时间≥10 年，他们身高、体重(或抽烟行为)的

❶ Stunkard，A. J. & Albaum，J. M.，"The Accuracy of Self-reported Weights,"*American Journal of Clinical Nutrition*，1981(34)，pp. 1593-1599.

报告与他们的记忆比较一致。

在两个群组共 161 人中，46 人有肥胖历史，其中 40 人曾经积极地尝试减肥。表 3-4 是根据访谈中被试体重状态呈现了这 40 个人的分布情况。肥胖的定义为：超过平均体重 15％或更多，平均体重的标准是精算学会发布的❶。表 3-4 和表 3-5 的分类如下。

①减肥成功者：在他们的生命历程中，他们曾经过度肥胖。a. 他们目前的体重比减肥之前的体重至少减轻了 10％；b. 他们不再是过度肥胖，现在他们超重的比例小于 10％。这些人被认为是完全成功的减肥者。他们减掉了自己体重的很大一部分，而且不再超重。

②减肥不完全成功者：这些人现在还超重。a. 他们目前的体重比减肥之前的体重至少减轻了 10％；b. 他们仍然体重超重，即他们目前体重超重≥15％。这些人被认为是部分减肥成功。尽管他们减掉了很多，但是，用统计学观点（根据访谈者的眼光）看他们还是过胖了。可是，如表 3-5 所示，如果根据减下来的绝对重量来比较的话，他们甚至比减肥成功者更为成功。

③减肥不完全失败者：他们以前体重曾经超重。a. 他们目前的体重比减肥之前的体重减轻的比率＜10％；b. 他们目前身体不超重，即他们目前体重超重＜15％。这类被试被认为是减肥失败者。他们多年来没有减掉多少体重，但是，因为他们的平均体重随着年龄的增长而增长，在年轻时的体重被划分为超重，在晚年则被划分为正常。

④减肥失败者：他们曾经体重超重，尽管过去或现在他们努力减肥，但是在访谈期间，他们根据以下标准来看体重超重。a. 他们目前的体重比减肥之前的体重减轻的比率＜10％；b. 他们目前体重超重≥15％。

⑤中立者：他们体重超重，但是他们保持自己的体重，从来不进行节食或运动减肥。不过，他们承认使用（低热量甜品）来代替食糖。

⑥正常：他们在成年生活中的超重比率没有大于过 15％。在这一类中，有三个人报告，他们少年时期身体超重，但是在青年期回复正常。

表 3-4　具有肥胖历史并尝试过减肥的被试当前的体重状态

群组	人数	减肥成功者	减肥不完全成功者	减肥不完全失败者	减肥失败者
心理学系	28	72.0	0	16.7	11.1
阿默甘西特	22	54.5	18.2	9.1	18.2

注：目前的体重状态给出的百分数。

❶　Society of Actuaries，"New Weight Standards for Men and Women," *Statistical Bulletin*，Metropolitan Life Insurance Company，1959(40)，pp. 1-4.

下面是在分类过程中处理特定问题的规则。a. 女性怀孕之后的体重没有考虑在我们的数据分析中。b. 在访谈期间，服用过影响体重的药物（利尿剂、可的松等）的被试被排除在数据分析之外。有三个这样的被试符合这个标准，两个是减肥成功者，一个是体重正常者，他们在访谈之间，因为服用了可的松身体才变得肥胖。c. 一个被试是运动员，根据我们的常识基础没有采用他的数据。他在大学期间因为参与举重运动而有意识地增肥，毕业之后很快恢复到正常体重。根据我们的标准他应当划分到减肥成功组。

从表 3-4 中我们可以看出，有超重经历的被访者积极地尝试减肥，有 62.5% 的人成功了。他们减掉了很多，而且没有反弹。另外的 10%，尽管仍然属于超重范畴，但是他们也减掉了很多。心理学系的样本比阿默甘西特的样本更为成功，但是两个样本成功比率比治疗文献中报道的成功率高出很多，因此两个样本之间相对细微的差异似乎不需要我们过多地去考虑。医学文献的结果表明，在治疗群体中只有 25% 的超重被试能够减掉 20 磅，只有 5% 的被试能够减掉 40 磅❶。

两个样本（心理学系、阿默甘西特）中当前的超重人数和以前的体重记录细节信息见表 3-5。很明显，这些人的大多数成功地减掉了体重，而且多年没有反弹。67% 的男性被试被归类为成功减肥者，平均 13.4 年之后，比减肥之前瘦了 39.1 磅。58% 的女性实现成功减肥，平均 8.3 年后，她们平均瘦了 29.0 磅。

很明显，这一结果超越了治疗群体的比率。有研究报告：对于减肥而言，最有效的非手术干预是行为矫正疗法。他们总结了 10 项应用行为疗法的研究证据，1 年后的跟踪调查结果表明，平均的减肥量为 10.9 磅❷。如此相比，在心理学系和阿默甘西特的样本（表 3-5 呈现了所有类型的被试，除了 6 个中立者被试）中，男性在实施减肥程序之后平均 9.7 年，平均减掉了 26.8 磅；女性实施减肥程序后平均 7.5 年，平均减掉了 24.8 磅。非自我选择性的超重被试比治疗研究中的超重被试减肥效果更好。

因为在治疗研究中的被试比本研究中的被试超重更为严重，这有可能是对本研究减肥效果好的一个合理解释。因此，我们对本研究中超重

❶ Stunkard，A. J & Mclarenhume M，"The Results of Treatment for Obesity,"*Archives of Internal Medicine*，1959(103)，pp. 79-85.

❷ Stunkard，A. J. & Penick，S. B.，"Behavior Modification in the Treatment of Obesity,"*Archives of General Psychiatry*，1979(36)，pp. 801-806.

程度大于 30％ 的被试进行了分析。包括 11 个被试：6 男 5 女。他们的超重比例区间为 32.6％ 到 75.2％。平均超重比率为 56.1％。很明显，这是一个严重超重的群体。在这些被试中，63.6％ 的人被归类为减肥成功者，27.3％ 的被试被归类为减肥不完全成功者，9.9％ 的被试被归类为减肥失败者。他们减掉了平均 46.7 磅的体重，平均 8.6 年没有反弹。如果有什么区别的话，这些人的减肥比一般肥胖者的减肥更为成功。

表 3-5　在心理学系和阿默甘西特两个地区以前和现在肥胖症患者的体重历史

性别	类型	人数	年龄	以前		现在		减肥到现在的年限
				减肥前体重（磅）	超重（％）	访谈时体重（磅）	超重（％）	
男性	减肥成功者	14	43.1	214.4	29.4	175.3	1.2	13.4
	减肥不完全成功者	0	—	—	—	—	—	—
	减肥不完全失败者	2	51	179.5	11.9	168.5	4.6	3.6
	失败者	5	23.0	190.4	31.8	191.9	30.2	1.6
	中性者	6	39.7	—	—	200.7	21.9	—
女性	减肥成功者	11	34.0	158.5	27.3	129.5	—.6	8.3
	减肥不完全成功者	4	26.8	191.5	57.8	153.3	24.1	2.3
	减肥不完全失败者	3	27.0	156	16.8	148.3	8.6	5.7
	失败者	1	55.0	185	23.3	198	26.9	25.0
	中性者	0	—	—	—	—	—	—

六、讨论

在非治疗性的样本群体中，抽烟和减肥自我治愈的成功率比治疗性文献中报告的比率高出许多。这个结论是以两个不同群体的 100％ 的样本（一个是市区大学心理系；另一个是小镇的公司员工群体）数据为基础的。这两个群体样本中的自我治愈率比较类似，说明这个结果可以推广到单一样本群体之外的群体。显而易见，我们获得的治愈比率充其量是对整个国家趋势的粗略估计，至少对抽烟来说，这个比率可能有点高。在这两个访谈群体中，受过良好教育的被试超过了代表人数的比例，而工人少于代表人数的比例，农民在本研究中一个都没有。众所周知，教育程度越高的人戒烟比率会更高，似乎 63.6％ 的戒烟比率有点偏高。❶

❶　Hammond，E. C. & Garfinkel，L，"Smoking Habits in Men and Women，"*Journal of National Cancer Institute*，1971(27)，pp. 419-432.

在一个样本量为 12000 人的国家健康服务研究(1979)中也可以发现支持的证据。❶ 在这个群组中，54％的人现在和以前是吸烟者。大约 74.8％的吸烟者曾经试着戒烟，其中 50.4％的人成功了——这个数字比本研究获得的比率低，但是比治疗性文献中报告的比率高出很多。这些戒烟者戒掉的时间平均达到了 7 年(粗略估计)，这个数字和本研究中的 7.4 年比较接近。

　　非自选样本群组的治愈比率比治疗群组高的事实在海洛因、麻醉剂成瘾研究中也存在。有研究者从以前使用麻醉剂的越南老兵中随机选取被试，研究他们的使用历史❷。作为一个标准程序，当士兵完成一个任务，被船运回家之前，搜集他们的尿样。如果检测到麻醉剂，会给他们解毒，并送回到美国。从某种程度上来说要感谢这个研究程序，他们随机选择了 495 个药物使用者作为样本。这些士兵回到美国后 8～12 个月，他们的研究小组费了很大的精力，找到了其中 95％的人，对他们进行了访谈，并从 92％的人中抽取了尿样。这些样本在没有回美国之前，他们鉴定了这组样本中有 134 个人是严重的药物成瘾者。对于这组人，她自己的描述如下。

　　在他们回到美国之后，这些人中有一半是心理依赖，大部分人在生理上对药物没有依赖，只有 14％的人又开始依赖药物。而 14％的复吸比率是越南所有被检测为药物使用者复吸率的两倍。这个比例比医院和诊所中的复吸比率要低很多。不仅这些人中很少有复吸的，而且 72％的人报告，他们没有出现和药物使用有关的任何问题。❸

　　这些研究似乎都显示了一个长期的治愈效果，他们的一个追踪研究中，他们发现："在越南药物成瘾的所有士兵中，只有 12％的人在回国之后 3 年中有复吸的现象"❹。

　　我们可以从社会心理学背景的角度解释这个超高的治愈率，把它归

❶ Public Health Service，"Change in Cigarette Smoking and Current Smoking Practices among Adults：United States，1978,"*Advance Data*，1979(52)，pp. 1-16.

❷ Robins，L，"The Vietnam Drug User Returns,"Special Action Office Monograph，1974.

❸ Robins，L，"The Vietnam Drug User Returns,"Special Action Office Monograph，1974.

❹ Robins，L. N.，Helzer，J. E.，Hesselbroch，M. et al.，"Vietnam Veterans Three Years after Vietnam.,"in L. Brill & C. Winick(eds.)，*The Yearbook of Substance Use and Abuse*，New York，Human Sciences Press，1980，vol. 11.

结为环境的变化，从越南的战争环境转变为压力更小的家庭环境；或者把它归结为采样的差异，即非自我选择的样本导致的结果。不管我们怎样解释，有一点非常清楚，海洛因和鸦片成瘾者中的复吸率比治疗研究中显示的复吸率要低很多。

普遍接受的专业的公开印象是：尼古丁、海洛因成瘾、肥胖是非常难以矫正的，这个印象竟是错误的。人类能够成功地自我戒除烟瘾、海洛因成瘾，也能成功地减肥，成功者数量众多，成功后持续的时间很长，大多数永远没有复发。

成瘾障碍的这个坏名声，无疑是因为大量的治疗方面的研究没有发现好的疗效。但是如何解释非自我选择样本中治愈率偏高这个事实呢？一个最显而易见的解释是选择被试的方式——只有症状最严重的个体去寻求帮助；能够自我治愈的个体不会去找治疗专家寻求帮助。尽管这是我们最初的假设，我们现在怀疑可能不只这样一个原因导致歪曲的结果。从治疗有效性的相关研究中得出的结论是有失偏颇的。他们正确地描述了单次戒烟或减肥的结果，从这个结果中我们不能推论出被试一生中戒烟或减肥付出的努力和成功的概率。因为数百项研究（单次治愈成瘾障碍）结果和重复报告的成功治疗比率，我们可以得出结论，成瘾行为非常难以矫正，几乎是绝望行为障碍。

得出这个结论和本研究中的结果相悖。本研究中，访谈对象是通过回顾性的自我报告——描述在过去是如何控制抽烟和体重的，在过去可能不止一次地戒烟和减肥。如果我们假设，成功脱瘾者的比例会随着尝试次数的连续增加而累计增加，那么这可能是为什么根据单次治疗的效果概括出来的结论没有根据的原因了。例如，假定一次尝试的成功率为10%——和大多数治疗研究中报告的治愈率接近。进一步地假定，之后所有的失败者又尝试了一次脱瘾。成功的比率为10%，则累积的比率为19%，即19%的被试尝试过两次，并成功脱瘾。第三次尝试脱瘾，成功的比率为10%，则累积概率为27%，依此类推。很明显，根据假定每次脱瘾的成功比率、反复比率、重复尝试的比率，我们可以计算出实际成功脱瘾的比率。可是，这种推理的基本原理中似乎存在这种可能，被访谈的人中有些人会寻求帮助，他们的单次治疗干预研究中的被试成功率更高。在本研究的两个样本群中符合这个条件的人太少了，不能得出比较肯定的结论；但是这些人的数据表明以上的推论是正确的。本研究中共有14个被试曾经寻求过帮助，其中2个人寻求戒烟帮助，12个人寻求减肥帮助❶。他们求助的人包括心理治疗师、内科医生、催眠师，还包括减肥中心的人。在这 14 个人中，42.9％的人被归类为减肥成功者或戒烟成功者——成功比率比治疗文献中报告的数据高。对于我来说，脱瘾这个令人绝望的坏名声似乎都是以往单次尝试研究结果的副产品。

尽管本研究中治愈比率是令人鼓舞的，但是他们比没有寻求帮助意愿的被试成功率更低。在没有寻求帮助的这些人中，69.2％的被试（共26 个超重的被试）被归类为成功减肥者，65.3％的被试（共 75 个抽烟成瘾者）被归类为成功戒烟者。显而易见，因为个案较少，很难进行比较严格的推论；但是，没有寻求帮助的被试脱瘾成功率更高，这说明是否寻求帮助确实影响了实验结果，两个组之间确实存在差异。如果在将来的研究中，这个结果依然存在，或许我们可以这样解释它：一个是从我们一直重复提倡的寻求帮助的被试比较特别这个角度进行解释；另一个是从治疗过程恰当性角度进行解释——一个非常有趣的猜测，如果是正确的，则它会带来一个令人激动的可能性：临床心理学和精神病学即使到现在，和已经被证明的医学界相同，也会无意中恶作剧。可是，我们可能还以心理医源学（一个新的词汇）感到骄傲呢。

［思想评述］

一、心理学家的生平

1922 年 4 月 15 日，沙赫特出生于纽约皇后区的一个半乡下地区弗拉兴，之后在这里长大。沙赫特的父母是从东欧移民到这里的，他们都是犹太人。沙赫特在纽约市的公立学校读书，随着他父亲洗衣店生意的兴隆，他的家庭达到了中产阶级的水平。他的父亲想让沙赫特读一年和洗衣有关的技术学院，为他进入家族企业做准备；但是，他高中辅导员建议沙赫特读正规的大学。他先申请了西弗吉尼亚大学，申请遭到了拒绝，后来他进入了耶鲁大学求学，那年他 17 岁。

沙赫特虽然有求学的动机，但他对研究学院却知之甚少，完全不知

---

❶ 两个人因为医疗干预中没有参与数据分析。他们都因为心血管疾病（不是肥胖症）而去看过内科医生，医生建议他们两个，如果觉得还可以，最好去减肥。他们中的一个被归类为减肥成功者，另一个归为减肥部分失败者。此结果出自：Leventhal，H. ＆ Cleary，P. D，"The Smoking Problem: A Review of the Research，Theory，and Research Policies in Behavioral Risk Modification（Research rep. ），"University of Wisconsin，Center for Medical Sociology and Health Services Research，Madison，1977.

道他将要去一个纯净的、学院风格的环境。一开始他选择主修了耶鲁大学的艺术史，但是不太习惯学院中这种纯粹的学院气氛，尽管如此，他还是在 1944 年拿到了艺术史的文学学士学位。之后，他继续留在耶鲁大学心理系攻读硕士学位，他发现心理学比艺术史有趣得多。对他的主要影响来自当时在耶鲁工作的学习理论之父——克拉克·赫尔（Clark Hull）。

在第二次世界大战期间，沙赫特在航空医学实验室进行了短暂的视觉研究，之后他发现自己更喜欢研究需要迫切解决的社会问题。因此，他在 1946 年去了麻省理工学院，和伟大的德国社会心理学家库尔特·勒温（Kurt Lewin）共事，勒温刚好在那里成立了群体动力学研究中心，主要对社会问题进行理论和实践研究。其他很多年轻教职人员如多温·卡特赖特（Dorwin Cartwright）、利昂·费斯汀格（Leon Festinger）和罗纳德·利比特（Ronald Lippitt）等后来都成为著名的社会心理学家。第一批学生中许多后来也成为杰出的社会心理学家，如库尔特·拜克（Kurt Back）、莫顿·多伊奇（Morton Deutsch）、哈罗德·凯利（Harold Kelley）和约翰·蒂鲍特（John Thibaut）等。1947 年，勒温去世，群体动力学研究中心搬到了密歇根大学，并成了社会研究系的一部分。沙赫特于 1949 年在密歇根大学拿到了他的博士学位，指导教师是费斯汀格，其对沙赫特的影响最大。

沙赫特博士毕业后的第一份工作是明尼苏达大学教研人员，他非常喜欢明尼阿波里斯市和明尼苏达大学。1961 年，沙赫特到了哥伦比亚大学，并于 1992 年在这所学校退休。沙赫特和他的妻子索菲亚·达克沃斯（Sophia Duckworth）非常喜欢纽约城和他们在长岛的夏季度假所，他们生有一个儿子，叫以利亚（Elijah）。1997 年的 6 月 7 日，沙赫特由于结肠癌逝世于纽约的东汉普顿，享年 75 岁，他的文章被收藏在密歇根大学的本特雷历史图书馆。

沙赫特的研究领域非常宽泛，不仅包括沟通和社会影响、群体过程、合群动机、情绪本质、归因等社会心理学的核心基本问题；还包括肥胖、饮食障碍、尼古丁成瘾等心理健康领域的内容，甚至有研究者把沙赫特称为现代健康心理学的奠基者；同时他还对股市中的突发事件、投资者心态等课题进行过独特的研究。沙赫特一生获得了多个学术荣誉和奖项，包括 1976 年当选为美国艺术与科学院院士，1983 年当选为美国国家科学院院士，同时还包括美国心理学会的"詹姆士·麦卡恩·卡特尔奖"，美国科学促进联合会社会心理学奖等。

沙赫特虽然在学术上颇有建树，但是他为人却非常谦逊和低调，不管对方是杰出的研究者还是初出茅庐的研究生，他都一视同仁。除此之外，他还极富人格魅力，幽默且健谈（但是从来不会恶意中伤），思想含蓄、深刻。他经常以他为例鼓励他的学生要含蓄、低调。沙赫特的业余爱好广泛，他喜欢艺术、文学、戏剧、沙滩、网球、西洋双陆棋，甚至包括科学研究中的离奇事实。可能是出于审美方面的考虑，他不喜欢乏味无聊的研究，尤其是那些为了增加数量而完成的粗糙的研究。他的这种独特的美感，和他的这种自娱自乐的科研精神让他免于成为工作狂。在我们看来，他不仅享受娱乐，也享受工作。

二、思想产生的背景

　　沙赫特曾经和费斯汀格、拜克一起研究了麻省理工学院中已婚学生的社会影响，他们发现，人们会以非常不同的角度定义同一个客观场景，这依赖于他们和持哪种观点的人接触。另外，他们还发现，在决定和谁交流时，物理距离和心理距离非常重要。沙赫特的博士论文受此项研究的启发，进一步地考察了社会影响的作用。沙赫特的博士论文《偏离、拒绝和沟通》在费斯汀格的指导下研究了沟通和社会影响。沙赫特的博士论文在 1951 年发表，该论文曾经是社会影响实验研究中最著名的实验研究范例。

　　沙赫特博士毕业之后继续从事社会影响的研究，同时，沙赫特还把博士论文中的实验技术引用到合群关系研究中。他发现人们有时会追根溯源地寻找在某个情景下他们体验到的是什么情绪。当情景不是特别清楚的时候，而且可能有潜在的危险时，人们似乎能从其他人的情绪状态中获取信息，以帮助他们解码自己的情绪。在合群研究中一个最有趣的结果是，情绪有时是认知构建产生的，而不是直接通过刺激情景诱发产生的。沙赫特最有影响力的工作是他和杰罗姆·辛格（Jerome Singer）、比伯·拉坦纳（Bibb Latané）及莱德·惠勒（Ladd Wheeler）一起完成的，即解释性过程是情绪体验的基础。他们的结果表明，受到未知源的唤起（注射了肾上腺素）的被试会根据他们所在的场景体验到生气、愉快和害怕。沙赫特认为，所有基本情绪的生理基础、非中枢神经系统的活动模式可能是相同的。它是一个情景解释过程，从其他人那里获得线索经常会对情景的解释有所帮助，这个过程决定了我们会体验到什么情绪。

　　沙赫特在情绪研究中一个更为重要的发现是关于归因的概括化过程。对于某人的情绪和行为的归因并不像我们以往所认为的是一个客观的事情，而是一个非常主观的过程。我们可以通过纯生理方法唤起个体，让他们把唤起归因为一些外部根源，如一些恐惧的社会情景。相反，我们也可以抑制个体把他们对一个唤起情景正常的情绪反应错误地归因为所服用的药物(事实上是安慰剂)的作用。情绪归因的研究工作是归因研究的核心，在20世纪70年代几乎垄断了社会心理学领域。这项工作还具有非常大的现实意义，特别是安慰剂效应在医学中的应用。

情绪状态的研究工作引发了两个方面的研究进展。首先，沙赫特等人研究了反社会个体(这些个体情感淡漠，经常因为做了一些常人不敢做的事情而导致犯罪)。有研究者发现反社会个体在学习以焦虑为中介的回避行为时比正常人要慢。在他们的研究基础上，沙赫特和拉坦纳等对该问题进行了深入研究，发现反社会个体比正常个体有更高的持续唤起水平；他们还发现，不管是注射盐溶液还是肾上腺素溶液，正常个体比反社会个体更容易学习如何避免惊吓。其次，沙赫特等人还开展了另一项创造性的工作，他们认为，生理唤起的症状可以和许多情绪状态联系起来，甚至可以解释为有机体状态(这个状态可能不是情绪)，如饥饿信号。如果一个个体经常把唤起解释为饥饿信号，则即使他们在一般的压力生活中，也可能会成为过度肥胖的人。沙赫特虽然没有发现支持此理论的证据，但是，他发现肥胖不是因为食物剥夺引起的饮食行为造成的，而是因为外部线索。例如，食物的味道和易得性会诱发饮食行为。沙赫特认为，他们对外部线索的过度反应会让个体搜寻过度饮食的诱惑物，而且这种外部线索随处可见。

沙赫特和他的学生研究了尼古丁成瘾的一些特征。这个事情应该追溯到20世纪70年代，在当时尼古丁是否会成瘾还有争议。在一个双盲实验中，沙赫特让被试轮流抽高、低尼古丁含量的纸烟，被试报告在低尼古丁中抽烟数量更多，这一结果表明尼古丁的摄入量是恒定的。更为重要的是，因为尼古丁是一种生物碱，其排泄比例可以通过尿样的pH或酸性程度来确定，通过苏打水或水果汁非常容易控制尿样的pH。沙赫特发现，压力会增加尿样的酸性。当沙赫特减少抽烟者尿样的酸性时，他发现也会减少压力条件下的抽烟行为。

除了以上提到了沙赫特职业贡献的重要性，我们也可以根据他在情绪归因工作、社会病态、肥胖和抽烟等方面的工作，把他称为现代健康心理学的奠基者。这个领域把社会心理学、人格心理学、认知心理学的发现应用到生理和心理健康问题上。这个领域许多早期的工作是以沙赫特的研究为参考的。

在沙赫特的晚期工作中，或许是因为人类被试研究伦理委员会对心理学研究者的要求越来越多，开展欺骗方面的研究越来越难，也不能把被试放到一个不舒服的情景中，沙赫特开始对群体水平的现象感兴趣。

例如，犯罪活动的宣传对百货大楼销售量的影响，报纸暴力事件的数量和飞机灾难对股票的影响，等等。另外，沙赫特在研究社会心理学、人格心理学和临床心理学的问题时，设计实验包含控制条件，控制条件和实验条件在所有方面都比较类似，在支持一个理论假设时一定会反驳另外一个假设。他把精巧的实验和理论、现实结合起来，从而让他的研究独特而且令人信服。

三、心理健康思想的主要领域

沙赫特对心理健康方面的研究是在一系列情绪研究之后开始的，也是情绪研究的扩展。在这个领域他最关注的研究主题包括三个方面：犯罪、肥胖、尼古丁成瘾。

(一)犯罪

反社会个体一般情感冷漠，经常做一些常人不敢想也不敢做的事情。一些研究发现：反社会个体在学习以焦虑为中介的回避行为时比正常人要慢，他们认为反社会个体不会产生焦虑，从而无法对焦虑刺激的相关预警信号做出正常的情绪反应[1]。之后，沙赫特和拉坦纳等[2]进行了进一步的研究，发现反社会个体持续唤起水平比正常人更高；不管是注射盐溶液和肾上腺素溶液，正常个体比反社会个体更容易学习如何避免惊吓。

沙赫特根据自己的情绪理论(情绪是生理唤起和认知因素相互作用的结果)对这一结果进行了解释，他们认为，反社会个体在成长过程中没有学会对自己的唤起进行合理的解释。反社会个体和正常个体对肾上腺素的反应程度可能没有差异，但是反社会个体的行为反应完全由肾上腺素引发，他们对唤起没有一个认知上的合理解释；而正常个体的行为则是由个体自己的认知解释决定的，肾上腺素的唤起反应对正常个体的影响不大。反社会个体在自己的成长过程中没有学会如何解释自己的唤起状态，因此他们的情绪没有起伏。也就是说，他们没有犯罪的情绪动机，如仇恨、愤怒和嫉妒等，也不会产生犯罪之后的情绪体验，如后悔、害怕、焦虑和恐惧等。因此他们的犯罪大多不是杀人、抢劫等冲动性犯罪

---

[1] Lykken，D. T.，"A study of anxiety in the sociopathic personality," *The Journal of Abnormal and Social Psychology*，1957，55(1)，pp. 6-10.

[2] Schachter，S. & Latane，B.，"Crime，Cognition and the Autonomic Nervous System," in Levine，D.，*Nebraska Symposium on Motivation*，Lincoln，University of Nebraska Press，1964，pp. 221-273.

行为，而是偷盗、诈骗等。

（二）肥胖

沙赫特等人在 1968 年开展了一系列非常有创造性的工作。他们认为，生理唤起的症状可以和许多情绪状态联系起来，甚至可以解释为有机体生理状态，如饥饿状态。如果一个个体经常把唤起解释为饥饿信号，即使他们在现实生活中压力不大，也可能会出现过度肥胖。沙赫特研究发现，给肥胖的人（或者老鼠）提供的食物味道越好，被试会增加他们的饮食量；但是，在他们正餐之前，即使摄入了额外的食物也不能减少他们在正餐中的饮食量。这项研究发现表明，肥胖的原因可能是因为他们对"外部"食物线索反应更强，对"内部"饥饱线索反应更弱，这项研究报告于 1968 年发表在杂志《科学》上❶。

在同一年，沙赫特等在同一期《人格与社会心理学杂志》连续发表了3 篇对肥胖研究的成果❷。

首先，他们考察了恐惧和食物剥夺（内部线索）是否会影响饮食量，发现正常个体在平静状态下比恐惧状态下吃得更多，在食物剥夺状态下比吃饱状态下吃得更多。可是肥胖者在所有状态下的饮食量基本相同，即恐惧和食物剥夺对肥胖者的饮食量没有影响。沙赫特根据自己的情绪理论解释这一结果，他们认为，肥胖者不能把身体的生理症状标定为饥饿信号，他们饮食的动机不是自己的内部状态，而是食物线索。

其次，他们通过使用医用的钟表（外部线索："晚餐时间"）来操纵一部分被试进入一个就餐情景中，让他们相信已经过了常规的就餐时间；让另一部分被试认为还没有到常规就餐时间。结果发现，当肥胖者知道他们吃饭的时间比常规时间晚时（比他们知道吃饭时间比常规时间早）吃得更多。但是对于正常被试则没有这种效应。

最后，他们考察并证实了前两项研究成果可以使用到非实验情景下，他们选择了三个情景：宗教禁食、制度性食物的容忍度、时区变化对饮食行为的影响。结果发现，过度肥胖的犹太人更有可能在犹太人赎罪日禁食，过度肥胖的学生更不能容忍宿舍的食物，肥胖的飞行员更容易调整以适应时区变化。

1971 年，沙赫特在杂志《美国心理学家》提炼了关于肥胖方面的研究

---

❶ Schachter, S., "Obesity and eating,"*Science*, 1968(161), pp. 751-756.

❷ Schachter, S., Glodman, R., Gordon, A. "Effect of Fear, Food Deprivation, and Obesity on Eating," *Journal of Personality and Social Psychology*, 1968, 10 (2), pp. 91-97.

成果❶。他们通过比较来自肥胖人群和肥胖老鼠的结果，发现：①肥胖个体会吃更多的味道比较好的食物、更少的味道比较差的食物；②肥胖个体每天吃的餐数更少，每餐吃得更多，吃得更快；③肥胖个体的反应带有更多的情绪性，当食物比较容易获得时吃得更多，食物难以获得时吃得更少；④肥胖者如果预先吃了固体食物之后不会调节他们的食物摄入量，不过如果吃的是流体食物则会调节食物摄入量；⑤肥胖个体不够积极和活跃。他们通过实验研究还发现肥胖个体：①回忆测验的成绩会更好；②在复杂的反应时任务中反应更快，错误率更低；③更容易分心；④当食物线索比较明显时，他们为了获取食物会加倍努力。

总体来看，肥胖个体的饮食行为是外部线索控制的，是刺激驱动的。沙赫特认为刺激的凸显性和被试对刺激的反应性是理解饮食行为的关键变量，他们进一步猜测刺激凸显性对肥胖个体的反应性影响更大。另外，沙赫特对肥胖个体肥胖原因的脑生理机制比较感兴趣，但是由于当时条件的限制，没有特别有效的脑成像研究工具，没有进行相关的实验，但是他们还是对肥胖的脑机制进行了推测。

(三)尼古丁成瘾

沙赫特等研究者在 1977 年，以一种超乎寻常的速度和效率一连在《实验心理学杂志》发表了 5 篇文章，占据了这一期的 5～40 页的版面。这些研究主要考察了药理学和心理学因素在抽烟中的作用。

第一项研究考察了重度和轻度抽烟者的尼古丁调节，他们通过让被试抽尼古丁含量高低不同的纸烟来考察抽烟者对尼古丁摄入的调节功能。结果发现，长期的重度抽烟者在抽低尼古丁含量的烟时抽的量更多。这一结果说明，重度抽烟者会调节他们的抽烟频率来保持尼古丁的摄入量。之后他们提出了抽烟频率依赖于新陈代谢和尼古丁的排泄率的假设。药理学的证据表明，尽管尼古丁新陈代谢的速度很快，但还是会有一小部分尼古丁逃脱了分解而通过尿液排出体外。尼古丁逃离新陈代谢的比例依赖于尿液的酸性。尿液的酸性越强，没有被代谢掉的尼古丁量越大。

为了考证抽烟频率和尿液酸性之间相关的假设，沙赫特等研究者在第二项研究中开展了两项实验。结果发现，当抽烟者的尿液呈酸性化时（比碱性化时）抽烟量更大。在接下来的研究中沙赫特想探查是否存在这种可能：尿液 pH 可能是决定抽烟频率心理因素的生化调节器。为了确定这个推理的内在基础，他们考察了重度抽烟者中尿液 pH 的影响因素。

❶ Schachter，S.，"Some Extraordinary Facts about Obese Humans and Rats," *American Psychology*，1971(26)，pp. 129-144.

因为在聚会或压力状态下抽烟量会增加，因此，他们在第三项和第四项研究中考察了这些事件对抽烟和尿样 pH 的影响。第三项研究结果发现，聚会确实会增加抽烟量，也会导致尿样中的酸性程度增加；第四项研究结果发现，压力或应激会伴随抽烟量的增加，尿液酸性增加。考虑到这些鼓舞人心的一系列相关结果，沙赫特等研究者又开展了第五项研究，设计了一个实验，考察 pH 变化是否为压力—抽烟关系中的有效中介器。他们对压力和尿样的 pH 进行独立操纵，如果 pH 变化是压力—抽烟关系中必需的中介器，在 pH 没有得到控制的高压力条件下比低压力条件下抽烟量更大，在 pH 控制在稳定水平时两种条件应该没有差别。另外，如果 pH 变化不是压力—抽烟关系中必需的中介器，则不管尿液中 pH 的状态如何，高压力条件下比低压力条件下抽烟量都要大。结果他们发现，压力对抽烟的影响只有当尿样中的 pH 没有有效控制时才会起作用，我们依此似乎可以得出结论，压力—抽烟关系是以 pH 变化为中介的。

沙赫特除了对肥胖的原因进行了系列研究之外，还对烟瘾的治疗有过自己独特的见解。1982 年，他在杂志《美国心理学家》发表了关于烟瘾的复发和自我治愈的研究报告（详见前面的"经典名篇选译"部分），以往对烟瘾的治疗研究都一致发现烟瘾很难完全戒掉，沙赫特的研究成果发现烟瘾的自我治愈是一个比较普遍的现象，出现这种不一致的结果可能是由于被试的自我选择和戒烟尝试次数不同造成的。

四、其他研究领域的成就

沙赫特的总体研究思想虽然跨越了多个研究领域，但是主要的研究成果基本上可以划分为三个部分：沟通、社会影响、合群动机的研究；情绪本质的基础研究；归因、肥胖、成瘾等应用方面的研究。

（一）合群动机的研究

沙赫特的早期研究主要是他 1951 年博士论文的研究成果以及之后的合群动机的研究。他的博士论文主要的关注对象为社会影响。他的主要发现是来自群体的压力会把偏离者排斥在群体之外，排斥的程度依赖于群体的凝聚力和问题的相关性。同时，如果偏离者回到群体，则先前的错误会得到完全的宽恕。沙赫特的这项工作之后成为经典，主要是因为他把数学方法应用到了群体交流和拒绝过程研究中。他的工作为此研究领域的快速发展建立了理论基础。在他获得博士学位之后，将博士论文中使用的实验技术用于研究合群动机，沙赫特在 1959 年出版了他的专著《合群心理学》(*The Psychology of Affiliation*)。

(二)情绪的研究

沙赫特发现人们有时会追根溯源地寻找在某个情景下他们体验到的是什么情绪。当情景比较模糊，而且可能存在潜在危险时，人们似乎能从其他人的情绪状态中获取信息，以帮助他们理解自己的情绪。在合群研究中一个最有趣的结果是：情绪有时不是通过情景刺激直接产生，而是通过认知建构产生。

1. 沙赫特的情绪实验

沙赫特最有影响力的工作是他和自己的几个学生一起完成的，即解释性过程是情绪体验的基础。这一重要的研究成果刊登在当年的杂志《心理学评论》(*Psychological Review*)上。这项研究考察了决定情绪的三个因素：认知的、社会的和生理的。詹姆斯(William James)和兰格(Carl Lange)在1884年和1885年分别提出了内容类似的情绪理论，之后他们的理论被称为詹姆斯—兰格情绪理论，他们认为情绪的产生是植物性神经系统的作用，即情绪是一种身体状态的感觉，先有有机体的生理变化，之后才有情绪产生。坎农(Cannon)曾对詹姆斯—兰格的理论提出质疑，首先，有机体的生理反应在不同情绪状态下是非常类似的，很难把情绪与生理反应——进行对应；其次，有机体的生理变化(尤其是植物性神经系统支配的生理变化)反应缓慢，而有些情绪变化速度很快；最后，有机体的生理变化可以通过药物来诱发，但不能产生情绪。坎农认为情绪的中心不在外周神经系统，而在中枢神经系统——丘脑，遇到情绪的诱发情景时，情绪体验和生理变化同时发生，他们都受到丘脑的控制。

根据坎农的质疑，沙赫特结合自己的研究提出了两因素情绪理论，一个因素是个体体验到的生理唤醒，如心律和呼吸等；而另一个因素是个体对生理状态的认知性解释。情绪的产生需要两个因素的共同作用，两者缺一不可。

他们设计了实验来验证两因素理论。被试选取的是明尼苏达大学的男性大学生，实验共分为以下几个步骤：①把被试随机分为四组，给三组被试注射肾上腺素，但告诉被试注射的是一种维生素，另一组被试注射安慰剂(生理盐水，不会告诉被试产生的症状)，三组注射肾上腺素的被试分别为知情组(被告知会产生症状，如心悸、手颤抖、脸发烧等)、不知情组(不被告知产生的症状)和假知情组(被告知会产生症状，但为假症状，如腿发麻、身体部分发痒、轻微头痛等)；②把三组注射肾上腺素的被试分成两部分，分别进入两种实验情景，一种是诱发愉快的情景(被试和实验助手做游戏和滑稽表演)，另一种是诱发愤怒的情景(让被试回答带有侮辱性的问题)；③主试观察被试的行为表现，记录被试的自我报告结果，发现不知情组和假知情组在愉快情景下表现出愉快的情绪，在愤怒的情景下表现出愤怒的情绪，知情组既没有愉快的情绪体验也没有愤怒的情绪体验；④最后解释实验中的欺骗行为，及其欺骗的原因，让被试发誓保守秘密，如果被试怀疑实验中的一些关键特征，则要删除该被试。

总体来看，如果情绪体验是由生理唤起决定的，则前三组被试注射的都是肾上腺激素，他们的生理反应应该是比较类似的，也应该有类似的情绪体验；如果情绪体验是由环境因素决定，则愉快情景下的被试都应该感受到愉快，愤怒情景下的被试都应该感受到愤怒。此实验结果表明，受到未知源的唤起（如注射了肾上腺素）的被试会根据他们所在的场景体验到生气、愉快和害怕。沙赫特认为，所有基本情绪的生理基础、非中枢神经系统的活动模式可能是相同的。情绪是一个情景解释过程，从其他人那里获得线索经常会对情景的解释有所帮助，这个过程决定了我们会体验什么情绪。情绪产生过程是生理唤起、环境因素和认知解释整合的结果，其中认知因素决定了最终的情绪体验。

2. 情绪理论的新发展

在沙赫特和辛格提出自己的情绪双因素理论模型之后，有研究者曾经对该理论提出过质疑，他们研究发现，肾上腺素的生理唤起缺乏"可塑性"，更倾向于引起消极情绪。沙赫特和辛格设计了实验考察这一问题，发现出现不一致的结果可能是两个实验中肾上腺素注射剂量不同造成的。如果他们把肾上腺素的注射剂量加大到马歇尔和津巴多实验中使用的剂量时，被试的反应和小剂量注射时差别较大，即肾上腺素和情绪诱发强度之间的关系可能不是简单的线性关系。同时，沙赫特和辛格以及其他研究者在后续的研究中也没有发现单纯的肾上腺素会引发消极情绪，除非他们是在一种消极的情景中。由此来看，马歇尔和津巴多的质疑对沙赫特和辛格的情绪理论冲击并不多。

不过，罗伯特·扎荣茨（Robert Zajonc）提出的"情感优先假设"（the affective primacy hypothesis）认为认知因素在情绪产生过程中并不是必不可少的，积极和消极情绪反应可以通过很少的刺激输入来诱发，甚至不经过认知加工、他们考察了短时（阈下）和长时（阈上）的情绪性、认知性启动效应。结果发现，阈下呈现的情绪性启动物能够改变被试对新颖靶刺激的判断，这一结果表明当情绪诱发是在意识之外（无意识）时，这种情绪是弥散的、非特异性的，很难通达情绪产生的根源，认知参与的成分很少。而在阈上条件下，结果的模式是相反的，只有认知性启动物影响了被试的判断。

随着电生理技术和脑成像技术在情绪研究领域的应用，研究者发现了情绪产生的关键脑区和生理机制。不管在动物身上还是在人身上，研究者都发现杏仁核是情绪产生的关键脑区，最重要的是他们发现情绪产生可能不止一条神经通路。一条称为快速通路，是外部刺激信息直接通过初级视觉皮层经丘脑直接到达杏仁核的快速神经通路，这条通路不经过大脑皮层的详细加工，通常不会通达意识，即被试不会有意识地去进行认知评价等过程；另一条是慢速通路，即通过初级视觉皮层经丘脑到达大脑皮层，最后通达杏仁核，这条通路可以理解为常规通路，一般都会通达到意识水平，被试对这条通路的认知加工和评价更为细致。

扎荣茨的"情感优先假设"似乎是对沙赫特情绪理论的挑战，不过如果仔细分析不难发现，情感优先假设和双因素情绪理论似乎不存在根本的冲突。"情感优先假设"和双因素情绪理论的构建是在不同的实验范式下进行的，"情感优先假设"更强调情绪的自动化加工、无意识加工，倾向于把意识或认知排除在情绪产生之外；而双因素情绪理论更强调认知评价、认知解释等高水平的认知过程。即双因素情绪理论和"情感优先假设"在表面上看似乎相互矛盾，实际上两个理论可能解释了情绪的不同方面，是相互补充的关系。

(三)肥胖和成瘾的研究

沙赫特对肥胖和成瘾方面的研究可以概括为两个方面，一个是他对成瘾原因的探索，另一个是他对治疗的观点(关于沙赫特在这两个方面的研究详见第二部分)。对肥胖和成瘾的原因他基本上从两个方面进行了分析：一个是内部的生理和心理原因，另一个是外部的环境、线索。他发现正常个体的进食量和自己的生理需求等内部原因有关，而肥胖个体的饮食量和食物的美味程度、易得程度、供给时间等外部线索有关。对于抽烟成瘾者而言，抽烟量会受到外部压力的影响，同时他还发现这种外部压力是通过调节尿样 pH 的变化来影响抽烟量的，即 pH 的变化是压力—抽烟关系的中介器。除此之外，他还发现肥胖者和抽烟成瘾者的自我治愈率比常识要高。

五、结语

沙赫特在情绪研究领域中提出了自己的双因素理论，之后把这一理论应用到了心理健康领域(社会病态、犯罪、肥胖和抽烟)，这同时把他造就成了现代健康心理学的奠基人之一，在这一领域中很多早期的研究都和沙赫特的工作分不开。

首先，目前心理健康的研究领域已经有了很多新的特征，但是，沙赫特所倡导的很多研究思路依然是这一领域的主流，尤其是他提倡的严格设计"控制条件"的思想，这一思想让我们可以非常细致地考证理论假设，对理论的发展大有裨益。随着心理健康领域的发展，这一思想还会得到长期的应用。沙赫特这种把巧妙研究设计与理论、现实问题（如心理健康问题）结合起来的研究非常值得我们深思和借鉴。

其次，沙赫特在心理健康理论方面的贡献也是非常突出的，他的理论不求大，不求能涵盖许多心理现象，只求在某一个范围内具备较强的解释力和预测力，比较容易修订和发展。社会学家罗伯特·莫顿（Robert Merton）把他的这种理论称为"中观理论"（theories of the middle range）❶。这种构建理论的风格到目前在心理学领域还是比较盛行，虽然我们不能武断地说这种构建理论的方式是最优的，但是我们不能否认它是一种比较重要和有效的理论构建方式。

最后，沙赫特还培养了超过 40 名的博士生，这些学生很多都成为社会心理学领域、情绪和心理健康领域的中坚力量，其中有理查德·尼斯贝特（Richard Nisbett）、辛格、惠勒、拉坦纳、李·罗丝（Lee Ross）等。

---

❶ Merton, R. K., *Social Theory and Social Structure*, Free Press, 1968.

第四章　亚伯拉罕·马斯洛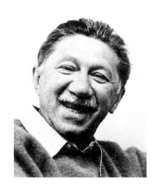

[印象小记]

　　亚伯拉罕·马斯洛（Abraham Maslow，1908—1970），美国心理学家。其创立的人本主义心理学被称作心理学中的"第三势力"，与行为主义（第一势力）和精神分析学派（第二势力）一起，成为心理学中非常重要的理论流派。马斯洛曾经担任美国人格与社会心理学会主席，并于1967年当选为美国心理学会主席。马斯洛是20世纪最著名的心理学家之一，在20世纪最杰出的100位心理学家排名中，他排名第10。

[名篇选译]

自我实现及其超越❷

　　在这一章，我计划讨论的思想正处于雏形之中还不能作为一种定论。我发现，对于我的学生，对于其他和我持同样看法的人，自我实现的观

---

❶　本章作者为张登浩（中国人民大学）。

❷　该文选自 Maslow, A. H., The *Farther Reaches of Human Nature*，New York，1972，pp.41-53. 见马斯洛：《人的潜能与价值》，林方译，255～267页，北京，华夏出版社，1987。本章作者为各节标题添加了序号。

念几乎已经变成类似罗夏墨迹那样的东西。它常常能使我对于利用它的人比对现实有更多的了解。现在我想做的是探索自我实现的某些性质，不作为一种广泛的抽象概念，而是就自我实现过程的操作意义来看。自我实现就某时某刻的情况意味着什么？例如，它在星期二下午四时意味着什么？

一、自我实现研究的发端

我对自我实现的调查不是作为研究工作设计的，也不是作为研究工作开始的。这些调查起初只是一个青年知识分子的努力，他试图理解他所敬爱和崇拜的两位老师，他认为他们是非常优秀的人物。这是一种高智商的活动。我不能满足于简单的崇拜，而是力求理解这两个人物为什么如此与众不同。他们是本尼迪克特和韦特海默。在我取得哲学博士学位从西方来到纽约市以后，他们是我的老师，是最卓越的人。我的心理学训练完全不足以理解他们。似乎他们不仅仅是人而且是某种超越人的存在。我自己的调查研究是作为一种前科学或非科学的活动开始的。我做了有关韦特海默的描述和杂记，也做了有关本尼迪克特的杂记。当我试着理解他们，思考有关他们的事，并在我的日记和记事中写下我的看法时，我忽然在一个奇妙的时刻认识到，从他们这两个范型能够归纳出某些共同的特征。我是在谈论一种类型的人，而不是两个不可比较的个体。这件事使我极为兴奋。我试着观察这一范型能否在他处发现，后来我确实又在他处，在他人身上一一发现。

就实验室研究——严格的、有控制研究的常规标准来看，这简直不能算是什么研究。我的归纳是从我对一定类型的人的选择中做出的。很明显，需要有其他的裁判。尽管如此，一个人已选出也许是二三十位他非常喜爱或崇拜、认为是十分卓越的人物，试着描绘他们，并发现，他已能做出一种综合征说明——对于他们每一位都适合的范型说明。他们仅仅是来自西方文化的人，选出的人带有各种嵌入的倾向性。虽然这样的归纳并不可靠，它仍然是唯一使用的关于自我实现者的界说，如我在最初讨论这一主题的期刊文章中说明过的。

我发表了我的研究结果之后，又出现了六、八或十条印证路线支持我的发现，不是复制印证，而是从不同角度做出的研究。罗杰斯和他的学生的探究成果加起来成为对全面综合征的确证。某些实用 LSD（一种麻醉药）的研究，某些对治疗效果（即有效治疗）的研究，某些测验结果——的确，我所知道的每一事实都构成印证的支持，虽然还不是复制的支持。我个人对于这项研究的主要结论非常自信。我不能设想有任何研究能在这一范型中做出主要的改变。但我的自信不是一个科学的论据。假如你对我从猴子或狗的研究中得出的论据提出疑问，你就是在怀疑我的资格或把我看成说谎者，我也就有权利反对你这样做。假如你怀疑我关于自我实现者的研究发现，你可能是有理由的，因为你对于研究这个问题的人并没有很深的了解，是他选出了一些人据以得出全部结论的。这些结论是处于前科学范围中的，但结论陈述是以一种能够经受检验的形式提出的。在这样的意义上，这些结论是科学的。

我选择研究的人是一些比较年长的人，他们已经度过了他们生命的一大段历程，并可以看得出是成功的。我们还不知道这些发现是否也适用于青年人。我们不知道自我实现在其他文化中的意义如何，虽然在中国和印度自我实现的研究现在也在进行中。我们不知道这些新的研究将有什么发现，但有一件事我确信无疑：如果你选择作为研究对象的是非常优秀而健康的人，坚强的人，有创造力的人，高尚的人，明智的人——实际上正是我选出的那种类型的人——那么你就会得出对人类的一种不同的看法。你是在问，人能成长得多么高大？人能变成什么样子？

还有一些别的事情我也确信无疑——那可以说是"我的嗅觉告诉我的"。但对于这些问题我甚至比对于以上讨论的问题更少反对的论据。自我实现很难界说。更困难的是回答这样的问题：什么是超越自我实现？或者，假如你愿意：超越真实性（authenticity）是什么？在所有这一类问题中，仅仅有诚实的态度是不够的。关于自我实现者我们还能有别的什么说法没有？

存在价值（being-values）。自我实现者无一例外都是献身于一项身外的事业，某种他们自身以外的东西。他们专心致志地从事某项工作，某项他们非常珍视的事业——按旧的说法或者宗教的说法即天命或天职。他们从事于命运以某种方式安排他们去做的事，他们做这件事也喜爱这件事，因此，工作与欢乐的分歧在他们身上已消失不见了。一个人献身于法律，另一个人献身于正义，又一个人献身于美或真理。所有这些人都以某种方式献身于寻求我称之为"存在"价值的东西（缩写为"B"），那种固有的终极的价值，不能再还原到任何更终极的东西。这些 B 价值大约有十四种，包括古人的真、善、美，还有圆满、单纯、全面等。这些 B 价值在本书第九章和我的另一部著作《宗教，价值和高峰体验》的附录中有过说明。他们是存在本身的价值。

超越性需要和超越性病症（metaneeds and metapathology）。这些 B 价值的存在给自我实现的结论增添了一整套的复杂性。这些 B 价值像需要一样在起作用。我称之为超越性需要。这一类需要的剥夺会酿成某些类型的病症，它们还没有得到适当的说明而我称之为超越性病症，即灵魂病。例如，总是生活在说谎者中间而不信赖任何人所形成的病态。正如我们需要咨询专家帮助人解决因为某些需要未能满足而产生的简单问题一样，我们也需要咨询超咨询师帮助治疗因为某些超越性需要未能满足而产生的灵魂病。就某种可以说明和实证的方式说，人需要在美中而不是在丑中生活，正如他肚子饿了需要食物或疲乏了需要休息一样。的确，我还要进一步说，这些 B 价值就是绝大多数人的生活的意义，但许多人甚至不能认识到他们有这些超越性需要。咨询家的部分任务可能就在于使他们意识到他们自身中的这些需要，正如传统的心理分析师使来访者看到他们那些类似本能的基本需要一样。最终，某些专家或许会认为自己是哲学的或宗教的咨询师。

我们有些人试着帮助来咨询的人向自我实现的方向运动或成长。这些人往往都有许多价值问题。许多是年轻人，他们本质上是非常好的人，尽管实际上他们往往像是调皮鬼。无论如何，我认为（纵然有时有各种行为证据），他们就第一流的意义说也是理想的。我认为，他们是在寻求价值，他们很想有什么东西作为献身的目标，作为热诚的追求，作为崇拜、景慕和热爱的对象。这些年轻人时刻都在进行选择，是前进还是后退，是离开还是趋向自我实现。咨询师或超咨询师能告诉他们如何才能更充分地成为他们自己吗？

二、引向自我实现的行为

当一个人趋向自我实现时，他在做些什么呢？他在咬牙切齿地压榨他人吗？就实际的行为、步骤看，自我实现意味着什么呢？下面我谈一谈一个人趋向自我实现的八条途径。

第一，自我实现意味着充分地、活跃地、无我地体验生活，全神贯注，忘怀一切。它意味着不带有青春期自我意识的那种体验。在这一体验的时刻，个人完完全全成为一个人。这就是自我实现的时刻。这就是自我在实现自身时的一刹那。作为个人，我们都偶尔体验过这样的时刻。作为咨询师，我们能帮助来访者较经常地得到这样的体验，我们能鼓励他们全身心地专注于某一件事而忘记他们的伪装，拘谨和畏缩——彻底献身于这件事。从局外，我们能看出这是一种非常美妙的时刻。在那些试图变成非常固执、世故和老练的青年人身上，我们能看到某些童年天真的恢复；当他们完全献身于某一时刻并充分体验着这一时刻时，他们的脸上能再现出纯洁无邪而又甜蜜的表情。代表这种体验的关键词是"无我"（selflessly），我们的青年人的毛病正出在太少无我而太多自我意识和自我觉知。

第二，让我们把生活设想为一系列选择过程，一次接着一次的选择。每次选择都有前进与倒退之分。可能有趋向防御、趋向安全、趋向畏缩的运动；但在另一面，也有成长的选择。做出成长的选择而不是畏缩的选择就是趋向自我实现的运动，一天做出多少次这样的选择也就有多少次趋向自我实现的活动。自我实现是一个连续进行的过程。它意味着每一次都在说谎或诚实之间、在偷窃或不偷窃之间进行选择，意味着使每一次选择都成为成长选择。这就是趋向自我实现的运动。

第三，谈论自我实现的意思是说有一个自我要被实现出来。人不是一块白板，也不是一堆泥或代用黏土。人是某种已经存在的东西，至少是一种软骨的结构。人至少是他的素质，他的生物化学平衡，等等。这里有一个自我，我过去曾经说过"要倾听内在冲动的呼唤"，意思就是让自我显现出来，我们大多数人大多数时候（特别适用于儿童和青年）不是倾听我们自己的呼声，而是倾听妈妈的、爸爸的教训，或教会的、长老的、权威的、或传统的声音。

作为迈向自我实现的简单的第一步，我有时建议我的学生，当有人递给他们一杯酒并问他们味道如何时，他们应该试着以一种不同的方式作答。首先，我建议他们不要看酒瓶上的商标，不要想从商标上得到任何暗示再考虑应该说好或不好。然后，我要他们闭上眼睛，"定一定神"。这时，他们就可以面向自身内部，避开外界的嘈杂干扰，用自己的舌头品一品酒味，并诉诸自己身内的"最高法庭"。这时，只有这时，他们才可以说："我喜欢它"或"我不喜欢它"。这和我们惯常得出的结论是不同的。最近在一次宴会上，我偶尔看到一瓶酒上的商标，并向女主人说她确实选到了一瓶非常好的苏格兰酒。接着我赶紧闭上了口。我说了些什么啊？我并不知道苏格兰酒如何。我所知道的都是广告上说的。我根本不知道这瓶酒是好还是不好；可往往我们都会做出这种愚蠢的事。拒绝做这种蠢事是实现一个人的自我的连续过程的一部分。

第四，当有怀疑时，要诚实地说出来而不要隐瞒。"有怀疑"这一短语在各种场合都能碰到，因此，我们在此没有必要讨论有关交际手腕的问题。往往，当我们有怀疑的时候，我们是不诚实的。来咨询的人往往是不诚实的。他们在做戏，装模作样。他们并不是很容易就听从"要诚实"的劝告。在许多问题上反躬自省都意味着承担责任。这本身就是迈向自我实现的一大步。这种责任问题很少有人研究过。在我们的教科书中没有这一问题的地位，谁能研究白鼠的责任呢？可是，在心理治疗中，这几乎是可以触摸到的一部分。在心理治疗中，你能看到它，感觉到它，能知道责任的分量。于是，对于责任是怎么一回事便有了清楚的理解。这是重要的步骤之一。每次承担责任就是一次自我的实现。

第五，我们迄今所说的都是不带自我意识的体验，是做出成长选择而不是畏惧选择，是倾听冲动的声音，是诚实的和承担责任的。所有这些都是迈向自我实现的步骤，都确保着美好生活的选择。当每次选择时刻到来时能——做到这些小事的人，将会发现这些经验合起来就能达到更好的选择，在素质上对他是正确的选择。它开始懂得他的命运是什么，谁将是他的妻子或她的丈夫，他一生的使命是什么。除非一个人敢于倾听他自己，他自己的自我，时时刻刻都能如此，并镇静自若地说："不，我喜欢如此这般。"他就不能为一生做出聪明的抉择。

艺术世界在我看已被一小群舆论操纵者和风尚制造者所把持，对于这些人我是有疑虑的。这是我个人的判断，但它对于这样的一些人似乎是十分公平的，因为他们自认为有资格说，"你们要喜欢我所喜欢的，不然你们就是傻瓜。"我们应该告诉人要倾听自己的志趣爱好。多数人不是这样的。当站在画廊里看一幅费解的彩画时，很少会听见有人说，"这幅画很费解。"不久前在布兰代斯大学举行过一次舞会——一次怪诞的舞会，放电子音乐、录音带，人们做一些"超现实的"和"颓废派"的事情。灯亮了，人人目瞪口呆，不知说什么好。在这种场合，大多数人会说几句俏皮话而不说"我要想想这种事"。说老实话，这意味着敢于与众不同，宁愿不受欢迎，成为不随和的人。假如不能告诉来咨询的不论年长或年轻的人，要准备不受人欢迎，这样的咨询师最好马上关门。要有勇气而不要怕这怕那，这是同一件事的另一种说法。

第六，自我实现不只是一种结局状态，而且是在任何时刻、在任何程度上实现个人潜能的过程。例如，倘若你是一个聪明的人，自我实现就是通过学习变得更聪明。自我实现就是运用你的聪明才智。这并不是说要做一些遥不可及的事，而是说要实现一个人的可能性往往需要经历勤奋的、付出精力的准备阶段。自我实现可以是钢琴键盘上的手指锻炼。自我实现可以是努力做好你想要做的事。只想成为一个二流的医生，那还不是一条通向自我实现的正确途径。你应该要求自己成为第一流的，或要求竭尽你自己的所能。

第七，高峰体验是自我实现的短暂时刻。这是心醉神迷的时刻。你只能像刘易斯所说的那样，"喜出望外"。但你能设置条件，使高峰体验更有可能出现，或者逆设条件以致会弄得它较少可能出现。破除一个错觉，摆脱一个虚假的想法，知道自己不善于做什么，知道自己的潜能不是什么——这些也是构成你实际上是什么的发现的一部分。

几乎每一个人都确实有过高峰体验，但并不是人人都能够认识到这一点。有些人把这些小的神秘体验丢弃了。帮助人在这些微小入迷时刻到来时认识到它们，是咨询师或超咨询师的任务之一。然而，一个人的心灵怎么可能在外部没有任何东西可以指证——那里没有黑板——的情况下看到另一个人的隐秘心灵然后还要试着进行交流呢？我们不得不找出一种新的交流方式。我曾经试验过一种。在《宗教，价值和高峰体验》那本书的另一附录中以"狂喜的交流"为题做过说明。我认为这种类型的交流对于教育、咨询，对于帮助成年人竭尽所能地充分发展，也许要比我们看到教师利用黑板书写所进行的那种惯常的交流更为合适。假如我喜爱贝多芬并在倾听他的一曲四重奏中受到感动而你却什么也听不出来，我如何使你去倾听呢？乐声是存在的，这很明显，但我听到非常美的旋律，而你却无动于衷。你听到的仅仅是声音而已。我怎么能使你听出美来呢？这是教育中更重要的问题，比教你学 ABC 或在黑板上证明数学题或指点一只蛙的解剖更重要。后面提到的这一类事情对于两个人都是外部的；你有教鞭，两个人能同时看到一个目的物。这种类型的教学比较容易；另一种教育要困难得多，但那是咨询师工作的一部分。这就是超咨询。

第八，弄清一个人的底细，他是哪种人，他喜欢什么，不喜欢什么，什么对于他是好的，什么是不好的，他正走向何处，以及他的使命是什么——向一个人自身展示他自己——这意味着心理病理的揭露。这意味着对防御心理的识别，和识别后找到勇气放弃这种防御。这样做是痛苦的，因为防御是针对某些不愉快的事树立的。但放弃防御是值得的。如果说心理分析文献没有教给我们任何别的东西，至少已使我们懂得压抑并非解决问题的上策。

去圣化（desacralizing）。让我说一说心理学教科书中没有提到过的一种防御机制，虽然这对于今天的某些青年人来说是一种非常重要的防御机制。这就是"去圣化"的防御机制。这些青年人怀疑价值观念和美德的可能性。他们觉得自己在生活中是受骗了或受挫了。他们大多数人的父母就很糊涂，他们并不怎么尊敬他们的父母。这些父母自己的价值观念就是混乱的，他们看到自己的孩子的行为仅仅限于吃惊而已，从来也不惩罚他们或者组织他们做坏事。于是，你便看到一种情况，这些年轻人简直是鄙视他们的长辈——往往确有充分的理由。这样的年轻人已经由此得出一个泛化的结论：他们不愿意听从任何大人的劝告，假如这位长辈说的话和他们从伪善者的口中听到的一样就更不愿听从。他们曾听到他们的父母谈论要诚实或勇敢或大胆，而他们又看到他们父辈的行为恰恰相反。

这些年轻人已经学会把人还原为具体的物，不看人可能成为什么，或不从人的象征价值看人，或不从恒久的意义看他或她。例如，我们的青少年已经使性"去圣化"。性无所谓；它是一件自然的事情。他们已经把它弄得那么自然，使它已经在很多场合失去了它的诗意，这意味着它实际上已经失去了一切。自我实现意味着放弃这一防御机制并学会"再圣化"（resacralize）。"再圣化"的意思是，愿意再次从"永恒的方面"看一个人，像斯宾诺莎所说的那样，或在中世纪基督教的统一理解中看一个人，那就是说，能看到神圣的、永恒的、象征的意义。那就是以尊敬的态度看女性和以尊敬所包含的一切意义看待她，即使是看某一个别的妇女也一样。另一个例子：一个人到医科学校去并解剖脑。如果这位医科学生没有敬畏之心而是缺乏统一理解，把脑仅仅看成一个具体的东西，那么肯定会有某些损失。对"再圣化"开放，一个人就会把脑也看作一个神圣的东西，看到它的象征价值，把它看作一种修辞的用法，从它的诗意一面看它。

"再圣化"往往意味着一大套过时的谈论——"非常古板"，年轻的孩子们会这样说。然而，对于咨询师，特别是对老年人提供劝告的咨询师，由于人到老年这些关于宗教和生活意义的哲学问题开始出现，这就成为帮助人趋向自我实现的最重要的途径。年轻人可能说这是古板，逻辑实证论者可能说这是无意义的，但对于在这样的过程中寻求我们帮助的人，这显然是非常有意义而且非常重要的，我们最好是回应他，不然我们就不是在尽我们的职责。

综上所述，我们看到，自我实现不是某一伟大时刻的问题。并不是说，在形似下午四时，当号角吹响的时候，你就永远地、完完全全地步入万神殿了。自我实现是一个程度问题，是许多次微小进展一点一滴积累起来的。极常见的是，来访者倾向于等待某种灵感来临，使他们能够说，"在本星期四 3 时 23 分我成为自我实现的了"。能选为自我实现榜样的人，能符合自我实现标准的人，不过是从这些小路上走过来的；他们倾听自己的声音，他们承担责任，他们是忠诚的；而且，他们工作勤奋。他们深知他们是何许人，他们是什么，这不仅是依据他们一生的使命说的，而且也是依据他们日常的经验说的。例如，当他们穿一双如此这般的鞋子的时候，他们的脚就会受伤，以及他们是否喜欢吃茄子，或喝了太多的啤酒是否整夜不露面等。所有这一切都是真正的自我所含有的意思。他们发现了他们自己的生物学本性，他们的先天的本性，那是不可逆转的或是很难改变的。

三、治疗的态度

以上说的是人在趋向自我实现时的所作所为。那么咨询师是何许人呢？他如何帮助来求助的人朝着成长的方向运动呢？

探求一个合适的模型。我曾用过"疗法""心理疗法"和"患者"等词。实际上，我厌恶这些词，我嫌恶这些词所表达的医学模型，因为医学模型的意思是说，来找咨询师的人是一个有病的人，受不适和疾患的烦扰，是来寻求治疗的。实际上，当然，我们是希望咨询师是一位帮助促进人的自我实现的人，而不是一位帮助治好一种疾患的人。

帮助的模型也必须放弃，它并不那么合适。它使我们把咨询师设想为那样的人或那样的专家，他懂得一切并从高高在上的特权地位走到下界可怜的蠢人丛中，这些蠢人什么也不懂而不得不以某种方式接受帮助。咨询师也不可能是一位教师，一位通常意义上的教师，因为教师的训练和擅长是"外在的学习"。而进入一个人可能达到的最佳境界的成长过程却是"内在的学习"。

存在主义治疗师曾力求解决这一模型问题，我愿推荐布根塔（James Bugental）的著作——《对真实的探求》，作为对这一问题的一种讨论。布根塔建议我们把咨询或治疗称为"ontogogy"，意思是试着帮助人成长到竭尽他们所能的高度。或许这比我曾建议的词更好些，我建议的词来自一位德国作者，它是"psychology"，意思是心灵教育。不论我们用哪一个词，我认为我们最终必然达到的概念都将是阿德勒很久很久以前就提出过的一个概念，即他所说的"哥哥"。哥哥是亲爱的承担责任的人，正如一位哥哥对他的年轻的幼小弟弟所做的那样。自然，哥哥懂得多些；他多活了几岁，但他没有什么质的不同，也不是属于另一种推理的范畴。聪明而亲爱的哥哥试着促进弟弟进步，并试着使弟弟胜过自己，在弟弟自己的生活方式中得到更好的发展。看这和"教导无知者"的那种模型多么不同！

咨询关心的不是训练，也不是塑造或普通意义上的教导，不是告诉人应该做什么和如何做。它不从事宣传。它是一种"道的"启示和启示后的帮助。"道的"意味着不干预，"任其自然"。道学不是一种放任哲学或疏忽哲学，不是拒绝给予帮助或关怀的哲学。作为这一过程的一种模型，我们可以设想这样一位医师，如果他是一位不错的医师并且也是一个不错的人，他绝不会梦想把自己的想法强加于患者或以任何方式进行宣传，或试图使一位患者模仿医师自己。

好的临床医师所做的是帮助求助者弄清并破除那些针对他自己的自

我认识的防御机制，恢复他自己，理解他自己。理想的情况是，医师的那一相当抽象的参照系统，他曾读过的教科书，他曾上过的学校，他对世界的信念——这些都绝不要让患者觉察到。尊重这个"小弟弟"的内在本性、本质、和精华所在，他会认识到，让他达到美好生活的最佳途径就是更充分地成为他自己。我们称为"有病"的人是那些尚未成为他们自己的人。是针对人性树立起各式各样神经质的防御机制的人。正如对于玫瑰来说不论园丁是意大利人还是法国人或瑞典人都一样，对于那个小弟弟来说帮助他的人是如何学会帮助人的也无关紧要。帮助他的人必须给予的是某些和他的身份无关的服务，不论他是瑞典人，还是天主教徒，或伊斯兰教徒，或弗洛伊德的信徒，不论何许人都一样。

这些基本概念包容着、蕴含着，而且完全符合弗洛伊德的和其他心理动力论体系的基本概念。是弗洛伊德的一项原理的说明，自我的无意识方面受到压抑而真实自我的发现就在于揭露这些无意识的方面。隐含的意思是相信真理能治病。学会破除自身的压抑，理解自己，倾听冲动的声音，揭示胜利的本性，达到真知、灼见，和真理——这些就是所需要的一切。

特别是对于成人我们并不是无能为力的。我们已经有了一个开始；我们已经有了一些能力和才能，有了方向、使命和职业。现在的任务，加入我们认真看待这一模型，就在于帮助他们使他们已经具有的更完善，使他们处在潜势的东西在事实上更充分、更真实、更现实。

［思想评述］

一、心理学家生平

马斯洛于 1908 年 4 月 1 日出生在美国纽约市布鲁克林的贫民区。马斯洛的父亲是一位俄罗斯的犹太人，很小的时候就从俄罗斯的基辅来到了美国，在经过多年打拼之后，马斯洛的父亲逐渐在纽约站稳了脚跟，随后他与自己远在基辅的表妹结婚并在纽约定居了下来。他们一共生育了七个孩子，马斯洛是他们的长子。虽然接连生育了七个子女，但马斯洛的母亲对孩子的兴趣并不是很高，马斯洛与母亲之间的感情非常淡漠，甚至带有一些憎恨的意味，以至于母亲去世的时候马斯洛都拒绝出席葬礼。马斯洛的父亲经常酗酒，脾气暴躁，可以说马斯洛没有得到多少来自父母的疼爱。在马斯洛 9 岁的时候，他们家搬离了原来所居住的贫民区，搬进了一所不是很好的中产阶级公寓。这次搬家给马斯洛带来的并非是愉快的经历，因为这个新的居住区并非犹太街区，因此，马斯洛经常遭受成群结伙的爱尔兰和意大利小孩的追打。马斯洛从小身体瘦弱，而且相貌平平，特别是那个很大的鼻子更使他不被老师和同学喜欢，在反犹太主义情绪日益浓厚的氛围中，马斯洛变得越来越害羞和沉默。

马斯洛 18 岁的时候听从父亲的建议进入纽约市立大学学习法律，法律在当时是一个很不错的热门专业，但马斯洛对此却毫无兴趣，可他不敢反对父亲的意见只好硬着头皮去学习，终于有一天实在无法忍受乏味枯燥的法律课程，向他父亲坦白了他内心真实想法。幸运的是，他父亲虽然很无奈，但却支持他去学习他自己喜欢的东西。他转学去了康奈尔大学，但他发现自己仍然要为一些不喜欢的必修课所累，再加上此时此刻他与自己的表妹伯莎（Bertha Goodman）陷入了热恋之中，因此在康奈尔仅仅待了一个学期之后马斯洛就匆匆返回了纽约市，回到了恋人的身边，但很快脆弱的自尊心使得马斯洛对自己与表妹之间的情感的未来缺乏信心，他做出了一个特别的决定，离开表妹，离开纽约，想冷却一下他们之间的感情，这一次他选择了威斯康星州立大学。但事实上，马斯洛后来说"我一刻不停地想念着她，几个月后我给她发了一封电报，说明我们就要结婚。我并没有请求她嫁给我，而是宣布我们要结婚了"❶。1928 年圣诞夜，马斯洛和他心爱的表妹结婚，婚后他们一起进入威斯康星州立大学读书。

在威斯康星州立大学，马斯洛主修心理学并辅修生物学和哲学。威斯康星州立大学自由气氛非常浓厚，再加上心理学系规模很小，学生人数很少，这里的气氛让马斯洛感觉非常愉悦，他在这里很快成长为一名非常优秀的学生，加上生性腼腆，马斯洛赢得了很多老师的喜爱。他们邀请他去家里共进晚餐，甚至亲自开车送他去参加学术会议，并非常正式地把他介绍给心理学界的一些著名人物。年轻的马斯洛原来只是在课本中看到过这些著名人物的大名，这些经历使得马斯洛从小以来的自卑感大大降低，获得了强烈的归属感。

马斯洛在威斯康星州立大学心理系受到了严格的行为主义教育，他在本科期间一共发表了 6 篇论文，主要研究猴子的学习过程和狗的厌恶情绪。1934 年，马斯洛从威斯康星州立大学博士毕业，他的博士导师是著名的行为主义心理学家哈洛（Harry F. Harlow）。尽管马斯洛在学生期间表现非常优秀，但是毕业之后却很难找到工作。幸运的是，在哥伦比亚大学工作的桑代克（Edward Lee Thorntike）非常欣赏马斯洛，给了他

---

❶ 威尔森：《心理学的新道路：马斯洛和后弗洛伊德主义》，杜新宇译，108 页，北京，华文出版社，2001。

第一份工作，让他做自己的研究助理，但不幸的是，马斯洛对于桑代克的研究主题并不感兴趣，他甚至认为桑代克布置给自己的任务"相当愚蠢"，当他把自己的真实想法告诉桑代克之后，桑代克并没有因此而责怪他，而是告诉他，他可以去做自己喜欢的研究，只要每个月过来领薪水就可以了。可以说桑代克真的是一位伟大的学者，具有博大的胸襟，虽然自己对于马斯洛的研究也不是很感兴趣，但他还是无私地帮助了他。马斯洛在与桑代克共事 18 个月之后，在布鲁克林学院（Brooklyn College）谋到了一个教职，随即离开了哥伦比亚大学。在布鲁克林学院的 14 年对于马斯洛来说非常重要，他在这一段时间初步形成了自己的人本主义理论，在心理学领域之中已经占据了一席之地，最重要的成果就是他在 1943 年发表的《人类动机论》，提出了"需要层次理论"。这篇文章后来被多次转载，成为马斯洛人本主义理论中非常重要的一个部分。

1951 年，马斯洛被聘为布兰代斯大学（Brandeis University）心理系的第一任系主任，布兰代斯大学是一所由犹太人创办的大学，马斯洛一直在此工作到了 1969 年。1958 年，马斯洛和萨迪奇（Sutich）创办了《人本主义心理学杂志》，并于 1961 年正式公开发行。该杂志成为宣传人本主义心理学的一个重要阵地。1962 年，美国人本主义心理学会（American Association of Humanistic Psychology，AAHP）的建立标志着人本主义心理学正式诞生，这一学会正是在马斯洛的一手操持下创建起来的。1969 年，马斯洛接受加利福尼亚罗帕克德劳林基金会（the Laughlin Institute in California）的邀请，担任常驻评议员。但不幸的是第二年，也就是 1970 年，马斯洛因心脏病突发而去世，享年 62 岁。马斯洛曾经担任美国人格与社会心理学会主席，并于 1967 年当选为美国心理学会主席。马斯洛是 20 世纪最著名的心理学家之一，在 20 世纪最杰出的 100 位心理学家排名中，他排名第 10❶。

马斯洛的童年可以说是不幸的，但成年以后的马斯洛似乎是很幸运的，他赢得了心上人的芳心并终结连理；事业上更是幸运，他得到了很多心理学大家的欣赏和帮助，这包括哈洛、桑代克等。在马斯洛进入布鲁克林学院之后，由于战争的原因很多欧洲的心理学家来到纽约，马斯洛因此又结识了众多著名人物，其中对其思想影响比较大的包括心理学家韦特海默（Max Wertheimer）、弗洛姆（Erick Fromm）、霍妮（Karen Horney）、阿德勒（Alfred Adler）、戈尔茨坦（Kurt Goldstein）以及人类学

---

❶ 孙晓敏、张厚粲：《二十世纪一百位最著名的心理学家（Ⅰ）》，载《心理科学》，2003，26(2)。

家本尼迪克特(Ruth Benedict)。他们无私的帮助和培养成就了心理学史和人类思想史上的一位伟大的人物。

二、需要层次理论

(一)对需要的基本看法

需要是有机体内部的一种不平衡状态,反映了某种客观的要求和必要性,是个体活动积极性的源泉。这种不平衡状态既包括生理的也包括心理的不平衡。比如,血糖成分下降,个体会产生饥饿求食的需要;而社会上暴力事件不断出现,会使得个体产生安全的需要。另外,需要也反映了某种客观的要求,这种要求有可能来自机体的内部,也有可能来自个体所处的环境。比方说,人渴了需要喝水,这主要来自机体内部的要求,而很多学生为了获得一个良好的学习成绩而努力学习,一个很重要的原因是因为父母和社会等对他们成材的要求所引起的,这就是外部环境所引起的需要。需要是个体活动的基本动力,是一种不平衡状态,个体需要不断地去努力以维护平衡状态,所以一旦出现不平衡就必然促使个体做出努力去改变这一现状以维护平衡。

另外,虽然人和动物都有各种各样的需要,而且很多需要存在着相似性,如一些生理需要,像饥饿、渴等,但人与动物的需要还是存在本质的区别,这一方面体现在需要的内容上,人类除了一些生理性的需要之外,还存在很多社会文化的需要,如实现个体的价值等;另一方面人类满足需要的手段也与动物不同。比如,人类在满足性需要的时候主要通过建立爱情,与相爱的人来实现。此外,由于人具有意识,因此人类的需要及其满足会受到意识的调节和控制❶。发展心理学中所讲的"延迟满足"就是意识调节和控制个体需要的一个很重要的例证,婴儿最初和动物一样,追求需要的即时满足,随着年龄的增长,他们会逐步学会控制和调节自己的需要,可以为了更大的满足而推迟需要满足的时间。

动机是在需要的基础上产生的,指的是引起和维持个体的活动,并使活动朝向某一目标的内部心理过程或内部动力。需要的性质、强度决定着动机的性质和强度,但需要和动机之间的关系是比较复杂的,人的需要往往是多种多样的,人的行为中则常常只有一种或几种主要的动机。每个人都有自己的需求和愿望,有自己的能力和经验,有自己的快乐和痛苦。马斯洛认为,了解、研究人的心理和行为首先必须研究人的需要和动机,心理学离不开对人类需要或本性的探讨。需要问题是马斯洛理

---

❶ 彭聃龄:《普通心理学》,110~112页,北京,北京师范大学出版社,1998。

论中最受关注的内容，也是人本主义心理学的支柱性理论。

（二）需要的种类

马斯洛认为人类的需要可以分为两类，一类是基本需要，这种需要是由于缺乏而产生，因此也被称作缺失性需要。比如，因为体内缺水而产生渴的需要，缺乏稳定的生活保障而产生安全需要，因为缺乏友情、爱情和亲情而产生爱与归属的需要等。马斯洛认为缺失性需要主要包括生理需要、安全需要、爱与归属的需要、尊重需要。另一类的需要是心理需要，这类需要主要包括认知需要、审美需要和自我实现需要，这类需要主要是个体成长所必需的，因此又被称为成长需要。从整体来看，缺失性需要属于低层次的需要，而成长性需要属于高层次需要，低层次需要在没有得到满足的情况下很难产生高一层次的需要，但这类需要一旦得到满足就不再具有动机作用。比如，一旦我们吃饱了饭，饥饿的需要就不再会促使我们去进一步的进食，从本质上讲，这类需要就像本能一样遗传于我们的体内，因此，马斯洛又称这些需要为本能性的需要。心理需要则属于高级需要，具有比较大的个体差异，这类需要主要由实现个体的潜能、超越自我所驱使，而自我的潜能是巨大的，超越自我也是不断发展的过程，因此，这类需要得到一定的满足之后并不会像基本需要那样丧失动机性质，相反会具有更强的动机性质，会促使个体不断地去追求满足。

马斯洛认为人类的需要是按照优势出现的先后或力量强弱排列成的等级系统。各种需要的性质和特点如下❶。

① 生理需要，指的是维持个体生存和种族发展的需要，是人的各种需要中最原始、最基本、最需优先满足的一种，如饥、渴、性和休息等。马斯洛指出"无疑，在一切需要之中，生理需要是最优先的。这意味着，在某种极端的情况下，即一个人生活上的一切东西都没有的情况下，很可能主要的动机就是生理的需要，而不是别的，一个缺乏食物、安全、爱和尊重的人，很可能对食物的渴望比别的东西更强烈。"

② 安全需要，指的是对稳定、安全、秩序、保障、免受恐吓、焦虑和混乱的折磨等的需要。安全需要是在生理需要相对满足之后出现的，它同样可以支配个体的行为。由于婴儿和儿童的行为较少抑制，因此安全需要在婴儿和儿童身上更容易被观察到，当婴儿受到威胁，受到扰乱或突然跌倒的时候，或者由于巨大的声响而受到惊吓的时候都会表现出对安全的需要。此外，儿童安全感的另一种表现体现在他

---

❶ 马斯洛：《人的潜能与价值》，林方译，162～177 页，北京，华夏出版社，1987。

们喜欢某种常规的生活节奏，当家庭出现矛盾、暴力、争吵时会让小孩感到特别恐惧。虽然成年人对自己的行为有更多的掩饰性，使得他们在面临威胁时也不容易流露出恐惧，但是安全需要在成年人身上也同样有所体现，一方面体现在人们对于那些比较稳定的职业、有保护的工作更加偏爱，更喜欢自己有一定的积蓄，也更喜欢给自己投更多的保险；另一方面也体现在人们更喜欢选择那些熟悉而不是陌生的，已知的而不是未知的事情。

③ 爱与归属的需要，"假如生理需要和安全需要都很好地满足了，就会产生爱、情感和归属的需要，并且以新的中心，重复着已经叙述过的整个环节。现在，个人强烈地感到缺乏朋友、情人、妻子或孩子，他渴望在团体中与同事之间有着密切的关系。他将为达到这个目标而做出努力"。所以爱与归属的需要是个体对于友情、家庭的需要，对受到组织、团体认同的需要。但马斯洛也指出，爱与性并不相同，性是一种纯粹的生理需要，而爱的需要既包括爱别人也包括接受别人的爱两个方面。马斯洛说："爱的需要涉及给予和接受爱……我们必须懂得爱，我们必须能教会爱、创造爱、预测爱。否则，整个世界就会陷于敌意和猜忌之中。"

④ 尊重的需要，指个人对自己尊严和价值的追求。包括两个方面，一方面是希望得到别人对自己的尊重，如别人对自己的关心、赏识、赞许、支持和拥护等；另一方面是个体自己对自己的尊重，如自信等。"自尊需要的满足使人有自信的感情，觉得在这个世界上有价值、有实力、有能力、有用处。而这些需要一旦受挫，就会使人产生自卑感、软弱感、无能感，这些又会使人失去基本的信心，要不然就企求得到补偿或者趋向于神经病态。"

⑤ 自我实现的需要，"音乐家必须演奏音乐，画家必须绘画，诗人必须写诗，这样才会使他们感到最大的快乐。是什么样的角色就应该干什么样的事。我们把这种需要叫作自我实现"。因此，自我实现需要指的就是个体实现自己的理想、抱负，充分发挥自己的潜能，成为所期望的人物的动机。

(三)高级需要与低级需要之间的关系

马斯洛认为，不同的需要之间存在不同的等级关系，低层次需要是高层次需要的基础，一般来说，只有当低层次需要获得一定的满足之后，高层次的需要才会出现，而且各层次需要的产生和个体发育密切相关。

具体来说，高级需要和低级需要具有以下特点❶。

① 高级需要是一种在种系上或进化上发展较迟的产物。

② 高级需要是较迟的个体发育的产物。

③ 越是高级的需要，对于维持纯粹的生存也就越不迫切。

④ 生活在高级需要的水平上，意味着更大的生物效能，更长的寿命，更少的疾病，更好的睡眠，胃口等。

⑤ 从主观上讲，高级需要不像其他需要一样迫切。

⑥ 高级需要的满足能引起更合意的主观效果，即更深刻的幸福感，宁静感，以及内心生活的丰富感。

⑦ 追求和满足高级需要代表了一种普遍的健康趋势，一种脱离心理病态的趋势。

⑧ 高级需要的满足有更多的前提条件。

⑨ 高级需要的实现要求有更好的外部条件。

⑩ 那些两种需要都满足过的人们通常认为高级需要比低级需要具有更大的价值。

⑪ 需要的层次越高，爱的趋同范围就越广，即受爱的趋同作用影响的人数就越多，爱的趋同的平均程度也就越高。

⑫ 高级需要的追求与满足具有有益于公众和社会的效果。

⑬ 高级需要的满足比低级需要的满足更接近自我实现。

⑭ 高级需要的追求与满足导致更伟大、更坚强，以及更真实的个性。

⑮ 需要的层次越高，心理治疗就越容易，并且越有效。而在最低的需要层级上，心理治疗几乎没有任何效用。

⑯ 低级需要比高级需要更部位化、更可触知，也更有限度。

三、自我实现理论

(一)自我实现理论的提出背景

在人本主义的观点之前，主要有两种关于心理健康的观点，一种是精神分析的观点，另一种是行为主义的观点。

精神分析的观点是建立在对病人进行分析的基础之上，因此它更多强调的是异常和不适应的特点，而不是正常和适应的特点。在精神分析看来，心理健康的人就是没有严重异常症状的人。虽然弗洛伊德的精神分析理论受到了一些人的质疑，但不容置疑的是，他的理论使得我们对

102

❶ 马斯洛：《人的潜能与价值》，林方译，200～208 页，北京，华夏出版社，1987。

于人类的动机和行为有了一个新的认识，很多心理咨询师和心理健康的专业人士都受到该理论的影响。

弗洛伊德认为人类有两种本能，即生本能和死亡的本能，人的所有行为都是在这两种本能的驱动下发生的，每一种本能都有不同的表现形式。弗洛伊德认为人的心理可以分为三个部分：意识、前意识和潜意识，其中潜意识指根本不能进入或很难进入意识中的经验，包括原始的本能冲动和欲望，特别是性的欲望。

弗洛伊德把人格结构也划分为三个部分，即本我、自我和超我。本我蕴藏着人性中最接近兽性的一些本能性冲动，它像一口本能和欲望沸腾的大锅，具有强大的非理性的心理能量，它按照快乐原则，急切寻求出路，一味追求满足；自我是来自本我经外部世界影响而形成的知觉系统，代表理性与机智，处于本我与超我之间，按照现实原则，充当仲裁者，监督本我，予以适当满足；超我是人格中最道德的部分，代表良心、自我理想，处于人格的最高层，遵循至善原则。指导自我，限制本我，以便达到自我典范或理想的自我，使人的行为符合社会道德规范。由于本我的欲望和超我的道德标准之间存在着严重的矛盾和冲突，因此个体经常会体验到焦虑的情绪，为了防止焦虑所带来的不安和忧虑，自我会采取各种方法阻止有危险的冲动表现，防范危险或焦虑的手段可能是意识中的或无意识中的，这些手段就称为心理防御机制。如果防御机制使用不当或走向极端，就可能会导致个体出现心理障碍或成为神经症患者。

行为主义理论模型的基本概念是学习，无论是通过经典条件反射还是操作条件反射，他们认为，人类的大多数行为都是后天习得的，因此，行为主义理论家主要关心的是行为的表现或矫正的过程。但我们很难保证我们所学到的所有行为都是正确的和有用的，有时候我们难免会学到一些实际上对我们有害的东西，如一些不负责任、适应不良的行为，从而造成一些心理健康方面的问题。比如，有些儿童会在愿望得不到满足的情况下通过哭闹来实现目的，如果父母迫于压力或者出于对孩子的溺爱而答应了他们的一些不合理的要求，则实际上是强化了儿童的这种适应不良的行为，当下一次他们提出一些不合理的要求时仍然会采用这种办法来达到目的。

对这两种关于心理健康的理论，马斯洛都曾提出了不同程度的批评。马斯洛认为行为主义在心理学中坚持非人化的倾向，通过研究动物的模式来研究人，而且采取绝对客观化的原则是不妥当的，这种做法不仅使得他们把可观察到的行为作为唯一的研究对象而抛弃了对人的内部心理过程比如意识、动机等的研究，而且导致了人类尊严、价值和地位的降低，使人的潜能和自主性彻底丧失。而精神分析理论把人类的所有行为都看作是由潜意识决定的，人类实际上并不像我们所想象的那样富有理性，而是处在潜意识的控制之下，对于这种潜意识的力量我们知之甚少，而且几乎无法加以控制，根本没有看到潜意识当中也有一些美好的东西，只看到了人性的阴暗面，对人性的看法过于悲观，严重打击了人类的集体自我。另外，让马斯洛最为难以接受的是行为主义主要通过研究动物，精神分析学家主要通过研究神经症患者来得出关于人类心理健康的理论的做法。马斯洛认为"如果一个人只潜心研究精神错乱者、神经症患者、心理变态者、罪犯、越轨者和精神脆弱者，那么他们对人类的信心势必越来越小，他会变得越来越'现实'，尺度越放越低，对人的指望也越来越小……因此对畸形的、发育不全的、不成熟的一级不健康的人进行研究，就只能产生畸形的心理学和哲学"❶。因此，马斯洛明确提出，要以健康人的心理或健康人格作为心理学的研究对象。要了解心理不健康的人，我们应该先了解心理健康的人。

马斯洛从积极的角度定义心理健康，即自我实现的人。马斯洛对于自我实现的人的研究起初并不是作为一个科学研究计划而开始的，实际上是始于满足自己的好奇心，他非常希望去了解自己所崇拜的两位著名教授，即韦特海默和本尼迪克特，他的好奇心促使他开始研究究竟是什么原因促使这两位著名的人物如此出类拔萃。他收集了这两个人的大量资料并对其个性加以比较研究，结果他得出了非常令人振奋的结果，他发现这两位成功者并不是完全不具有可比性的，他们之间存在着很多的相同之处，随后马斯洛又收集更多他认为属于自我实现的个体来对所得到的结果加以确认，最终提出了自我实现理论。

(二)自我实现的概念

究竟什么是自我实现呢？马斯洛认为，自我实现就是一个人力求变成他能变成的样子，"一位作曲家必须作曲，一位画家必须绘画，一位诗人必须写诗，否则他始终无法安静。一个人能够成为什么，他就必须成为什么，他必须忠实于他自己的本性"❷。具体来说，自我实现包含着两层含义，一是完美人性(full humanness)的实现，指的是作为人类共性的潜能的自我实现，包括个体的友爱、合作、求知、审美、创造等特性或

---

❶ 戈布尔：《第三思潮：马斯洛心理学》，吕明等译，14 页，上海，上海译文出版社，2001。

❷ 马斯洛：《动机与人格》，许金声译，53 页，北京，华夏出版社，1987。

潜能的充分展现；二是个人潜能的实现，指的是具有个体差异的每个个体的个人潜能的自我实现，"自我实现也许可以大致被描述为充分利用和开发天资、能力、潜能等。这样的人似乎在竭尽所能，使自己趋于完美"❶。

(三) 自我实现者的人格特征

马斯洛通过对历史上以及他所处年代的一些著名学者、文艺家和政治领袖进行的大量个案研究，并通过抽样调查对大学生进行了研究，概括出了自我实现者 15 种人格特征❷：

① 对现实更有效的洞察力和更适意的关系；

② 对自我、他人和自然的接受；

③ 行为的自然流露；

④ 以问题为中心；

⑤ 超然独立的特性，离群独处的需要；

⑥ 意志自由，对于文化与环境的独立性；

⑦ 欣赏的时时常新；

⑧ 神秘体验；海洋感情；

⑨ 社会感情；

⑩ 自我实现者的人际关系；

⑪ 民主的性格结构；

⑫ 区分手段与目的；

⑬ 富有哲理的、善意的幽默感；

⑭ 创造力；

⑮ 对文化适应的抵抗。

马斯洛认为，自我实现者并非都能做到上述各种特点。自我实现的人也有缺陷并非十全十美。有时他们会显得顽固，也并未全然摆脱浅薄的虚荣心，有时又冷静地近于无情冷酷，他们也有罪恶感、焦虑、自责。"我们的研究对象会表现出人类的许多小缺点。他们也有愚蠢的、挥霍的或粗心的习惯。他们会显得顽固、令人厌烦或恼怒。他们并没有摆脱浅薄的虚荣心和骄傲感，特别是涉及他们自己的作品、家庭或孩子时更是如此。他们发脾气也并不罕见"❸。但自我实现者是成熟和健康的范型，他们能够自觉地克服自己的弱点和不足之处，使自己更加接近完善的人

❶ 马斯洛：《动机与人格》，许金声译，176 页，北京，华夏出版社，1987。

❷ 马斯洛：《动机与人格》，许金声译，8～40 页，北京，华夏出版社，1987。

❸ 马斯洛：《动机与人格》，许金声译，46～49 页，北京，华夏出版社，1987。

性，更加充分地发挥自己的潜能。这些人虽然在人群中是少数，且都是年龄比较大的人，马斯洛曾指出，自我实现者多是中年人和老年人，因为年轻人还没有形成牢固的同一感和自主性，尚未获得持久的爱的关系，尚未找到他们自己要为之献身的职业，或者说尚未形成他们自己的价值观、耐心、勇气和才智。但是自我实现是人类和人性发展所能达到的状态，是人性发展的方向。

(四)自我实现的两种类型

马斯洛认为自我实现可以区分为两种不同的类型，更确切地说可以区分为两种不同的自我实现的程度❶。

1. 健康型自我实现

这一类的自我实现者更加实际、现实、世俗而且更加能干，他们除了具有一般自我实现者的共同特征之外，很少有超越性的体验，"这些人往往是'实干家'，而不是沉思者、冥想者；他们讲求效率、实用，而不讲究审美；他们审时度势、探本求源，却不体味周遭、多愁善感"。因此，他们更像是入世者，以非常实用的态度待人接物和处理问题。

2. 超越型自我实现

指更经常意识到内在价值、生活在存在水平或目的水平而具有更丰富超越体验的人。他们除了具有一般自我实现者的特征之外，还具有以下一些特点❷。

① 更加在乎高峰体验和高原体验，把其看作是生命的最高境界、生命的证明和生命中最为宝贵的东西。

② 能更好地理解比喻、修辞手段、反论、音乐、艺术、非语言的交流等。

③ 能够将任何事物神圣化，看到其永恒性，这一特点与禅宗中所说的"万法如一"一致。

④ 超越性动机，即真、善、美的统一是他们最重要的动机。

⑤ 超越者第一次见面就能互相赏识，相互理解，迅速建立起亲密的关系，并可以通过言语和非言语的方式进行交流。

⑥ 对美更加敏感，更容易发现美。

⑦ 对世界的看法更具有整体性。

⑧ 更强的协同作用的倾向。

⑨ 更容易超越自我。

---

❶ 车文博：《西方心理学史》，杭州，560～561 页，浙江教育出版社，1998。

❷ 马斯洛：《动机与人格》，许金声译，59～74 页，北京，华夏出版社，1987。

⑩ 更加令人尊敬、更加超凡脱俗。

⑪ 更倾向于是革新者、新事物的发现者。

⑫ 更加关注人类的命运，他们希望建立一个良好的世界，他们很容易提出一个促进和平、博爱和幸福的方案，但又会因为这些方案无法实施而感到悲哀和愤怒。

⑬ 可以更加容易的生活在匮乏性世界又生活在存在性世界之中，能够非常轻易地将每个人神圣化，能够以"无条件积极关注"的方式对待他人，就像对待兄弟、对待亲人的态度来对待确实低劣的人。

⑭ "……他们了解得越多，就越容易心醉神迷，而在这心醉神迷中，又混杂着谦卑感、无知感、渺小感、敬畏感……"

⑮ 更珍视创造性，也更加容易发现创造型人才。

⑯ 超越者对人世间的罪恶有着最大的同情，同时对于罪恶又会坚决地进行斗争，甚至可以满怀怜悯地将恶人击倒。

⑰ 超越性带来一种"超出个人的"自我丧失，对自己的态度更加客观。

⑱ 往往是更深刻的"宗教信仰者"或"超越世俗的圣人"。

⑲ 健康者有很强的自我，妥善而真诚地根据自己的本性来使用自己，但超越者不仅具备这些特点而且会超越这些特点，更容易超越自我、超越自我实现。

⑳ 更容易感知存在领域。

㉑ 更具有道家精神，而仅仅是健康的人则更具有实用主义精神。

㉒ 更多体现了"后矛盾心理"（postambivalent）。

㉓ 更加积极主动地寻找更有可能有高峰体验和存在性认知的工作，更加重视精神生活。

㉔ 超越者更有可能是谢尔登所提出的气质类型中的外胚层型，而不常有超越体验的自我实现者更多是中胚层型。

(五) 自我实现的途径

马斯洛共提出了八条通往自我实现的途径❶。

① 充分、忘我、集中全力、全神贯注地体验生活，全身心地献身于事业；在这种时刻，体验者完完全全地成为一个人，这种时刻就是自我实现它自己的时刻，表达这种体验的关键词是"忘我"，但年轻人由于被自我意识、自我觉知干扰的太多，很少能够进入这种忘我的境界。

---

❶ 马斯洛：《人的潜能与价值》，林方译，259～265 页，北京，华夏出版社，1987。

② 生命是一个连续不断的选择过程，每一次选择都有可能导致前进，也有可能导致倒退，为了自我实现我们应该做出成长的选择而不是畏缩的选择。

③ 承认自我存在，让自我显露出来，马斯洛认为，我们绝大多数人，特别是儿童和青年，他们不是倾听自己的声音，而是倾听父母、权力机构、年长的人、权威人物的声音，这样做会逐步地丧失自我，更谈不上实现自我。

④ 在"拿不准"的时候，要诚实，不要隐瞒、不要装模作样，要有反省自问的责任心，每一次承担责任，都是自我的一次实现。

⑤ 上面提到的不带自我意识的体验、做出成长性的选择、倾听自己内心的声音、诚实并用于承担责任都是迈向自我实现的步骤，从这些细微的小事做起，就会对自己的生活做出更好的选择，要培养自己的志趣和爱好，要有勇气，要敢于与众不同，宁愿成为不受欢迎、不随和的人，也要倾听自己趣味的声音，不要怕这怕那。

⑥ 自我实现不仅是一种终极状态，而且也是随时随刻、点点滴滴地实现个人潜能的过程，自我实现虽然并不一定是要做大事情，但意味着要发挥自己的聪明才智，需要经历一个艰苦、勤奋的准备过程。

⑦ 高峰体验是自我实现的短暂时刻，这种时刻无法确保一定会出现，也不可能可以寻求，但可以创造条件使得高峰体验发生的可能性提高，也可以设置障碍，减少其出现的可能性。

⑧ 放弃去神圣化的防御机制，学会"再神圣化"，重新愿意从"永恒的方面"看待人，能看到神圣的、永恒的、象征的意义，发现自己的天性，这种天性是不可改变或很难改变的，应该使其不断地成长，促进自我实现。

四、高峰体验

(一)高峰体验的概念

高峰体验(peak experience)是马斯洛 1962 年在《存在心理学探索》一书中提出来的一个重要的概念。通过对自我实现的个体的研究，马斯洛发现这些人常常说他们有过近似神秘的体验，"这种体验可能是瞬间产生的、压倒一切的敬畏情绪，也可能是转眼即逝的极度强烈的幸福感，甚至是欣喜若狂、如痴如醉、欢乐至极的感觉"，而且最重要的是"他们都声称在这类体验中感到自己窥见了终极的真理、事物的本质和生活的奥秘，仿佛遮掩知识的唯一帷幕一下子被拉开了……产生这种体验的人好像突然步入了天堂，实现了奇迹，达到了尽善尽美"❶。因此，高峰体验是人在进入自我实现和超越自我状态时所感受到的一种非常豁达与极乐的瞬时体验。自我实现是对人的本性的实现，是人与自然的统一和融合，因此，高峰体验也是个体回归自然与自然彻底融合时的同一性感受和极度快乐的情绪体验。

马斯洛指出，虽然产生刺激的因素各不相同，但主观体验却彼此相似，也就是说我们可以通过不同的途径获得高峰体验，这些体验包括：神秘体验、宇宙意识、海洋体验、审美体验、创作体验、爱情体验、父母情感体验、性体验、顿悟体验等。马斯洛认为，虽然这些体验全都存在着交叉和重叠，具有相当程度的类似性，甚至具有同一性。

高峰体验也并不神秘，马斯洛曾经列举了很多高峰体验的例子。比如，一位音乐家一次成功的谱曲和演出，或者也可以是一位家庭主妇在宴会顺利结束之后，最后一位客人道别离去之后，坐在椅子上，想到自己度过了一个非常愉快的夜晚，所体验到的兴奋和幸福。

大多数的高峰体验主要是一种情绪体验，但也有一少部分的高峰体验除了包含情绪体验之外，还包括存在认知，前者被称为狭义的高峰体验，后者被称为广义的高峰体验，即情绪体验和存在认知(being cognition)的复合状态。

(二)高峰体验的特点

马斯洛认为高峰体验具有以下特点❷。

突然性：高峰体验的出现往往是突然的，无法预料的，所以经常会给个体一种"喜出望外"的感觉。

强烈性：高峰体验的感受非常强烈，会使得个体有一种欣喜若狂、如痴如醉的感觉，几乎达到一种忘我的境界。

完美性：高峰体验会使个体进入一种最佳的状态，感觉自己更聪明、更富有智慧、更富有魅力，犹如步入了天堂，达到了完美的状态。

短暂性：高峰体验虽然完美，但时间却非常短暂，稍纵即逝，但高峰体验给个体带来的影响却可以长期存在。

普遍性：高峰体验不是自我实现者所独有的特征，马斯洛指出"高峰体验比我所预料的要普遍得多，他们不仅在健康人中产生，而且还在一般常人甚至在心理病态的人身上出现"。并且，"这种体验也不尽全为那些在特殊的优雅环境中深居简出的人所专有，如僧人、圣徒、瑜伽信徒、

❶ 马斯洛：《人的潜能与价值》，林方译，266～267页，北京，华夏出版社，1987。

❷ 车文博：《人本主义心理学》，143～144页，杭州，浙江教育出版社，2003。

禅宗佛教徒、东方人等。这种体验不只是发生在远方，或某个特定的地区，或某种经过特殊训练的人，或经过专门挑选的人。在任何行业中的任何常人都可能在生活中得到这种体验。"

(三)高峰体验的价值

高峰体验对于自我实现具有重要的意义。首先，高峰体验是自我实现者的重要特征，"任何一个人在任何一种高峰体验中都暂时具有我在自我实现者身上所发现的许多特征。这就是说，此刻他们成了自我实现者"，一方面，自我实现者能更多地体验到高峰体验；另一方面，高峰体验更为具体地表现了自我实现的时刻。在高峰体验时刻，个体能够成为更真实的自己，能够更完全地实现自己的各种潜能，更加接近他们自己的存在状态，更加充分地表达了他们真实人性。

其次，高峰体验也是个体获得自我实现的重要途径。自我实现并不是一个终止的状态，而是一个连续不断的发展过程，在自我实现的过程中每一步都可能出现高峰体验，促使和激励人们不断地追求自我实现，超越自我，达到更多的自我实现。

高峰体验在一个人身上产生的后效也从另一个角度证明了高峰体验所具有的效果，马斯洛将高峰体验的后效总结为七个方面❶。

① 高峰体验能够消除病状，具有心理治疗的作用。

② 高峰体验可以朝着一个健康的方向改变一个人对自己的看法。

③ 高峰体验可以以许多方式改变一个人对他人的看法以及他与他们的关系。

④ 高峰体验可以改变一个人的世界观。

⑤ 高峰体验可以解放一个人，使其具有更大的创造性、自发性、表达力和独特性。

⑥ 个体会把高峰体验作为一种重要且称心如意的事情保持在记忆之中并且力图重复这一体验。

⑦ 高峰体验证明了生活本身的正确性，使个体觉得生活充满了意义。"即使生活是枯燥乏味的、痛苦的或不如人意的，一个人还是更容易感到生活总的来说是值得的，因为他已经看到，激动、诚实、嬉戏、真、善、美等生活的意义证明是存在的。也就是说，生活本身的正确性已经得到证明，他不大可能想到自杀和死亡了。"

---

❶ 马斯洛：《动机与人格》，许金声译，322～324 页，北京，华夏出版社，1987。

五、结语

马斯洛的心理治疗理论建立在其自我实现理论的基础之上，在马斯洛看来，心理健康就是人性的丰富实现即自我实现，心理疾病则是人的基本需要或自我实现的受挫与失败。"完善的健康状况以及正常的有益的发展在于实现人类的这些基本性质，在于充分发挥这些潜力，在于遵循这个暗藏的模糊不清的基本性质所控制的轨道，逐渐发展成熟"，"无论什么事情，主要有助于向着人的内在本质实现有益地发展，就是好的，只要阻挠、阻挡或者否定这种基本性质，就是坏的或变态的；只要干扰、阻挠或改变自我实现进程，就是心理病态"。因此，心理治疗的过程就是帮助患者步入自我实现的轨道，马斯洛认为，心理治疗要取得疗效，必须符合以下条件❶。

①患者的基本需要得到满足，这是走向自我实现之路的第一步，是通向全部治疗的最终目标。

②患者自我认识的改善。

③良好社会的建立。马斯洛认为，是社会造成了心理疾病患者的病态或加剧了他们的症状，因此为了使其康复必须改善他们的生存条件，创建一个良好的社会。什么才是良好的社会呢？马斯洛认为"社会和社会中的每一个制度，只要能帮助人趋向更丰满的人性就可以说是较好的，只要有损于人性就可以说是不好的或心理病态的"。

马斯洛创立了心理学的"第三思潮"，影响深远。虽然很多研究者把马斯洛的理论大体分为需要层次理论、自我实现理论和高峰体验理论三个主要的部分，但从整体上来看，需要层次理论的出发点是自我实现，而且又为自我实现的地位、条件服务，而高峰体验论更是很明显的从属于自我实现理论，因此马斯洛的理论实际上就是自我实现理论❷。马斯洛的自我实现理论否定了行为主义心理学的研究方向和逻辑，认为行为主义是使人失去人性，并把人降低为"一只较大的白鼠和一架较慢的计算机"，而且也抛弃了弗洛伊德精神分析学说，反对其将人看作是完全受本能愿望支配的低等动物。改变了心理学长期以来只重视对病人和病态的研究，以对健康人的研究为出发点，着眼于人性美好的一面，开创了以研究人本性、潜能、经验、价值、创造力及自我实现为主要内容的人本主义心理学。马斯洛等人本主义心理学家对人类的这些积极品质的关注

---

❶ 杨鑫辉：《心理学史》，第 5 卷，277 页，济南，山东教育出版社，2000。

❷ 马俊峰：《正确看待马斯洛的"自我实现"》，载《中国人民大学学报》，1990(4)。

不仅对现代心理学的发展产生了重要的影响，使得更多的研究开始关注人类的这些积极品质，而且对积极心理学的兴起产生了非常重要的影响，可以看作积极心理学的一个非常重要的理论渊源。

对马斯洛自我实现理论批评的很重要一点就是认为他所采用的研究方法缺乏科学性。科学心理学自从诞生之日起就力求科学性，经常与物理学科进行比较和对照。但心理学长期以来把对所谓科学方法的追求代替了对科学的追求，这种趋势到行为主义学派达到了顶峰，为了追求心理学的科学性，他们主张把一切无法进行客观测量的东西都从心理学中排除出去，包括意识和思维等。如今，行为主义虽然已经成为历史，但它所产生的影响仍然在持续，追求所谓方法的科学性依然是很多心理学家根深蒂固的观念，过分地强调数量关系，一切都为了 0.05 的显著性水平而努力，以此来评价一个研究或一个理论的价值和有效性。我们认为，追求科学性无可厚非，但我们不能把对科学的追求和对科学方法的追求完全等同起来，这一点，马斯洛在《动机与人格》一书中实际上已经有所提及。对不同的研究方法我们应该秉持更为开放的态度，这样有利于创造性的发挥和原创性成果的涌现。因此，我们不能因为马斯洛所使用的研究方法而质疑其理论的创造性和价值。

"马斯洛去世已快半个世纪了，他的名誉和声望至今都没有任何下降的迹象。在我看来，他意味着马斯洛时代还未到来，他的学说和理论的重要价值属于未来的时代，在 21 世纪，它们的意义将淋漓尽致地展现。如果现在需要解释什么是马斯洛的主要贡献的话，我会说，这个贡献就是自弗洛伊德之后，马斯洛对人性做了最重要的描述。……当马斯洛强调指出，所有健康的人都会有高峰体验，这些体验并不高深和'神秘'，而是人们生活的普通组成部分，他就为洞察人性提供了一个新视角。"❶这是柯林·威尔森(Colin Wilson)对马斯洛人本主义理论的评价。柯林·威尔森是一位非常著名的英国作家，他与马斯洛从 1959 年开始通信，两个人一起探讨了马斯洛所提出的高峰体验、创造性等理论，结下了深厚的友谊，1968 年柯林威尔森开始为马斯洛撰写传记，并于马斯洛去世之后出版。他对马斯洛的理论这一评价得到了很多人的赞同，我们深信时间最终会证明马斯洛理论的伟大之处和对人类的巨大贡献。

---

❶ 威尔森：《心理学的新道路：马斯洛和后弗洛伊德主义》，杜新宇译，252 页，北京，华文出版社，2001。

第五章　戈登·奥尔波特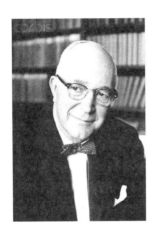[1]

[印象小记]

戈登·奥尔波特（Gordon Allport，1897—1967），美国人格心理学家，实验社会心理学之父，美国人本主义心理学家的代表人物之一。1939年，他当选为美国心理学会主席；1963年，荣获美国心理学会"金质奖"；1964年，荣获美国心理学会"杰出科学贡献奖"。奥尔波特被认为是20世纪最著名的心理学家之一，在20世纪最杰出的100位心理学家排名中，他排名第11。

[名篇选译]

"自我统一体"概念及其发展过程[2]

人格包括习惯与技能、参照框架、现实问题与文化价值观。但是，这些问题似乎很少或几乎未被考虑，因而，也就并未获得研究者的关注

---

❶ 本章作者为周莉（中国人民大学）。

❷ 译自：Allport，G. W，*Becoming：Basic Considerations for a Psychology of Personality*，New Haven，Yale University Press，1960.

与重视。然而，人格是一种"动力组织"，我一直以来将其称为"自我统一体"(proprium)。自我统一体是人格统一的根源，是人格特质的统帅。自我统一体是包括人格中有利于内心统一的所有方面。自我统一体的概念有别于其他研究者所提出的称为"灵魂"和"自我"的晦涩用语，其功能与性质还要进行进一步地区分。

一、躯体自我感

我们遇到的第一个方面就是躯体的自我。它就像是由产生于机体的感觉流组成的——来自内脏、肌肉、肌腱、关节、前庭管以及身体的其他部位。躯体自我感觉(bodily sense)的专业术语是存在感觉或叫普通感觉。通常，这种感觉流只能被隐约地体验到，我们经常会完全意识不到它的存在，可有时，它又能有意识地很好地形成。比如，我们在体育运动时会伴随有兴奋，或我们会感受到感官上的愉快或痛苦。显而易见，婴儿并不知道这样的经历是"他的"，但他们一定会为其正在出现的自我感创造一种必要的基础。在成长的过程中，当一个婴儿因为身处陌生环境而产生不适感，继而发出第一声啼哭时，他就展示了能够识别自己焦虑的较为高级的能力。

尽管躯体自我感觉并不能单独用来解释全部的自我觉知，可能也甚至并不存在于年幼儿童的记忆、社会线索、对自我认同的努力方面，但它仍然是我们自我觉知的焦点。可是，心理学家已经在自我觉知的这一要素上给予了相当多的关注，要远多于其他同等重要的部分。令人惊讶的是，一个调查研究的取向已经十分流行，那就是努力找出自我与特定身体感觉的关系。当一些人被问起时，他们会说，他们感觉到的自我在手中或者在五脏六腑中。然而，大多数人看起来还是同意克拉帕雷德(Claparede)的看法，即认为自我位于两眼之间的中点，脑内稍靠后一些的位置，才是焦点所在。通过这个中央眼，我们才能判断出是什么事物位于我们的上下左右前后的位置上。从现象学的意义上来讲，这才是"自我"的所在之处。❶ 这类工作也许很有意思，它除了阐明一个发现——来自感官经验的各种存在感觉流或各种推论，对于某些时候的某些人群来说可能是尤为显著的——之外，别无他物。我们可以利用你的想象来做一个小实验，便可以看出躯体自我感觉与我们的关系有多么密切。首先，想象一下或者你可以直接这样做：在口中储存一些唾液。然后，想象将

---

❶ Claparède E.，"Note sur la Localisation du Moi,"*Archives de psychologie*，1924 (19)，pp. 172-182.

唾液吐到一个玻璃杯里，然后全数喝掉！但是，本来很自然的属于"我的"东西突然间就变得恶心而陌生。或者你也可以在脑中描绘另一张图片：你的手指划破了并且出血了，而你正在吸吮自己手指上的鲜血。然后再想象从缠在手指上的绷带上吸吮鲜血！我感知到与我身体密切联系的东西是温暖且受欢迎的；而我感知从我身体分离出去的东西转瞬间则变得冷酷而陌生。

当然，各种机体感觉，包括它们的位置与识别，组成了躯体的自我，它们是生成的核心。但如果像一些作者那样，认为仅仅依靠机体感觉就能解释我们所感觉到的独有的自我，那将会是一个很严重的错误。

二、自我认同

今天，我记得昨天有过的一些想法；明天，我应该同时记得昨天和今天的一些想法；我主观上很确定这些想法都属于同一个人。毫无疑问，在这种情况下，神经肌肉系统的机体组织连续性是主导因素。不过，这一过程涉及的不只是使我们的回忆成为可能的记忆神经。幼小的婴儿在他们刚出生的头几个月就拥有了记忆能力，但他们却很可能并没有自我认同感(self-identity)。这种感觉似乎是逐渐增长的，父母为婴儿穿上衣服、为他们取一个独特的名字，使婴儿与外界环境区分开来，这都促进了婴儿的自我认同的发展。在这个发展过程中，社会互动是一个很重要的因素：一个孩子要有区别地适应其他人的行为，这迫使他意识到他不是别人，而是一个作为自身个体的存在。一个孩子在玩耍或在言谈中会很容易使自己失去个性，这展现出孩童时期发展自我认同的一大困难❶。我们有充分理由相信孩子直到四五岁的年龄，他们所感知到的自我认同仍然是不稳定的。不过，大概从这个年龄起，儿童就开始对他自己的存在变得非常确信了。

三、自我增强

现在我们讲到了自我统一体最臭名昭著的一个特性，它是一种毫不害臊的自私自利的特征。许多作者已经对人格中这个极尽吵闹的特性做出过专门的描绘。它与生存需要紧密地联系在一起：因为通过自我增强(ego-enhancement)，我们很容易看到我们被自然赋予了的冲动的本能与自满骄傲的欲望。自我最常见的内涵就是自私和利己主义。当我们谈及

---

❶ Allport，G.W.，*Personality*：*A Psychological Interpretation*，New York，Henry Holt，1939，pp.159-165.

自我时，通常会想到骄傲、耻辱、自尊、自恋这几个自我的主要因素，而这几个因素也是我们谈及人格时经常考虑到的方面。然而，自爱可能是我们人类本性中最重要的内涵，但却没有得到我们应有的关注，这就导致自爱没有成为自我的主要方面的原因之一。自我统一体，正如我们看见的那样，具有其他的方面与功能。

四、自我延伸

之前我们所论述的存在感、自我认同、自我增强，都出现在人格发展相对早期的阶段，包含了儿童阶段自我统一体的主要内容与特征。这几个阶段的发展、形成对生物或是机体的成熟有较高的要求，而这三个阶段的形成似乎是在器官内部、生物水平上发生的。然而，很快之后，儿童通过学习获得了成就感及回报感，并且有了自己喜爱的物品，形成了合理的信念和信仰。我们在这里要论述的是，当一个人称某种物品为"我的"时，这就说明，与此同时，这种物品一定具有某种重要性，但我们的拥有感却并没有感情的意味，也就没有在自我统一体中获得其应有的位置。然而，对一个儿童来说，他对其父母的认同感显然延伸到了其自我的感觉上来。进而，他可以利用这种延伸了的自我感觉(ego-extension)，将自己的爱传递给他(她)的宠物、玩具或是其他所有物上，甚至是哺乳动物或非哺乳动物。

正如随着我们年龄的增长，我们会努力获得组织认同感、邻里认同感以及国家认同感。与此同时，我们也学会了如何确认我们的所有物、服装以及家庭。这样，家庭、服装、组织、邻里以及国家这些客体对我们来说，便具有了重要性，但当我们谈及其他人的这些客体时，却不会产生这样的重要性的感觉。随后，自我延伸的过程便会扩展至人生的其他领域：主要是通过个人信仰的形成，对抽象概念的兴趣和关注，道德观、宗教价值观的发展。诚然，以抽象角度的理解来看，成熟的标志之一是个体的自我卷入感的范围与强度。

五、理性运用者

根据弗洛伊德的观点，自我的主要任务之一便是保持机体的整体统一性，以与外界现实环境相接触，并不断调节机体内部的无意识冲动与外界现实环境的冲突。通常情况下，理性自我可以调动防御机制来阻止或是减少焦虑的产生，但其功能不仅仅如此，这种保护性机制的发展促使六岁以前的儿童的人格形成。感谢弗洛伊德的自我防御机制的论述，使得我们可以比我们之前的研究者更清晰地理解了否认、压抑、合理化、移置、投射、反向形成、过度补偿等机制的细节。

我们对自我防御机制的效用是如此深信不疑，对其使用频率如此印象深刻。然而，这就导致我们忽视了一个重要的问题：自我统一体所具有的理性功能同样有能力为我们提供解决方案、适当调整、准确规划，解决实际生活中出现的问题。

许多哲学家，甚至追溯至 6 世纪的波伊提乌（Boethius）的观点，发现了人格特点中的理性成分，而这却与之前所论述的人格特征具有很大不同。这似乎与弗洛伊德的观点并不一致，而弗洛伊德的理论观点已然成为我们这一时代学者中的权威观点。至于自我是否理性，或是仅仅有理由的，它都具有调节机体内部需要与外部现实的功能。无论弗洛伊德还是托马斯神学都提醒我们这样一个事实：即自我具有理性特征。这也为现代认知理论的研究者来解决自我统一体的中心功能问题提出了很好的借鉴。

六、自我映像

关于自我统一体的功能的主要研究兴趣点在于自我映像。也有一些学者把自我映像（self-image）称为现象自我。目前的心理治疗主要是引导患者去检查、修正或扩张自我映象。自我映像包含两方面内容：一是患者对自己现有的能力、地位、角色的评价方式；二是对自己的期望，希望自己成为什么样的人。后者也被凯伦·霍妮（Karen Horney）称为"理想化的自我映像"❶，这在治疗中极其重要。一方面，这种理想化的自我映像具有强制性、补偿性、不切实际的特点，这种理想化可能会导致个体对自己的实际情况认识不清；另一方面，这种理想化的自我映像可能是一种具有深刻洞察力的认知地图，它通过与现实的紧密联系，来确定出符合社会规范的未来的努力方向。理想的自我映像是自我统一体中虚构出来或是想象出来的内容，其本身是否精确，是否被歪曲，是否可以实现，仍然是个问题。但是，自我统一体的发展以及治疗过程的实施都有助于对自我映像的理解。

当然，许多形式的生成并不依赖于自我映像。比如，文化的自动学习和自动调节以适应周围环境。然而，由于自我映像的作用，这种生成得到了一定程度的增长，自我映像可以帮助我们由对自己当下的认识转移到对未来的期望上来。幸运的是，目前心理界对自我映像重要性的认

❶ Horney, K., *Neurosis and Human Growth*：*The Struggle toward Self-realization*，New York，Norton，1950.

识较之前已经有了很大的进步。

七、追求自我统一体

现在我们开始谈自我统一体的动机属性。然而，不幸的是，我们常常难以区分开自我统一体动机与外部动机。原因是本能和驱力是行为的决定因素，而本能和驱力则是为了获得立即的满足感并降低紧张感，这不仅是形成的最根本层次，也是目前研究主要进行的层次。因此，对心理学的机会主义倾向的调整，似乎看起来是基本的也是足够的，尤其是对于已经习惯于与动物们一起工作的心理学家们来说则是十分必要的。驱力的一些较为相似的准则与使用这些准则时所处的条件状态，在行为的较低水平上，看起来似乎是完全足够的。但是，直到人格因素参与进入自我延伸阶段、发展了以自我知觉为视角的自我映像阶段之后，我认为，我们正被迫地承认动机的另一个完全不同的准则，即动机可以反映出追求自我统一体的形成。就目前来说，在实验心理学领域，已经有许多证据支持"自我卷入"（ego involved）（或叫追求自我统一体）（propriate striving）是受表现影响的，而这与外显行为有着显著的差异。❶

然而，以上观点并未引起许多心理学家的足够重视。因为，他们希望找到动机的一种唯一的理论，即与他们的预期假设一致的唯一理论。他们所喜欢的准则是以驱力或是条件性驱力的形式存在的。驱力被视为是一种外在的激励行为，相应的结果反应也十分简单，这种反应会一直持续下去，直到撤去激励源或是由驱力产生的紧张感降低时，个体才能恢复到平衡状态。

有一种理论认为，动机需要一种，并且是仅仅一种有机体与生俱来的属性，即通过本能或是通过学习而获得的行动的倾向。依靠这种行动的倾向，有机体将可以尽可能有效地减低不适感和紧张感。动机也被认为是一种紧张状态，依靠这种紧张状态，可以帮助我们寻求平衡、休息、调整、满足以及最终的机体的内部平衡感。从这种理论观点来看，人格不过是我们为了减少紧张感而采取的、已经习以为常的模式罢了。当然，以这种理论的角度来看，则是与之前的经验主义者的初始假设完全一致：经验主义者认为，人的本质是被动地接收外界的刺激，并且对外界刺激的反应也是消极被动的。

对立的观点认为，当适用于部分机会主义的调整时，这种准则便会

❶ Allport，G. W. ，"The Ego Contemporary Psychology，"*Psychological Review*，1948（50），pp. 451-478.

出现缺陷：无法代表追求自我统一体的本质。这种观点指出，追求自我统一体中的"追求"的本质属性是对机体平衡感的阻抗，即紧张感不但没有降低，反而得到了一定程度的保持。

罗尔德·亚孟森(Raold Amundsen)的自传中，告诉了我们他如何从十五岁开始便确立了自己兴趣的激情所在——成为一名极地探险家。其中所受到的阻力十分之大，大到他本身难以克服和超越。在他整个生命历程中，他不断提醒自己要降低紧张感，并且这种需求十分强烈。然而，追求自我统一体却得到了永久的存留。当然，我们欢迎每一次成功，因为，成功可以帮助我们提升士气，提高抱负水平，时刻提醒自己曾经做出的一切承诺。在航行过西北航道之后，罗尔德·亚孟森又开始着手开始新的航行：这是一次令人痛苦的计划，但却帮助他发现了南极点。发现了南极点之后，他为下一次航行准备了许多年，而这次航行目标是穿越北极点。尽管遭到了大家极大的打击与反对，但是，最终他依旧成功了。罗尔德·亚孟森一直实现着自己儿时的承诺，直到他在北极为了救助一名新手探险家而意外身亡时，才停止。他不仅没有停止过对其向往的生活方式的追求，他的承诺一直促使他与各种诱惑物作抗争。这其中就包括不断反抗诱惑，来降低由疲劳、饥饿、嘲笑、危险带来的紧张感❶。

现在，我们进行简要的总结。将动机视为驱力或条件性驱力的心理学理论，当面对人格方面的问题时，则显得理屈词穷、毫无还击之力。而这些理论对人格问题的解释，如对罗尔德·亚孟森的追求自我统一体的解释，也不像之前那样理直气壮，而是变得结结巴巴、含糊不清了。我们当中的大多数人在我们各自的成就方面，与罗尔德·亚孟森并没有相差很多，因为，我们也有许多甚至是贪得无厌的兴趣。而只是在非常肤浅的层面上，这些兴趣才可以通过降低紧张感的形式予以解决。过去和现在的许多研究者都已经发现了这种现象，并且假定出了一些准则，这些准则却是一种完全相反的顺序。一种观点认为，这可以与斯宾诺莎(Spinoza)提出的自然倾向的概念存在一定的联系，或是个体具有固执坚持并与阻碍物抗争的倾向，这是个体的风格。一种观点则持有戈尔德斯坦(Goldstein)的学说观点，这也就是被马斯洛等人使用的"达到自我实现"，或是使用麦独孤提出的"自重情操"。还有一种观点则持有现代弗洛伊德主义的观点，认为，需要不仅赋予自我以理性和理性化的能力，同

❶ Amundsen, R., *My Life as an Explorer*, Garden City, N. Y., Doubleday, Doran, 1928.

时也可以使自我在面对外界诱惑和环境影响时，保持其内在系统完整和稳定的倾向。诚然，正如新弗洛伊德主义者所阐述的那样，相较于机会主义，减少紧张感和适应，得到加强的自我是具有做出反应的能力的。

追求自我统一体将其自身与其他形式的动机很好地区分开来，但是却无法与冲突区分开，而是与人格统一在一起。以精神病人为对象的研究发现，精神病人的生活是以无关子系统的增多、而动机的同质系统的丢失为标志的❶。当个体被部分驱力所逼迫或被环境压力所驱使时，他已经失去整合自身人格的能力，也无法保持自身追求自我统一体的主要方向。例如，长期目标的拥有、将人类与动物区分开来、成人由幼儿长大，还有许多时候我们从生病后虚弱的身体状态中恢复过来。

显然，追求自我统一体具有未来参照的性质。事实上，对于未来的描述，许多的心理状态的词汇已然足够了。除了"追求"之外，我们也会用兴趣、趋势、倾向、预期、计划、问题解决和意图等词汇来描述与未来有关的事件。然而，并非所有的指向未来或是以未来定向的客体都是现象意义角度的自我统一体。但是，这些客体却都迫切需要一种可以超越以往的心理学，仅从发生在个体身上的早期经历的角度加以解释，而并非从未来行为倾向性的角度来加以论述。看起来，人们似乎一直在忙于将自己的生命引向未来，然而，与之相对的是，大多数的心理学却一直在追溯人们的过去。

八、理解者自我

既然，我们已经将自我统一体的以上各种功能区分开来，并且这些功能被认定是我们自己特有的功能。但是，问题出现了：我们是否已经发展到了终点，有没有再进一步发展的可能了呢？我们是否能够最终达到认识自我的顶峰呢？我们是否可以成为自我的理解者（the knower）呢？而这种理解者不仅是自我统一体发展的最高阶段，也是作为自我统一体其他发展水平的总结和概括。在威廉·詹姆斯发表的著作中，其中有这样一章十分著名，其中的内容便是詹姆斯在努力地探讨以期解决这个问题。但是，他最终总结到，我们已经发展到了终点，无法成为自我的理解者这样一个更高的层次。他认为，自我作为一种独立而实质性的存在，因为个体经验的流动性，是无法与个体整体区分开的。他说，意识经验的每一分钟、每一秒钟都是与上一分钟、上一秒钟连接在一起的，是一

❶ McQuitty, L. L., "A Measure of Personality Integration in Relation to the Concept of the Self," *Journal of Personality*, 2010(18), pp. 461-482.

个连续不断的过程。因此，理解者也只是在某种程度上，意识到了他本身已经意识到的内容。按他的原话来说是："思想本身就是思想者。"❶

詹姆斯的反对者则认为，即使是一小部分的系列经验也无法成功地将其自身转变为一个意识的独立单元，也不可能将自身评价为重要的抑或是有趣的，更无法将思想沿着意识流传递下去。评价为重要还是有趣，如果不是针对我来说的，那是相对于谁来说的呢？我才是最终的操控者。作为理解者的自我，它的产生是不可能避免的，是终极的理所当然，会必定出现的。

有趣的是，我们很想知道，为什么詹姆斯在广泛承认了心理学的物质自我、社会自我和精神自我之后，却会极力回避承认自我理解者的存在。原因可能是（以今天的角度来看，似乎是合理的），当一个心理学家在经验的水平上，努力而费力的描述自我统一体功能的本质时，他希望能够找到一种与众不同的方法来分析自我，并以此来促进心理科学的发展。因此，在这种原因的驱使下，他便不愿意回到心理学研究的初始状态，他也不愿意将自我视为一个综合体、一个集大成的综合。所以，詹姆斯极力反对自我理解者的说法，他甚至将这种理论的提出视为心理学的倒退，并将之称为"侏儒理论"。

诚然，误用或是滥用概念的危险无疑是极大的。但是，在逻辑上需要的情况下，我们也应该先给自我理解者以进入心理科学的机会，再来讨论是否会出现误用或是滥用概念的危险，而不是先阻止了对自我理解者的理论研究。包括康德在内的一些哲学家也坚持认为，纯净的自我或者先验的自我是与经验自我截然不同的。但是，正如詹姆斯所说的无法理解自我，和康德所说的先验的自我，与自我理解者在本质上是存在极大差异的。我们对于理解自我的认知通常是间接的，是按照假定前提的顺序进行的。另一方面，经验自我的所有特征都是直接获得的，是按照时间和空间的分类而获得的认知。但是，他们形而上学的立场导致他们直接进行反对和抨击。康德和詹姆斯都同意伟大的哲学先驱笛卡儿的观点，即知道是自我的重要属性。

我们不仅知道事物，还知道（或者说掌握）我们自身自我统一体的经验特征。表现为：我具有躯体自我感觉；通过日复一日的认同，我具有自我认同；我具有自尊的感觉、自我增强的感觉和自我映像的感觉；基于兴趣和追求，我还具有理性，是理性运用者。因此，当我考虑到我自身具有的自我统一体功能时，我可以感知到这些功能的结合，并且可以

<hr />

❶ James，W.，*Principle of Psychology*，New York，Wiley，1984.

感受到它们以某种熟悉和亲切的方式来知道它们自身。

正是知道了这些，才会越过怀疑的阴影。我们承认了自我统一体的第八种功能，也是我们自身所特有的一种状态。换言之，这是自我的第八个重要的内涵。但是，就目前阶段而言，科学的观点应该是难以理解的，也应该是哲学家们争论的焦点。但是，许多哲学家，如康德，将这种功能（即纯净的自我）放置一边而不谈，也就并未出现热烈争论的景象。而像詹姆斯等则持有其他观点。其他倾向于人格观点的研究者认为，应将自我视为独立的了解者、思考者、感受者、执行者。

［思想评述］

一、心理学家生平

1897 年 11 月 11 日，戈登·奥尔波特出生于美国印第安纳州蒙特苏马的一个小镇，是家里四个男孩中最小的一个。

他的父亲约翰·爱德华兹·奥尔波特（John Edwards Allport）的家族起源于英格兰，父亲曾从事过不少冒险投资生意，大约在奥尔波特出生时转行为内科医生。在奥尔波特一家生活的那个地区，并没有医疗设施可言，由于缺乏在外面开诊所的条件，奥尔波特的父亲只得将家改成医院，因此许多年以来，奥尔波特家里一直就住着很多的病人和护士。而年幼的奥尔波特就一直分担着自己的那一部分工作，帮助父亲打扫门诊卫生、护理病人等。

奥尔波特的母亲内莉·怀斯·奥尔波特（Nellie Wise Allport）是德国人和苏格兰人的后裔，是一名小学教师。在奥尔波特的描述中，她是一位非常虔诚的女人，宗教在她心中有举足轻重的作用，受母亲的早期影响，奥尔波特在后来的心理学研究中相当重视宗教的作用。父母培养了他博爱、有责任心和爱劳动的特点，一家六口过着平淡、勤奋而虔诚的清教徒生活。奥尔波特认为正是上述经历使他终生不渝地关心人类福利事业，投身于富有浓厚人本主义色彩的心理学。

奥尔波特从小就表现出学术天赋，但在家庭之外与同伴们的相处并不好。他描述自己是一个社会的"孤独者"，只是生活在自己的小圈子里。奥尔波特 6 岁时，举家迁往克利夫兰，在那里，他接受了初中和高中教育。虽然在中学时，他在同年级的 100 个学生中排名第 2，但他并不认为自己具有超出一般青少年的卓越才能。

奥尔波特在哥哥弗雷德·亨利·奥尔波特（Floyd Henry Allport）的影响下，于 1915 年同样考入哈佛大学，获得哈佛大学的奖学金，主修哲学和经济学。在哥哥弗雷德的引导下，他选修了心理学和社会伦理学两门课程，这两门课程对他产生了深远的影响，这也标志着他在哈佛大学50年的学术生涯就此开始了。

奥尔波特的入学考试成绩刚刚合格，而且初入学时的各科不是 C 等就是 D 等。然而，通过刻苦学习，他竟然在第一学期结束时各门功课都相继得到 A 等的优秀成绩。1919 年，奥尔波特以优异的成绩获得文学学士学位，毕业后在土耳其伊斯坦布尔的罗伯特大学教授英语和社会学。1920 年，奥尔波特回到哈佛攻读硕士学位，于 1921 年获得文学硕士学位。

奥尔波特从土耳其伊斯坦布尔返美途中，在维也纳逗留过一段时间，22 岁的他与弗洛伊德有过一次短暂的会面，此次会面对他后来理论的创立有着深刻的影响。奥尔波特走进弗洛伊德的办公室，见到弗洛伊德只是静静地注视着自己，一时不知从何谈起。为了打破沉默，奥尔波特谈起了在来弗洛伊德家的电车上遇见的一个小男孩的故事。

这个小男孩大约 4 岁，有明显的洁癖症，感到周围都很脏，不停地向穿戴整齐、气宇非凡的妈妈抱怨车上的卫生条件很差，要求调换座位，尽管妈妈在不停地劝说他。奥尔波特认为，这个小男孩对脏的恐惧也许来源于妈妈——一个整洁的、明显很强势的妈妈，两人身上应该存在一种显而易见的因果关系。奥尔波特说自己选择这样一个特别偶然的事件是想看看弗洛伊德对这样小的孩子的洁癖症的反应。但是，在奥尔波特讲完这个故事后，弗洛伊德却用那双仁慈的眼睛看着他说："你就是那个男孩吧？"奥尔波特大吃一惊，感到有些难堪，很快转移了话题。

奥尔波特觉得自己叙述的那个小插曲并没有特别的意思，但弗洛伊德却试图从潜意识中获得更深度的事实。奥尔波特从两人的对话中认识到自己与弗洛伊德在心理学研究上的分歧，他说，"这种经验使我懂得了深层心理学从实质上看可能陷得太深了，心理学家在探究无意识之前应该对人们所表现的动机有一个全面充分的认识"。奥尔波特在此后的学术生涯中都对弗洛伊德的精神分析表示反感，而这件事情也促使奥尔波特后来走上了从事人格心理学的研究道路，并对意识动机格外重视。

回到哈佛后，奥尔波特很快就完成了他的研究生学业，于 1922 年获得心理学哲学博士学位，他撰写的博士论文是《适用于社会诊断问题的人格特质实验研究》。从论文可以看出，奥尔波特逐渐远离了当时占主流地位的精神分析，而是讨论了尚处于萌芽阶段的特质理论，这也许是美国大学第一个关于此主题的论文。

此后一次受邀参加克拉克大学召开的实验心理学会议时，奥尔波特经历了一个对他今后事业有重大影响的事件。当时在会议上，著名的心理学家铁钦纳(E. B. Titchener)给在场的每个研究生 3 分钟时间阐述自己感兴趣的研究课题，在奥尔波特报告完他对特质的研究后，全场静寂。后来铁钦纳问奥尔波特的导师，为什么让他研究这个选题。这使奥尔波特感到非常郁闷，但他的导师却安慰他说不必在乎别人的想法，奥尔波特因此坚定了即使外界有再多的非难，也不会停止自己开创新领域的决心。

从 1924 年起，奥尔波特开始在哈佛大学任教，开设了美国最早的人格心理学课程。此后，除了 1926 年到 1930 年在达特茅斯大学作为助理教授以外，他的整个学术生涯都是在哈佛大学度过的，其学术资历发展脉络为 1930—1936 年任助理教授，1936—1942 年任副教授，1942—1967 年任教授。

1925 年 6 月 30 日，奥尔波特与艾妲·鲁弗金·古尔德(Ada Lufkin Gould)结为夫妇，妻子亚达是他在哈佛大学的同学，她的临床心理学硕士学位的背景弥补了丈夫在这方面经验的欠缺，对奥尔波特的研究工作做出了很大贡献。他们的儿子罗伯特·布兰特里是一名儿科医生，对于祖孙两代的职业都是医生，奥尔波特感到很满意。

奥尔波特一生都致力于改进关于"人是什么"的概念。他于 1937 年出版的《人格：一种心理学的解释》(*Personality*：*A Psychological Interpretation*)成为人格心理学独立的标志，对人格观点形成最初的解释；又于 1961 年出版了他关于人格的最重要的著作《人格的类型和成长》(*Pattern and Growth in Personality*)，这本著作对他 1937 年在人格上的解释进行了彻底的修订。他的其他作品还包括《个人与信仰》(*The Individual and His Religion*，1950)《偏见的本质》(*The Nature of Prejudice*，1954)等。奥尔波特 1937—1948 年任《变态与社会心理学》(*Journal of Abnormal and Social Psychology*)杂志主编。

1946 年，奥尔波特协助建立了哈佛大学的社会关系学系，人格和社会交互作用成为奥尔波特学术生涯的中心。此外，作为第二次世界大战期间国家研究理事会(National Research Council)紧急事件委员会心理学方面的成员，奥尔波特专攻国民士气与谣言问题，并担任《波士顿周日先驱报》谣言诊所(处理战争期间在波士顿传播的危险谣言)的顾问，他对谣言的研究最后集结成《谣言心理学》(*Psychology of Rumor*，1948)一书。

在他的有生之年，奥尔波特曾获得过许多荣誉。1939 年，他当选为美国心理学会主席；1963 年，荣获美国心理学会金质奖；1964 年，荣获美国心理学会杰出科学贡献奖；1966 年，荣获哈佛大学首届查德·克拉克·凯伯特社会伦理学教授称号。1967 年 10 月 9 日，奥尔波特因肺癌去世，距他 70 岁的生日只差 1 个月。

二、人格和生涯发展的脉络

从奥尔波特的生平中我们可以看到，奥尔波特的人格和生涯发展受到了父母亲、哥哥和弗洛伊德等人的影响。这些人在奥尔波特人生的不同阶段，给予了各自不同的影响。奥尔波特正是在这些影响之下，从一个勤劳地护理病人的幼小的孩子，逐渐成长为一个哈佛大学心理学系的高才生，在职业方向的迷茫之中，他最终提出了与当时盛行的心理学思想不同的理论观点。正是基于奥尔波特与众不同的理论观点，奥尔波特成为美国人格心理学的创始人，他对人格的定义至今还为学者们所引用。

在论述奥尔波特心理健康思想之前，我们有必要认真回顾一下影响奥尔波特的四个人和他的生涯发展阶段，我们相信儿童的成长经历对人的影响非常深远，这也是一种从奥尔波特这位心理学家的成长经历中，梳理其人格发展及心理学理论思想发展的脉络，以期更好地理解奥尔波特理论观点的重要途径。这是我们采用传记法对个案进行分析研究的一种尝试，事实上，这也是奥尔波特本人所崇尚的研究法，即从个案的书信、日记、自传中，分析出个案具有代表性的人格特点。换句话说就是，我们利用奥尔波特推崇的形态发生法来研究奥尔波特，同时我们还对奥尔波特本人的潜意识动机进行分析，这是他生前非常反对的。

（一）家庭对奥尔波特的影响

1. 父母对年幼奥尔波特的影响

从传记资料中，我们可以看到奥尔波特本人对于自己的家庭生活的回忆。在奥尔波特的眼里，家庭生活是"只有朴素的、新教式的诚实和勤奋"，是一种"艰苦劳动的家庭环境"，他早期常常做的事情是照料诊所、刷洗瓶子、护理病人。这种关于生命早期经历的回忆，显示出一种宗教式的生活以及简单奉献的工作场景，并不是孩子们围绕在父母膝下、其乐融融的温馨场面。

以分析的视角来看，我们可以推测出：奥尔波特的父亲关心病人，不信奉休假制，对待孩子强调利他、奉献和忘我；母亲关心宗教信仰，对待孩子强调严谨、崇尚信仰。这样的家庭养育方式令人联想到一个充满了道德感、不食人间烟火、高尚圣洁的画面，每个人都极度追求忘我奉献、高尚圣洁的行为，却好像忽视了个人的基本需求，如放松、自由和享乐，孩子的被宠爱、被关注的需求似乎也无人关心。

"种瓜得瓜，种豆得豆"，奥尔波特的家庭培养出了整洁、规律、守时的奥尔波特，具有这种人格特点的个体，其本我和超我之间的矛盾冲突比较大。这种剧烈的矛盾冲突，在奥尔波特发明的人格测试法中找到了蛛丝马迹：实验材料所提供的恰恰是一个容易引起愤怒和攻击的场景，所提供的备选项也恰恰是一个人的自我在协调本我和超我之后，可能出现的顺从或者支配型的行为，所测量的恰恰是与本我和超我冲突结果有关的反应倾向。

奥尔波特后来和心理学家哥哥发明了一种测试法，测量他们称为"优势压制"的东西，他们不问受试者感到如何地有优势或者如何地感到压抑，而是问他们在涉及那种特征尺度时如何在具体的情境下做出行为反应。

例如，有人在排队时企图插到你前面去。你已经等了好一阵子了，不能再等了。假设这位插队的人是同一性别的人，你经常会：

——规劝这位插队者；

——对插队者"怒目而视"或者与旁边的人用清晰可闻的声音议论这位插队者；

——决定不再等待，径直走开；

——什么也不干；

对一批自愿受试者试过这种测试后，奥尔波特得出结论：对任何一个具有挑战性的情境做出优越或者压抑反应的人，他们在其他类似情境里多半会做出同样的反应。"大多数人，"他写道："在高位的优越感和低位的压抑感的给定的连续尺度上，都倾向于占据一个给定的位置。"对他们来说，这好像确立了特征的真实情况，也说明一个人在类似的情境当中会做出类似的反应。❶

在心理学界中有一种很有意思的现象，即心理学家所感兴趣的研究领域，往往是个人内心需要、冲突的外在表现，奥尔波特的传记资料和他的研究领域，均证实了这一点。奥尔波特的人格特点还反映在他1924年开设的人格心理学课程中，他将社会伦理学和对善良、道德研究与心理学原理结合起来，反映出他强烈的洁身自好、追求道德的人格倾向。

---

❶ 亨特：《心理学的故事：源起与演变》，李斯、王月瑞译，410页，海口，海南出版社，1999。

奥尔波特一生都恪守着重要的道德原则，他认为心理学理论建设应该是慎重的、中立的、谦卑的，事实上，这三个词也恰恰体现了奥尔波特的生活和工作宗旨。

奥尔波特后来对宗教浓厚的研究兴趣，与母亲虔诚的信仰分不开。他本人也是个虔诚的教徒，不仅在哈佛大学的阿普尔顿小教堂连续坐禅几乎达到 30 年之久，而且他一生都对宗教研究孜孜不倦，编制了《宗教倾向量表》(Religious Orientation Scale，ROS)。

奥尔波特吸收了父亲的人道主义世界观和价值观，在以后的岁月里还经常喜欢引用他父亲的座右铭"如果每个人都尽其最大努力去工作，而只取家中所需的最低量的经济回报，那么，一定就有足够的财富可以对付下去"。他在研究之余，还抽出时间从事大量的社会服务志愿工作，满足自己帮助有困难的人的深层需要，这一点受到父亲的影响也许更多一点。就像他在自传中写的那样，"给了我一种有能力的感觉"，他回避使用了普通意义上的自卑一词，也许这正是奥尔波特后来特别强调人的尊严和价值感的原因吧。

2. 哥哥的研究领域对青春期奥尔波特的影响

奥尔波特的哥哥弗雷德，比奥尔波特大 7 岁。哥哥弗雷德毕业于哈佛大学，是美国著名的心理学家，是实验社会心理学之父，曾获得美国心理学会杰出科学贡献奖和美国心理学基金会金质奖章。

奥尔波特中学毕业后，父母迁居，他就跟着哥哥弗雷德生活，在青春期建立自我认同的关键时刻，哥哥成为奥尔波特最重要的人物。受到哥哥的影响，奥尔波特不仅跟随哥哥在哈佛大学读完了本科和研究生，而且还选择了弗雷德的研究领域：心理学。这是奥尔波特学术和职业生涯的开始，他成年早期的许多时光都是在哈佛大学度过的。

哥哥弗雷德是社会心理学家，奥尔波特则与哥哥不同，他认为应该以个体为研究对象，注重个案研究法，通过分析书信、传记等对个案的人格进行分析，这是奥尔波特逐渐走上人格研究领域的开始。可以说，哥哥引领奥尔波特走入了心理学的殿堂。1921 年，奥尔波特和哥哥一起出版了著作《人格特质：分类和测量》(*Personality Traits：Their Classi-fication and Measurement*)。

(二)弗洛伊德对成年奥尔波特的影响

从前面的介绍可以知道，奥尔波特曾经与弗洛伊德有过一次会面，他无意识谈到了一个对抗权威妈妈的小男孩。弗洛伊德的回应表明，弗洛伊德坚信，人们无论说什么和做什么都不过是他们自己内心冲突和恐惧的潜意识泄露❶。

我们无法明白弗洛伊德做那样处理的意图和目的，但是可以确定的是，这次会面对奥尔波特来说意义非凡。奥尔波特觉察到弗洛伊德正试图分析自己早期的无意识记忆，这令他感到不自在和窘迫。弗洛伊德如此快速的连接，如此迅速的反问，使奥尔波特产生了巨大的阻抗，引起了他的防御。事实上，这一逸事尤为有趣的印证是，奥尔波特本人确实具有弗洛伊德所谓的强迫性人格特点——守时、规律、整洁。

在这段对话之后，奥尔波特"谈到我这个年龄的年轻男性常见的性问题"，最后，奥尔波特请弗洛伊德为自己推荐了一位美国的精神分析师。奥尔波特说，"即使我们短暂谈话的目标一开始就有分歧，但我还是怀着对弗洛伊德强烈的尊敬和喜爱的心情离开的。❷"

正如何甘所说的，弗洛伊德对奥尔波特的反问其实是一种击中要害的真知灼见❸。我们可以相信，奥尔波特就是那个小男孩，带有强迫性的人格特点，内心充满着道德与欲望的矛盾对抗，正因为如此，他走向了与精神分析潜意识对抗的道路，走向了对意识进行研究、对健康人格进行研究、对机能自主动机进行研究的道路。换句话说，他后来提出的很多理论观点，都证明着同样的东西——证明弗洛伊德对自己的分析是错误的，证明自己成年的动机与儿时动机不同，证明自己能够拥有机能自主，证明自己是一个心理健康的成年人。

三、奥尔波特人格理论的理论背景

奥尔波特的人格理论具有鲜明的特点，他不仅奋起批判他认为存在糟粕的精神分析理论和行为主义理论，从中汲取自己理论应该重视的教训，而且他还善于荟萃各种丰富的人格理论之长，汲取理论成形所需的养料。

(一)奥尔波特对精神分析理论的批判

1. 奥尔波特反对精神分析过于强调无意识

奥尔波特相信一个健康人具有理性和意识功能，他们活动的力量完全是能意识到的、可以控制的，而潜意识只有对变态的人才会发生

❶ Allport, G. W., *The Person in Psychology: Selected Essays*, Boston, Beacon Press, 1968, pp. 383-384.

❷ Allport, G. W., *Pattern and Growth in Personality*, New York, Holt, Rinehart & Winston, 1961, p. 77.

❸ 舒尔茨：《成长心理学：健康人格模型》，李文湉译，北京，生活·读书·新知三联书店，1988。

作用。

2. 奥尔波特反对精神分析以病态的人格作为主要的研究对象

在奥尔波特眼里正常与不正常并非是连续的序列，而是截然不同的类型。"某些理论的形成主要是基于对疾病患者、焦虑者的行为的研究。基于对被控制者和绝望的老鼠的古怪动作的研究，很少有理论是建立在对健康人的研究之上的。这些人奋力寻求的与其是生命的维持，不如说是生活的价值。"❶因此，奥尔波特选择健康成人作为主要研究对象，很少涉及精神病人，他的理论体系是面向健康人的。

3. 奥尔波特反对精神分析对童年经验的夸大

正如这两人的会面所揭示的那样，奥尔波特强调的是当下，是此时此刻的影响，他不认同弗洛伊德的观点，认为人类目前的行为并没有受制于童年时的经验。尽管他同意弗洛伊德的本能对幼年期的行为动机有相当的解释力，但也不相信本能论可以解释变化的、即时性的大多数成人的动机。

(二)奥尔波特对行为主义理论的批判

奥尔波特的人格理论得以形成，还源于他对早期行为主义的批判。行为主义作为一种刺激—反应心理学，将人格视为一切动作的总和，是各种习惯的最后产物，这点为奥尔波特极力反对。他拒绝将人看作一个纯粹的"反应"机器，相反，他认为人类可以更为积极，在很大的程度上是主动的，是受到自己的意图和价值观所驱使的。

身处行为主义关于机械、被动和回归驱力的观点盛行的年代，奥尔波特仍坚持认为意识是心理学研究的主要目标，特质是人格的元素。行为主义认为个体行为仅产生于很少几种基本的内驱力或需求，而奥尔波特提出的动机的"机能自主"则打破了这样的信念，他重视自我的功能，并提出自我发展的阶段。奥尔波特认为尽管我们所有动机都有其原始的起源，如对某种东西的爱好，因为它与某种基本的或原始的东西有联系，但是这一动机一旦产生，就可能会变得独立于自身的起源，并继续自主地发生作用，而不论该动机是否会象征性或实实在在地满足任何一种更基本的内驱力。

(三)奥尔波特从其他理论中汲取营养

奥尔波特深受"美国心理学之父"威廉·詹姆斯的影响，他从詹姆斯那里继承了人文主义和折中主义，不但关注自我，关注意识，在解释不

❶ Allport，G. W.，*Becoming：Basic Considerations for a Psychology of Personality*，New Haven，Yale University Press，1955，p. 18.

同层面的心理状态时，还应用各种心理学理论，博采众长，甚至能应用哲学和文学的材料。

奥尔波特还得益于早期形成的人本主义、存在主义的影响，强调人的潜能发展，人的独特性、尊严与价值，强调此时此地对人的影响。

不仅如此，奥尔波特的理论还受到格式塔心理学的影响。格式塔心理学强调整体和意识经验，关注现象场，重视对现象场的直接描述，反对任何将整体拆分成部分的还原主义研究趋向，完全否认无意识心理。奥尔波特说格式塔心理学是"那种我一直寻找而又不知其存在的心理学"❶。

四、奥尔波特健康人格的理论观点

(一)对人格的界定

很少有心理学家能够像奥尔波特那样，在界定人格的定义方面付出了那么多的努力。他不遗余力地研究了关于人格的众多资料。他考证了人格这个词的词源，认为"人格"一词与希腊语 persona 相连，即面具的意思，指的是在公元前一二世纪，古罗马演员在扮演角色时所戴的化妆脸谱。

奥尔波特在追溯人格术语历史之后，又诠释了在神学、哲学、心理学、法律、社会学等领域的 49 个人格定义。然后提出了自己的第 50 个定义。他在 1937 年的《人格：心理学的解释》一书中，给出了后来得到多数心理学家推崇的定义"人格是个体内部决定个人独特的顺应环境的身心系统中的动力结构"。后来在其 1961 年的《人格的模式与成长》一书中，又把上述定义中的"决定个人独特的顺应环境"改为"决定具有个人特质的行为和思想"，为了强调人的行为不仅仅是适应环境，而且影响环境，使之适应人们的需要。

奥尔波特的人格定义反对了当时心理学中的两种倾向，一种倾向认为人格不存在，另一种倾向认为人格在个人所不知道的心理阴暗的隐蔽之处。奥尔波特认为人格的确存在，人格具有独特性和整合性，是一个心身系统，具有推动和引领个体行为的动力。

奥尔波特人格定义的两种陈述都强调了人格的独立性。注重研究个体而不注重研究制约人类的规律，是贯穿于奥尔波特研究活动始终的主题。他三番五次地重申，绝不会存在两个完全相同的人，了解某个特殊

❶ Allport，G. W.，*Pattern and Growth in Personality*，New York，Holt，Rinehart & Winston，1961.

个体的唯一途径就是研究这个特殊的人。

奥尔波特对每个词语的仔细推敲，也反映出其严谨、自律的人格特点，当然，这样确保了每个词都准确地表达奥尔波特的意思。

(二)人格的发展阶段

奥尔波特的人格发展阶段观点就是他所提出的关于自我统一体的形成过程。他把人格定义为一种"动力组织"，并把它命名为"自我统一体"，即人们认为生活中那些温暖的、核心的和重要的行为和特征。自我统一体是人格统一的根源，是人格特质的统帅，包括个体认为对自我认同和自我提高至关重要的那些生活组成部分，包括一个人的价值观以及与个人成人信念一致的、属于个人所有的良知，而概括化的良知不属于这个部分。完善的自我统一体机能从出生到成年，需要经历八个阶段的发展才能实现：

①躯体自我感(1岁)；

②自我认同(2岁)；

③自我增强(3岁)；

④自我延伸(4岁)；

⑤自我映象(4~6岁)；

⑥理性运用者(6~12岁)；

⑦追求自我统一体(12岁至青春期)；

⑧理解者自我(成年)。

(三)健康人格的理论观点

奥尔波特反对精神分析，认为精神分析挖得太深了，太过关注于个体深层的内心动机，忽视了当前的动机和意图。同时，他也反对行为主义，认为行为主义挖得太浅了。奥尔波特提出了自己独特的人格理论，实现着个人的"自我统一体"。

奥尔波特对心理健康个体的关注先于马斯洛，由于缺乏在数学、生物学、医学、实验操作方面的特殊才能，奥尔波特不得不在人本主义草原上寻找自己的出路，这个草原给他提供了研究心理成熟人格的场地。

奥尔波特认为低等动物或精神疾病患者的行为与健康成人的行为是有差异的，他反对弗洛伊德所持的精神病患者和健康人之间只有量的区别，没有质的不同的观点，认为精神病患者与健康人之间根本没有机能上的类似性。精神病患者的动机存在于过去，健康人的动机存在于未来。

健康人的人格是不受无意识力量的支配，也不为童年的心灵创伤和冲突所左右，比起不健康的人，健康的人表现得更加灵活与自主，是在理性和意志的水平上进行的。因为不健康的人仍然受制于童年经验的无意识动机的驱使，而成熟的健康人则表现出活跃、安全感和自由选择的特点。通常这些成熟的人童年没有什么创伤经验，虽然他们可能会经受挫折和痛苦的磨难，但是健康的人随着年龄的增长而日趋成熟，但年龄并不是成熟的必要条件。

他强烈主张健康成人的人格原则，不能由动物、儿童、过去或精神病患者的研究引申而来，所以他研究了大量机能成熟的健康成年人，提出了健康人格的六个标准，其观点与人本主义自我实现的观点十分相似。事实上，奥尔波特也在用另一种方式表达着自己就是一个心理健康的成年人。

1. 自我扩展的能力

健康的成人有很多朋友和爱好，积极参加各种社会活动，范围极广。他们不以自我为中心，积极参与解决一些与自己无关的问题和活动。他们对工作、游戏与交往有非自我中心的兴趣，并且家庭、社会和精神生活对他们很重要。

2. 与他人关系融洽

健康的成人有能力与他人建立亲密的关系，富有同情心和友爱，没有占有欲和嫉妒心，能宽容自己与别人在价值观的差异。尊重别人，有健康的性态度，不会为了自己的满足而侵犯他人的权利。他们能够对他人都能表现出温暖、理解和亲近，可以容忍别人的不足与缺陷。

3. 情绪上有安全感或自我认可

健康的成人能忍受生活中不可避免的冲突和挫折，经得起各种不幸的遭遇，能耐受恐惧和不安的情绪冲击。并且，健康的成年人具有一个积极的自我映象，可以接纳自己的各个方面，不受消极情绪的支配，能保持乐观的态度。

4. 具有现实的知觉

健康的成人能够准确、客观地理解现实、接受现实，并不是根据自己的期望去看待事物。如果知觉现实时予以歪曲，那么，这就是心理变态的一种表现。

5. 良好的自我意识

健康的成人对自己的优缺点十分清楚，能准确把握自己的现实自我与理想自我，知道自己有什么、缺什么，能调整其相互关系。他们无须将自己的过失或弱点归咎于他人，知道自己心中的自己与别人眼中的自己之间的差异。并且，健康的人还有幽默感，能自嘲，很少靠攻击或性方面的话题引人发笑。他们能觉察生活中不和谐的事情，无须伪装或者故作姿态。

6. 统一的人生哲学

健康的成人有明确的人生目的，人生哲学可以是宗教，也可以不是。他们着眼于未来，对工作有使命感，而且全身心地投入工作。奥尔波特十分重视宗教，认为具有成熟的宗教态度和统一的人生哲学会使人们的良知达到完善的境界，并且有着为他人服务的强烈欲望。

(四)研究方法

1. 个案研究：形态发生法

奥尔波特对弗洛伊德过于强调潜意识怀疑和不满，对根据数学和统计学的结构来表现人格的模型也不感兴趣。他非常强调对个体特质进行研究的方法，他把这种专门用于个案特殊规律的研究法称为形态发生法（morphogenic procedures）。

形态发生法指的是整个有机体的模式特点，是个人倾向的模式或结构。奥尔波特认为有些方法属于全部形态发生法。例如，逐字记录第一人称叙述法，谈话、梦、表白；日记、信件、自传；以及用来表达和投射测验的工具，如文学作品、美术作品、信手涂鸦，以及握手、语言表情、身体表情、笔迹、步态等。部分形态发生法包括一些量表，如自评量表；标准化测验；Q 分类法等。

在妻子的大力协助下，奥尔波特和他的学生使用这种形态发生法，对一个化名为珍妮的长达 11 年的 301 封信进行了深入研究，并以《珍妮的信》出版，详细诠释了形态发生法。这些信件揭示了一个名叫珍妮的老女人对儿子爱恨交织的复杂情感，珍妮将自己的感受、生活事件等，写信告诉了一对夫妇，这对夫妇应该就是奥尔波特夫妇。

1868 年，珍妮出生于爱尔兰，父母是新教徒，她是家中的老大，有 5 个妹妹和 1 个弟弟。5 岁时，全家迁往加拿大。18 岁，父亲去世，珍妮被迫中断学业，去工作以承担全家的生活。27 岁，她嫁给了一个铁路警察，婚后与原生家庭渐渐疏远。29 岁，丈夫去世，不久儿子罗斯出生。母子亲密无间，珍妮全心全意地爱着儿子，供养着儿子读书，她告诉罗斯，为了他牺牲自己是理所应当的，她要对他的生存负责。

后来当罗斯上大学后，开始对女性感兴趣时，珍妮与儿子吵得不可开交。她挑剔罗斯身边任何一个女性，认为她们都是妓女、淫妇，包括与儿子结婚的儿媳妇也是。这段时间珍妮心情非常糟糕，认为儿子忘恩负义，直到儿子离婚，珍妮搬进了罗斯的公寓，她才获得了短暂的快乐时光。之后，罗斯去世，珍妮的信表达出了一些不同的情感，她对罗斯的态度有了好转，认为不会再有其他女人来骚扰罗斯了，没有人再来和自己分享罗斯了。之后的通信，显示出珍妮对死亡、金钱的关注，她表现出多疑、不信任、敌意，把自己的不幸归罪于他人。

正是有了这301封信，有了妻子临床心理学知识的帮助，奥尔波特和他的学生花了几年的时间，对这些信进行了深入的研究。他请36个人列举出能够描述珍妮性格的词汇，将它们分成8组，即爱争吵—多疑、攻击性、自我中心（占有欲）、独立自主、夸张—紧张、审美—艺术、嘲讽—病态、多愁善感。另外一个学者佩奇用计算机的因素分析法进行统计分析，也分离了8个因素，即攻击性、多疑、占有欲、审美、多愁善感、病态、夸张和自我中心。有趣的是，这两种方法所得到的研究结果几乎一致。

奥尔波特于是得出结论：计算机的运用并没有得到什么新的东西，而鉴定者的主观印象也许能提供更为丰富的信息。正因为奥尔波特的这种研究方法，他被指责为更像一个艺术家，而不是科学家；但同时，这种方法也被一些心理学家所接受和使用。

2. 宗教倾向的研究

没有哪个人格心理学家像奥尔波特一样，一生都对宗教研究孜孜不倦。他认为深厚的宗教责任感是成熟个体的标志，然而并不是所有去教堂做礼拜的人都有成熟的宗教倾向，有些人对宗教有严重的偏见。

为了了解做礼拜和偏见的关系，他和同事编制了《宗教倾向量表》（ROS），这个量表适用于经常去做礼拜的人。ROS假设宗教倾向有内在和外在之分。内在倾向是指人们靠宗教支撑自己的生活，主导动机来源于其宗教信仰，他们不利用宗教来达到自己的目的，而是调整自己，使自己的需要符合宗教的价值观，并且不折不扣地遵守内在的宗教信念。外在倾向是指人们把宗教看作一种寻求自我安慰、遵从社会习俗的宗教，视宗教为自己达到目的的手段，这些人很容易建立宗教信念，也很容易改变这些信念。

后来，奥尔波特不断修正自己的ROS观点，也有其他心理学家继续对ROS进行修订和大量研究。然而，我们想再次重申的是，我们可以从奥尔波特的成长经历的角度，去理解他的研究兴趣。他对宗教倾向的关注，从某种程度上也显示出他对于人们的宗教信仰、宗教行为的好奇和怀疑，甚至可以猜测，这也许是奥尔波特想探究母亲宗教态度的内在兴趣，因为在他的眼里，母亲更像是一个宗教信徒，而不是孩子的母亲。

（五）动机和机能自主

1. 动机的理论

奥尔波特认为，精神分析和各种学习理论是一种反应性（reactive）理论，认为人们主要受到缓解紧张和恢复平衡状态的需要所驱动。而一个有用的动机理论应该意识到，人们不仅对环境做出反应，而且还能塑造环境并使环境对他们做出反应。人格是一个不断成长的系统，新的成分会不断涌入。

他认为一个有用的动机理论必须具备四个特征。

①动机的现实性。奥尔波特反对弗洛伊德认为儿童时期的动机决定人一生行为的观点，他主张动机是现在的动机，过去的动机只有现在还存在才能解释行为。

②动机的多元性。奥尔波特反对把动机归纳为一种类型，如"性""自我实现""自卑"等。他指出："动机的种类是如此的广泛，以致难以发现普遍的共同特性。❶"他认为，成人的动机基本上不同于儿童的动机；神经症患者的动机也与正常成年人的动机不同；有些动机是有意识的，有些是无意识的；有些是转瞬即逝的，有些是不断复发的；有些是边缘的，有些是核心的；有些是降低紧张的，有些是维持紧张的。

③认知过程是动机产生的重要原因。与前人不同，奥尔波特强调动机与认知过程的密切联系，他认为不了解一个人的计划、意愿，就不可能真正了解人的动机。所以他强调必须了解一个人自己当前的想法。

④每一个人具有独特的动机模式。正如两个人不会具有相同的特质结构一样，两个人也不会具有相同的动机结构。每一个人都有自己独特的动机模式，一个具体的、特殊的动机不同于一个抽象、概括化的动机。例如，某人喜欢打球，有的理论认为这是因为个体具有攻击的需要，也有的理论认为这是一种被压抑的性驱力，还有的理论把它归因于在初级驱力上习得的次级驱力。奥尔波特认为，其实想提高打球技能就是个体特有的、具体的动机。

由此可以看出，奥尔波特依然无意识地强调：自己的动机是不同于其他人的，换句话说，就是他认为弗洛伊德把其他人的动机规律应用于自己是不合适的。

2. 意识和无意识动机

奥尔波特也许是最强调意识动机重要性的人格心理学家，他对意识动机的重视可以追溯到他与弗洛伊德的那次见面。奥尔波特认为他对自己的动机十分清楚，只是想知道弗洛伊德怎样看待这样小的孩子的肮脏恐怖症。

不过，奥尔波特并没有否认无意识动机的存在，也没有否认无意识

❶ Allport, G. W., *Pattern and Growth in Personality*, New York, Holt, Rinehart & Winston, 1961, p. 221.

的重要性。他同意有些动机受到了隐蔽的冲动和阈下动机的驱使。例如，他认为多数的冲动性行为是无意识的，是重复的，起源于童年，只是成年后还保持着孩子般幼稚的特点。

3. 机能自主

奥尔波特认为"机能自主"（functional autonomy）是一个人现在进行这一行为的原因，与原来进行这种行为的原因是不相同的，即过去的动机与目前的动机在机能上没有联系。一个人今天的动机机能是自主的，它独立于过去。

例如，一个学生刚刚学习某门课程时，很可能是因为这门课程是学校开设的，或因为家长逼迫，或由于很多人都在学。但是，也许到了后来会完全被之吸引，甚至迷恋这门学科。这里原发性动机也许丧失殆尽，达到目的的手段本身却变成了目的。

他认为，当动机成为自我统一体的一部分时，对动机的追求是因为它们本身，而不是为着外部的奖励或奖赏。他区分了两类机能自主。

①持续的机能自主（perseverative functional autonomy）。它是指个人盲目从事的重复性活动，并且这些活动曾一度为实现某个目的起过作用，但现在已不再发生作用了。这种活动的发生独立于奖赏和过境经验之外，是一些没有太大意义的低水平的活动。例如，一个人在退休后仍然每天早晨六时起床就是一个例子。

②自我统一的机能自主（propriate functional autonomy）。这是使人格形成统一体的主导动机系统。它是由个人的兴趣、价值观、目标、态度和情操等引起的，由机能自主的动机控制的行为，是人类行为的特征。机能自主的动机应该是人格心理学家研究的中心问题。

奥尔波特的机能自主理论具有积极的意义，具体表现在以下两方面。

第一，提高了人的自主地位。奥尔波特强调人具有自主的能力，可以支配自己的行为，能够为自己负责。很明显，这种观点是对当时主流心理学的精神分析和行为主义的对抗，也是他对自我的价值和尊严的一种捍卫和弘扬。

第二，指出了人的社会化价值。奥尔波特认为人的动机可以转化和形成，并且能够说明一个儿童如何能够转变为社会成人的道理。他强调人的社会化价值，与当时主流的精神分析和行为主义观点不同。

五、奥尔波特理论思想的贡献与局限

奥尔波特对心理学中任何掩盖人类个性或尊严的观点进行了不懈的斗争。如果要区分出贯穿整个奥尔伯特著作中的重要主题，那么个体的重要性将排在第一位。当然，这个主题把奥尔伯特的理论置于"科学"心理学的对立面，因为一般人认为科学的职能是发现支配所有行为的普遍规律，科学关心的是普遍真理，而奥尔伯特关心的却是特殊的真理。

(一)主要的贡献

1. 对人本主义心理学的贡献

奥尔波特是人本主义联盟的五位创建者之一，是人本主义的先驱。他重视生活目标和意义的追求，强调促进个人价值观的建立。反对美国主流心理学中非人化和生物主义的情绪，为构建人本主义心理学理论奠定了基础。人本主义心理学能发展成为脱离精神分析传统，又与行为主义对立的心理学的第三势力，在许多方面都与奥尔波特的贡献分不开[1]。

奥尔波特为人本主义自我心理学奠定了基础，他指出自我是个体人格一致性、动机、记忆连续性的基础，这种自我心理学与弗洛伊德以患者和病人为研究对象、以探索潜意识为主的观点不同，他强调以健康成年人为研究对象，强调研究意识动机。由于奥尔波特强调自我、机能自主，他的理论已为注重临床方法的心理学家所接受[2]。

2. 对人格心理学的贡献

很少有心理学家能够像奥尔波特那样对人格定义的表述字斟句酌，对以前人格定义的分类进行深入研究，竭尽全力地全面透视人格理论。在他的著作中，所表现出来的清晰的思维、精练的语言，成为未来理论家效仿的典范。

奥尔波特奠定了人格心理学在美国的学术地位，他认为人格是心理学理所应当的研究主题。奥尔波特是美国第一个开设人格心理学课程的心理学家，也是美国第一部人格心理学教科书的作者，他以研究人格心理学而著称于世。他使德国人格心理学在美国得到发展，是将人文科学心理学与传统自然科学实验分离的第一个关键人物[3]。

3. 人格特质论的奠基人

奥尔波特是人格特质论(trait theory)的奠基人，1929 年的第九届国际心理学大会上，他发表了《什么是人格特质》的论文，提出将特质作为人格的基本单位。他的理论观点对于后来的人格心理学研究，如卡特尔

❶ 林方：《心灵的困惑与自救——心理学的价值理论》，70 页，沈阳，辽宁人民出版社，1989。

❷ 查普林：《心理学的体系和理论》，林方译，北京，商务印书馆，1984。

❸ 车文博：《人本主义心理学》，杭州，浙江教育出版社，2003。

的 16PF、大五人格等，都有着重要的影响。

奥尔波特以个案研究法，从书信、日记、自传中，分析具有代表性的人格特质。奥尔波特认为特质是人格的基础，认为特质是每个人以其生理为基础的一些持久不变的性格特征，可以分为三大类。

（1）首要特质

首要特质（cardinal trait）是一个人最典型、最具概括性的特质。小说或戏剧的中心人物，往往被作者以夸张的笔法，特别凸显其首要特质，如林黛玉的多愁善感。

（2）中心特质

中心特质（central trait）是构成个体独特性的几个重要特质，每个人身上大概有 5～10 个中心特质，如林黛玉的清高、聪明、孤僻、抑郁、敏感等。

（3）次要特质

次要特质（secondary trait）是个体不太重要的特质，往往只有在特殊情境下才表现出来。例如，有些人喜欢高谈阔论，但在陌生人面前则显得比较沉默寡言。

（二）主要的局限

1. 不是真正的人格理论，缺乏系统性和完整性

奥尔波特的理论观点的确涉及了人格，他对人格的定义进行了大量研究，这是任何其他心理学家所不及的。但他对人格的理解只是一个狭窄的角度，即仅仅对几种动机做出了解释。正如美国心理学家所言："奥尔波特的著作生动第一，结构第二，可读性高，颇受欢迎；但是缺乏完整的理论体系，显出了漏洞❶。"

奥尔波特的理论没有将许多已知的有关人格的知识整合进来，他没有对无意识动机驱动的行为、次级驱力所激发的行为做出足够的解释，似乎他只满足于精神分析和行为主义的解释，并不想做出自己的阐释，他只是致力于鉴别他承认和否认的那些心理学理论的基本要素。这一点似乎正好可以验证前面对奥尔波特潜意识的分析，他只是想证明弗洛伊德的观点是错误的，证明自己不是那个小男孩。

2. 机能自主理论有很多局限

（1）难以进行经验的证明

当大多数人都同意早期成长经验与成年人格之间的联系时，奥尔波

---

❶ Hall，C. S. & Lindzey，G.，*Theories of Personality*（2nd ed.），New York，Wiley，1978，pp. 470-471.

特却坚持认为这种联系根本不存在，认为现在行为的动机并不存在于过去，而仅仅是存在于现在。这种观点受到了很多指责，原因是它缺乏可证性，没有科学价值。

就像前面对奥尔波特的分析一样，他的观点与弗洛伊德的观点完全是两极，弗洛伊德坚持过去决定现在，童年决定成年，而奥尔波特坚持否定过去对现在的影响，坚持现在决定现在。

(2)仅描述了心理健康成年人的动机

虽然他充分描述了心理健康成人的机能自主动机，但是他并没有对儿童的动机、神经症和精神病患者的动机做出解释，也没有对普通成年人的动机做出分析。他没有分析神经症和精神病患者的动机是如何形成的，也没有讨论什么会妨碍一个人成为心理健康的人，没有提出如何能够成为机能自主的人。

3. 有些观点过于武断

虽然奥尔波特勇敢地反对精神分析和行为主义是值得肯定的，但是他有些观点过于偏颇。

首先，把人和动物、常态和变态、儿童和成人完全对立起来，对于它们之间的连续性和同一性则缺乏研究。可以说，他割裂了它们的关系。

其次，过于强调人格的独特性，忽视了人的共同性和普遍性。有人批评他不是一个科学家，因为科学家通常会用共同规律的研究方法去发现普遍的规律，而奥尔波特过于强调个案法，过于强调探寻特殊性。

最后，过于强调意识和人格健康，忽视了潜意识和病理性人格，过分强调内在因素对行为的影响，忽视外在环境对行为的作用，忽视了人格的社会根源。

尽管奥尔波特的理论观点有其瑕疵，我们依然对他敢于对抗心理学中第一势力的行为主义和第二势力的精神分析，表达深深的敬意。他与马斯洛、罗杰斯、罗洛·梅（Rdlo May）、布根塔尔（Bugent）一道建构了心理学的第三势力——人本主义心理学，创立了健康人格心理学，这是他弘扬人类尊严和价值方面做出的重要贡献。

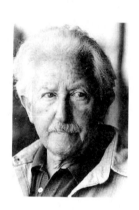

[印象小记]

埃里克·埃里克森(Erik Erikson，1902—1994)，美国人格发展心理学家，儿童精神分析医生，新精神分析学派代表人物之一。埃里克森开创了自我认同在心理学领域研究的先河，因此，埃里克森被称为"自我认同研究之父"。埃里克森以自我心理学和心理社会性发展的模式闻名于世，尤其是针对"自我认同对角色混乱阶段"的系列研究影响深远。埃里克森是20世纪最著名的心理学家之一，在20世纪最杰出的100位心理学家排名中，他排名第12。

[名篇选译]

心理社会性发展的主要阶段[2]

一、关于使用过的术语和图表

重提整个生命周期的心理社会性阶段的顺序，是想对我和琼·埃里

---

[1] 本章作者为乔红霞(国防大学军事文化学院)。

[2] 该文翻译自 Erikson, E. H., *The Life Cycle Completed：A Review*（*extended version*），New York，W. W. Northon & Company，1997—1982. 译者为各节标题添加了序号。

克森早年提出的术语有所交代，这些术语包括希望（hope）、忠诚（fidelity）以及关爱（care）等。我们认为，它们产生自三个重要人生阶段心理社会性力量和谐（syntonic）与不和谐（dystonic）趋势的对抗：希望来自婴儿期信任对不信任（basic trust vs. mistrust）的对立；忠诚来自青春期自我认同对角色混乱（identity vs. role confusion）的对立；关爱来自成年期繁衍对停滞（generativity vs. stagnation）的对立（"vs"代表"对应"，但根据补充，也类似"相反"）。长期来看，大部分术语并非毫无关联地宣称它们代表基本品质。实际上，它们对青年人是否有资格进入世代循环以及成年人是否已合格地结束它做了判断。

总之，我准备援引大卫·拉波特（David Rapaport）❶最近对这些术语的理论"仲裁"。他竭力想把我牢牢地置于自我心理学的位置，并警告读者道："埃里克森的理论（像弗洛伊德的多数理论一样）涉及现象学的、特殊的临床心理分析的心理学命题，缺乏系统的区分。因而，该理论术语的概念地位仍很不清晰"（拉波特谈埃里克森，1959）。此处读者可能知道他在说什么。但如果我们承认仪式联结了发展中的自我和它们共同的精神气质，那么现存语言就是仪式的最佳形式，因为它们表达了普遍人性以及通过仪式化互动所传递的价值标准的文化特殊性。因此，当我们走近人性力量的各种表象时，在同代人之间熟练使用的现存语言中的日常用语，就成了最好的交谈基础。

更具体一些，如果从心理发展的角度看，我们把希望、忠诚以及关爱看作婴儿期、青春期以及成年期等重要阶段产生的人性力量或自我品质，那么，我们就不该为希望、信心（faith）和仁慈（charity）具备如此巨大的信念价值而惊讶不已（虽然当我们意识到它时的确如此）。诚然，多疑的维也纳式的读者将受到提醒，当奥地利皇帝应邀视察新建成的、浮夸的巴洛克风格的纪念碑模型时，曾以权威的口气宣称："你们要对较低的左角有更多信心、希望以及仁慈！"实际上，当指向最高的精神抱负时，这些业已证明的传统价值必须从它们模糊的原点出发，寻找与最初人性力量发展的某种联系，它将成为不同传统和语言所追求的类似事物中最有教益的东西。

实际上，当我谈到世代循环时，我请教过萨迪尔卡卡（Sudhir Kakar）❷印度语中对"关爱"的说法。他回答说，还找不到一个确切的词，但

---

❶ David Rapaport 是心理分析学家，他尝试将心理分析与主流心理学合并。

❷ Sudhir Kakar 是印度知名心理学家，也是《印度人物志》（*The Indians：Portrait of a People*）一书的作者。

据说成年人通过练习 Dama(节制)，Dana(宽容)以及 Daya(怜悯)来完成任务。我要说的是，这三个词较好地翻译了日常英语中"谨慎"(to be careful)、"照顾"(to take care of)以及"牵挂"(to care for)❶。

正如我们在第二章中所指出的那样，重提这些处在发展阶梯上的被渐成性(epigenetic)观点所暗示的阶段的顺序可能会有所帮助。尤其当我打算直接从成人期的最高水平讨论心理社会性阶段，而并不总是"从开始处再来一遍"时，快速而又能消除疑虑地审视通往心理社会性阶段的整个阶梯十分重要。为列出希望和忠诚之间以及忠诚和关爱之间的人性力量名单，我们假定(和主要发展阶段有紧密联系)前者通往意志(will)、目的(purpose)和能力(competence)，后者通往爱。不仅是关爱，甚至是智慧(wisdom)。图表在它的纵轴上解释了每个阶段(即使是智慧)是建立在所有前面阶段的基础之上的；而在水平方向，每个美德的发展成熟(以及心理危机)对所有"较低水平"和已经发展的阶段，与较高水平和仍在发展的阶段具有同样的内涵意义。关于这一点怎么说也不为过。

另外，我们可能要问：如何发现渐成性原则在描绘心理社会现象全貌时是如此实用的？这是不是意味着提供的是不包括组织力量对社会个体影响的生理成熟过程呢？答案必定是，人生阶段自始至终和生理成熟过程联系在一起，甚至当它们仍要依赖人格发展的心理进程和社会进程的道德力量时也是如此。

那么，人生阶段的渐成性本质就可能在所有术语的语言一致性上得到反映。实际上，希望、忠诚和关爱这些词里都包含着证实发展含义的内在逻辑。希望是"可期待的愿望"，它与唤醒某种强烈期待体验的模糊本能冲动一致。这也和我们的假定吻合，即第一个出现的基本力量和自我发展的根源，来自信任对不信任的冲突。作为能引起联想的一种语言含义，希望甚至和意味着猛然行动的"跳跃"联系在一起。我们总是尽可能地提到这一事实，即柏拉图认为所有游戏模型都是年轻动物的跳跃。不管怎样，期望总是在有准备的想象，或微不足道的初步行动中，赋予将来预期以一种吸引人的、预计会发生跳跃的飞跃感。这种无畏必须依靠信任，这是一种相信一定会，真正地却是象征性地受到母亲般关爱的滋养，当遭受一切重大烦恼威胁时，必定会在有能力的安慰中获得重建

---

❶ Erikson，"Elements of a Psychoanalytic Theory of Psychosocial Development，"in *The Course of Life*，*Psychoanalytic Contributions Toward Understanding Personality Development*，Washington，D. C.，U. S. Government Printing Office，1980.

的感觉，德意志的安慰（the German Trost）❶。相应地，关爱体现的是一种"爱护"和"关心"那些在无助中发出绝望讯息的人的本能念头。青春期作为童年期和成年期的中间时期，出现的品质是忠诚（fidelite，fedelta），它不仅是较高水平的信任（以及信任自己）能力的重建，而且是可被信赖的宣言，以及承诺无论意识形态上属于何种派别都忠心［德意志的忠诚（the German Treue）］于某种事业。而如果缺乏根深蒂固的忠诚，就可能导致出现这样一种弥漫性的缺乏自信或者公然挑衅的典型态度，甚至会忠实地依附于缺乏自信或者公然挑衅的小集团和事业。因此，信任和忠诚不仅在语言上而且在渐成性上联系在一起，当面对处于青春期最令人恼火的年轻人时，我们会特意退回到早期发展阶段，为的是重获（除非他们已经完全失去）某些再次向前跳跃的早期希望的基础。

为了指出信心、希望和仁慈这些普世价值的心理发展逻辑，但这并不意味着要依次还原至婴儿期的根源。在一定程度上，它让我们思考显现的人性优点是如何逐步地、本能地被人性的脆弱和原始的罪恶围攻，前者不断地需要我们有治愈的洞察力，后者则要求建立普遍的信念体系或意识形态等弥补性价值观。

因此，在某种程度上受到了鼓励，我们准备介绍心理社会性阶段。而且如我所说，这次将从最后阶段开始，即我们图表的大写罗马数字——这不仅是出于教学法的技巧，也是为了图表的进一步逻辑化。阅读图表所需要的任何水平线或垂直线，无论它是以较早状态的形式出现的或者是以被随后结果证明是必不可少的形式出现的，都必须是心理发展上和任何其他的有联系的，而且是在意识到需要时代新的注意力和兴趣的阶段有可能实施的。

二、最后的阶段

老年期的主要冲突和最后危机的主题我们称为完善对失望。大写罗马数字已标明这是整个生命阶段的结束（在时间和形式上都无法预测），不和谐的成分似乎有更直接的说服力。然而，完善表达的是一种特殊需要，我们假定它是从最后的对立，即智慧中成熟起来的特殊力量。它是古老谚语中所表达的、潜移默化地存在于最简单的具体事物以及日常生活中的某种"面对死亡时，对生活本身了然于胸以及超然的看法"。但另一方面，几乎公开的蔑视（disdain）是智慧的对立面——一种感到（以及看到其他人）处于逐渐增强的结束、困扰和无助状态的情感反应。

❶ Trost 为德语"安慰"，译者按。

在弄清楚最后的矛盾前，我们要再次认真考虑一下所有发展，尤其是心理发展理论的历史相关性。以最后阶段为例：它出现在"中年期"，是一个我们肯定不会故意（或有能力）想象老年的时期。但这是几十年前，现在关于老年的主流观念已大不相同。人们可能还在考虑"老年"，少数明智的老人平静地履行着适合他们阶段的任务，知道如何在一种认为长寿是天赐给少数人的礼物以及特殊责任的文化中体面地告别人世。但当情况发生变化，老年人越来越多，增长越来越快，保养得又相当好，他们仅仅是一群"上了年纪的人"，那么这种措辞是否还站得住脚呢？另一方面，历史性的变化是否已经改变我们过去一度认为的以及按照流传下来的民间智慧而产生的对老年人的认识呢？

无疑，老年人的作用需要被重新观察和思考。我们这里能做的仅是重新考虑计划。再回到那张图表：老年期位于图表的长和宽的什么位置？按时间先后顺序它排列在右上角，最后的不和谐术语，我们称为失望（despair）；当我们快速扫视左下角，我们记得在那儿第一个和谐成分是希望。在西班牙语中，它联结了埃斯佩兰萨（esperanza）和绝望（desesperanza）。确实如此，无论在何种语言中，希望都意味着"我"（"I"）的最基本的品质，没有它生活不可能开始，也不可能充满意义地结束。当向上到左上角空置的正方形，我们意识到从那儿向上需要一个词来代表随着成熟首次竖直向上攀升的"希望"的最后形式。因为无疑地，信心代表了它本身。

如果从生命周期的结尾回到开始，解剖学上存在某种和成人希望对等的东西及各种信念（"除非你变得像孩子一样……"），它们证明希望是人类所有品质中最年幼的。的确如此，生命的最后阶段似乎一开始就蕴含着巨大的潜在重要性。孩子在现实文化中与老人相遇，并以特定的方式进行思考。我们要好好考虑一下：当成熟的老年期成为"普遍期望"的经验，被有计划地期待着，那么以后还会有什么将会以及必然会发展成这种关系呢？因而，像平均寿命延长这种历史性变化，要求有符合实际的仪式出现，这种仪式必须能在开始和结束之间提供富有意义的互动，某种概括性的有限感，以及，如果可能的话，对死亡更积极的预期。基于以上原因，我们认为智慧仍将是一个恰当的词，失望同样也是。

再返回到右上角，沿着对角线回顾，重新进入老年期之前的繁衍阶段。在渐成性计划中，"后来"意味着前面术语的后一种说法，而不是丧失。的确，老年人能够而且需要维持体面的繁衍功能（grand-generative）。因为缺乏对老年人保持活力所必需的参与行为的正确定位，导致其家庭生活中断。而缺乏必要的参与常常是隐藏在接受心理治疗的老年人公开病态之后的怀旧主题。实际上，他们大部分的失望是一种持续的停滞感。据说，这使一些老人试图延长他们的治疗❶。新症状很容易被误解为退行到早期阶段，尤其当老年人不仅因为时间的流逝、空间的废弃，而且（沿着我们图表的大标题从左至右）因为自主性降低、主动权丧失、亲密感疏离、繁衍性被忽视等原因而感到悲痛。更不用说自我认同的可能性实际上已经错过，现存的自我认同也极其有限。正如我们所说，所有这些是"发展中的衰退"❷——即寻找（真正地）特定年龄冲突的解决办法。

最后一章将继续讨论这些问题。这里我们希望表达一个观点，即赋予过去认为的老年人具有的一切品质以新的价值，我们要从他们自身的权利而不仅是他们后代的权利出发进行研究——无论他们是健康的还是病态的。在现存的许多术语中，最后阶段相对不会出现神经质焦虑，这并不是说他们已摆脱了对生命和死亡的恐惧。正如对婴儿内疚最深刻的理解不能消除个体生命以各自方式体验到的罪恶感一样，对心理社会性自我认同最准确的定义也不能取代存在的"我"。总之，一个具有更好功能的自我并不能意识到的"我"。况且社会思潮也绝不会放弃它对历史上已经被宗教和意识形态预言的基本观点的责任。

为了完成对心理社会性最后部分的回顾：如果智慧的对立面是蔑视，那么它（像所有对立面一样）必须是对人性弱点做出自然而然的反应，并且极端地重复恶行和欺诈行为。实际上，只有当面临不直接的破坏和非常隐蔽的自我蔑视时，蔑视才完全被拒绝。

形成老年期风格的最后仪式是什么？我认为是哲学，它在身体和心灵的分离中维护着某种秩序和意义，提倡智慧中有持久的希望。然而，相应的仪式化危险是教条主义，它是一种和权力滥用联系在一起的强制性虚假统一，可能发展成强迫性的正统观念。

那么，代表老年（未老先衰）期的最后性心理状态是什么呢？我认为是一种渐成性的享乐模型（generalization of sensual modes），它能促使身体强健并增进心理体验，甚至当部分功能衰退和繁衍能力减弱时也是如此（显然，我们需要讨论性欲理论的这种延展性，因此在表 6-1 的插入部分被提出来）。

❶ King，P.，"The Life Cycle as Indicated by the Nature of The Transference in the Psychoanalysis of the Middle-aged and Elderly,"*International Journal of Psycho-Analysis*，1980(61)，pp. 153-159.

❷ Blos，P.，"The Second Individuation Process of Adolescence,"*The Psychoanalytic Study of the Child*，1967(22)，pp. 162-186.

让我们回到称之为重要和谐特征的最后阶段——完善。它最简单的含义是一种一致和完整的感觉。当在下列三个组织程序联结丧失的极端情况下，它无疑处于最危险的境地。即身体方面，联结组织、输送血液的血管以及肌肉系统间的兴奋性互动普遍减弱；心理方面，过去和现在记忆体验的一致性正在逐渐丧失；精神气质方面，突然并且几乎完全丧失繁衍的反应功能的危险。这里所需要的可简单称之为"完整性"，它是一种使事物团结在一起的倾向。事实上，我们必须承认老年期回顾性的虚构故事能抵御可能产生的失望，实现虚假的整合。（当然，这种防御的作用，是由图表对角线上起主导作用的和谐品质形成的）。自始至终，我们都必须允许人类的潜能，在有利条件下积极地让较早阶段的整体经验发挥作用。因此，在图表纵轴的右上方，完善逐渐变得成熟起来。

表 6-1　心理社会性发展危机

		A	B	C	D	E	F	H	I
老年期	VIII								完善对 失望 **智慧**
成年期	VII							繁衍对 停滞 **关爱**	
成年早期	VI						亲密对 孤立 **爱**		
青春期	V					自我认同 对角色 混乱 **忠诚**			
学龄期	IV				勤奋对 自卑 **能力**				
游戏期	III			主动对 内疚 **目的**					
童年早期	II		自主性对 羞愧怀疑 **意志**						
婴儿期	I	信任对 不信任 **希望**							
		A	B	C	D	E	F	H	I

再来看一下最初规划完善时放置它们的方式：假使老人在某些方面又一次变得像小孩，那么问题是，这种转变可能是添加了智慧的孩子气或有限的天真（老人可能变得，或希望变得老而敏捷，或保持年轻且长寿）。这时，只有某种完善感能把事物黏合到一起。完善不仅是一种罕见

的个性品质，更首先是一种愿意理解或倾听的分享倾向，一种人类生活的整合方式。正如最朴素的作品和谚语中所表达的一样，它是不同时代和不同嗜好间调整方式的和平共处。同时也出现了一种对少数"其他人"与众不同的、永恒的热爱，这些人在最重大的生活环境中成了主要反击者。因为个体生命除了与人生阶段和历史片断一致性外，所有人类的完善都是随着个体参与其中的完善方式而保持一成不变或逐步走向衰退。

三、世代联结：成年期

只要条件允许，我就尽可能多地回顾一下生命周期的最后阶段，我迫切感到需要放大斡旋在两个生命阶段以及它自身的世代循环之间的"真实"阶段。这种迫切感在行将就木的老人的故事里最大限度地得到体现。当他闭着眼躺在那里，老伴低声对他耳语，念叨着站在那儿希望他好起来的每个家庭成员的名字。他却突然坐起来，问道："谁呢？""谁在照看储藏室？"这反映了印度人称之为"维持世界"的成年期精神。

成年期和青春期这两个成人阶段，并不意味着要取代青春期和老年期之间所有的次级阶段。虽然我们很高兴像其他研究者所提议的那样不做取舍的细分，但在这里我们还是要重复最初的结论——主要是为了表达任何一个此类方案的整体逻辑。当重新审视今日之努力，这意味着我们进入的阶段首先应被证明是已经描绘好的下一个阶段的心理发展所必不可少的。至于适合所有这些阶段的年龄范围，它划分的理由在早期就被界定了。考虑到一切必要条件，所有发展的品质都会发展成重要而有意义的危机，而且基于全面发展的考虑，它必须在最近时刻对下一个品质产生决定性的支配。接着，宽泛的临时范围可能接二连三地产生，但阶段的顺序却是预先决定的。

成年期（我们的第七个阶段）的主要冲突是繁衍对自我关注和停滞。繁衍包括繁衍性、生产性以及创造性。因而新生代和新产品、新观念一样，包括与进一步自我认同发展有关的自我生成。渐渐地，停滞感甚至对那些极富生产性和创造性的人也不是毫无关系了。同时，它也完全淹没了那些发现自己在生成物质方面已不活跃的人。新品质来自它的对立面——关爱，它是一种照顾他人和他物的延展性承诺，以及学会关心他人的观念。最近的研究发现，所有力量都来自从婴儿到成人早期递升顺序中较早阶段的发展（希望和意志，目的和技能，忠诚和爱），早期阶段在培养下一代力量的生成性任务中是必不可少的，它确实是人类生命能量的"储备"。

那么，（我们可能要问）生产是不是要更进一步，而不仅是繁衍的副

产品 ❶？既然每次生殖器的交配都可能导致怀孕，那么生产的心理生物需求就不应被忽视。无论如何，青年人为寻找一个能与他们在身体和思想上碰撞的另一半而损失自己的能力（从前一阶段亲密对孤立中获得），倾向于使双方利益和性欲投资最大化，因为它是共同产生和彼此喜欢的。以不同方式密集的繁衍之处已经完全败下阵来，它以一种萦绕于心的虚假亲密或者沉迷于关注自我映象的形式退回到早期阶段——它们都伴随着一种弥漫的停滞感。

像所有阶段的冲突一样，停滞标志着这个阶段潜在的核心病理，当然也涉及以前冲突的某种退化。每个阶段都有其特殊的重要性。这种性交挫败被认为是一种病，而繁衍挫败却仍不被主流生育控制技术思潮承认的今天尤为重要。升华或更广泛的应用是对挫败的本能力量更好地利用。因此，新思潮呼吁普遍关注一切孩子生命质量的提升，这种新的博爱使成熟人群主动为正在成熟的个体提供帮助，除了避孕工具和食品包装外，还为每个新出生的孩子提供充满生机的发展以及生存的重要保障。

这里我必须继续描述每个生命阶段现象特征的其他部分，它是群体生活以及人类自身生存的必然结果。如果关爱（和所有其他提到的力量一样）是带有强烈本能的重要同情倾向的任意表达，那么，它相应也有一个对立面。在老年期，我们把这种趋势称为轻蔑（disdain）；在繁衍阶段，它被称为拒绝。即在普遍关注中不愿意包括特定个体或者群体——他不愿意去关爱他们。诚然，人类（直觉的）照看的（本能的）精妙之处在于对喜欢什么或什么可能变成最熟悉的挑选，这一事实有某种逻辑。实际上，如果个体没有在某种明显的拒绝中被挑选，他就不会总是具有繁衍性或充满关爱。正因为这个原因，即使宗教和意识形态信念体系仍继续提倡广大共同团体的普世价值，但在任何给定的群体中，伦理、法律以及深刻见解都要限定拒绝的可容忍程度。博爱极大地支持了心理发展上关爱的延展性应用。在家庭内部和公众生活中，拒绝对一些不适合生存和完善目的的事物进行彻底地合理化或残忍地抑制，因此，博爱很大程度上是中断的。这可能意味着身体上和道德上残忍地反对某个时代的产物，进而转变成道德家的偏见，反对家庭或者公众的其他部分。当然它也能集合到一起，成为更大的不同民族群体的"另一面"（无论如何，弄清一些年轻的父母如何被划为某种类型，即她们不仅被称为"不合格的母亲"，而且成为同时代抛弃的焦点，这是每个个案研究的任务）。

---

❶ Erikson H., "On the Generational Cycle: an Address," *International Journal of Psycho-Analysis*, 1980(61), pp. 213-222.

而且，拒绝能偶尔在集体展现中找到更大空间。例如，在集体对抗中（多数情况下是相邻的集体），个体可能受到所属种群的威胁，不仅是领土或市场的冲突，还是看起来是异类的危险，他们当然也会对这种态度做出相应反应。因此，我们把生成和拒绝之间的冲突称为"假种"（pseudospeciation），它是普遍人性倾向中最强烈的渐成性。康拉德·劳伦兹（Konrad Lorenz）❶把它恰当地翻译成类似—准（Quasi-Artenbildung），即确信（以及基于它的驱力和行为）另一类个体或群体，无论出于历史或神的意志，本质上都与他们自身有差异同时又会对他们的种类带来危险。这是一个基本的人性两难："假种"呈现出最真实和最好的忠诚、英雄主义、合作以及创造性，同时又敌视和毁灭与他们不同的种别。那么人性的排斥，对物种生存和个体心理社会性发展就具有深远意义。拒绝被压抑的地方，也会有自我拒绝。

与承诺一致，我们必须允许每个阶段都有特定的仪式化形式。成人必须准备变成下一代眼中令人敬畏而又向往的典范，担当起审判邪恶，传递理想价值标准的责任。因此，作为仪式主持者的成人也必须按礼仪去做，而且传统需要和风俗要求他们参加一些礼仪上认可，并增强这一功能的仪式。整个成人仪式化的要素我们可简单称之为生产性元素。它包括这样一些辅助性的仪式：父母般的、教导的、生产性的、治愈性的仪式。

我认为，成年期可能猖獗的仪式主义是权威主义——吝啬并且不具生产性地过度使用经济及家庭生活的组织权力。当然真正的创造性包括真正权威的评判。

成熟的成人从年轻的成人发展而来，从性心理的角度看，它依赖后青春期以真实性行为的性欲模式进行的繁衍关系。经过危险而漫长的成人前期，此次的身心碰撞充满着强烈的想要证明的力量。

从寻求自我认同感的青春期走过来的年轻成人，渴望并愿意把他们的自我认同融合到共同的亲密行为中去，与在工作、性兴趣以及友谊承诺上证明是互补的个别人进行分享。在大多数情况下，一个人能够坠入爱河或者产生亲密行为，但现在亲密行为遇到的危险是，要把自己交托给需要有重大牺牲以及妥协的具体的亲密关系中去。

亲密的心理社会性对立面是疏离——一种对持续分离以及"不被承认"的恐惧，它为进入繁衍成熟期的仪式化行为提供深层动力，"我"—"你"的体验在一个人存在之初就烙下了印记。因此，疏离感是成年早期

---

❶　Konrad Lorenz，奥地利动物行为与心理学家，动物行为学的开创者，译者按。

潜在的核心病理。实际上，亲密关系也意味着疏离，使配偶双方不必面对下一个发展危机——繁衍。但最危险的疏离是退化以及怀有敌意地重新经历自我认同冲突，愿意退缩和固着在与他人发生冲突的早期阶段里。它表现为病理的"临界线"。亲密和隔离对立的成功解决是产生了爱，两人之间成熟的爱解决了内在分离功能的对抗。

年轻成人亲密和爱的反作用力是排他性。它在形式和功能上，和后来出现在成人期的拒绝有紧密联系。此外，正如拒绝对繁衍是必要的一样，某些排他性对亲密性也是必要的。但它们都可能形成巨大的破坏以及自我破坏，因为根本不能拒绝或者排除任何东西，就像过去一样，而只会导致（或者作为结果）过分的自我拒绝和自我排除。

亲密和繁衍显然是紧密联系在一起的，但亲密首先必须提供一种从属性质的仪式，它通过把经常性的特定言行集合到一起，培育小团体内部的行为方式。亲密充当了难以捉摸却又无处不在的心理社会演化力量的监护人。社会及个人行为方式的力量，提供共享的生活模式并需要得到认可，保证个人的自我认同与亲密性联系在一起，并遵守共同承诺某种生产模式的生活方式。从原则上说，它们至少是新阶段调整的最高目标。但另一方面，这也是背景极不相同的人融合习惯方式，形成自身和后代新环境的阶段，它反映了风俗的演变（逐渐地或根本地）以及因历史变迁而产生的主导性自我认同类型的转换。

倾向于对年轻成人进行不具生产性的夸张地仪式模仿的仪式主义是精英主义（elitism），它培植了各种打着恃才傲物烙印而不是活生生风格的派系和宗族。

四、青春期和学龄期

再往后进一个阶段：年轻成人承诺的可靠性很大程度上依赖青春期自我认同斗争的结果。当然，从渐成性的角度看，没人能确实知道他或她是谁，直到与有希望的配偶相遇并经过考验。然而，基本的自我认同方式必然来自：①有选择地确认和否认个体童年期的自我认同；②时代的社会进程认同年轻人的方式是可信赖的——充其量把他们看作一群不得不变成他们现在的方式以及正在成为他们现在方式的一群人。愿意寻求这种认可的个体渐渐地形成了公众的认可。基于同样的原因，社会也遭到了那些不愿意被接受的个体无情的拒绝。在这种情况下，社会粗暴地审判着那些以不被理解或接纳的方式聚集（如小团伙的忠心）在一起的一群人。

自我认同的对立面是角色混乱，显而易见，规范而必然的体验形成了使病理性衰退恶化或者因为这种衰退而恶化的核心困扰。

　　自我认同的社会心理概念怎样和自我—个体心理的核心概念联系在一起呢？正如所言，无处不在的自我认同感逐渐和童年期（并且在青春期得到戏剧性的总结）体验到的各种自我映象的改变，以及把自己展现给年轻人供其挑选和给予承诺的角色机会一致。另一方面，如果没有连续地对自觉"本我"（"I"）的体验，持久的自我感就不能存在，它处于存在的神秘中心：一种存在性的自我认同，接着它（就像我们在讨论老年期所指出的那样）在"最后界线"必然逐渐地超越心理社会个体。青春期怀着某种敏感的，虽然是易逝的，存在感以及偶尔热烈地对各种宗教、政治、文化等价值观念的兴趣——包括跟上时代，适应时代调节模式和成功方式的思想意识。此时，渴望自己的青春期发生与其他时代人不同的巨大变化的想法突然不可思议地蛰伏了。然后再一次，青春期出现了只有老年期才有的"到了成年"的对种群的存在性关注。

　　青春期出现的特殊力量——忠诚，与婴儿期的信任和成人期的信心紧密相连。当指导的需要从父母的形象传递到有经验并可信赖的顾问和领导，忠诚渴望接受思想体系的调节——思想体系是否是一种含蓄的"生活方式"或是激进的露骨表达呢？忠诚的对立面是角色否认，它是一种活跃的、有选择的本能力量，它与在自我认同形成中起作用的职责和价值不同，与必须反抗或与之斗争的职责和价值区分开来。角色否认可能以一种与任何可利用的自我认同潜能有关，包括某种缓慢或虚弱的不自信表现，或以一种彻底违抗的形式出现。最后，是对消极自我认同的一种固执的偏爱（也总是存在的），它是一种虽然不被社会所接受却顽固地证实了自我认同要素的组合。如果社会背景不能提供任何切实可行的供选方案，所有这些可能导致一种突然的，有时退回到"自我"感最初体验冲突的"边界附近的"，几乎是一种不顾一切的自我重生。

　　但另一方面，如果没有角色否认，自我认同就不可能形成，尤其是当那些可利用的角色危及年轻个体可能的自我认同整合时。角色否认有助于限定个体的自我认同，至少唤起体验到的忠诚，它们通过恰当的仪式化或仪式得到确认并转变成持久的隶属关系。社会进程中的某些角色否认也是无足轻重的，因为多数情况下继续重新适应变化的环境，只有在拒绝适应"环境"以及服务于仪式化整体更新中累积愤慨的忠心反叛者的帮助下，心理社会的演变才能顺利进行。

　　总之，自我认同形成是一个逐步发展的定型过程——一种逐渐整合与生俱来的特殊本能需求、天赋能力、重要自我认同、有效防御、成功升华以及角色一致性的定型。但这些只能产生个体潜能，技术化的世界观以及宗教或者政治意识形态之间的彼此适应。

青少年首次尝试着使同龄伙伴间的互动仪式化以及创建小团体仪式，这种转变中自发的仪式是惊人的、难以理解甚至是恼人的。他们同时也促进了运动场所、音乐会场所以及政治和宗教活动场所公共事件的分享。在所有这些场所中，我们可以看到年轻人正在寻求一种意识形态上的认可，以及自发典礼和正式仪式的整合。这种寻找也导致了打着极权主义标签的、狂热的、参与的激进仪式主义。也就是说，世界万象是如此虚幻以致缺乏自我更新的力量，从而变成具有破坏性的狂热者。

正如我们所看到的那样，青春期以及后来在中学和大学得到延长的学徒期可被看作正式心理社会的延缓：在性和认知上都已成熟，但却允许延缓做出决定性的承诺。它提供的是相对灵活的角色体验，包括性别角色和所有重要的适应社会的自我更新。按照顺序，较早的学龄期是性心理的正式延缓，它的起始和精神分析的"潜伏期"一致，并以若干隐匿的幼稚的性欲和延期的生殖成熟为标志。将来的配偶和家长首先要经历学校教育为他们正式步入社会所做的准备，学习未来工作职位的技能和交际技巧。我们把这个阶段称作勤奋对自卑的心理危机——它是最早产生的有能力胜任任务的感觉，以适应技术世界的规律和有计划地设定好的程序的合作规则。另一方面，这个阶段的孩子学会了像热爱游戏一样热爱学习，热切地学会了符合物质思潮的主要技巧。工作角色的等级制度已经通过历史或者小说中教导成年的人物，以及传奇英雄人物等真实或者虚构的典型进入游戏和学习中孩子的想象空间中去。

我们假定勤奋的对立面是自卑，它是必不可少的错位感，有助于促进最好的，同时（暂时地）麻痹次等的工作者。作为这个阶段的核心病理，自卑被大量有重大影响的冲突包围着，它驱使孩子过度竞争或者诱使退化——它仅仅意味着婴儿—繁衍冲突以及恋母情结的重新开始，因而全神贯注地迷恋冲突性人物而不是与附近的能提供帮助的实际事物进行碰撞。这个阶段发展的最早力量是能力，它是成长中必须逐步整合所有证明和掌控实际的成熟方法，以及分享在同等生产环境下合作的人的现实性的一种感觉。

现在我们想指出的是心理社会性阶段顺序和世代继承背景下的本能力量与组织模型之间的联系。我们主要强调一些发展性原则，它们是对规划时看来必不可少的内在规律的认可。虽然实际上，在所有使用过的术语中，我们还不能给出所有阶段的精确数目。但很显然对方案的任何整体确认，我们都依赖这些论述中被回避的一些原则。

在心理方面，有一种正在被证实的认知发展力量，它精炼和扩大每个阶段的精确能力以及和现实世界进行观念互动的能力。这无疑是一种非常必要的"自我—组织"的哈特曼❶❷感觉。它证明了皮亚杰智力方面的"感觉发动机"与婴儿信任之间的关系；"直觉的—象征性的"与游戏和主动性的关系；"具体的—操作的"与勤奋的关系；以及"形式运算"和"逻辑运算"与自我认同发展的关系。皮亚杰耐心地听了我们提纲中提到的早期学科间的碰撞，后来证实至少他认为在他的阶段和我们的阶段之间没有冲突。格林斯潘❸在报告中说，"皮亚杰对埃里克森把弗洛伊德理论发展成心理社会模型非常支持"❹。而且他援引皮亚杰的话，"埃里克森阶段论最大的优点是，他试图精确地使弗洛伊德的机制处于一个更普遍的行为类型之中，假定在随后水平上不间断地整合以前的习得"❺。

勤奋的对立面，是一种在学龄期经历的有能力掌控的感觉，是时常威胁个体富有成效的生命，使之不能正常活动的惰性，并和前一时期，即游戏时期的抑制产生重大关联。

五、学龄前期

童年阶段已经在与渐成性、性前期以及仪式化有关的论述中讨论过。在这里我们只是附加地简要陈述一下它们的对立面和反面。

那么，让我们返回到游戏时期，这一时期是主动对内疚的时期。正如我们重复说的，游戏是所有接下来的阶段的一个基本成分。当恋母情结强烈限制儿童与父母形象关系的主动性时，成熟的游戏以微观上想象出来的大量自我认同以及戏剧表演的方式解放了幼小的个体。游戏期"发生"在限制性的学龄期、真实的工作角色和体验潜在自我认

---

❶ 哈特曼继承了弗洛伊德和安娜的自我心理学思想，创建了自我心理学理论体系，同时他的理论又孕育了大批后继的自我心理学家，如斯皮茨、雅可布森、玛勒和埃里克森等人，译者按。

❷ Hartmann H.，*Ego Psychology and the Problem of Adaptation*，Translated by David Rapaport，New York，International Universities Press，1958.

❸ 心理学家格林斯潘于1955年提出，交往者一方发出的"嗯—嗯"之声使另一方反应增强，这一现象被称为格林斯潘效应，译者按。

❹ Greenspan，S. I.，"An Integrated Approach to Intelligence and Adaptation：A synthesis of Psychoanalytic and Piagetian Developmental Psychology," in *Psychological Issues*，New York，International Universities Press，1979，vol. Ⅲ-Ⅳ.

❺ Piaget，J.，"The General Problems of the Psychobiological Development of the child,"in Discussions on Child Development，Tanner，Jr.，and Inhelder B.，*Discussions on Child Development* New York，International Universities Press，1960，vol. Ⅳ，pp. 3-27.

同的青春期到来之前。无一例外地，这一阶段被看作俄狄浦斯戏剧的最早源头。它通过戏剧上完美的舞台展现，成为所有艺术中人类游戏终生力量的典范。在所有这些游戏中，幽默感是人类特有的嘲笑自己和他人的礼物。

所有这些可能使游戏期的抑制发展成主动性的对立面——游戏的和富有想象力的生物体必然的对立面。而且抑制已经被证明是后来神经症困扰（从癔症开始）的核心病理，它们深植于冲突的俄狄浦斯情结时期。

游戏期的前一阶段是"肛门"期，此阶段的冲突首先表现在婴儿期的"固着"，指向强迫的神经官能症混乱。从社会心理上看，它被看作自主对羞愧和怀疑（autonomy vs. shame and doubt）的危机，来自对最初意志的解决。当我们再一次看之前和随后的位置，它在发展上是合理的，即如果没有一个从口头感官依赖到某种肛门—肌肉固着，再到某种确认的自我控制，我们刚刚定义的主动性就不可能发展。较早时我们已指出儿童如何在任性的冲突和没有独创性的上瘾之间转换。伴随着对反叛冲动的理解，或者通过把他人的意志变成自身需求而成为可依赖的人，儿童不时尝试着完全独立的行动。在平衡这两种趋势中，基本的意志力量支持自由选择和自我克制走向成熟。人类早早地尝试决定做什么，放弃（不值得去做）做什么，而且愿意做符合自然规律和法律的事情。无论如何，强迫和冲动是意志的对立面，它们与这个时期占主导的双重模型（保持的和消除的）相一致，当被加剧或联结起来，就不能正常工作。

甚至在递减顺序中，这一点也很清楚。即阶段的发展是一个渐成的整体，任何一个阶段或者力量都是后一发展阶段的早期的雏形、"天然"危机以及潜在的复原力。婴儿期的希望已经存在意志的成分，当意志的危机出现在童年早期，它必然会受到挑战。另一方面，回头看"最后一条线"，婴儿期的希望可能已经具备某些逐步发展成信心的成分——尽管婴儿除了最强烈的依恋外，很难抵御其他任何东西。此外，是不是"老子"（Laotse）的名字意味着"老小孩"，指的是长着细小白胡须的重生呢？

正如所言，希望来自信任对不信任的冲突。从某种观点看，希望是纯粹的将来。早期不信任占主导，期望在认知和情感上都是减少的。当期望占优势时，它通过不同形式实现处在中间阶段的早期其他神秘图景的功能。面对最后事物以及暗淡的重回承诺的一切方式，无论以何种崇高的形式，伊甸园都已经永远地失去了。和勤奋与目的原因一样，自主与意志也是指向将来的，它们在游戏和预备性的工作中对个人的经济、文化以及历史时期的选择保持开放。相应地，自我认同和忠诚，必须开始对包括行为和价值观有限结合的选择做出承诺。与可利用的思想体系保持一致，青年人能设想出"拯救"和"遭天谴"更广泛的可能；同时青春期的爱又被"能够做什么和彼此关照"的梦想鼓舞着。成年的爱与关爱渐渐地产生了非常重要的中年因素，即因为命运和个人在各种条件下做出的狭窄选择已经被证明是不可更改了。如今条件、环境以及交往已经变成了个人曾经的生命往昔。成年人的关爱因此必须集中于如何谨慎地做出一生都不后悔的选择上。或者，事实上已经迫于命运，在历史时期的技术性需求中开始喜欢它了。

随着每一个新生力量的出现，新的时代感也伴随着已不可改变的自我认同感一道出现：他逐渐成为他引起的样子，最终被他的生活阅历所塑造。利夫顿❶❷对幸存者意味着什么做了大量阐述，但是成年人必须意识到（像俄狄浦斯所做过的那样）创造事物的人也会因他的创造物而存活。并不是任何一个阶段都很清晰，相反，只要停滞的威胁感持续存在，繁衍阶段就被普遍看作对死亡的极度蔑视。青年人以他自己的方式，比成年人越来越多地意识到死亡。成年人忙于"维护世界"，参与重大的宗教、艺术和政治仪式。我们创造关于死亡的所有神话并将其仪式化，赋予其仪式化的含义，然后它变成了有影响力的社会存在。青年人和老年人是梦想重生的年龄，成年人非常忙碌地处理着实际的生活，并以一种独特的喧闹感和永恒的历史现实感作为补偿——一种对青年人和老年人都不真实的感觉，因为它否认了生物体的虚幻部分。

读者现在可能希望回顾表 6-1 的分类。对每一个心理社会性阶段，"位于"心理性欲（A）和扩大的社会半径（C）之间，我们列出了一个核心危机（B），在这个危机中，特定的和谐潜能［从基本信任（Ⅰ）到完善（Ⅷ）］与它不和谐的对立面（从基本不信任到衰老的失望）之间失去了平衡。每次危机的解决都会产生基本力量或自我品质（从希望到智慧）（D）。而且这种一致力量也存在对立面（从回避到蔑视）（E）。和谐的与不和谐的，以及一致的和对立的潜能是人类适应环境所必需的，因为人类与动物按照本能适应有限的自然环境，对积极和消极反应做出清

---

❶ 利夫顿是国际著名的精神病理学家和政治心理学家，他的著作《革命的永生》开拓了毛泽东及其思想研究的一个新视角。他认为，毛泽东的语言中透露出一种直面死亡的绝对化倾向和一种一往无前的挑战精神，译者按。

❷ Lifton，R. J.，*History and Human Survival*，New York，Random House，1970.

晰划定以及内在区分的发展命运不同。人类必须通过漫长童年期的指导，发展出爱和攻击的直觉反应模式，它集中了在技术、行为方式以及世界观上有很大不同的多种文化环境，虽然每一个都支持了哈特曼称之为某种"一般期望"的情况。不和谐和对立趋势在重要性上超过了和谐和一致趋势，发展出特定的核心病理（从精神性退缩到对衰老的沮丧）。

自我综合以及共同的精神气质共同支持和谐和一致趋势的特殊较量，与此同时，它们也试图去适应人类力学重大变化中的一些不和谐和对抗。这些不和谐和对抗趋势对个体和社会秩序存在持续的威胁。因此，在历史进程中，包括一切信念体系（宗教，思想意识，宇宙理论），都试图通过与值得尊敬的"内部人"广泛合作而使一致的人类倾向普遍化。这种信念体系渐渐地变成个体发展中所必不可少的部分，因为它们的精神特质（它"促使规矩、风俗、道德态度以及理想产生"）通过特定年龄和恰当阶段的仪式化行为（G）在日常生活中表达出来。它们在某种无所不包的原则（从超自然的到哲学的）的重建中获得成长的力量。然而，在自我和精神气质失去联系的地方，这些仪式化行为将分裂成抑制性的仪式主义（从过分尊崇到教条主义）（H）。因为它们共同的心理发展基础，在个体的核心困扰和社会仪式主义之间有着强烈共鸣（E 和 H）。

因而，每个新出生的人接受并内化社会秩序规范的逻辑性和力量（从遍及法律和技术的宇宙到意识形态以及超乎其外的）（F），以及为适宜条件下把它们传递到下一代做好准备。无论如何，所有这一切都必须被看作发展和复原的根本性的内在潜能，甚至日常的临床经验和总体观察使我们面对个体没有解决的危机和仪式解体的社会病理学。

这一切都带领我们来到此处忽视的另一个互补性研究的边缘区域：它包括有利于集体政治活动的体制结构和机制。我们试图真正地解释在个体发展和社会结构间建立联系的日常仪式化行为的原因，它们的"政治活动"很容易在社会密切互动的任何记载或者个案研究中被识别。然后，我们暂时将信任和希望的特定力量与宗教联系在一起，自主和意志的特定力量与法规联系在一起，创造性和决心的特定力量与艺术联系在一起，勤奋和技能的特定力量与应用科学联系在一起，自我认同和忠诚的特定力量与意识形态规范联系在一起。我们必须依靠社会科学，以特定的体系和周期记录重要个体，如何同精英分子以及力量团体一道在生产和政治生活中努力维护、更新或者取代无所不包的精神特质，以及他们如何倾向于支持成年人的繁衍潜能，并为成长中个体的生长和发展做好准备。在我的工作中，我只能建议接近两个宗教政治领导人，即马丁·路德和莫罕达斯·甘地的生活以及他们生活中的决定性阶段，他们能够把个人的冲突转化成众多同时代人精神和宗教上的生命重生方式。

这将我们带到心理历史学的工作中去。但在这篇文章的最后，似乎最好以一种简短评注的方式询问心理分析的方法以何种方式可能获得社会心理的深刻见解，以及产生有助于它的观察资料。这又把我们带回到这篇评论的起点。

[思想评述]

一、心理学家生平

埃里克·埃里克森是美国人格发展心理学家、精神分析学家、新精神分析学派代表人物之一。埃里克森祖籍丹麦，1902 年出生于德国法兰克福，1939 年加入美国籍。他的主要贡献是首创"自我认同"（identity）（也译作"自我同一性"）概念，开创了自我认同在心理学领域研究的先河，因此，埃里克森被称为"自我认同研究之父"。埃里克森以自我心理学和心理社会性发展的模式闻名于世，尤其是针对"自我认同对角色混乱阶段"的系列研究影响深远。他的代表性著作有《童年与社会》（*Childhood and Society*）、《青少年与自我认同危机》（*Identity：Youth and Crisis*）等。虽然埃里克森谦虚地称自己是在弗洛伊德理论的"磐石"上创建了以自我认同概念为核心的生命周期理论，但毫无疑问他发展了弗洛伊德的理论，当之无愧为现代心理学界最有成就的精神分析学家之一。与弗洛伊德不同，埃里克森注重文化和社会因素对人发展的作用，将弗洛伊德的理论从潜意识上升到意识，从心理内部扩展到外部客观世界，从五阶段论扩展到人一生的发展，体现了毕生发展的观念。因此，心理学史家墨菲借用柯尔斯的话说："如果要问谁代表今日世界精神分析自我心理学的锋芒，那似乎就没有多少理由不认为是埃里克·埃里克森 。"

埃里克森的身世、成长经历、人格特质、所处的社会环境以及学术背景等因素对其观念、学说、思想的形成影响深远。埃里克森是个私生子，1902 年出生于德国，父亲是丹麦人，在他出生前就抛弃了他的母亲。在埃里克森 3 岁时，母亲与当地的犹太儿科医生西塞多·洪伯格（Hongburg）结婚，埃里克森一直把继父当作亲生父亲，并幻想能成为"更好的父母"的儿子。他微妙的不属于他家庭的感觉，随着青春期生理特征的变化而不断加剧，并成为现实。埃里克森身材高大，金发碧眼，白皮肤，外形很像丹麦人，但埃里克森的母亲和继父都是犹太人。在学校里他被认为是犹太人，在继父所在的教堂里，他又被视为异类。

在埃里克森的成长时期，反犹浪潮席卷整个德国，他既无法在德国人中找到自己的位置，又因为自己的丹麦长相，不被德国的犹太人所认同。他的青春期正值第一次世界大战，作为德国人的埃里克森为自己究竟该忠于德国还是丹麦感到困惑。出生、种族、宗教文化等问题困扰着这一时期的埃里克森，使他经历了人生第一次角色混乱，也促使他格外关注"我是谁？""我从哪里来？""我将往何处去？"这类自我认同问题。

埃里克森在 1968 年至 1975 年先后发表了三个版本的自传体小说，称自己生命的前 25 年里经历着信任对不信任，自我认同对角色混乱的危机。可以说，埃里克森的一生充满了角色混乱问题。后来埃里克森提出并一直关注"青少年自我认同危机"可能与这段经历有关。18 岁高中毕业后，埃里克森违背继父要他成为一名医生的愿望，选择游学欧洲并"寻找自我"，他学过绘画，曾先后两度进入艺术学校学习，但都没毕业就放弃了。

与很多心理学家不同，埃里克森早年没有受过正规院校教育，只进过文科中学和文科预科大学，后又在游学欧洲期间学习艺术、历史和地理。总体上看，埃里克森在校期间不是一个优等生，但却很有艺术天赋。埃里克森多年来一直沿用继父的姓，甚至在第一次写论文时还使用埃里克·洪伯格的名字，直到 1939 年他加入美国籍时，才改姓埃里克森。

1927 年，25 岁的埃里克森应同学之邀到维也纳的一所小学担任美术教师，那个小学的学生都是弗洛伊德的病人和朋友的孩子，他也因此结识了弗洛伊德的女儿安娜·弗洛伊德。在安娜的邀请下，他到维也纳一家新式学校进行儿童教学工作，并以每月支付 7 美元的培训费接受安娜的精神分析训练。这一时期对埃里克森非常重要：第一，他系统地学习了弗洛伊德的理论，并有机会了解新精神分析代表人物如哈特曼（Hartman）、沙利文（Sullivan）等有关自我心理学的主要理论；第二，安娜的精神分析理论与他父亲的理论不同，在诸多方面都有独特建树，对埃里克森产生了深刻影响。为表达对安娜的感激之情，1964 年埃里克森把自己的著作《洞察力与责任感》一书献给了她。

1927 年至 1933 年在维也纳的 6 年，是埃里克森重要的人生转折期。这期间埃里克森除了获得精神分析的训练，系统学习弗洛伊德思想体系外，还谋到了一个心理分析师的职业，找到了在今后生活中坚定支持自己的人生伴侣，同校任教的加拿大籍教师琼·谢尔逊（Joan Serson）——一位舞蹈家和人类学家，并生育了两个孩子。这一时期是埃里克森的转折期和确定未来发展方向的关键时期，曾是艺术家的他成为一个精神分析师，被吸纳为国际精神分析协会的常规会员，从此迈入精神分析这扇玄妙而深奥的大门。埃里克森获得的维也纳精神分析研究所的毕业证书，也是他受的唯一正规高级学校教育。因为埃里克森从没获得过高级学位，所以他成为弗洛伊德所认为的精神分析学家不必攻读医科专业观点的范例。

1933 年至 1950 年是埃里克森人生的第三个阶段，也正是在这个阶段，他逐渐形成了心理社会性发展阶段理论。1933 年，为躲避纳粹的迫害，埃里克森全家迁居丹麦，后又迁往波士顿，并以精神分析师的身份私人开业，成为该地第一个儿童精神分析师。

1936 年至 1939 年，埃里克森在亨利·墨里（Henry Murray）主持的哈佛医学院神经精神病学系任研究员，并被哈佛医学院录取为心理学哲学博士候选人，但几个月后他就放弃了。其间，埃里克森研究了正常儿童和情绪紊乱儿童，结识了一批有名望的人类学家，如露丝·本尼迪克特（Ruth Benedict）和玛格丽特·米德（Margaret Mead）。1938 年，在两位人类学家的帮助下，他前往南达科苏语印第安人的松脊居住地（pine ridge reservation）进行实地考察，观察了苏语印第安人抚育子女的情况，并对当地儿童首次进行了文化对心理发展影响的研究。

1939 年至 1944 年，埃里克森参加了加利福尼亚大学伯克利分校儿童福利研究所有关"儿童指导"的纵向研究，这项研究涉及人生各发展阶段冲突的解决以及儿童游戏的性别差异等。从 1942 年起，他一直担任该校的心理学教授，同时抽空到上游的加利福尼亚海滨调查另一个印第安族尤洛克（yurok）渔民。对苏人和尤洛克人的人类学研究使埃里克森进一步认识到社会文化因素在人格形成中的重要性，这种认识渗透在他的整个理论之中，促使其人格发展阶段理论的逐渐形成。1949 年，在反动的麦卡锡时代阴影的笼罩下，加利福尼亚大学要求教职员工进行反共忠诚宣誓，埃里克森因拒绝签名被免职。后来，加利福尼亚大学发现他"政治可靠"，准备重新授予他心理学教授职位，但遭到埃里克森的拒绝，因为其他教授也因同样的"罪名"被免职了。

整个 20 世纪 50 年代是埃里克森生命的第四个阶段。1950 年，埃里克森离开加利福尼亚州，同年出版著作《童年与社会》，该书描述了他的人生发展八个阶段理论，1963 年再版时又进一步对这些阶段在不同文化中如何各有不同表现方式进行了阐述；该书高度强调了社会和文化因素对人类发展的重要性，对自我认同、自我认同危机、心理社会延缓期等概念进行了初步探讨，并详尽论述了自我的功能。该书及其后的一些著作，创立了关于儿童发展的新学说，形成了"自我心理学"的新学科。1951 年至 1960 年，埃里克森居住于马萨诸塞州的斯多克桥，在奥斯丁-里格斯中心（Austin Riggs Center）（情绪紊乱青少年治疗中心）任高级教员，专门从事情绪障碍青少年的治疗工作，并在匹兹堡大学医学院讲授精神病学课程。

1960 年至 1970 年是埃里克森人生发展的第五个阶段，这期间埃里克森被聘为哈佛大学人类发展学和精神病学教授，讲授"人类生命周期"课程，深受研究生欢迎，直至 1970 年退休。他的研究和著作主要以他的新学说为基础并着重研究自我认同问题。

二、心理社会性发展理论的要点和原则

埃里克森是美国著名的发展心理学家和精神分析学家，他提出的心理社会性发展理论，蕴含着丰富的心理健康教育思想。埃里克森在心理历史结构下描述心理发展阶段，强调独特的文化环境（包括政治、经济、文化以及语言）形成了个体的发展。他认为健康人的一生是一个自我意识持续发展的生命周期，从婴儿期到老年期，分为八个发展阶段。这八个阶段的顺序是由遗传决定的，但每个阶段能否顺利度过却由环境决定，因此他的理论又被称为"心理社会性发展理论"。同时他强调自我在各个发展阶段的重要作用，又被看作"自我心理学"的创造人，著名的"自我心理学家"。埃里克森认为，每个阶段都有特定的危机解决任务，危机的积极解决能够增强自我力量，形成积极品质，使心理健康发展，有利于个体对环境的适应；反之，危机得不到解决，就会削弱自我力量，导致心理不健全，阻碍个体对环境的适应。同时，每个阶段都是建立在上一阶段危机解决的基础之上，前一阶段危机的成功解决会扩大后一阶段危机解决的可能性，反之则会缩小其可能性。因此，危机的顺利解决是心理健康发展的前提，心理健康教育的任务就是在每个阶段发展该阶段的积极品质，避免消极品质。埃里克森的心理社会性发展八阶段理论为各个阶段的心理健康教育提供了理论依据和实施方向。

（一）心理社会性发展理论的主要观点

埃里克森认为生命是由出生到死亡八个阶段组成，划分的依据是机体成熟、自我成长和社会关系三个不可分割过程的演化，这些阶段是以不变的顺序展开的，将生物的、心理的与社会的因素结合起来，形成既分阶段又有连续性的心理社会性发展过程。从这八个阶段中既可看出自

我的形成与社会文化因素的关系，也能窥见自我与社会生活在个体心理发展中的作用。

埃里克森心理社会性发展八个阶段的前五个阶段与弗洛伊德的心理性欲发展阶段的划分一致，但在这些阶段中将要发生什么事情，埃里克森与弗洛伊德的看法却不相同。后三个阶段则是埃里克森的独特理论贡献。埃里克森心理社会性发展的八个阶段分别如下。

第一阶段，婴儿期（0～1岁）。

获得信任感克服不信任感阶段。此阶段婴儿对母亲或其他代理人表示信任，婴儿感到所处的环境是个安全的地方，周围人是可信任的，由此就会扩展为对一般人的信任。如果这一阶段的危机成功解决，就会形成希望的美德；反之，则会形成惧怕。此阶段良好的人格特征是"希望"品质。

第二阶段，童年早期（1～3岁）。

获得自主性而避免羞愧怀疑阶段。此阶段儿童有了独立自主的要求，开始探索周围世界。如果父母及其他照顾他们的成人，允许他们独立去干一些力所能及的事情，并且表扬他们完成的工作，就能培养他们的意志力，使他们获得了一种自主感。如果这一阶段的危机成功解决，就会形成自我控制和意志力的美德；反之，则会形成自我疑虑。此阶段良好的人格特征是"意志"品质。

第三阶段，游戏期（4～6岁）。

获得主动感而克服内疚感阶段。此阶段儿童除模仿行为外，对周围环境（及自己的身体）充满好奇，如果成人对孩子的好奇心及探索行为不横加阻挠，让他们有更多机会自由参加各种活动，那么孩子的主动性就会得到进一步发展，表现出很大的积极性与进取心。反之，如果父母对儿童采取否定与压制的态度，就会使孩子产生内疚感与失败感，影响下一阶段的发展。如果这个阶段的危机成功解决，就会形成方向和目的的美德；反之，就会形成自卑感。此阶段良好的人格特征是"目的"品质。

第四阶段，学龄期（7～12岁）。

获得勤奋感而避免自卑感阶段。此阶段他们的能力日益发展，参加的活动已扩展到学校以外的社会。此时，对他们影响最大的不是父母，而是同伴或邻居，尤其是学校中的教师。如果能得到成人的支持、帮助与赞扬，则能进一步加强他们的勤奋感，使之进一步对这些方面发生兴趣。如果这一阶段的危机成功化解，就会形成能力的美德。反之，则会形成无能。此阶段良好的人格特征是"能力"品质。

第五阶段，青春期(13~18岁)。

获得自我认同而克服角色混乱阶段。此阶段青少年经常思考"我是谁?"他们从别人的态度，从自己扮演的社会角色中逐渐认清自己。此时，他们逐渐从对父母的依赖中解脱出来，与同伴建立亲密友谊，从而进一步认识自己。如果这一阶段的危机成功解决，就会形成忠诚的美德。反之，就会形成不确定性。此阶段良好的人格特征是"忠诚"品质。

第六阶段，成年早期(19~25岁)。

获得亲密感而避免孤立感阶段。亲密的社会意义，是个体能够与他人同甘共苦、相互关怀。亲密感在危急情况下往往会发展成一种相互承担义务的感情，它在共同完成任务的过程中建立起来。此阶段如果危机成功解决，就会形成爱的美德。反之，就会形成混乱的两性关系。此阶段良好的人格特征是"爱"的品质。

第七阶段，成年期(26~65岁)。

获得繁衍避免停滞阶段。这一阶段有两种发展可能:一种是向积极方面发展，个体除关爱家庭成员外，还关爱社会上其他人，以及下一代甚至子孙后代的幸福;另一种是向消极方面发展，只顾自己以及自己家庭的幸福，不顾他人的困难和痛苦，即使有创造，其目的也完全是为了自己的利益。如果这一阶段的危机成功解决，就会形成关爱的美德。反之，就会形成自私自利。此阶段良好的人格特征是"关爱"品质。

第八阶段，老年期(65岁以后)。

获得完善感避免失望感阶段。如果前面七个阶段积极成分多于消极成分，就会在老年期汇集成完善感，回顾一生感觉很值。反之，就会产生失望感，感到自己的一生失去了许多机会，走错了方向，想要重新开始却为时已晚。如果这一阶段的危机成功解决，就形成智慧的美德。反之，就会感到失望和毫无意义。此阶段良好的人格特征是"智慧"品质。

(二)心理社会性发展理论的基本原则

埃里克森是少数几个将个体心理与社会和政治问题联系起来的心理学家，他在人格和社会以及政治之间搭建起一座"桥梁"。埃里克森心理社会性发展理论的基本原则表现在以下八个方面。

①埃里克森认为个体和社会是互为补充而不是对立的。他将个体自我认同形成的过程看作个体和社会贡献创造性和积极性，同时又制造消极性和破坏性的过程。

②埃里克森在承认无意识过程和治疗关系的价值和力量这两个基本方面坚持心理动态学的观点。

③埃里克森强调多学科合作的重要性。他认为，真正的对话是建立

在尊重各个学科的价值并拒绝简化论的基础之上的。

④埃里克森坚持文化背景的相对论观点。他既运用心理分析和 20 世纪其他的心理治疗方法，又注重个体自我的作用。

⑤埃里克森强调道德的作用。虽然承认相对论，但埃里克森坚持认为，只有坚定的道德观念才有可能支撑心理咨询师的积极建议以及对公众问题的心理治疗。

⑥埃里克森认为人类精神的发展应建立在对健康功能的理解之上，而不仅仅是关注病理学。他认为，虽然治愈的需求和对病理的洞察是非常重要的，但健康功能还应包含游戏想象的能力和彼此交往的能力。

⑦埃里克森把心理社会的观点扩展到整个生命周期，同时也没遗漏重要的早期阶段。他之前的心理历史学家把这个观点扩展到历史背景中，弗洛伊德只强调本能的力量忽视社会因素，埃里克森则将二者很好地结合起来。

⑧埃里克森认为把个人的观念和人生体验与公众关爱的事物联系起来是心理治疗学家的责任。这包括一些特定的问题，如青少年犯罪、种族主义和偏见、种族灭绝和疏离以及国际冲突等。

关注理解埃里克森的理论时，还需要注意以下几个问题。

第一，在埃里克森看来，虽然生物基础决定了心理社会性发展八个阶段产生的时间，但社会环境却决定了每个特定阶段危机能否顺利解决。基于这一原因，埃里克森把心理发展的八个阶段称为心理社会性发展阶段，以区别于弗洛伊德的心理性欲阶段。

第二，埃里克森并不认为解决危机的办法是完全积极或完全消极。相反，他认为危机的解决办法中兼有积极和消极两种因素，有时消极因素也并非毫无用处。只有在有利于积极解决的因素比消极因素所占的比率高时才能说危机被积极解决了。如埃里克森认为，自主感应强于疑虑感与羞耻感。儿童的勤奋感中也应有一点失败的经验，以便今后能经受住失败的挫折，但又不能经常遭受失败，经常失败就会产生自卑感。再比如，不信任感也有一点用处，它可以提高对外界危险的准备，但埃里克森认为，在人际关系中信任与不信任感要有一定的比例，信任感应该多于不信任感，以有利于心理发展。

三、埃里克森理论与弗洛伊德理论的区别

埃里克森早年师从安娜·弗洛伊德学习精神分析理论，作为新精神分析学派的主要代表人物，他的心理社会性发展理论仍强调生物因素的重要性，但与弗洛伊德不同，埃里克森在如下几方面发展了前者的理论。

(一)埃里克森提出贯穿整个人生周期的心理社会性发展阶段

弗洛伊德的心理性欲发展阶段认为，人格发展的大部分最重要的东西在六岁之前就已经形成了。而埃里克森的心理社会性发展阶段则包括整个人生周期。他在弗洛伊德人格发展五个阶段的基础上，增添了三个成人期的新阶段。前几个阶段是发展，后几个阶段是成熟与完善，起决定作用的是前三个阶段，即六岁前。除了关爱儿童的发展以及成人对儿童发展的影响外，埃里克森的心理社会性发展的八个阶段的观点启示我们，成人本身还面临自己的发展任务，自我的发展是贯穿一生的，这在现代社会尤为重要。

(二)埃里克森将注意力从本我转向自我

埃里克森虽然仍强调潜意识的重要作用，但与弗洛伊德不同，他不是简单地把自我看成本我和超我的奴仆，而是强调自我的作用，把自我看成人格中一个相当有力的独立部分。埃里克森认为自我的作用是建立人的自我认同感以及满足人控制外部环境的需要。当人缺乏自我认同感时会感到混乱和失望，从而产生自我认同危机。自我认同包括个体感、唯一感、完整感以及过去与未来的连续性，它对个体保持心理健康有着重要意义。"自我"的相对力量能引导着心理性欲向合理方向发展，决定着每个人的"命运"。个人不再是社会力量的玩物，而是自身的主宰，埃里克森的这种乐观而富于创造性的人格观有更积极的意义。

(三)埃里克森赋予心理治疗目的以更多人文情怀

埃里克森强调的精神治疗目的与传统精神分析不同。他认为，今天的病人大都遭受他应当信仰什么，他应成为什么样的人等问题的折磨。埃里克森把成功地在人生八个发展阶段中获得希望、意志、目的、能力、忠诚、爱、关爱和智慧等美德的人看作健康的人。如果没有获得这些美德，那他们的自我就会比健康人的自我更加脆弱，帮助提供形成这些美德的各种条件正是治疗者的职责。可见，美德在形成健康心理中发挥重要作用。在埃里克森看来，治疗过程的关键是增强病人的自我，使其达到处理生活问题的程度。埃里克森认为传统的发泄潜意识的治疗法弊大于利，而通过对病人自我认同各要素的重新整合，则会使患者的恢复工作更有效也更经济。

四、对学校心理健康教育的启示

埃里克森的心理社会性发展的八个阶段理论强调社会文化背景的作用，认为心理发展受特定文化背景的影响和制约，因此要将自我发展和环境影响结合起来。在他提出的八个发展阶段中，不少阶段几乎都是在学校中度过的。埃里克森的心理社会性发展阶段论强调，个体的心理发展是生物因素和社会文化因素综合作用的结果；心理发展在不同阶段面临不同的危机和需要解决的任务；各个阶段的心理发展是一个完整的连续过程，不能孤立看待。这些都是学校心理健康教育的重要理论基础。

(一)学校心理健康教育必须遵循学生心理发展的一般规律

埃里克森关于个体心理社会性发展的八个阶段，为我们进行心理健康教育提供了理论上的支持和努力的方向，下面以第四阶段和第五阶段为例作一评述。

1. 第四阶段学龄期(7～12岁)学生心理发展应注意的问题

①此阶段要完成的心理发展任务是体验以稳定的注意和孜孜不倦的勤奋来完成工作的乐趣。心理健康的学生在这个阶段可以获得一种为他在社会中满怀信心地同别人一起寻求各种劳动职业做准备的勤奋感。相反，如果学生没有形成这种勤奋感，就会形成感到没有能力成为有用社会成员的自卑感。埃里克森认为，能力是由于爱的关注与鼓励而形成的；自卑感是由于学生生活中十分重要的"他人"对他嘲笑或漠不关心造成的。

②此阶段的心理发展过程是完成任务与克服危机并存的。埃里克森认为，成人不仅要了解儿童在什么年龄不要做什么事，还要理解他们在什么年龄主动做什么。成人往往以"不允许"和禁止的方式避免孩子心理发展出现问题与危机。但实际上，如果成人给孩子一定的自由空间，将控制与自由结合，对孩子积极引导和正面鼓励较之消极的反对和禁止更有利于健康心理的形成。

③同此阶段联系的危险是，学生过分重视他们在能力方面的地位，看不到人类生存的其他重要方面。因此，必须鼓励儿童掌握为未来就业所必需的技能，但不能以牺牲人类某些其他重要的品质为代价。否则，如果把工作作为他唯一的义务，把某种工作作为唯一有价值的标准，那么他也许会成为一个因循守旧的人，成为他自己的技术和可能利用他的技术的那些人的毫无思想的奴仆，对这样的人说来，工作就是生活，而看不到生活的其他意义。

2. 第五阶段青春期(13～18岁)学生心理发展应注意的问题

①青春期的心理社会任务是建立自我认同和防止自我认同混乱。自我认同贯穿于人的整个心理发展过程，但青春期自我认同的建立最为重要。进入青春期后，青少年就必须对自我发展中的一些重大问题进行思考并做出选择，把他们过去经验和对未来期望以及个人理想和社会要求进行整合。埃里克森认为，自我认同问题是青春期心理发展的核心，反映了青春期心理发展所遇到的矛盾和冲突的内在根源。

②青春期是自我认同形成的关键时期。此阶段青少年处于生理迅速发育成熟和心理困惑阶段，原已出现的自我认同达到发展高峰。埃里克森认为，对青少年的自我成长而言，自我认同形成是一种挑战，无论对求学或是就业的青年来说都是困难的。进入青春期后，青少年的自我意识开始凸显出两个主要矛盾，即主观自我和客观自我的矛盾、理想自我和现实自我的矛盾。很多青少年因为不能化解这一时期的发展危机，出现自我认同危机。心理健康的青少年化解了危机，形成自我同一感，产生三方面体验。

第一，感到自己是独立而独特的个体。

第二，感到自己的需要、动机、反应模式是连续而且可整合的。

第三，感到他人对自己的评价和自我的觉察是一致的，自己所追求的目的以及实现目的的手段是被社会所承认的。

③此阶段应多鼓励青少年反省和参加实践活动，通过整合青少年理想自我和现实自我，形成自我同一感。自我认同的形成可通过两个过程实现：一是修正、改变理想自我，使之符合现实自我。应鼓励青少年多反省，使其更加清楚地了解自我，这是形成自我认同的前提；二是努力改变现实的自我，使之与理想自我一致。应鼓励青少年多参加实践活动，改变现实自我，使之与理想自我一致，或在实践中修正、改变理想自我，使之符合现实自我。

（二）用发展的观点看待学生的心理成长

埃里克森认为，健康心理是以八个阶段各种危机的积极解决所形成的相应积极品质为特征的。但每个阶段危机解决的结果却不是一成不变的，后面的发展阶段有其自身的相关问题，可以为新的发展和可能结果提供改变的机会。埃里克森认为，前一阶段任务完成的好坏，直接影响后一阶段的发展，而后一阶段如果条件好转，也可补偿前面阶段的不足。在某一阶段未获得积极品质的人，还可通过以后的发展阶段逐渐得到补偿。而那些曾经获得积极品质的人，也可能在以后的生活中失掉它。因此，要用发展变化的观点看待个体的心理成长。但这并不意味着各个阶段在心理发展上不重要。恰恰相反，埃里克森一再强调，每个阶段都是不可忽视的，任何年龄段的教育失误，都会给一个人的终生发展造成障碍，自我的发展是持续一生的。

埃里克森认为，每个发展阶段都有相应的重要影响人物。第一阶段是母亲，第二阶段是父亲，第三阶段是家庭成员，第四阶段是邻居和学校师生，第五阶段是同伴和小集体，第六阶段是友人，第七阶段是一起工作和分担家务的人，第八阶段是整个人类。在不同阶段发挥这些重要

"他人"的作用对健康人格的形成大有裨益。埃里克森认为每个发展阶段的危机同时也意味着转机，如果重要影响人物能从危机中看到生机，也可利用危机促使个体心理向积极方面转化。

(三)社会文化环境对学生心理健康具有重要影响

埃里克森认为个体的心理发展是自我与社会文化相互作用的产物，各个阶段心理危机的产生以及危机的解决都与社会文化环境密切相关。在埃里克森看来，现代人的一切心理变态都是人的本性需求和社会要求不相适应所致，而人在克服心理与社会的矛盾和危机时，很大程度上是依赖个体的心理社会经验。因此，社会环境决定了各个阶段危机能否得到积极解决。

在学生健康心理的形成过程中，就不仅应强调其个人的心理发展，还应注重社会文化环境的作用。比如，学龄期儿童进入学校后，第一次接受社会赋予他并期望他完成的社会任务。这时影响儿童心理发展的重要人物已由父母转向同伴、学校和其他社会机构。如果能得到成人尤其是老师对他们在学习、游戏等活动中取得成就的称赞和奖励，他们将以成功、嘉奖为荣，形成乐观、勤奋的人格；反之，如果经常受到呵斥或成就受到漠视，就容易形成自卑感。教师在培养这个阶段儿童的勤奋感方面具有特殊作用。

五、结语

综上所述，在 20 世纪生活了 92 年的著名心理学家埃里克森(1902—1994)，因其生命周期模型闻名于世，他提出的心理社会性发展八阶段理论为世人所熟知。埃里克森告诉我们，个体的心理发展并不止步于童年期，自我的发展是持续一生的任务。心理发展的八个阶段各有其危机，危机不是一次使人变得虚弱的冲突，而是一段使人改进弱点、提升潜能的时期，危机同时也蕴含着成长的转机。

埃里克森有着与众不同的经历，他曾是一个不知道父亲身份的孩子，一个成为精神分析学家的艺术家，一个因迫害离开故土的移民，一个有缺陷孩子的父亲。同时他也是一个有着非凡智力，但却从未获得过大学学位的哈佛教授。埃里克森出生于德国，后成为美国心理学家，他年轻时游历欧洲学习艺术，后在维也纳找到学术方向成为一名儿童精神分析学家，他逃离希特勒掌控下的欧洲，在美国建立了生活家园。埃里克森的生活经历和他的理论发展密切相关，其生命周期理论强调生命周期的转换以及个人随年龄增长会不断面临新的危机。这同时也是他在 20 世纪 92 年的生命历程中多次体验到的地理和文化"移民"经历的真实写照。

埃里克森的著作在人类学、宗教、生物学、历史学、哲学、传记以及医学等不同领域阅读和讨论。他的理论与新的跨学科领域的发展联系在一起，他提出的概念把心理学和其他学科联系在一起，如心理社会性的，心理历史学的，心理传记的。他的心理传记《青年路德》(1958)(*Young Man Luther*)和《甘地的真理》(1969)(*Gandhi's Truth*)，探索了个人能力的发展和社会历史的融合，后者还赢得了普利策奖(Pulitzer Prize)。

和所有其他杰出学者一样，埃里克森的影响也超越了心理学领域。晚年的埃里克森不仅是一位知名教授，还是一位伦理哲学家，开始关心 20 世纪人的道德和政治问题。他后期的研究已经深入美国资本主义社会的一些棘手问题，如黑人的社会地位、妇女地位的变迁、青少年异常行为等。其自我心理学也超出了精神分析的临床范围，与习性学、历史、政治、哲学和神学联系在一起，同时埃里克森的声望也远远超出了美国国界。

在退休后的某天(大约是 1974 年)，埃里克森在威廉·詹姆斯·霍尔(William James Hall)的办公室吸引了一批一年级的研究生，有六个学生写了一张名单贴在门上，上面按字母顺序排列着他们的名字，埃里克森的名字也在其中。当时埃里克森一定会被逗乐，也许还会自鸣得意呢！这个自称为职业继子的人，被学术上认同他的追随者们接纳为他们中的一员了！

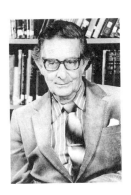

[印象小记]

汉斯·艾森克（Hans Eysenck，1916—1997），德裔英国心理学家，主要从事人格、智力、行为遗传学和行为理论等方面的研究。艾森克在心理学、生物学、遗传学和其他一些专业刊物发表过近 700 篇文章，出版了 75 本书籍，艾森克在世时是科学论文被引用次数最多的心理学家。艾森克是 20 世纪最著名的心理学家之一，在 20 世纪最杰出的 100 位心理学家排名中，他排名第 13。

[名篇选译]

行为疗法[2]

一、行为疗法与精神疗法

"行为疗法"（Behavior Therapy）一词的使用仅有 30 年左右的时间，

---

[1]　本章作者为李宏利（苏州大学）。

[2]　该文翻译自 Eysenck，H.，"Behavior Therapy,"in Eysenck，H. J. & Martin，I. (eds.)，*Theoretical Foundations of Behavior Therapy*，New York，Plenum，1987，pp. 3-29.

但是它的引入说明占主导地位的精神治疗法（psychotherapy）在范式上出现了革命性的变化。弗洛伊德的精神疗法曾经是受到追捧的治疗范式，但现在这种范式由行为疗法取代，这是心理治疗领域中的一项大事。具体来说，心理治疗范式从弗洛伊德变为巴甫洛夫（Pavlov），从精神疗法变为行为疗法，从重视情绪觉醒（emotional insight）变为重视消退和去条件化（extinction and deconditioning）。心理治疗范式发生转变的一个主要原因是弗洛伊德理论基础上的心理治疗方法的效果比安慰剂疗法（Placebo treatment）还差，或者根本没有一点疗效❶。虽然多项元分析研究显示精神疗法的效果有证据支持，但是因为精神疗法的使用者没有对精神疗法效果的特异性进行检验，所以精神疗法受到了激烈的批评。治疗效果是治疗理论存在的基础。进一步说，他们发现精神疗法还不如安慰剂疗法效果好，但需要注意的是安慰剂疗法仅是 18 种有别于精神疗法的一种方法而已。更为糟糕的是，精神疗法可能是所有疗法中给患者带来最多负面影响的治疗方法。

艾森克认为行为疗法与旧的范式相比较有 10 点不同❷。尽管很多人对行为疗法提出了批评，但是这并不能否认行为疗法的优越性。与行为疗法这种新的需要证明的研究理论相比，精神分析理论已经被证实是一种落后的研究理论。近年来，一些人一直努力融合这两种本来就水火不容的精神病治疗模型，但这种努力并没有证据支持。一些研究者指出行为疗法与精神分析的差异让它们无法融合，还指出二者融合是空想的折中主义❸。表 7-1 表示精神疗法与行为疗法的比较。

表 7-1　精神疗法与行为疗法的比较

精神疗法	行为疗法
理论基础不一致，条理不清晰，没有以假设的形式形成体系。	理论基础一致，条理清晰，可以推导出可检验的论断。
来源于临床观察，没有进行控制性的观察与实验。	来源于实验，通过实验检验了理论及其从理论延伸出的推断。

❶ Strupp, H. H., Hadley, S. W & Gomes-Schwartz, B., *Psychotherapy for Better or Worse*: *The Problem of Negative Effects*, New York, Jason Aronson, 1977.

❷ Eysenck, H. J., "Learning Theory and Behaviour Therapy," *Journal of Mental Science*, 1959(105), pp. 61-75.

❸ Wolpe, J., "Behavior Therapy versus Psychoanalysis: Therapeutic and Social Implications," *American Psychologist*, 1981(36), pp. 159-164.

精神疗法	行为疗法
症状起源于无意识(情结)。	症状是非适应性的条件化的反应。
症状是压抑的表现。	症状是学习能力的表现。
相信防御机制影响症状。	相信个体的条件反射能力、自主能力与环境条件影响症状。
神经症的治疗必须考虑到病史因素。	神经症的治疗必须关注当前的习惯,与历史因素没有关系。
治愈效果通过无意识心理活动体现,症状本身不会消退。	治疗效果通过症状消除体现,如消除非适应性的条件反应,建立理想的条件反应。
解释症状、梦与行为活动是治疗的重要因素。	尽管解释可以是客观的与正确的,但都与治疗无关。
症状治愈后出现新的症状。	自动化的条件反应消失后,愈后的症状会永不复发。
转移关系是神经症治疗的关键因素。	人际关系尽管在特定的环境下是有用的,但是它们对神经症治疗并不重要。

二、神经症的概念

从观察来看,行为疗法与神经症(neurosis)概念存在紧密联系。这一部分试图解释神经症问题的原因,以及指出一些神经症治疗的方法。研究者指出了神经症的一个核心特征是长期自我受挫(self-defeating)。人的行为并不一定长久存在,但是神经症患者的自我受挫行为却可能长久存在。根据巴甫洛夫的条件反射原理(Pavlovian Conditioning),神经症的症状主要是情感条件化与行为自动化,二者不受制于理性评价。我已经指出,如此自负的条件反射理论不能解释为什么自我挫折变成惩罚后没有消退❶。华生(Waston)的理论尽管方向正确,但需要根据近来的实验与理论发展进行细致的论述。

近年来一些研究也试图抛弃"神经症"一词。DSM-Ⅲ作为官方的神经

---

❶ Mowrer, O. H., "Learning Theory and the Neurotic Paradox," *American Journal of Orthopsychiatry*, 1948(18), pp. 571-610.

疾病诊断手册可能仅解决了不同精神病研究学派的分歧，但没有提供实证性的证据❶。其结果是很多的神经失调症被认为紧密关联的，研究者使用了一个更为概括的词概括了神经失调症（neurotic disorder），即神经症。这种做法并未否认神经症难以定义，或者细化神经失调症没有诊断意义。不过，据我所知，大量的精神疾病都有焦虑特征，其他的精神疾病对外在刺激做出的心理、自动化与行为的反应一般不像神经症这种疾病一样长久维持。强烈持久的情绪反应相应地会让行为活动持久维持（如强迫性洗手），以便降低神经性的焦虑❷。华生指出，经由巴甫洛夫条件反射产生的情绪反应可通过巴甫洛夫的消退机制治疗。

神经症患者在人类社会中存在已经有很长的一段时间了，他们是社会的一个沉重负担。神经失调症患者的病因很难确定，千变万化，精神病学家也未必知道神经失调疾病的所有病因。然而，研究者指出神经失调症病因变化水平是与社区关联的一个有用的心理疾病病因模型，水平与障碍是这个模型的两个重要概念❸。社区中大量的民众在某一年会出现心理问题（水平1）。大多数人寻找全科医师就解决了他们的问题（水平2）。很多的医疗工作者能够判定让人痛苦的心理症状（水平3），但是精神病学家却识别出较少的精神症状（水平4）。很多人看过精神科门诊，但是很少有人住院治疗（水平5）。神经失调者主要在社区中生活，精神病学家仅诊断出少量的患者。对于水平5而言，运用国际疾病分类方法分类所有的精神病住院病人时，21%的人是神经失调症患者。当精神科门诊的多次转诊病人被诊断分类时，60%的人有明显的神经症症状❹。很明显，当从社区的一般性治疗转到精神科门诊与住院病人，神经症的病人减少了，但是精神症状的严重程度却增多了。

一些专业性较强医院中的神经症患者比精神科医院更为普遍。例如，

---

❶ Eysenck，H. J.，Wakefield，J. A. & Friedman，A. F.，"Diagnosis and Clinical Assessment：The DSM-Ⅲ，"*Annual Review of Psychology*，1983(34)，pp. 167-193.

❷ Gossop，M.，*Theories of Neurosis*，Springer-Verlag，Berlin，Heidelberg，1981.

❸ Goldberg，D. & Huxley，P.，*Mental Illness in the Community*，London，Tavistock，1980.

❹ Sims，A. & Salmons，P. H.，"Severity of Symptoms of Psychiatric Outpatients：Use of the General Health Questionnaire in Hospital and General Practice patients，"*Psychological Medicine*，1975(5)，pp. 62-66.

眼科病人中 15%～20% 的患者有神经失调症❶。可以肯定的是，神经失调症在很多的一般性疾病诊断中都会遇到，但只有一小部分人住院治疗。因此，由于没有神经症这一概念，大量的神经症病患被忽视了。

神经失调症的影响因素及其症状表现可能会受到人格外倾与内倾的影响，从而产生外倾（歇斯底里的兴奋）或内倾化（心情抑郁）的失调❷。情绪与行为的不同组合构成了不同的神经症症状。神经质的人一般会有较多的神经症症状。

不同的神经症疾病主要通过巴甫洛夫的条件反射形成，也能够通过巴甫洛夫的消退机制消失。然而反对的意见是，沿着这种方向理解神经症问题会遇到一些困难，行为疗法也难以治疗神经症。需要指出的是，所有的病人在精神科门诊可能是神经症患者或者精神失调症患者，或者同时患有两种疾病。因此，精神失调症得到控制后，假定剩下的疾病是神经失调症，这是错误的。并非所有的焦虑与恐惧都是非理性的，很多的儿童与成年人在精神科或医院或许需要建议与指导，即不需要行为疗法。与此类似，如果恐惧、焦虑与怀疑不是起因于条件反射，那么它们就不应该按照神经症标签来诊断与治疗。精神病医生与临床心理学家认为病人可能专属于某一组别，他们很少考虑到病人的同质性。但从科学角度来看，把不同的个体细分为更小的组别，更有利于治疗。

表面上看起来这些论述可能是循环论证，但事实上它建立在自然科学研究基础上。如果我们问如何用欧几里得几何测量地球表面，我们的答案是它只能应用到平面。如果我们选用一块较小的地球表面，比如说是丈量土地，欧几里得几何适用的条件就满足了。但是如果我们测量一个较大的表面，如大洋洲，明显是一个曲面，那么欧几里得几何应用的条件这时便不能满足。我们怎么知道特定的表面是平面或不是平面？答案当然是根据欧几里得几何适用的条件。如果他们能够应用，表面是平面；如果它不能应用，表面不是平面。

需要注意的是，科学法则适用的条件是受到限制的，它们不能应用到所有的条件中去。例如，一个定律告诉我们，一个物体在地球表面的

❶ Karseras，A.G.，"Psychiatric Aspects in Ophthalmology," in Howells J.G.，ed.，*Modern Perspectives in the Psychiatric Aspects of Surgery*，New York，Brunner/Mazel，1976.

❷ Eysenck，H.J.，*Dimensions of Personality*，London，Routledge and Kegan Paul，1947.

任何地点下落的速度都是 s 米/秒。公式 $s=4.43^2h$，h 是物体已经下落的距离。这一定律不能应用到物体的大小、形状与速度受到空气阻力影响的任意运动物体。同样，神经症与条件反射有关的一般性定律也会受到应用条件的限制，这也需要记住。他们并不是对定律的背叛，这与较小的空气阻力并背叛下落物体的运动的定律是一样的。

进一步来说，条件反射形成与消退假设是神经症理论的核心，但没有否认其他的过程（认知、操作性条件反射等）也有明显的作用。例如，行为疗法取向下的惩罚与奖赏可以提高治疗效果。但治疗效果的影响具有风险性，如可能受到配偶以及亲属关系的影响，这些影响因素不是核心性的，这些因素需要与理论假设有关的核心因素相区别。

大量的研究讨论了神经失调症的起源问题，但是这些研究几乎完全集中在恐怖失调症（phobic disorder）❶。一个一般性的结论是大多数病患记住了条件反射的体验。其中的一项最好的研究发现，替代性体验仅解释了 17% 的神经失调症变异，工具性信息仅解释了 10% 的神经失调症变异❷。恐惧的获得多数是通过间接方式获得，但是研究者没有研究临床上的恐怖症患者，但却对怕蛇的大学生样本尤为关注。研究者显示所有的被试都不能回忆特定的致病因素。获得途径与焦虑成分（主观、行为与心理等）的关系并不明确，但都发现条件反射与间接的恐惧症在严重程度上也没有明确的联系。

三、行为疗法批判

行为疗法的概念受到很多人批评。首先，很多的研究者对行为疗法的理论基础提出了挑战，他们认为行为疗法的基础是学习定律，但是行为变化的中介事件的作用、习得反应的本质、刺激反应分析的限制，都没有受到重视。他们指出行为疗法错误地假定一个宏观的学习理论是行为疗法的基础。但是如果学习理论本身不能成功地解决主要的问题，那么行为疗法以什么理论作为自己的理论基础？其次，批评家也认为学习理论原则并没有给现代的行为治疗师提供帮助。事实上，运气、暗示与治疗师的人格特征，都会影响治疗的成功。这些批评经常被重复提及，

❶ Öhman，A.，Dimberg，U. & Öst，L. G.，"Animals and Social Phobias: Biological Constraints on Learned Fear Responses,"in Reiss S. & Bootzin R. R.（eds.），*The Oretical Issues in Behavior Therapy*，New York，Academic Press，1985.

❷ Ost，L. & Hugdahl，K.，"Acquisition of Phobias and Anxiety Response Patterns in Clinical Patients,"*Behavior Research Therapy*，1981(19)，pp. 439-447.

值得回答。

实际上，有研究者指出学习理论的原则没有严格的理论与实证基础❶。行为主义信条也在遭受攻击。但是我们需要更深入地了解这种新范式的特点。接受一种范式前，了解到它的不足，应用领域的受限，以及只能应用到一个特定领域，这是非常重要的。认同一种范式的科学家也经常不接受已有的成果，但是认为新的范式是未来研究的基础，并且认为新的范式也有不足与缺陷。科学研究的范式是精心思考与提炼的结果。新的范式可以用于进一步的问题解决，可以提高科学水平及其视野。

牛顿的《自然哲学的数学原理》一书受到了当时法国的一些物理学家的摒弃，当时的科学家认为他的微积分方法不够严谨，150年后人们才意识到当时科学家的错误。如果我们完全遵照批评家的意见，想要取得科学进展几乎是不可能的。一个事实是，只要学习理论应用到行为疗法中去，一些质疑就会存在。这些质疑不是在反对新的范式，相反这些质疑提出了新的范式要解决的一些问题。一些对行为疗法的批评可以成为学习理论的基础。研究者认为行为疗法是一种综合结构，可以通过"原则与范式"而不是学习理论，对其加以定义。对于行为疗法来说，理论上的进展及其应用是至关重要的。重视治疗、理论发展与研究证据间的紧密关系可以回避一些不可避免的纰漏。

很难估计行为治疗师开发新的治疗方法时不以学习理论与条件反射为基础，后果会有多严重。很多治疗师与研究者并非使用相同的理论，或进行相同的推论。但是我们很难找到一个人不受益于学习以条件反射原则为基础的实验与理论性证据。这也适用于持折中观点的人。有折中观点的人不是拒绝一种理论，相反他们过分依赖于不同的理论，没有形成一个理论系统，他们的观点经常相互矛盾。批评家很少通过特定的个案来检验理论结构的不足。他们的很多建议没有考虑到具体的治疗方法，也没有受到学习理论的影响。

心理学家与严格的科学家相比倾向于接受理论不足，原因是有些人经常嘲笑心理学仅是科学的希望。以超导研究为例来说明这个问题❷。自从超导现象被发现以后，研究者提出了很多的理论来解释这一现象。

❶ Zuriff，G. E.，*Behaviorism：a Conceptual Reconstruction*，New York，Columbia University Press，1985.

❷ Mendelssohn，K.，*The Quest for Absolute Zero：The Meaning of Low Temperature Physics*，New York，World University Library，1966.

几乎每2～3年就会出现一种新的理论。超导研究过程中很多研究者的理论在应用于实践的过程中被否定了。但是现今很多学者都认为仅有一种理论正确，研究者也证明了其他理论是错误的。

研究者认为没有一种理论是现代化的学习理论❶，因此根据不存在的理论来定义行为疗法是没有意义的。然而，在"原则与范式"基础上建立的治疗方法是纯科学研究不能接受的。正如人们研究超导现象一样，超导现象的解释不只存在一种理论。研究者应该采取的正确方法是使用不同的理论进行不同的预测。物理学与化学在过去的3个世纪已经通过这种方法取得了很大的成功。

但很多人会提出一个问题，行为疗法有很多不同的方法还是只有一种方法？当然有很多种行为治疗方法，这是不容置疑的，但是它们的解释却有些不同。行为疗法应该这样得以理解，从理论的角度看，神经失调症的治愈主要建立在巴甫洛夫的消退机制上。然而，消退能够采用很多的方法，但都需要涉及通过想象（imagination）或接触（exposure）到非强化性的刺激。出现消退的方法有很多，如模仿学习（modeling）、脱敏法（desensitization）与反应强化等，以及组合应用这些方法。对坚信有一种行为疗法的人来说，与相信有不同治疗方法的人相比较，都是正确的。所有的行为疗法都遵循一个共同的原则，但围绕共同的原则可能会出现很多的疗法。

四、认知行为疗法的观点

认知心理学家一般认为认知行为疗法重在认知而不关心行为❷。事实上，解释理论和设计实验证明理论都是非常困难的。一位研究者对认知心理学整个领域进行了精准的总结❸。他认为认知心理学家对他们的实验数据：①缺乏批判性，持无所谓的态度选择性地解释数据；②愿意进行辩护；③不愿意承认其他著作、其他方法以及其他现象的存在；④数据的解释随意性大；⑤漠视与实验结果有关的其他理论结构都不存在或自己探讨了一种完全不同的现象。我本人认为认知心理学这杆大旗

❶ Wolpe，J.，"Behavior Therapy and Its Malcontents-I：Denial of Its Bases and Psychodynamic Fusionism，"*Journal of Behavior Therapy and Experimental Psychiatry*，1976(7)，pp. 1-5.

❷ Beck，A. T.，*Cognitive Therapy and the Emotional Disorders*，New York，Penguin Books，1976.

❸ Allport，D. A.，"The State of Cognitive Psychology，"*Quarterly Journal of Experimental Psychology*，1975(27)，pp. 141-152.

后面的队伍不断增加，但是用词的模糊性却越来越明显。事实上，尽管大量的实验与理论方法在很多的领域中运用，但是知觉、学习、语言、概念形成、问题解决以及思维等仍是认知心理学家感兴趣的问题。认知心理学可以说是对行为方法过度反应的结果。但是，一些认知心理学家对行为主义的批判主要集中在反射模型，而不是让人敬畏的新行为主义。

毫无疑问，现代的行为主义有重要的影响，而认知心理学家完全忽视了它的影响。同样，行为主义心理学家倾向于认为他们与认知心理学家在不同的领域中取得了成功。目前，认知心理学家试图把认知概念推广到行为心理学的领域中去。认知心理学家也追随巴甫洛夫的步伐，也认为词语能够作为条件化的刺激引发条件化的反应，认知事件与行为事件遵循相同的法则。

在讨论行为疗法的时候，我们应该记住不同类别的行为可能并非随时间精确地发生变化。例如，恐惧与焦虑至少是 3 个系统松散整合的结果，如主观的、行为的与生理的反应系统[1]。研究者也综述了一些证据说明了一个或多个系统在任何时间点中都不协同一致。在对治疗做出反应时，一个系统变化较快，而另一个系统变化较慢。一些行为主义心理学家可能会拒绝从科学的角度承认主观反应也是其中的一个重要组成部分，因为很多行为主义者都拒绝内省这个概念。然而，当刺激变得凸显后成为反应的原因时，治疗效果就明显地改善了。

神经症患者会报告恐惧与焦虑反应，以及治疗期间出现的变化。一些有利的证据似乎显示了情感并不是主观体验，而是一个与认知有关的重要系统，但事实可能并非如此。尽管情绪可能会先于认知活动，情绪反应可能也不取决于认知评价，但是这并不能排除认知评价的重要影响。一些研究者已经识别出情感不同步性产生的矛盾影响。一方面，改变是认知参与的改变；另一方面，治疗效果在影响心理活动时也有重要的作用。无论采用何种方法，运用真实表现评价获得的治疗效果一般会好于威胁的认知表征得以消除的方法。不过，理论与实践的脱节可以通过认知过程的中介得以调节。但是认知事件的诱导，行为改变，也更多地基于已有的成功经验。

---

[1] Lang P.，"Stimulus Control，Response Control and Desensitisation of Fear," in Lewis D.（eds.），*Learning Approaches to Therapeutic Behavior Change*. Chicago，Aldine Press，1970.

研究者也给出一些推测，认为行为疗法包含不同的治疗方法❶，但这主要取决于三个系统中哪一个系统出现偏离。一些研究者也比行为主义者更愿意接受恐惧的心理反应与行为以及生理反应同等重要。不过认知心理学家不仅接受这种观点，也强调认知成分，但有时可能会排除生理与行为反应。一些认知心理学家对行为疗法进行了深入思考。例如，他们认为认知也是一种行为，也不可避免地受制于与行为有关的规律与法则❷。根据行为分析的意义，克服神经质行为相关的一些非适应性行为习惯，需要认知、自动化与感知。如果我们在行为主义框架下理解认知的过程，那么认知心理学家的主要贡献是什么呢？

有研究者指出认知学派下的心理治疗师主要关注三个概念，即认知事件、认知过程与认知结构❸。认知事件已经很好地融入了行为疗法中，认知事件作为因变量如何影响病人的思维与人际关系意象正在受到关注。行为治疗师可以借鉴认知疗法所开创的技术与实践。很多人都关注行为疗法中的认知过程。从行为疗法的近期发展来看，很多的治疗师也开始关注认知过程缺失问题，把认知重建与问题解决作为治疗方法。值得注意的是，认知评价对事件与行为意义有重要影响。对于行为分析而言，关注意义对过程评价应该有更为广泛与深入的影响。最后，认知治疗师已经考虑到长期的认识改变是治疗的一个目标。行为治疗师虽然使用认知结构，但是没有精确地对其定义。一个原因可能是，行为治疗师认为认知结构，诸如信念与态度，紧密地联系着外部行为。然而，这种观点需要进一步的证实。

行为疗法真的有这些影响还是说这些贡献仅仅是填补了原本不存在的解释？研究者给出了很多的证据来区分认知行为疗法中认知与行为的过程。他们提到心理学与行为疗法中已经日益关注认知的作用，也解释认知疗法是否从行为疗法发展而来的问题，以及认知疗法的效能问题。认知疗法是行为疗法的变式，但不是革命性发展。认知疗法的独特性在于强调了认知是行为的一个类别，这一认识激发了很多有创意性的心理治疗方法，但是这些疗法是否有效还没有在临床样本中检验。支持认知疗法的很多观点主要使用认知行为方法。但是需要证明的问题是新的认

---

❶ Rachman, S. & Hodgson, R., "I. Synchrony and Desynchrony in Fear and A-voidance," *Behaviour Research and Therapy*, 1974(12), pp. 311-318.

❷ Wolpe, J., "Cognition and Causation in Human Behavior and Its Therapy," *American Psychologist*, 1978(33), pp. 437-446.

❸ Marzillier, J. S., "Cognitive Therapy and Behavioural Practice," *Behaviour Research and Therapy*, 1980(18), pp. 249-258.

知疗法是否有助于治疗效果，以及已有的行为疗法用认知方法概念化时是否更为有效。认知疗法的广泛接受并非是建立在临床样本有关的研究结果上。认知主义观点是存在一些问题的。行为疗法与精神分析方法相比有较高的科学性，其中的一个原因是行为疗法愿意通过临床实验证实他们的观点，也对不同的疗法进行比较以便发现治疗方法的优越性。认知心理学家主要继承了精神分析的传统，但是他们的观点没有得到证明。混合的治疗方法很难分清认知与行为变量间的关系。除非他们提供了不同实验方法有效性的证据，否则这些观点很难让人接受。然而，他们通过提出范式转变，进行了神经症与治疗方法概念上的革命，但这并没有证明他们的观点对或错。革命应该建立在有效性基础上，不应该建立在没有经验性证据支持的理论观点上。精神分析转变为行为疗法导致理论上的进展可能会改善神经症的治愈问题，但是它成为流行的观点前，需要大量的证据证明。

新行为主义也在试图解决一些经典行为主义理论没有解决的人类行为的复杂性问题。非常重要的问题是，词汇与语言也是条件反射系统的组成部分。评价性的条件反射主要存在于特定的人类社会中。表征条件反射中的条件刺激也非常重要。半个世纪以来，西方占主导地位的条件反射的观点是条件反射确立了新的反射弧或者加强了刺激反应间联结的强度。现在这种观点已经改变。例如，条件反射主要是动物在生存环境中获得的认识，并且认识可能在行为改变后没有出现根本变化。当条件刺激出现后出现强化刺激，动物可能会了解到条件刺激是一种强化物。这实际上已经确定了刺激物与强化刺激间的联系。条件反射发生后，强化刺激的价值已经发生改变，很明显与条件刺激相联系的强化物价值已经发生改变，至少对于某些个案来说，强化物的表征在他们的价值被控制后可以发生改变。这一表征当然是认知过程的结果，因此，现代的学习理论以更加外显的方式整合了认知过程。

条件反射中刺激与刺激间的联系能很容易整合为信息加工范式，这是认知心理学对学习理论的一个重要贡献。但总体来看，使用华生提出的刺激反应理论来理解所有的条件反射，这一观点是有问题的。

五、神经症发病的新条件反射模型

华生的条件反射理论已经受到很多人的批评。乍一看，这些批评对于华生的理论来说可能是致命的。我已经指出，华生的理论以及弗洛伊德的理论主要建立在创伤的恐惧事件作为无条件刺激物的基础上，而恐惧与疼痛反应是伴随无条件刺激物的无条件反应❶。偶然呈现的中性刺激会在协同性的基础上成为条件刺激。中性刺激变成条件刺激后，会诱发条件反应，这与无条件刺激反应相似，也就是恐惧与疼痛的感觉。这些条件反应可能会继续，也可能会停止，这取决于脱敏机制是否发生作用。这些解释存在以下一些问题。

首先，第一个问题是临床上的问题。战争神经官能症（war neuroses）经常源于创伤事件，如担心在爆炸中是否能活下来，担心与死神接触，或忧虑同伴或战友肢残。然而，一般市民较少遇到这些事件，所以它们很难影响他们的神经症表现。对于市民而言，启动神经症的大量事件不一定是创伤性的，不一定产生即刻的高强度的条件反应。相反，条件刺激诱发的刺激反应可能会历经多年潜伏而逐渐明显，甚至恐怖症状变得明显需要经过几十年，然后才能达到临床水平。因此，临床上一般会拒绝这一理论。

其次，从实验的观点看，拒绝条件反射观点的理由是简单的，因为消退不会立即发生，任何神经症都不可能长期发展。不管条件刺激是什么，被试可能会经常遇到它们，但是不会注意到强化的作用。这会导致条件反应在较短时间内消退。我们以猫恐怖症为例讨论这个问题。一个人可能会在非威胁的条件下遇到猫，但是每一次相遇都会诱发消退。恐怖症因此能够很快地消失。事实上，这是不可能的，这与华生的观点就有冲突了❷。

最后，第三个问题是一般性的巴甫洛夫条件反射发生过程中，条件反应的强度不会比无条件的反应强。然而，如果我们考察临床个案，最初的条件反射经常会导致微弱的无条件反应与条件反应。只有神经症潜伏一段时间后，条件反应变得很强烈才会出现严重的心理疾病。对于非常典型的神经症与恐怖症个案来说，条件反应会比最初的无条件反应变得更为强烈。这也无法通过一般性的巴甫洛夫条件反射预测。

当个体仅接触条件刺激，并且条件反应没有受到即刻的强化，条件刺激随时间发生变化，上面的这些反对巴甫洛夫的观点才会成立。经典的条件反射理论可以预测这些条件下的消退过程，但是对于神经症发展

---

❶ Eysenck, H. J., "Neobehaviorist(SR) Theory," in Wilson G. T. & Franks C. M. (eds.), *Contemporary Behavior Therapy*: *Conceptual and Emporical Foundations*, New York, Guildford Press, 1982.

❷ Kimmel, H., "Conditions of Fear and Anxiety," in Spielberger C. D. & Sarason I. G. (eds.), *Stress and Anxiety*, New York, Halsted Press, 1985, vol. 1.

而言恰恰相反，也就是条件反应会增加。实际上，巴甫洛夫 A 型条件反射与 B 型条件反射有很大的区别，区分二者对研究消退有很重要的影响❶。

巴甫洛夫 A 型条件反射是教科书中经典的条件反射的例子。也就是，一只饥饿的狗得到食物前，出现多次铃声，这会导致唾液的分泌量增加。呈现给狗的无条件刺激物有很多，如食物和消化液等，但是巴甫洛夫仅仅测量了口腔的唾液分泌量。有研究者指出，铃响后想要吃食或试图吃食的反应没有包含在条件反射机制内。趋近或者走向食物来源地的行为，都显示条件反应不能够取代无条件反应。巴甫洛夫坚持认为条件刺激是食物要被呈现的信号，这种观点也来自刺激—刺激理论。这一方法也普遍被认为与传统的刺激—反应方法是一致的。

巴甫洛夫 B 型条件反射的一个例子是给动物重复地注射吗啡。这种情况下狗出现的无条件反应主要有重度恶心、呕吐以及深度睡眠。重复注射多次后，狗一接触到实验员后就会出现重度恶心与分泌唾液症状❷。

巴甫洛夫的两种类型的条件反射的差异主要在于驱力因素以及无条件反应和条件反应的类似性。对于巴甫洛夫 A 型条件反射而言，除非被试(狗)处于驱力的情景下，诸如狗饥饿后分泌唾液，否则没有学习行为发生。对于巴甫洛夫 B 型条件而言，无条件反应刺激提供了一种动机或驱力。对于华生而言，无条件刺激清楚地提供了一种驱力，这是 B 型条件反射。

对于巴甫洛夫的 B 型条件反射而言，无条件刺激诱发完整的无条件反应，然而 A 型条件反射诱发了无条件反应趋近或试图接近食物来源。因此，B 型条件反射中，条件刺激部分地取代了无条件刺激。在 A 型条件反射中条件反应与非条件反应是不同的，然而 B 型条件反射中二者是相似的或相同的。

巴甫洛夫 A 型与 B 型条件反射所存在的这些差异可以说明条件刺激呈现的结果在两种范式下是不同的。对于 A 型条件反射而言，仅呈现条件刺激而不呈现无条件刺激，是有意义的。然而，对于 B 型条件反射而言，条件刺激后的条件反应与无条件反应的目的相同，仅呈现条件刺激，而不呈现无条件刺激是很难实现的。因此，对于 B 型条件反射而言，实验者能够控制无条件刺激的呈现，仅呈现条件刺激对于实验者来说是有

❶ Grant，D. A.，"Classical and Operant Conditioning," in Melton，A. W.（ed.），*Categories of Human Learning*，New York，Academic Press，1964.

❷ Pavlov，I. P.，*Conditioned Reflexes*，London，Oxford University Press，1927.

意义的。对于 B 型条件反射而言，如果只呈现条件刺激的条件不能得到满足，那么消退的一般性法则可能就会失效。尽管实验者可以操作条件刺激不伴随无条件刺激，但特定条件下，条件刺激可能类似于无条件刺激成为强化物，这不是消退而是条件刺激作用增加。这可以称为潜伏❶（incubation），以至于出现了一个新版本的神经症的条件反射理论。

大量的研究支持了潜伏现象的存在。理论上潜伏就是巴甫洛夫 B 型条件反射❷。一些人类和动物为实验对象的研究都证实这种现象的存在。无条件反应与条件反应的强度、接触非条件刺激的时间以及人格特征等都是影响潜伏现象的理论与实证性的证据。

焦虑或恐惧程度能够随条件刺激接触时间（exposure time）增加而降低。如果在一个时间转折点上仅有的条件刺激没有出现，尽管条件刺激诱发的焦虑或恐惧程度不高于先前水平，潜伏现象也会发生。如果仅有的条件刺激停止，条件反应的强度低于转折点，这时消退就会发生。因此，接触时间是决定治疗或产生潜伏（或消退）的重要原因。临床上大量的证据支持了这个观点。如果仅条件刺激接触达到足够长的时间，消退的可能性也会增加。在仅接触条件刺激的过程中，系列事件的防御性干预可以作为一种治疗技术，直至达到脱敏的目的。条件刺激的强度与仅条件刺激暴露的时间不是唯一的关键变量❸。

六、焦虑与抑郁潜伏的神经生物学

我们能从生物学领域的荷尔蒙差异的角度进一步探讨消退与潜伏的原因。研究已经显示神经荷尔蒙在抵制消退方面具有重要的作用❹。以

❶ Eysenck，H. J.，"Why Do Conditioned Responses Show Incrementation while Unconditioned Responses Show Habituation," *Behavioural Psychotherapy*，1982（10），pp. 217-222.

❷ Eysenck，H. J.，"Why Do Conditioned Responses Show Incrementation while Unconditioned Responses Show Habituation," *Behavioural Psychotherapy*，1982（10），pp. 217-222.

❸ Eysenck，H. J.，"Why Do Conditioned Responses Show Incrementation while Unconditioned Responses Show Habituation?" *Behavioural Psychotherapy*，1982（10），pp. 217-222.

❹ Eysenck，H. J. & Kelly，M. J.，"The Interaction of Neurohormones with Pavlovian A and Pavlovian B Conditioning in the Causation of Neurosis，Extinction，and Incubation of Anxiety,"in Davey G. C. L.（ed.），*Cognitive Processes and Pavlovian Conditioning in Humans*，John Wiley：Chichester. 1987，pp. 251-286.

人类为研究对象的实验与临床研究也与这些假设一致，荷尔蒙的个体差异对恐怖症症状在内的失调症，以及抑郁典型症状不明显有重要影响。与潜伏概念一致，个体的缩氨酸的差异，如促肾上腺激素，会导致条件刺激诱发恐惧，增加兴奋程度或者消退或降低恐惧，这与荷尔蒙和条件刺激接触的时间有关系。研究已经显示潜伏受到荷尔蒙的影响是一种稳定的现象。在心理加工水平上看，荷尔蒙通过影响注意机制诱发潜伏，这会影响条件刺激联结强度的变化，也会影响条件刺激抑制或兴奋加强的变化。在神经症的治疗水平上看，这一模型预测了干预策略要考虑到荷尔蒙与条件反射在内的两种因素，这比操作或改变其中的一个因素有更重要的影响。

　　与外周内分泌功能不同，荷尔蒙存在于中枢神经系统中，通过调整边缘系统的活动影响情感。例如，恐慌症的个体会有边缘系统问题。众所周知，荷尔蒙对行为的影响主要取决于边缘系统的整合。另外，海马回内的荷尔蒙变化与焦虑诱发的行为活动有联系。边缘系统的调节是很多荷尔蒙均衡的结果。在进化过程中，荷尔蒙的作用具有优先性，至少是与已经深入研究的神经递质有同等重要性。

　　讨论神经症与神经荷尔蒙的关系是非常有用的。研究已经指出焦虑神经症的症状与鸦片停药反应类似。特质神经质水平与脑髓液中的鸦片类缩氨酸有较高的负相关($r=-.67$)，当测量状态焦虑时，相关程度会更高($r=-.91$)❶。研究已经发现痛觉消失与中枢神经系统的鸦片类活性肽有明确的关系，可以认为神经症患者的大脑活性肽水平较低，这可能会更容易导致潜伏现象的发生。

　　另一种缩氨酸类的荷尔蒙是促肾上腺激素。尽管缩氨酸抑制了神经兴奋性、胆碱能增加去肾上腺激素的转换率、负面条件反射的表现等，但是缩氨酸催肾上腺激素具有相反的作用。催肾上腺激素调节的潜伏现象中，缩氨酸或与其竞争相同的受体。如果我们使用缩氨酸阻抗的方法阻止了这些受体，催肾上腺激素会失去诱导潜伏的能力。催肾上腺激素与缩氨酸间的相互关系以及脑脊髓液缩氨酸与焦虑的关系，都表明催肾

❶ Eysenck，H. J. & Kelly，M. J.，"The Interaction of Neurohormones with Pavlovian A and Pavlovian B conditioning in the Causation of Neurosis，Extinction，and Incubation of Anxiety，"in Davey G. C. L.（ed.），*Cognitive Processes and Pavlovian Conditioning in Humans*，John Wiley：Chichester，1987，pp. 251-286.

上腺激素在潜伏现象中具有重要的作用❶。

研究者对厌恶性条件反射进行了一系列的研究。在一系列的强迫性获取的训练过程中催肾上腺激素或者肾上腺激素注射到老鼠身体 1 分钟后呈现条件刺激。24 小时后，检测老鼠是否抵制消退，研究者发现老鼠对条件刺激的恐惧程度明显增加了。仅呈现条件刺激或者促肾上腺激素水平升高都没有产生这些效果❷。对于老鼠而言，恐惧线索的存在与高水平的荷尔蒙都是产生潜伏现象的重要因素。很多的实验研究都显示了促肾上腺激素会对消退有组织作用，这在厌恶性条件反射过程中尤其明显。尽管促肾上腺激素在巴甫洛夫 A 型条件反射中存在，但是这种效应在 B 型条件反射中没有发现。与这些证实一致，性行为是另外的一个动机系统，在这一动机系统中理论否认了接触是行为改变（诸如焦虑降低）的一个重要条件。

七、接触是否是减少恐惧的必要条件

无论从最原始的形式还是改进后的理论来看，华生的理论在实质上都认为神经症（neuroses）是巴甫洛夫条件反射的产物，而治疗神经症需要以条件反射的消退为中介。巴甫洛夫的条件反射已经从最初的简单原始知觉印象与肌肉抽动的联系，发展成为较为复杂的刺激—刺激型条件反射，这是新行为主义（neobehaviorism）与辨证行为主义（dialectical behaviorism）的基础❸。

艾森克已经指出关于神经症的条件反射理论能够解释与神经症治疗有关的一些事实❹。其一，自然康复（spontaneous remission），主要是说恐惧在没有精神治疗的情况下减少了。这在神经症有关问题的治疗中很常见，也是治疗神经症有关问题的重要方法。其二，安慰剂疗法（placebo treatment）是保证神经症病人的焦虑或恐惧较少的有效的方法。其三，非特异性的心理治疗方法（nonspecific psychotherapeutic intervention）能

❶ Morley，S.，"The Incubation of Avoidance Behavior：Strain difference in Succeptibility,"*Behavior Research and Therapy*，1977(15)，pp. 365-367.

❷ Haroutunian，V. & Riccio，D. C. "Effects of Arousal Conditions during Reinstatement Treatment upon Learned Fear in Young Rats,"*Developmental Psychobiology*，1977(10)，pp. 25-32.

❸ Mackintosh，N.，*Conditioning and Associaite Learning*，Oxford，Clarendon Press，1984.

❹ Eysenck，H. J.，"A Unified Theory of Psychotherapy，Behaviour Therapy and Spontaneous Remission,"*Zeitschrift fur Psychologie*，1980(188)，pp. 43-56.

像安慰剂疗法一样有效，甚至在降低神经症病人的焦虑与恐惧方面比自然疗法还要好。这里非特异性心理治疗方法主要是指治疗方法的理论基础可能有问题，但是它们都能够成功地治愈神经症。其四，总体来说，精神分析方法与其他的方法相比较，没有优势。其五，精神分析方法已经被发现经常给治疗效果带来负面影响，这就是说，它会增加，而不是减少恐惧与焦虑反应。

解释上面的这些效应可以从条件刺激物没有被强化入手。神经失调症的患者如果不能获得精神科的治疗，他们可能就会采取自然康复的办法。他们会采取很多的办法缓解压力，如与父母、牧师、朋友或其他人讨论自己的问题，寻求他们解决问题的建议。与其他人讨论问题的过程中，他们不可避免会以分层的形式讨论问题的细节，如原因以及焦虑与恐惧程度。因此，条件性刺激在经倾听者带来轻松愉悦的环境下出现了，这会减少条件反射行为的发生。

焦虑与恐惧的出现会涉及两个重要的连续体。第一个连续体是假设的理性与非理性的恐惧。恐惧痛苦、疾病或伤痛都是合理的，但是害怕蜘蛛（自己的国家没有蜘蛛）、害怕传染（接触到的物体是没有危害的）或者其他的典型的诱发恐惧的刺激，都是不理智的。这不是两类刺激，因为任何媒介物都可以作为证据存在。核战争在多大程度上让人恐惧或引起多大程度的神经症，都是难于确定的。在欧洲，害怕狗、老鼠，甚至松鼠，在某种程度上来看都是合理的，原因是这些动物可能感染狂犬病病毒。

恐惧可能是通过认知学习获得（例如，我们被告知一个人可能有传染病，火可能会烧伤我们，以及狮子与老虎是危险的动物），或者说恐惧可以通过巴甫洛夫的 B 型条件反射建立。这也说明这个连续体不是对刺激属于或不属于哪个类别的分类，恐惧获得的条件反射的方法在特定的实例中可能会非常明显。因此，恐惧传染的强迫症病人可能是因为他们已经了解了细菌的危险性。因此，恐惧发生的部分原因是条件反射机制作用的结果。研究已经显示先天的条件反射与非先天的条件反射相比，难以通过认知方法消退❶。

恐惧可能有四种类型，一些理性的恐惧是学习获得的，另一些非理

❶ Öhman，A.，Dimberg，U. & Öst，L.-G.，"Animal and Social Phobias: Biological Constraints on Learned Fear Responses,"in Reiss S. & Bootzin，R. R. (eds.)，*Theoretical Issues in Behavior Therapy*，New York，Academic Press，1985，pp. 123-178.

性恐惧也可能会通过学习获得。认知学习可能是所有恐惧发生的一个重要因素。同样，甚至理性恐惧有可能是巴甫洛夫 B 型条件反射的结果。大量的证据也支持了条件反射可以获得与组织。

从二维的结构来看，神经官能症主要与条件性的非理性的焦虑与条件性的非理性的焦虑与恐惧有关，但是实际上没有一个例子符合连续体的方法。这表明这些恐惧可能会通过学习获得，而且也可能部分地通过学习得以消退。然而，神经症只能通过接触得以减轻也并没有被证明是不可能的。考虑一下下面的例子，这个例子与一个在马路中间负责画线的雇员有关。他在工作时被轿车撞伤了，通过行为疗法（脱敏法），他克服恐惧，重新回到了工作岗位。然而，成功治疗维持的时间并不是很久，没有多久他又第二次被撞伤了。他接受了第二次脱敏疗法，治疗成功后他遭受了第三次受伤。我们认为继续治疗是不道德的，很明显他的恐惧的部分原因是条件反射并且也是非理性的。但绝大部分的原因与学习和理性有关。

为了证明理论存在的问题，对"接触不是焦虑或恐惧降低的必要条件"假设的适宜研究需要解决的问题是，接触是否是非理性恐惧的结果，并且与恐惧的学习或理性没有关系。害怕公众谈论蛇并非完全是非理性的，考虑前面污染的例子，学习降低恐惧或许仅对学习到的恐惧有关，并非是对所有的恐惧有影响。

催眠治疗是影响焦虑或恐惧的重要方法❶。但是催眠治疗不包括任何诱发恐惧的因素，但是催眠治疗能够放松，以及有降低恐惧与焦虑的其他作用，这些因素或许是把焦虑水平降低到临界点下的重要因素。

一个需要继续讨论的问题是，认知因素与行为主义理论在多大程度上不一致，才可能被接受。这一问题的讨论与华生的刺激反应理论得到广泛接受有关，但可能与现代的刺激诱发刺激的理论无关。刺激与刺激的关系正如巴甫洛夫条件反射的预测那样，词语能用于条件性刺激与条件性反应。这与华生对这些结果的解释并不矛盾，情景指导语能使条件化的刺激出现反应逆反。心理反应可能是认知刺激条件反射的一个结果。例如，当被试大声读 T，而没朗读 4，就会被电击，当被试在一系列的试次中思考 T 与 4 时，被试想 T 时皮电反应会比较明显，但是想数字 4 时

---

❶ Marks，I. M.，Gelder，M. G. & Edwards，G.，"Hypnosis and Desensitisation for Phobias. A Controlled Prospective Trial,"*The British Journal of Psychiatry*，1968(114)，pp. 1263-1274.

则没有这种表现❶。

前面谈到的这些并不是说接触是焦虑与恐惧降低的必要条件，即便是条件性非理性恐惧与焦虑的降低的意义有限的时候。我们仅仅认为这种观点的反面证据不够有利，也并没有考虑到评价相关研究的重要性。应该承认，难以做一些实验来探讨恐惧在没有接触的条件下发生，但是这种困难并不能表明这些事情已经得到证明。对于已经存在的证据而言，接触的观点可能是非常重要的，已经得到支持，但或许是焦虑与恐惧降低的必要条件。这样的结论或许不能应用到相同程度的理性或非理性的习得恐惧中。我们需要越来越多的研究来阐明这一特定的问题。

八、总结与结论

本章反复地论述了行为疗法与神经症是什么和不是什么的问题。本章认为学习理论，以及特定的条件反射出现和消退的原则，都是神经症获得与治疗的基础。本章也没否认在一些特殊的个案中，其他因素也有重要的作用，一些因素会促进或阻碍治疗的进程。然而，条件反射的原则是治疗神经症任何可行理论的基础。

本章也不认为认知疗法的理论与实践以及行为疗法和内在条件反射理论相对立。本章认为现代的学习理论考虑到认知过程与原则，并且也以有意义的方式同内在认知过程与原则整合在一起。信息加工是现代学习理论的重要组成部分，并不需要从认知心理学分离出来，也并不需要从学习理论分离出来。

本章也不认为所有的人类行为都遵循来源于动物的行为原则，这样的还原理论也不是目的。然而，本章认为特定类别的行为，尤其是神经质行为，与动物行为很相似。因此，我们学习与用动物的条件反射研究，理解人类获得与消退神经症行为的过程时是非常重要的。

本章也认为与华生有关的神经症发生与治疗的理论并没有影响我们对条件反射与神经症关系的思考。本章认为上述理论是较好理解神经失调症获得的重要基础，也是理解任何疗法建立与开创的重要基础。我们的理论或许是错误的，但是一句话说得好，"真理从错误中产生，但不来自困惑与混乱。"

我们学习关于条件反射的一般理论，从根本上改变了刺激—反应理论以及刺激—刺激理论(或许我们的理论可以成为"刺激—刺激—反应"理

---

❶ Miller，N. E.，"The Influence of Past Experience upon the Transfer of Subsequent Training，"Unpublished Ph. D. Dissertation，Yale University，1935.

论），但也是神经症学习理论的一个特定应用。如果我们想要把条件反射理论与学习理论应用到神经症研究中，那么恐惧潜伏的概念是非常重要的。为了实现我们的理论与实践的所有要求，我们需要做很多的事情。但是我们提出的理论已经比其他理论更能够拟合神经症的症状与表现。

我们应该如何评价一种理论？引用毛泽东的一句话，"实践是检验真理的唯一标准。"应该注意到心理治疗疗效的很多讨论都得出的一个结论是所有方法都有效。如果所有不同的心理治疗方法与安慰剂疗法一样具有相同的效果，那么很明显心理治疗的这些方法与不同的理论假设没有关系。这种效果的出现或许可能是非特异性因素的影响，如暗示、声望与友好交往等，但也有可能是无意识中巴甫洛夫的消退发挥作用的结果。事实上，很多个案中行为疗法比其他的治疗方法或安慰剂疗法的效果更好。因此，有些原则或真理可能是行为疗法产生的基础。

我们可以引用勒温的一句话："好的理论应该与实际紧密结合。"行为疗法的发展主要取决于通过研究来提升与更新理论，以及采用这些理论来提高治疗方法以及检验治疗效果的效率。治疗可以是实验室研究的延伸。在设计好的实验室中，由于伦理与人性的原因，我们不能很容易地检验这些与神经症有关的情感体验。神经症恐惧提供给我们一张检验我们理论预测的温床。实验性临床求助以及临床实验室，这种相互过程，或许都是行为疗法进展的结果。

[思想评述]

一、心理学家生平

汉斯·艾森克是德裔英国心理学家。1916 年 3 月 4 日，艾森克出生于德国柏林的一个声誉显赫的家庭。他的父母都是著名演员，父亲擅长喜剧表演，同时也是一名歌手，母亲则是默片演员。艾森克出生以后，父母就计划让他长大后进入娱乐圈发展，并让他在一部电影中表演了一个小角色。不幸的是，他父母的婚姻与今天很多好莱坞明星的婚姻一样逃脱不了离婚的结局。在他 2 岁时，父母离婚了。由于艾森克母亲更换工作以及再婚，他就被寄养在伦敦由外祖母抚养长大。在伦敦外祖母家的大房子里，艾森克自由地成长，生活也非常舒适，伦敦浓厚的文学气息与文化氛围，让他少年老成，习惯于以自己的方式思考问题❶。

---

❶ Gibson, H. B., *Hans Eysenck: The Man and His Work*, London, Peter Owen, 1981.

艾森克非常同情犹太人的遭遇。在 18 岁时，他拒绝加入纳粹组织而无法进入柏林大学就读，这也让他的性命处于危险中，最后他被迫离开德国去国外求学。他先到法国第戎大学学习文学和历史。之后去伦敦大学，他本来打算学习物理学和天文学，但是他报名后被告知英国不承认德国的科学学科的学分，除非他愿意接受一年的训练。当他询问是否可以申请其他本科课程时，他被告知心理学专业是可以直接让他读本科课程的。因此他要么花一年时间接受科学学科的基础训练，要么选择另一个他未曾听闻的专业——心理学。最后他选择了心理学。艾森克自己曾经说过他学习心理学之前不知道心理学是什么，但是物理学的激烈竞争让他逐渐意识到自己选择学习心理学的正确性。艾森克认为心理学改变了他的命运，学习心理学对他来说是最好的决策。可以说，艾森克从内心接受了心理学学科以后，就爱上了这门学科。

从 1935 年开始，艾森克在伦敦大学学习心理学课程。艾森克在伦敦大学学习期间有幸在著名心理学家西里尔·伯特(Cyril Burt)的指导下学习。伯特于 1942 年任英国心理学学会的会长，1946 年成为第一个封爵的心理学家，他以提出心理测验中的因素分析以及研究遗传对智力和行为的影响而著名。在伯特的指导下，艾森克 1938 年获文学学士学位，1940 年获哲学博士学位。艾森克攻读博士学位时，具有传奇色彩的统计学家卡尔·皮尔森(Karl Pearson)是他的指导教师。

1940 年，从伦敦大学获哲学博士学位后，在第二次世界大战期间艾森克就职于伦敦附近的磨坊山急救医院，这所医院主要对个人心理问题进行治疗。第二次世界大战结束后，艾森克在莫兹利医院工作。莫兹利医院是英国最为著名的精神病训练机构。1947 年，艾森克成为莫慈利医院心理学系的系主任。

1948 年，艾森克加入了伦敦大学的精神病研究所。在该所初创时期，艾森克筹建了心理学系。之后，他作为英国的一名教授，承担了开创临床心理学的任务，由他创建的心理学系是英国的第一个培养临床心理学家的机构，并开发了行为治疗的方法。在英国工作期间，艾森克也是美国宾夕法尼亚大学与加州大学伯克利分校的访问教授。1997 年 9 月 4 日，艾森克因脑瘤病逝于英国的伦敦。

从 20 世纪 50 年代到 80 年代的几十年的时间内，艾森克是英国最受欢迎的心理学家之一。他的心理学著作是社会工作者、教师以及大学生最受欢迎的读物或教材。艾森克在伦敦大学精神病研究所任职时，他的本科学生、研究生、博士后研究者以及访问学者都为他的书籍以及论文提供了丰富的资料。艾森克研究所使用的主要方法是因素分析(factor analysis)的方法，他认为人格与智力更能够通过数学精确地分成不同的成分，一种成分就是一个维度。例如，内倾—外倾(extraversion-introversion)、神经质(neuroticism)、精神质(psychoticism)。艾森克使用因素分析的方法让人们在不同的维度中找到自己的位置。但是批评者认为计算题目相关而得出的因素或维度是经验性的观察，是在没有假设基础上获得的一种观察结果。艾森克同其他的不重视心理学理论、但重视统计方法的心理学家一样，遭受的批评是由因素分析得出的因素是否存在与独立。不过，艾森克的职业生涯达到成熟期以后，从因素分析方法应用转到重视遗传倾向，特别重视统计和测量方法与行为遗传的关系。艾森克是较早进行行为遗传学研究的心理学家。

艾森克把自己关于遗传与行为的观点应用到了吸烟与癌症关系的研究中，这引起了很大的争议。20世纪60年代，艾森克使用美国烟草协会与英国烟草研究会的经费进行了吸烟与癌症关系的研究。1965年，艾森克出版了《吸烟、健康与人格》(*Smoking，Health and Personality*)一书，他认为吸烟者的基因具有肺癌的易感性，而不是吸烟本身增加了吸烟者的癌症发病率。因此，研究者把艾森克称为一个敢于"玩火的人"❶。

艾森克认为，人是一个生物有机体，其活动同等地受制于生物因素(遗传、生理、内分泌腺)和社会因素(历史、经济、相互作用)，这一观点决定了他主要的思想及其研究方向。他认为，只强调生物因素或只强调社会因素都会阻碍科学的发展。他关于人是进化的产物，人仍然保留着几百万年前早期生命形成发展过程中痕迹的观点，遭到了那些倾向于社会因素的社会科学家的反对，但艾森克却认为这是恰当地理解人性的基础。

总体来看，艾森克带领许多研究人员使用很多的方法，如观察方法、相关与因素分析、行为遗传学以及生理实验等方法开展了实证性的心理研究，其主要研究领域为人格。1950年之后，艾森克用实验心理学的方法研究变态心理、临床心理。他反对弗洛伊德的精神分析理论，不断地提供证据批判精神分析理论及其精神疗法，同时以条件反射理论为基础，研究并提倡行为疗法，提出了莫兹利人格问卷(Maudsley Personality Inventory，MPI)。另外，艾森克对动机知觉、心理测量的统计分析和智力的基础等问题也进行了多方面的研究。

艾森克在心理学、生物学、遗传学和其他一些专业刊物发表过近

---

❶ Steven，R.，"Hans Eysenck's Controversial Career，" *The Lancet*，2010，376 (9739)，pp. 407-408.

700 篇文章，出版了 75 本书籍。他一生勤于著述，自从 1983 年退休以后，艾森克主要忙于写作。艾森克在世时是科学论文被引用次数最多的心理学家；不过也有研究者指出目前为止，艾森克论文的引用率在所有的心理家中排名第 3，而第 1 名与第 2 名分别是弗洛伊德与皮亚杰(Piaget)(Haggbloom et al.，2002，Rushton，2001)。艾森克一生的主要著作有：《人格的维度》(*Dimensions of Personality*)(1947)、《人格的科学研究》(*The Scientific Study of Personality*)(1952)、《人的人格结构》(*The Structure of Human Personality*)(1953)、《政治心理学》(*The Psychology of Politics*)(1954)、《焦虑与歇斯底里的动力学》(*The Dynamics of Anxiety and Hysteria*)(1957)、《变态心理学手册》(*Handbook of Abnormal Psychology*)(1960，1973 第 3 版)、《弗洛伊德学说的实验研究》(*The Experimental Study of Freudian Theories*)(与 H. R. 魏尔逊合著)(1973)、《人格测量》(*The Measurement of Personality*)(1976)、《性心理学》(*The Psychology of Sex*)(1979)、《智力的模式》(*A Model for Intelligence*)(1982)等。

二、艾森克的人格结构观

艾森克与心理健康有关的观点与思想主要是他对于人格的一些看法，他认为人格差异主要来自基因遗传。如前所述，艾森克是一位研究型的心理学家，主要使用因素分析的方法研究人格与智力等问题。例如，艾森克让人们使用一些形容词评价他们自己，评价结果会反映出他或她的人格特点。试想一下，一个人格测验中有 4 个词语，如"羞怯""内敛""外露""粗犷"。很明显，羞怯的人会经常用"羞怯""内敛"评价自己，而开朗的人会经常用"外露""粗犷"评价自己。艾森克的最初研究发现人格具有神经质、内倾—外倾以及精神质维度。下面我们分别看一些这些维度人格特点，以及艾森克的心理学理论在智力以及犯罪中的其他应用。

(一)神经质

艾森克使用"神经质"命名了人格的第一个维度(或特征)❶，这一维度主要描述个体从冷静、镇定到惶恐、紧张的变化。艾森克指出神经紧张的人经常会出现一些神经紧张失调症，也就是神经症。但是艾森克认为在神经质量表上得分高的人，不一定是神经症患者，在神经质量表上得分高的人只能说明他们的生活容易受到生活问题困扰。艾森克相信任

---

❶ Eysenck，H. J.，"Screening-out the Neurotic，"The *Lancet*，1947，249(6451)，pp. 530-531.

何一个常人都会在神经质这个人格维度获得一定的分数，也就是每一个人都会表现出的一定的神经质倾向。因此，艾森克认为神经质维度有遗传的基因作为基础。艾森克应用生理学研究解释了这一维度的生物内涵。

艾森克认为交感神经系统可能是与神经质维度有紧密联系的一个植物神经系统。交感神经系统的主要功能不同于中枢神经系统，主要控制紧急情况下人们的情绪反应。例如，当大脑告诉交感神经系统出现紧急情况时，交感神经系统会通知肝脏释放葡萄糖转换为身体所需能量，这让消化系统的负担减轻，同时瞳孔放大，头发竖起等。这些身体变化会告诉肾上腺释放更多的肾上腺激素。肾上腺激素会让身体准备行动，因此，交感神经系统的一种机能就是提示我们"逃跑还是迎战"。

艾森克假设某些人的交感神经系统会比其他人的反应更快。紧急情况下，一些人表现得非常的镇定，一些人体验到较多的恐惧或其他的情感（诸如焦虑或抑郁等）；然而，另一些人可能会因为一点小事变得恐惧不安。艾森克认为后两种人的交感神经系统过分敏感，他们有明显的神经失调症症状。

神经失调症的一个最典型表现是恐慌症。艾森克认为恐慌症发病像麦克风附近的小声说话而听众听到的较大声音一样，是正反馈的结果。讲话者很小的声音被麦克风放大后输出成很大的声音，不用多久，听众就会听到小时候自己曾经听到的尖叫声。恐慌症也遵循类似的模式，你可能会恐惧一个小事情，如过桥。在不断地反复播放恐惧的场景中，你的交感神经就会让你变得敏感。你为过桥感到紧张，以至于对一些其他的刺激物更敏感，这样你会更紧张。因此，有神经症的人对恐惧的过分反应会强于最初的外在刺激诱发的恐惧。回想一下我们自己感到恐惧或害怕的时候我们就会更能体验到，恐惧本身会比引起恐惧的东西更让人痛苦不堪。

（二）内倾—外倾

艾森克认为人格的第二个维度是内倾—外倾，他用这一维度描述人们的羞怯、安静程度以及人们是否敢大声说话❶。所有的人都会表现出一定程度的羞怯与安静，但是艾森克对这一维度的生理学解释有一点复杂。艾森克假设内倾—外倾是大脑活动受抑制与兴奋加强后平衡的结果。大脑兴奋时会处于唤醒以及学习状态；大脑抑制时处于放松与睡眠状态，或大脑为回避某些刺激进入自我保护的状态。大脑会对不同的压力状态

❶ Eysenck，H. J.，"Screening-out the Neurotic，"The *Lancet*，1947，249(6451)，pp. 530-531.

做出反应，艾森克对人格的内倾—外倾的解释主要根据巴甫洛夫让狗处于压力状态下的反应差异。

艾森克认为外倾的人有较好的大脑抑制能力，他们的大脑在出现创伤性刺激（车祸）时处于抑制状态，很难记住过去发生的事情。车祸过后，外倾者会感到大脑一片空白，以为什么事情也没有发生。外倾者可能会询问其他人是否记住过去所发生的事情，但他们完全没有感觉到车祸对自己的影响，所以第二天会继续驾车外出。

另外，内倾的人有较差的抑制力。他们遭遇车祸时，大脑不能很快地提醒他们保护自己，也不能很快地让大脑停下来。内倾人的大脑处于高度唤醒状态，能够了解到很多的东西，也能够记住过去所发生的每一件事情。内倾的人或许报告说，他们以极慢的速度目睹到了车祸的全过程。车祸过后，内倾的人不愿意再驾驶汽车，或者不愿意驾驶任何汽车。

内倾与外倾的人参加聚会时可能会有不同的表现。设想一下，内倾的人与外倾的人在聚会上都喝醉了，他们脱光了衣服在桌子上跳裸体舞。第二天早晨，外倾者会询问你昨天晚上发生了什么事情，当你告诉他所发生的事情，他或许大笑后就开始准备下一次聚会。相反，内倾者会记住自己的糗事，并且待在里面不敢出门。你是一个内倾的人，还是一个外倾的人？如果你是一个内倾的人，你可能会羞愧地无地自容，且会永远不再参加朋友举办的聚会活动。

艾森克认为犯罪与人格倾向也有一定的关系，如暴力犯罪的人一般是外倾者。这不难理解，一个害羞的人很难夜晚抢劫便利店，一个有恐慌症的人也很难做这样的事情。但是需要理解的是暴力性犯罪的人可能是内倾或外倾的人。

艾森克注意到人格的神经质维度与内倾—外倾维度可能会交互影响，很多的心理问题都是二者交互影响的结果。他发现，有恐怖症以及强迫症的人一般都是默不作声的内倾者，然而患有躁狂症的人一般都是外倾者。艾森克给出的解释是，高度紧张的神经症患者对引起恐惧的刺激过分反应。如果他们是内倾者，他们会回避让人恐惧的情景，甚至非常害怕引发恐惧的一些小细节。然而，其他的内倾者可能学会一些行为消除恐惧，诸如重复洗手等。然而，外倾明显的神经症者善于忽略与遗忘影响他们做过的事情。他们一般采用"压抑或拒绝"等经典的防御机制。他们一般会忘记痛苦的周末，甚至会忘掉自己腿脚的能力。

（三）精神质

艾森克使用大样本研究发现了人格具有神经质、内倾与外倾等维度，但是他认识到大样本未必能够发现人格的所有维度，一些人群可能会有他们自己的独特的人格特质。于是他把研究视野转移到英格兰。他们分析了从英格兰收集到的大量数据后，发现了人格的第三个因素——精神质❶。与神经质一样，精神质并非暗指精神病，它在所有人身上都存在，只是程度不同。精神质特征主要包括倔强、固执、粗暴、强横和铁石心肠等特点，但如果一个人表现明显，则容易发展成行为异常。精神质分数高的个体可能会孤独、不关心他人，难以适应外部环境，不近人情，感觉迟钝，对别人不友好，喜欢寻衅搅扰，喜欢干奇特的事情，并且不顾危险。艾森克认为精神质与神经质维度一起可以表示各种神经症和各种精神病。

可以看出，艾森克的人格研究不像许多美国心理学家偏重特质水平，而是集中于类型。他认为特质是观察到的个体行为倾向的集合，类型是观察到的特质的集合体。他把人格类型看作某些特质的组织。他提出的人格理论主要是属于层次性质的一种类型。每一种类型结构的层次明确，因此人格就可分解为有据可查、有量可计的因素。这是心理学家多年来一直探讨而没有明确的东西。

三、艾森克的智力观

（一）智力与阶级

心理学家使用遗传论观点研究的一个问题是智力在多大程度上是父母生物遗传的结果❷。艾森克为智力问题的行为遗传研究奠定了基础。智力遗传问题一般以双生子为被试。如果遗传起主要的作用，同卵与异卵双生子的智力应该没有多大不同。事实上，艾森克认为共同抚养的同卵双生子在智力上有很大相似性，这表明遗传的重要性，否则，他们的智力应该有较小的相关性。艾森克认为即使是分开抚养的同卵双生子在智力上也有很大的相似性。来自收养孤儿的研究显示，收养孩子与自己亲生父母智力的相关程度要高于与养父母智力的相关程度。这方面研究的一个结论是个体智力的80%变异由遗传决定，影响智力变化的遗传变异是环境变异量的2倍。

如果智力本来就有个体差异，如果智力是事业或成就的一个主要的

❶ Eysenck, H. J., " Sex and personality, " *Australasian Journal of Philosophy*, 1976, 4(3), pp. 168-190.

❷ Michaelis, W. & Eysenck, H. J., " The Determination of Personality Inventory Factor Patterns and Intercorrelations by Changes in Real-life Motivation, " *Journal of Genetic Psychology*, 1971, 118(2), pp. 223-234.

决定因素，阶级社会就是不可避免的，艾森克关于阶级的理论主要建立基于这些观点。他提供了证据说明社会阶层的变化主要建立在智力的基础上。我们需要慎重对待这些证据，因为这些模棱两可的证据主要来自西里尔，艾森克本人也没有足够的耐心驳斥其他的解释。无论如何，影响智力的其他因素有很多。例如，平均数回归效应预示着高智商父母后代的智商会变低，愚钝父母的后代会更聪明。智商的平均数回归效应表明经过 6 代到 8 代，遗传影响就会消失。不同智力水平的人对应的阶层是不断变化的。任何时候智商高的人向低水平回归，或者低智商的个体向高水平回归。尽管一些阶级差异是不可避免的，但是艾森克从不关心这个问题，他特别关心的一个问题是一个社会有较多的机会进行阶级流动。艾森克的这种思想是有合理的一面的。

(二)智力与种族

不同种族的智力分数是艾森克引起的另一个学术争论。艾森克认为智力差异在不同的种族与文化群体中都有体现：①在智力测验上，白人比黑人超出 15 分左右；②犹太人比其他种族有较高的智商水平。智力与种族的关系都与遗传有关。然而，艾森克强调的一个问题是这些差异是群体水平的平均数差异，并不能说明任何一个体比不同种族的其他个体聪明或智商得分高。艾森克没有试图通过种族标准来确定个体的身份与地位。

艾森克不是一个种族主义者，他认为支持与否定某一个观点的证据都有认识上的价值，他们没有贬低黑人。然而，一些人采取的观点是，无论是什么样的证据，都应该压制，避免成为引发种族仇恨的"火药库"。艾森克通过证据说话的研究态度让民众难以接受。比如，艾森克对于教育政策的一些评论让一般民众愤愤不平。艾森克对教育政策提出的一个批判是智力低下的黑人儿童与聪明的白人儿童不能在同一个班级学习[1]。艾森克认为黑人与白人儿童共同学习，对于任何人都没有帮助。艾森克认为黑人儿童理解不了老师所教的课程，他们在课堂上很不安，经常捣乱，行为变得更具破坏性，自己不学习，而且影响别人学习。经验已经证实艾森克的观点是正确的，但是实际上种族问题是一个政治敏感问题，不仅仅是一个科学问题。从科学的角度看，智力不仅受到遗传的影响，而且也与环境因素有关。一些人批评艾森克对环境因素与智力关系的论

---

❶ Michaelis，W. & Eysenck，H. J.，" The Determination of Personality Inventory Factor Patterns and Intercorrelations by Changes in Real-life Motivation," *Journal of Genetic Psychology*，1971，118(2)，pp. 223-234.

述不够清晰。

不过，种族的智力差异至少部分取决于经济地位。因为随着群体的发展，他们智商的平均分也在增加。举例来说，第一次世界大战时美国军队中的犹太士兵在心理测验上的得分很低，以至于权威学者认为这是犹太人不够聪明的证据。但是随着犹太人在经济上取得的巨大的成就，他们在智力测验上的得分现在也超过了国家的平均水平。

需要重申的是，艾森克的关于智力的观点并不是在贬低与诋毁下层人士。认为智力的变化由遗传获得是一个有争议的问题，但是认为这种争议决定着个人的社会地位或政治观点就有问题了。

四、艾森克的犯罪观

行为主义者试图使用刺激反应理论解释所有人类的行为。在行为主义看来，行为主要由条件反射决定。巴甫洛夫关于狗听到铃声后分泌唾液的实验是一个经典的条件反射实验，另外一个经典的条件反射实验是一个名叫阿尔伯特的孩子看到白色物体（如小白鼠）就会感到恐惧的实验。行为主义者认为行为也可以通过上述的方式条件化，重复接触一种让人不快的信息，这种信息就会成为让人回避的刺激。与此相反，重复接触一种带来正性情感的刺激，这种因素就会成为人们趋近的刺激。

艾森克关于犯罪行为的理论主要建立在两个假设基础上：①良心是一种条件反射，某种行为得以抑制的原因是惩罚诱发条件反射的影响。惩罚设置了一种道德标准来诱发痛苦情感，抑制错误行为；②个体的生物学差异决定着条件反射的影响程度[1]。无论是内倾或外倾的儿童或成年人，对良心形成的条件反射都有抵制作用，都有可能进行一些不道德的行为。艾森克认为表现出犯罪倾向的人会在所有的领域中都表现出犯罪行为。比如，超速驾驶者更有可能是银行抢劫者。艾森克从驾驶犯罪的证据出发，发现公路罪犯绝不可能与其他的犯罪没有任何关系，相反可能是惯犯。艾森克分析了653起致死、不专心驾驶、酒后驾车、无证驾驶以及事故逃逸的公路犯罪案例，超过五分之一的罪犯都有非交通性的犯罪记录。然而，大多数人并不经常违反法律，但是他们会进行一些行为，如乱扔垃圾、玩赌博游戏、公共场合饮酒、公司电话私用。如果这些行为也属于犯罪，那么很多人都可能有精神质与神经质类型的攻击倾向，犯罪的人的数量也会非常大。

---

[1] Eysenck, H. J. & Gudjonsson, G. H., *The Causes and Cures of Criminality*. London, Plenum Press, 1989.

除非人口的基因结构出现很大的变化，否则遗传并不能解释罪犯数量的上升与下降。然而，艾森克重视条件反射。他认为犯罪率的提升，是因为有些刺激降低了道德标准，这主要是因为正性情感与攻击行为存在联系。艾森克认为电视节目过分渲染的暴力与性，可以带来舒服的感觉。暴力与性，相对于良心来说，是去条件反射，不利于条件化的良心解决问题。如果想要鼓励文明的行为，那么控制负面刺激，加强媒体控制是重要的。对于那些已经犯罪的人来说，必须用痛苦与快乐来形成一种条件化的良心。例如，犯人在监狱中可以因为表现好的行为而获得一些代币，这种方法可能会有助于形成良心有关的条件反射行为。

不过，研究者批评艾森克没有注意到意识在犯罪决策中的作用，这使艾森克的观点有些说服力不够。很多人仍然是守法的公民。但是艾森克却非常关注行为是否能通过物质刺激条件化，或者受到非物质化的心境与情感强化。艾森克经常假设外在的物理刺激是重要的。艾森克也认为男人可能是一种形式的变形虫，很盲目地寻找一点食物，回避火与尖的物体。如果这是人类行为的典型方式，那么人们会尊重法律，也不会因为违法遭遇惩罚。相反，监狱提供了食物与住所，但是没有工作，这应该是收容人类（尤其是女人）这种变形虫的地方。

利益驱动的犯罪是驳斥艾森克观点的一个重要证据。就一些财产犯罪而言，病态的占有财产超过了进监狱的代价。这时罪犯是在有意识的犯罪。如果外在刺激物一直存在，罪犯就不能在监狱中因为获得的代币而抑制犯罪，或者说通过条件反射减少未来的犯罪。这仅是有意识犯罪的一个案例。

尽管艾森克受到了一些人的质疑与声讨，但这让他受到了公众的关注，自己也有了听众。作为一个社会思想者，艾森克的思想具有鼓动性，但不够高深。批评家也一直以一种错误的态度寻找艾森克智慧背后的种族主义情绪。他遭人诽谤的主要原因在于他试图把意识与行为分开来看，并且受自由主导的人类行为不能通过一种理论得以解释。

五、总结

作为一个坚定的行为主义者，艾森克认为只有科学的方法能让我们精确地理解人类。作为一个统计学家，艾森克感觉数学的方法是必不可少的。然而，作为一个生物学定向的心理学家，艾森克认为只有生物学的解释是可信的，有效的。当然，我们承认，有些人也认为现象学的质化研究方法也是科学的。不过一些心理现象很难用数字表达，并非所有的心理学家认同因素分析方法。另外一个有争议的问题是并非所有的心理现象都有生理基础。但无论怎么样，艾森克对于人格类型以及生物学基础的描述，是有价值的。大多数的父母、教师以及儿童心理学家都倾向地认为孩童自从出生后就有差异。我们对心理问题的认识也应该考虑到人格特征，改变不同人格特征的心理问题也应该考虑到一些被艾森克证明为有效的方法，如行为疗法。

人格特征与心理健康状况有紧密的联系。内倾的人关注自身及其主观世界，内心活动丰富，敏感，细心，喜欢独处，不善交往，含蓄，安静，与人保持一定距离。因此，内倾的个体会幻想较多而缺乏行动，常深思熟虑，耐受性强，较少冒失行动，稳重而少冲动性。内倾的人容易出现这些心理问题。外倾的人喜交往，也善交往，热情，活跃，进取，敢说敢做。但是外倾的人缺乏周密思考，冲动性高，缺乏稳重，耐受性差，易变化，粗心。外倾的人容易出现这些心理问题。

人的日常生活极其复杂多变，但人可以随机应变，就在于人因为条件反射而处于一种自动化了的或半自动化了的状态。但是，如果这种条件反射产生负面作用的话，就会产生强迫症状、焦虑或不安，或者也会形成某种弊病、不良习惯，辍学或恐怖多由此而形成。对于在无意识中的条件反射所形成的弊病、恶习或身心障碍、心理问题，在治疗和咨询时可以使用反条件刺激予以清除和击退。行为主义关于条件刺激的强化、条件反射的消退、奖励、惩罚、反馈、模仿、替代强化等概念和原理，为行为主义心理咨询方法开拓了广阔的前景。

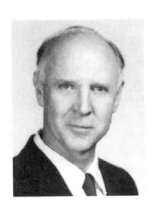

[印象小记]

雷蒙德・卡特尔(Raymond Cattell，1905—1998)，美国心理学家，被誉为20世纪最有影响力的行为主义心理学家之一。他最早应用因素分析法研究人格，发展了一整套详尽的人类行为研究的理论体系，为扩展现代心理学的广度和深度做出了极大的贡献。他被美国心理学会授予心理科学终身成就"金质奖章"。卡特尔是20世纪最著名的心理学家之一，在20世纪最杰出的100位心理学家排名中，他排名第16。

[名篇选译]

16PF在区分同性恋、正常人和一般罪犯上的应用❷

本文的目的是阐明同性恋的属性，同时，为它的诊断提供更好的方法。研究使用的主要工具是16PF测验，其在过去5年中越来越多地作为

---

❶　本章作者为沈卓卿(浙江师范大学杭州幼儿师范学院)。

❷　该文翻译自Cattell，R. B. & Morny，J. H.，"The Use of the 16PF in Distinguishing Homosexuals，Normals，and General Criminals," *Journal of Consulting Psychology*，1962(26)，pp. 531-540. 译者为每节标题添加了序号。

临床工具使用❶。16PF 为诊断和预测提供了很多新的可能性，主要在于：①它在处理过程中分离仔细，功能单一，且具有气质和动态特征；②随着对其在一般范围内的操作的理解，它们的维度会随之丰富，与多种临床、工业和教育标准所不同❷❸。

近几年，这些维度中的"单一性"❹得到了系统性的陈述❺。卡特尔为诊断神经病、精神病和心理病态者，特别是区分焦虑性歇斯底里、强迫症、转换性歇斯底里和身心机能紊乱症等综合病群体的标准上，提供了很多证明。职业标准和选择原则的建立关系也在其他地方得到印证❻❼。此外，还发现 16PF 对诸如领导力成就❽、研究性创造力❾和适应性、预知或成功❿方面问题有有效的预测。

临床上，考虑到在相对小量(16)的基本心理概念上，有如此之多的偏差类型和适应形式这一点，不仅丰富了我们对这些基本根源特质的解释，也增强了我们对多种疾病形式之间的动态相关的理解。根据最近获得的全国范围内的标准化数据，临床使用可以对工具进行更加广泛和精

---

❶　Cattell，R. B. & Scheier，I. A.，*The Meaning and Measurement of Neuroticism And Anxiety*，*New York*，*Ronald*，1961.

❷　Cattell，R. B.，Day，M. & Meeland，T.，"La Standardization du Questionnaire de Personnalite en 16 Facteurs de l'IPAT,"*Revue de Psychologie Appliquée*，1953(3)，pp. 67-83.

❸　Cattell，R. B.，Saunders，D. R. & Stice，G. F.，*Handbook to the Sixteen Personality Factor Questionnaire*(3rd ed.)，Champaign 111，Institute of Personality and Ability Testing，1957.

❹　Cattell，R. B.，*Factor Analysis*，New York，Harper，1952.

❺　Cattell，R. B.，*Personality and Motivation Structure and Measurement*，New York，World Book，1957.

❻　Cattell，R. B. & Stice，G. F，"Four Formulae for Selecting Leaders on the Basis of Personality,"*Human Relations*，1954(7)，pp. 493-507.

❼　Cattell，R. B.，Day，M. & Meeland，T，"Occupational Profiles on the 16 Personality Factor Questionnaire,"*Occupational Psychology*，1956(30)，pp. 10-19.

❽　Cattell，R. B. & Stice，G. F.，" Four Formulae for Selecting Leaders on the Basis of Personality," *Human Relations*，1954，7(4)，pp. 493-507.

❾　Cattell，R. B. & Drevdahl，J. E.，"A comparison of the Personality Profile of Eminent Researchers with that of Eminent Teachers and Administrators and the General Population,"*British Journal of Psychology*，1955(46)，pp. 248-261.

❿　Cattell，R. B.，Stice，G. F. & Kristy，N. F. "A First Approximation to Nature−nurture Ratios for Eleven Primary Personality Factors in Objective Tests," *The Journal of Abnormal Psychology*，1957，54(2)，pp. 143-159.

确的分级，从而使人们对相对小标准分数差异的含义更加确定❶。同时，16PF 在法国、意大利和日本版的因素结构的跨文化研究❷❸，进一步肯定了这些被测量的人格因素大体上是普遍的属性，无论是在临床还是在其他应用领域，任何研究发现都有科学的普遍性和广泛的价值。

受文章长度的限制，本文对同性恋关系只进行了相对基本的统计陈述。而阅读上述背景材料对获得简短说明的全部理论含义是必需的。

一、同性恋的独特性

澳大利亚同性恋问题研究委员会的有关研究中，对 100 名承认自己有过一次或多次同性恋行为的成年男性囚犯，进行了 16PF 测验的 A、B 两种形式测验。他们的平均年龄是 30 岁，有着不同的职业和社会地位。结果的标准斯特恩(sten)分数(一般人＝5.5stens，sigma＝2)见图 8-1。

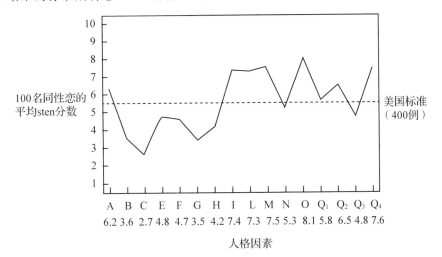

图 8-1　100 名同性恋者在 16PF 上的平均人格数值

❶ Cattell，R. B. & Greene，R.，Rationale of Norms on an Adult Personality Test- the 16 PF-for American Women，*Journal of Educational Research*，1961(54)，pp. 285-290.

❷ Cattell，R. B. & Meschieri，L.，The *International*，*Cross-cultural Constancy of Personality Factors*，*Examined on the 16 PF test*：I. *American-Italian Relations*，*Advance Publication*，*No.* 12，University of Illinois，Laboratory of Personality Assessment，1960.

❸ Cattell，R. B.，Pichot，P. & Rennes，P.，"Constance Interculturelle des Facteurs de Personalite Measures par le Test 16 PF：II. Comparison Franco-Americaine，"*Revue de Psychologie Appliquée*，1961(11)，pp. 165-196.

这些结果要么得到直接测量含义的认可，要么在得到一般心理学理论的解释之前，必须对某些可能性进行检查。首先，上述分数是按照美国成年人的标准而言的，因为在计算时间上，独立的澳大利亚标准是无效的。也许，希望在这两种文化和种族混合之间有一些水平上的小小差异，并不是不切实际的，我们需要多关注独立标准。卡特尔和华伯登❶发现，英国人比美国人更内向和更少焦虑，尽管这种差异不显著，但从图 8-1 中，可以看出偏差概况在文化背景上可以得到肯定的预期。但是，为了检查这点，我们测量了一个澳大利亚成人的样本(与囚犯有着不同的职业技能水平和相似的年龄)，结果记录在表格中(而不是图中)，见图 8-2 下方。平均差轻微偏离美国人的 5.5，但没有一个澳大利亚人的偏差达到了 $p < 0.05$ 的显著性水平。在澳大利亚人的控制组中，有些较低智力的指标，一般随着较低技术含量的职业(主要是监狱看守员和初级行政职员)而出现。而美国人在 H 因素——"冒险敢为，少有顾忌"上得分较高。对于这种轻微而有趣的差异，我们应该把跨文化这个话题留给其他研究者。显然，这种同性恋—正常人之间的差异并不是特别相关的，任何的文化差异都是可以存在的，即使是轻微差异。

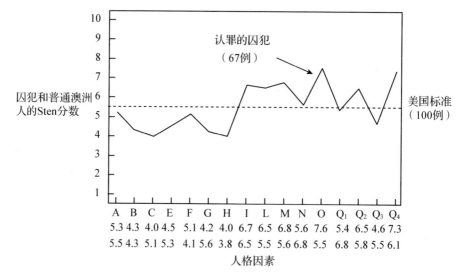

图 8-2　标准的和随机的囚犯(67 例)的平均人格数值

❶ Cattell, R. B. & Warburton, F. W., "The Crosscultural Constancy of Patterns of Expression of Extraversion and Anxiety," *British Journal of Psychology*, 1961(52), pp. 3-16.

下一种需要考虑的可能性是，图 8-1 中的数值仅仅代表了一般定罪因犯的数值。这个问题不会引发疑问，即体制本身能够单独产生这些大的差异。尽管这点看起来不大可能，但某些影响或许可归因于此，并立刻得到验证。于此，我们只能寻求统计测试，也就是说，看迄今为止"同性恋"组中得到的特定数值是否比"犯罪"组得到的特定数值更多。为了验证这点，我们在同一个监狱里对 67 个因犯进行了测试，这些因犯的取样是根据多种犯罪类型（不同于同性恋）的发生频率而定的。结果见图 8-2 的数值。从表面上看，这两组数值——同性恋和因犯——具有一些大致上的相似，但也有特定的差异。比如，同性恋者在自我力量——C 上显著较低；在敏感性（受保护的情绪敏感）——I 上，在怀疑性（妄想趋势）——L 上，以及幻想性——M 上较高。这些相似和差异的统计意义在下面可以得到验证。同时，表 8-1 斯特恩（sten）分数，反映了三个比较组中每一个人格因素的平均数和标准差。

表 8-1 同性恋（定罪和未定罪）、定罪因犯和等同标准（澳）

组别	描述统计	人格因素															
		A	B	C	E	F	G	H	I	L	M	N	O	Q$_1$	Q$_2$	Q$_3$	Q$_4$
未定罪同性恋	平均数	7.6	5.9	2.2	5.5	5.2	3.8	8.5	8.3	7.4	8.2	5.3	7.2	6.9	6.9	4.9	6.7
	标准差	1.4	2.0	1.8	2.5	2.3	1.5	1.9	1.8	2.4	1.8	2.3	1.9	2.1	2.2	1.8	1.6
定罪同性恋	平均数	6.2	3.6	2.7	4.8	4.7	3.5	4.2	7.4	7.3	7.5	5.3	8.1	5.8	6.5	4.8	7.6
	标准差	2.6	1.6	1.8	2.3	2.1	1.8	1.9	2.2	1.9	2.5	2.1	2.2	2.0	2.4	1.9	
定罪普通因犯	平均数	5.3	4.3	4.0	4.5	5.1	4.2	4.0	6.7	6.5	6.8	5.6	7.6	5.4	6.5	4.6	7.3
	标准差	2.0	2.1	2.2	2.0	2.1	1.8	1.9	2.1	1.9	2.5	2.1	2.2	2.0	2.4	1.9	
等同标准（澳）	平均数	5.5	4.3	5.1	5.3	4.1	5.8	3.8	6.5	5.5	5.6	4.8	5.5	4.8	5.8	5.5	6.1
	标准差	2.1	2.3	1.8	1.9	2.2	1.7	2.3	2.0	1.6	2.0	1.9	2.0	2.1	2.1	2.2	2.0

我们一般在考虑一个偏常组是否是隔离模式时提出的第三个问题。这个问题允许选择性影响因素进入到那些与类型的定义不相关的因素中。在这种情况下，定罪同性恋是否有可能是来自一般同性恋中的特定选择，理由既可以是他们恰巧被选择，也可以是因为监狱的"制度性居住"效应。通过社会工作者的联系，以及同性恋交流渠道的离散式渗透，我们测量了 33 个未被指控的男同性恋。至于能够确定的唯一其他差异是，这种职业性取样不同于较高社会地位中的定罪同性恋取样。比如，高社会地位中的样本包括更多的行政职员和知识分子。结果反映表 8-1 中。在定罪和未定罪之间，存在两个因素上的显著性差异，即因素 B，聪慧性和因素 H，敢为性上。未定罪的男同性恋在这两个因素上的分数较高。但是，

当把数值作为整体来看，就会有一个非常不同的情况，相似等级的确很高，相似系数 r_p 是 0.92，在 $p=0.01$ 水平上非常显著❶。

我们的结论是，定罪和未定罪同性恋从本质上讲是同一类型，尽管稍后会显示，如果有人用多种判别式函数方法给这些样本增加权重以达到最大化独立，那么相当高的独立(也许在交叉验证中不能够延伸到其他样本)即使在这儿也是能够实现的。从实用主义心理学家的观点看，更聪慧因素越来越不频繁，这个趋势足以产生现实选择，这一点很有意思。更大胆(因素 H)的趋势也更不频繁，这违反了常规理论：人们在逃避逮捕时更加大胆和足智多谋并产生更多成功的策略。

二、同性恋偏差的心理类别

表 8-1 定罪和未定罪同性恋数值的一致性(相似系数 $r_p=0.92$)❷❸使我们至此开始提起同性恋的人格数值，尽管不能否认用 16PF 充分大样本的 Q 分析技术能够在之后的数据中发现有些更加微弱的小团体。此刻，我们只取这些数值(表 8-1)的平均数，从人格结构方面研究它的基本属性。

在试图解释同性恋概念时，与其相关的首要的综合概念是神经质和病态人格。表 8-2 显示了①同性恋数值和主要的类别——神经质、心理变态和精神病；②神经质类别内的特定综合征群体之间，r_p 模式的相似系数，数据已经在 16PF 中❹。

表 8-2　13 位同性恋者的平均值和其他临床被试平均值的模式相似系数

组别	被试数量	r_p 值
神经质	201	0.81
心理变态	17	0.63
精神病	463	0.52
焦虑性歇斯底里和神经质	76	0.82

❶ Horn, J. L., "Significance Tests for Use with rp and Related Profile Statistics," *Educational and Psychological Measurement*, 1959(21), pp. 363-370.

❷ Cattell, R. B., *Personality and Motivation Structure and Measurement*, New York, World Book, 1957.

❸ Cattell, R. B., Saunders, D. R. & Stice, G. F, *Handbook to the Sixteen Personality Factor Questionnaire(3rd ed.)*, Champaign, 111, Institute of Personality and Ability Testing, 1957.

❹ Cattell, R. B. & Scheier, I. A, *The Meaning and Measurement of Neuroticism and Anxiety*, New York, Ronald, 1961.

组别	被试数量	r_p值
绝望反应	19	0.80
转换性歇斯底里	11	0.59
强迫症反应	9	0.58
反社会神经质（付诸行动）	28	0.58
身心机能紊乱症	14	0.32

对于那些 r_p[1] 和 r 并不相近的数值来说，与模式相似系数和属性相关的一些基本量应该得以显示。不像 r，当两种模式有同样的形式但截然不同的水平时，它避免了将其二混为一谈的错误（比如，用＋1.0 和－1.0 表示）。当两个数值是同一形式和绝对水平时，如果完全一致，就显示＋1.0；当两个数值之间没有任何关系时，就显示 0.0；而当两个数值之间不一致时，就显示－1.0。（这里的－1.0 只是渐近式接近，就像我们在哲学中讲的那样，"天堂和人间之间有比梦想更多的东西。"）

在本文中，我们建议把 r_p 的显著性进行粗略和尝试性的对待，因为全部的模式相似显著性在审查中。霍恩[2]进行了显著性测试，作为数值元素使用的维度是正交的，而此处使用的人格维度仅仅是接近正交。当用 Q 技术分析 r_p来探索家族、种类和物种结构时，它仍旧会碰到与 r 相关系数的整群搜索一样的限制性，也就是说，如同任意的限制值允许一种类型在类型结构变化时发生变化。

因此，在现在的研究中，未定罪同性恋模式与定罪同性恋的相似性为＋0.92，而与一般定罪囚犯的相似性只有＋0.61。相应地，尽管可以强迫人们把各种各样的同性恋当作单一群体，但是，后者也可能与囚犯一起归入"反社会精神病者"这一更加广泛的群体中。我们希望，真正的病理学领域的类型学可以通过得到的数值进行系统性改革，就是说，30种公认的偏差行为用所有可能的方式进行相互关联（以 r_p 的方式），并将其归入各自的群体中。但在这点上，我们只能取同性恋数值的平均值，发现其与病理学数值的某些重要类别之间的单独关系。

从所有的相互关系中，我们并不知道总的类属结构。最终，我们也

---

[1] Cattell，R. B.，"Rp and other Coefficients of Pattern Similarity，"*Psychometrika*，1949(14)，pp. 279-298.

[2] Horn，J. L.，"Significance Tests for Use with rp and Related Profile Statistics，"*Educational and Psychological Measurement*，1959(21)，pp. 363-370.

不能够通过这种方式合乎逻辑地把同性恋归到某个确定的类别中。但是，我们可以发现如此显著的相似性，以至于我们可以阐明它的主要归属。表 8-2 验证了其与主要偏差群体的关系。这里做了比较的精神病者并不是我们原本的囚犯群体，而是由宁顿（Pennington）定义为精神病者的更加严格的"临床"囚犯群体❶。但是，有趣的是，他们与同性恋者的相似性（+0.63）和从我们一般囚犯群体中获得的相似性（+0.61）非常接近。

霍恩❷的显著性表格验证了所有的相似性，只有身心机能紊乱症者在 $p < 0.01$ 水平上显著。然而，对人格因素的偏差来说，我们不得不将目前唯一可行的方式总结为，反社会和精神病者的相似值实际上仅仅是边缘化显著。无论如何，通过真实的数据测量，在这个问题上，同性恋者比反社会、罪犯、精神病和身心机能紊乱者都更加接近临床划分的神经质。（顺便提一下，有关最后命名的相似性缺乏，卡特尔和斯特尔❸的最近研究认为身心机能紊乱的"神经质"并不真正属于神经质。）

三、同性恋偏差的特别心理属性

认识到所有的偏差行为中，同性恋和神经质最接近这一点之后，我们可以对它的定位进行详细说明。读者可以从表 8-1 中看出同性恋和普通人在特定因素的平均数上有显著性差异。但本文意在解决总模式的相似性。寻求总体的相似性和差异性，我们可以看表 8-2 中 B 部分的 r_p 系数。从中我们可以发现，同性恋在与不同种类的神经质进行比较时，和焦虑性歇斯底里最相似。这一结果得到卡特尔和斯特尔❹的实证数据的印证。顺便提一下，我们一点也不惊讶于它和绝望反应之间的相似性，因为绝望反应和焦虑反应总是联系在一起的。

此外，我们验证了另一个偏差行为的特定因素，从中枢焦虑神经数值可以得出以下结论。

①同性恋在因素 A＋，E＋，F＋和 L－上同时与神经病症有所偏差。这些因素构成了 16PF 中的二级外向因素，因而表明同性恋具有神经症

❶ Pennington, L. A. & Berg, I. A., *An introduction to clinical psychology (2nd)*, New York, Ronald Press Company, 1954.

❷ Horn, J. L., "Significance Tests for Use with Rp and Related Profile Statistics,"*Educational and Psychological Measurement*, 1959(21), pp. 363-370.

❸ Cattell, R. B. & Scheier, I. A, *The Meaning and Measurement of Neuroticism and Anxiety*, New York, Ronald, 1961.

❹ Cattell, R. B. & Scheier, I. A, *The Meaning and Measurement of Neuroticism and Anxiety*, New York, Ronald, 1961.

的"表现"。

②在因素C——稳定性上，同性恋的分数比其他平均神经病症要低。所有当下的研究显示都表明因素C在对抗病理学的模式中起主要作用。换句话说，低分C在所有已知形式的精神病理学中（神经的和精神的）都是最恒定的标志。这意味着，同性恋建立在人格结构缺乏的基础之上，比神经症中的其他病症的发展更普遍或更居先。

③对一般的行为道德——有恒性（因素G）和忧虑性（因素O）而言，同性恋比主要的说服者要低。

④同性恋有更大倾向的激进主义（因素Q）。这是一个社会学的人格维度，我们认为，居住在特定的社会氛围中（"波西米亚"）对抚养和感情管理有所影响。

关注同性恋的临床概念时遇到的困难具有很长的历史，在回顾这段历史时（最近的著作对其进行了概括❶❷❸❹❺，我们从生物化学讲到了精神分析。结构化的人格测量为进一步的研究步骤和规划提供了坚实的基础。心理遗传学的研究❻发现，自我力量（C因素），对变异具有相当大（大约25％）的遗传决定性。综上所述，我们可以认为同性恋偏差的发展始于某些本质性的不成熟。增加了环境的决定性固着后（弗洛伊德的"性心理学"）就会导致一般性失调，产生较高水平的二阶焦虑因素。这种焦虑的症状不会像典型神经病症中那样，可以通过独特的人格因素差异进行解释。外向性格更喜欢"表演"，波西米亚的环境则会鼓励其采用秘密的表演方式。最终，较低水平的超我允许其朝着根本上不同于目前情况的方向发展，既不作为神经病症，也不作为表演型神经病症的零星且

❶ Bergler，E.，*Homosexuality，Disease or way of life?* New York，Hill & Wang，1956.

❷ Ellis，A.，"Are Homosexuals Necessarily Neurotic?" *One：The Homosoxual Magazine*，1955.

❸ Freeman，T.，"Clinical and Theoretical Observations on Male Homosexuals," *The International Journal of Psycho-analysis*，1955(35)，pp. 335-347.

❹ Grauer，D.，"Homosexuals and the Paranoid Psychoses as Related to the Concept of Narcissism," *The Psychoanalytic Quarterly*，1955(24)，pp. 516-526.

❺ Kolb，L. C. & Johnson，A. M.，"Etiology and Therapy of Overt Homosexuality," *The Psychoanalytic Quarterly*，1955(24)，pp. 506-515.

❻ Cattell，R. B.，Blewett，D. B. & Beloeff，J. R，"The Inheritance of Personality，A Multiple Variance Analysis Determination of Approximate Nature-nurture Ratios for Primary Personality Factors in Q-data"，*American Journal of Human Genetics.*，1955(7)，pp. 122-146.

仅是附带的反社会行为。个人的历史与其性格一起作用于高水平焦虑，压抑了他的男异性恋角色。

如果"性别中的失常并不是主要的"这一观点是对的，那么，在某种程度上，就会如低 C 显示的那样，存在某些一般性的刺激活动回归。（但后者具有大多数精神病理学特征。）因此，同性恋对临床治疗的极端无应答性肯定会存在于其他地方。它可能简单地存在在误诊中，也就是说，不能够认识到把同性恋作为神经病症，而不是作为精神病患者或者具有根本行为偏差的人。然后，目前的分析结构本身为特别的阻力提供了解释：①目前的动态结构的加强，是通过外向性去发现更多现实的（尽管是不被赞成的）奖励用于成功的异常表现，而不是用神经症患者的内向性❶去推动他们发展；②较低的超我发展使得治疗学家（缺乏监督行为的治疗）很少能够依靠持久的治疗动机（由普通神经症患者的遭遇提供）去改变神经行为。因此，治疗方法应该志在收集更加情境性的动机，找到比大多数神经症需求更加适合外向性人的替代品，建立超我，并改变患者的社会环境。此外，如果这种分析是正确的，同性恋 16PF 数值上应该存在更大的相似性。这不仅仅是对一般"反社会神经病症"（反社会行为常常很与众不同）来说，而是对那些神经质的人，以及那些抵抗治疗的人来说。

现在最需要的是加强不同精神病理学的特殊数值的资料，以便能够对这里发现的相似性级别进行验证。而且，这也有助于对 16PF 的重复测量进行计划，也许 6 个月之后，我们可以看看那些恢复正常的同性恋者以及那些与上述分析中的期望不一致的同性恋者的人格因素是否发生了变化。

四、实际诊断的分离等级

上述分析中，我们更多强调了问题的理论意义，接下去，我们想要关注更多受限制但具有实际意义的问题，看看 16PF 数值是否能够为诊断提供确定的方法。

在这个问题上，通过 16PF 数值的模式相似性系数，我们的治疗方法也许具有某些理论性和心理测量上的更广泛意义。因为临床医生和其他人不断将单独分数的诊断转向模式性诊断。正如模式热爱者所探索的那样，在这个领域，对单独项目进行反馈时存在的绝对不稳定性，使得各种精确治疗需要通过项目模式才能对不符合要求的程序进行反馈。模

---

❶ Cattell, R. B. & Scheier, I. A, The *Meaning and Measurement of Neuroticism and Anxiety*, New York, Ronald, 1961.

式性诊断的确变得很有前景，那是因为统一的、有意义的人格因素的测量使人们可以把这些相对独立和稳定的措施作为模式中的元素。实际上，模式相似性系数 r_p 在预测已确定的人格因素时得到过显著发展❶。

模式相似性系数的使用仍旧有很多有意思的统计方面需要得到数学统计学家的开发。尤其是需要对它某些偏差因素的标准差进行准确的评价。读者可以参考霍恩❷对这些问题的讨论，而由于缺乏讨论的空间，我们这里得出的结论可能比他们的结论更加不确定。最初对 r_p 的描述❸既用了加权数值也用了未加权数值，显然后者的用法属于判别式函数统计。为了了解加权的用法能够得到多少区别，我们考虑了四组被试：78 例同性恋因犯、54 例一般囚犯、33 例未定罪同性恋、50 例与实验组相似社会地位但既非同性恋又非囚犯者。但是，我们并没有使用多种判别式函数，只是在每两组之间进行考虑，因为我们首先关注的是把同性恋和正常人❹，以及那些容易和同性恋混淆的群体区别开来。而且，同性恋和囚犯之间到底相差多少，这些差别在定罪和未定罪同性恋中是否也存在，这些问题也是很有趣的。根据瑞欧❺的计算，表 8-3 显示了 F 值和显著性。

表 8-3　同性恋、罪犯和正常人在加权 16PF 数值上的差异

组比较	F
定罪同性恋 vs 正常人	8.40*
定罪同性恋 vs 罪犯	2.04**
定罪同性恋 vs 未定罪同性恋	3.48*
未定罪同性恋 vs 罪犯	5.62*
未定罪同性恋 vs 正常人	12.84*

* $p < 0.05$, ** $p < 0.01$

未定罪同性恋和正常人之间的差异最明显，尽管定罪同性恋和正常

❶ Cattell，R. B.，"Rp and Other Coefficients of Pattern Similarity,"*Psychometrika*，1949(14)，pp. 279-298.

❷ Horn，J. L.，"Significance Tests for Use with Rp and Related Profile Statistics,"*Educational and Psychological Measurement*，1959(21)，pp. 363-370.

❸ Cattell，R. B.，"Rp and Other Coefficients of Pattern Similarity,"*Psychometrika*，1949(14)，pp. 279-298.

❹ 需要注意的是，我们并没有取整个组的数值。因为受到计算的限制，这种更加精确的计算记录肯定会变少。

❺ Rao，C. R.，*Advanced Statistical Methods in Biometric Research*，Oxford，Englarel，Wiley，1952.

人之间的差异是第二明显的。定罪同性恋和其他罪犯的区别并不如低模式相似性系数预期的那么大，但后者给出了更加公平的指示，而没有在一个方向上对随机取样影响进行加权。而且，即使定罪同性恋和一般罪犯之间的这种相似性只是中等，也需要检查某些体制影响存在的可能性。比如，测验反应模式，或通过联想获得犯罪态度，有些会降低未定罪同性恋和其他定罪囚犯之间的差异。对于临床医生而言，使用 16PF 中最重要的权重，有可能是那些用于区别同性恋和正常人差异的权重。标准化回归权重中提出的那些权重，直接适用于 16PF 斯特恩(sten)的偏差或绝对分数，见表 8-4。

表 8-4　16PF 人格维度测试中在斯特恩分数上的权重最大化的区分了同性恋和正常人

维度	标准化回归权重
A—乐群性	−0.200
B—聪慧性	−0.121
C—稳定性	+0.367
E—恃强性	−0.002
F—兴奋性	−0.080
G—有恒性	+0.186
H—敢为性	−0.147
I—敏感性	−0.072
L—怀疑性	−0.040
M—幻想性	−0.162
N—世故性	−0.021
O—忧虑性	−0.097
Q_1—实验性	−0.102
Q_2—独立性	−0.163
Q_3—自律性	+0.056
Q_4—紧张性	+0.271

这些权重(w)用于正常人和同性恋的斯特恩分数，其值 $5.5 \times \sum w = 5.5 \times -0.329 = -1.81$ 是典型正常人的结果，而典型同性恋则是更大的负值——约 −1.93。正常人组和诊断前同性恋组的重叠值见表 8-5，为 6%，其他诊断组之间的重叠要比其多一些。读者会意识到，我们会误把重叠值作为带有新病例的常规情形中的指标，因为这里假设两个群体在规模上是一样的(在人群中有同样的发生率)，而且更重要的是，人们发现即使对于

新的群体而言这些指标都是交叉有效的，但仍会发生"收缩"效应。不过目前而言，两者之间的差距只能够通过我们实际拥有的数据来描述。于是，我们有必要使用其他的样本，进行进一步的实验，来验证表 8-4 中的权重在新的样本中是否也能够分离各个群体。而且，和此研究一样，其他研究发表的最终目的是使权重具有最广泛的有效性。

表 8-5　当 16PF 模式得到当前权重的加权时，现存标准组的重叠总数

组	$f\%$
同性恋因犯—同性恋非因犯	13%
同性恋因犯—非同性恋因犯	19%
同性恋因犯—非同性恋非因犯	11%
同性恋非因犯—非同性恋因犯	10%
同性恋非因犯—非同性恋非因犯	6%

注：计算自 $f\% = S_{E_2} \times 100$，其中 S_E 是从 16PF 分数预测分类的多种 R 的评价的标准误。

无论如何，我们建议实际工作者，不只是通过单纯的统计方法得出的分数进行诊断，而是将因素的心理含义和个人生活的实际情况联系起来。

五、总　结

在 16PF 测试中，我们找到了同性恋明显区别于正常人的特征数值。总的来说，可以不考虑特定因素中的特别差异。

这些数值与精神病理学数值有着显著的模式相似性。在神经病患者（$r_p = 0.81$），特别是焦虑性神经病患者（$r_p = 0.82$）上有最高的相似性。

然而，同性恋不同于神经病患者（在指标水平上），他们更加外向，有较低的焦虑性和有恒性，在基本的自我力量因素上更弱，而在社会态度上更激进。

用判别式函数可以测量四个群体的多种分离程度，特别是通过权重公式❶，同性恋和正常人群体之间的误分类只有 6%。但是，如果研究者未能考虑到其当前样本的独特性，那么有可能对这个分离程度产生误解。只有当研究者们把这个分离程度和未来研究中的模式权重进行比较，发现它是"交叉有效的"时，才能对其进行引证。无论如何，我们仍旧建议不要在任何纯粹的机械和统计中使用模式分数进行诊断，而是对与客户生活环境相关的根源特质进行心理研究，从进一步的"权重"方面进行诊断。

从我们概括的心理学理论的角度来看，性偏离不应该被视作主要问

❶　作者希望表达对欧文·怀特（Owen White）计算和验证表格的感谢。

题。这更有可能是患有神经病症的个体产生的症状的特别选择，这种选择也可能由下面几点共同决定：①较弱的自我意识，甚至对神经症的形成来说，也是一种不寻常程度的退化；②对神经病症患者而言的不寻常程度的外向性，喜欢表演；③较低程度的有恒性发展，允许更多根本性的不一致反应；④社会态度的激进主义。我们为此提供了很多与此一致的治疗方向性建议。

我们希望，现在的临床研究可以从三个方面探索这些新的结果和理论指引。

①在进一步取样的基础上确认分类和模式权重的结论。这意味着用 r_p 和目标群体搜索方法进行 Q' 技术❶分析。然后用判别式函数进行处理。

②用重复的 16PF 对经历过不同治疗方法的同性恋以及相关类型进行测量，来验证其心理分析。

③用新的有效且客观的压力测量法，来验证性驱动上的差异并不是主要问题。

［思想评述］

一、心理学家生平

卡特尔于 1905 年 3 月 20 日出生在英格兰南部的海边度假胜地——特奎镇，在这里他度过了幸福的童年。这段在海边的童年经历，使他对大海产生了浓厚的兴趣，在他的第一本书中，就提到了他在德文郡（Devon）和康沃尔郡（Cornwall）附近海域的航海经历。卡特尔的父亲是一名机械工程师，就职于生产蒸汽机和内燃机等设备的工厂。在他 9 岁的时候，英国参加了第一次世界大战，他的父亲帮助制造新的战争设备，而年幼的卡特尔则帮助照料伤残士兵。他目睹了战争的惨烈和生命的脆弱与短暂，这使他认为一个人应该在有限的生命中尽最大的努力做更多的事情。于是，这种对死亡的危机感被卡特尔转移到工作的紧迫感中，致使他的一生发表了 500 多篇学术论文和 56 部专著，以及超过 30 个用以进行人格和智力研究的规范化测试工具。高中时的卡特尔就以突出的成绩而著名。1921 年，卡特尔获得县奖学金，进入伦敦大学国王学院学习物理学和化学，三年后以优异的成绩获得了理学学士学位，成为家族中唯一的

---

❶ Cattell, R.B., *Personality and Motivation Structure and Measurement*, New York, World Book, 1957.

大学生。

　　毕业后，卡特尔进入伦敦大学研究生院学习文学和哲学。在此期间，受到第一次世界大战以及诸如波特兰·罗素（Bertrand Russell）、乔治·萧伯纳（George Bernard Shaw）、威尔士（H. G. Wells）和奥尔德斯·赫胥黎（Aldous Huxley）等一批思想家的影响，他开始对心理学产生兴趣，意识到心理学在解决各种严峻的政治、经济和社会问题中的作用，认为传统的解决方法并不有效，而心理学能够理解人类本性，找到新的有效的解决方式。他受聘当上了因素分析创始人查尔斯·斯皮尔曼的研究助手，帮助其进行智力方面的心理学研究。1929 年，卡特尔顺利获得了伦敦大学心理学博士学位。同时，在 1926—1932 年间，卡特尔还担任英格兰埃克塞特大学的讲师，之后五年，他创办和主持了英格兰莱斯特儿童心理辅导中心，进行了大量的临床工作，积累了丰富的资料和经验。

　　1937 年，卡特尔受到美国著名心理学家桑代克的邀请，到美国哥伦比亚大学师范学院工作了一年，在这一年里，他和他的追随者一起用多因素分析法研究智力理论。之后，卡特尔到克拉克大学工作了三年，对人格和智力进行了客观的行为测量，并在 1942 年的美国心理学大会上报告了他对晶体智力和流体智力的研究成果。其间，伦敦大学授予卡特尔荣誉科学博士头衔，以表彰他在心理科学领域做出的杰出贡献。1941—1944 年，卡特尔在哈佛大学讲授心理学，在当时的环境中受到亨利·莫里（Henry Murray）、罗伯特·怀特（Robert White）和戈登·奥尔波特等富有创造性的人格心理学家的激励，他对人格的研究和思考有了进一步的发展，认为既然因素分析可以研究智力，那么也可以研究复杂的人格。两年后，卡特尔前往伊利诺伊州立大学担任心理学系教授和人格测量实验中心主任，一直到 1973 年。伊利诺伊大学发明了第一台电子计算机，使得用因素分析法得到的大量数据可以进行快速计算。于是，在伊利诺伊大学的 27 年时间里，卡特尔做了大量的人格特质方面的研究工作，奠定了他的理论基础，为临床应用提供了大力支持，成为世界公认的人格理论家。其中，卡特尔于 1949 年首次发表了《卡特尔十六种人格因素量表》（*Cattell's Sixteen Personality Factor*，后简称 16PF），该量表被公认为权威的人格测量方式，先后翻译成 40 多种语言。

　　1978 年，卡特尔从伊利诺伊大学退休后，到科罗拉多定居了五年，五年后担任了夏威夷大学的兼职教授，在此期间，他仍旧孜孜不倦地进行心理学研究并发表了大量的文章和著作。有人评论说，卡特尔书写的速度比一般人阅读的速度还快。1992 年，美国心理学会决定颁发给他心理科学终身成就奖，但他认为自己遭到诽谤而拒绝领奖。1998 年 2 月 2 日，卡特尔逝世，享年 93 岁。

卡特尔是位勤奋而多产的学者，甚至在圣诞节还要到办公室工作。卡特尔也是一位富有个人魅力和亲和力的学者，他一生与无数心理学工作者合作过，并教出了无数优异的学生，并鼓励他们为心理学做出更大贡献，他因此受到了成千上万学生和合作者的喜爱、赞美和尊重。卡特尔的主要著作有《人格的描述与测量》(*The Description and Measurement of Personality*)(1946)，《人格研究导论》(*An Introduction to Personality Study*)(1949)，《人格：一个系统的理论和事实的研究》(*Personality：A Systematic，Theoretical，and Factual Study*)(1950)，《人格的科学分析》(*Scientific Analysis of Personality*)(1965)，《多元实验心理学手册》(*Handbook of Multivariate Experimental Psychology*)(1966)，《人格与动机》(*The Scientific Analysis of Personality and Motivation*)(1977)。

二、思想来源和背景

卡特尔的人生分为两个阶段。第一个阶段是在英国，从他出生起到 1936 年。这 31 年间，他培养了心理学研究的兴趣，完成了心理学的入门教育，并开始从事相关的临床工作。第二个阶段是在美国，从 1937 年直到他 1998 年逝世。这漫长的 62 年里，他出版了大量心理学著作，创建了人格特质因素理论和人格动力理论，并开展了大量临床研究，总结编制了《卡特尔十六种人格因素量表》，奠定了他在心理学界的地位。

无论是卡特尔的人格理论还是 16PF 量表的产生和临床应用，都与卡特尔个人的经历以及他当时所处的社会环境都有密切的关系。

(一)方法来源

16PF 主要应用了因素分析的方法，卡特尔在伦敦大学学习期间，作为该方法创始人斯皮尔曼的助手，就进行了大量应用和研究。查尔斯·爱德华·斯皮尔曼(Charles Edward Spearman，1863—1945)，英国理论和实验心理学家，将因素分析方法用于智力研究，提出了智力结构的"二因素说"，即"G"因素(general factor，一般因素)和"S"因素(special factor，特殊因素)。斯皮尔曼认为，一般因素是每个人都有的一种智力，其区别在于每个人的大小不同。而特殊因素并不是每个人都有的一种智力，只有那些在某个特殊方面(如体育)有能力的人才有这种智力因素，且大小不同，另外一些人可能不具备这种特殊能力，但在另一个特殊方面(如文学)上有能力。在斯皮尔曼看来，人完成任何一种活动的过程都是由 G 和 S 两种因素共同决定的。斯皮尔曼自从在德国莱比锡大学获得博士学位之后，一直在伦敦大学担任心理学系的教授。卡特尔作为斯皮尔曼助手期间跟随他开展了各种相关研究，掌握了因素分析方法。

以往的人格特质心理学家一般从微观的角度研究人格，根据现实的表现来猜测个体存在的人格特质。而卡特尔则是使用经验主义的方法，从宏观角度首先确定人类所具有的所有人格特质。由于卡特尔在本科期间曾修过化学，化学元素周期表对他的心理学研究有很大的启发。他认为在研究人格特质之前，并不需要先入为主地进行分类，或者将某个人的突出特点作为他的特质类型。相反，个体的许多特征之间也许存在较高的相关，可以将它们归入同一特质中。于是，他希望能够用因素分析的方法建立类似于化学元素周期表一般的人格特质量表。也就是说，卡特尔将来自生活记录材料、问卷材料和客观测验材料的三方面数据进行统计处理，把用来描述人格的几百种特质通过相关性测量，将高度相关的特质划为同一个人格维度，最后确定了16种大的基本维度，这些维度是人的根源特质。

因素分析技术是用共同性来识别一般和特殊因素。就像斯皮尔曼对智力的一般因素和特殊因素划分一样，卡特尔认为，每个人都具有16个因素，正如智力的G因素一样，是人人都有的，只是程度不同，16种根源特质的综合程度决定了人们的人格表征。

(二)理论背景

早在古希腊时期，人们就对不同的人格进行区分，包括多血质(快乐型)、抑郁质(不快乐型)、胆汁质(易怒型)和黏液质(淡漠型)。也有人根据体型进行分类，包括内胚型(肥胖型)、中胚型(强壮型)和外胚型(弱型)。根据不同的性格、体型或者别的属性归类，称为类型法。这种方法发展到现代，在普通人中仍然非常流行，如根据血型、星座和属相分类。显然，这样的分类大多数不符合事实，于是，逐渐被特质流派所取代。

特质流派的典型特征是预测那些得分处在特质连续体上某一范围内的人有什么样的典型行为表现，从而区分不同特质群体之间的差异。一般而言，人格的特质流派建立在两个重要的假设之上。首先，人格特征在时间上是相对稳定的；其次，人格特征具有跨情境的稳定性。在这两个前提之下，特质流派很少论及人格的变化，也很少预测某个个体在某个特定情境下的行为，而是关注群体的特征，将不同特征的群体进行比较，从而把人类的人格进行相对的定义和划分。

弗朗西斯·高尔顿爵士(Francis Galton)是达尔文的表弟，对测量的实践与理论以及个体差异的心理学研究做出了重要的贡献。他首先提出了词汇假设，认为某语言中说话写作所用的语言应能包含描述这一文化中任何一个人所需的概念。同时，那些非常突出的、与人的社会生活密切相关的个体差异都会被人的自然语言所编码、表征。之后，德国心理学家鲍姆加登（Baumgarten）按照心理学途径对特质名称进行了分类。接着，戈登·奥尔波特和奥伯特（Odbert）进行了深入研究，从1925年版的《韦氏国际词典》中选出了17953个能区分人类行为差异的形容词，将其分成4大类：表示稳定人格特点的词；描述暂时心境和活动的词；对性格进行评价的词；一些混合术语以及含义不清的术语。其中表示稳定人格特点的词有4504个。

在这些研究的基础之上，卡特尔将4504个稳定人格特质词，加上精神医学和心理学文献的形容词，进行了聚类分析，删减到200个，然后将这200个词两两对立起来，如自大的—谦卑的；愚钝的—聪慧的；无耐心的—有耐心的；幻想的—实际的等。针对总结的这100对特质词，卡特尔编制了和日常生活相关的问卷，要求被试对自己和朋友分别进行评价，得出每个人在各个人格特质上的分数，然后用统计方法求出各个特质之间的相关关系，将彼此相关较高的分为一组，并用一个概括性的名词来标志。这个概括性的名词就是根源特质。

三、人格特质的理论模型

卡特尔认为，人的气质类型没有好坏之分，每种气质类型都有积极和消极两方面，通过对现实中人们的实验研究，卡特尔发现人格特质有三分之一是由遗传决定的，有三分之二是由环境决定的。并且，随着个体年龄的增大，特质具有相当大的稳定性；人格有动态变化的一面，但总的来说是稳定的。卡特尔将理论探讨和科学测量结合起来，采用归纳—假设—演绎的方法，找到复杂人类行为中那些相对而言更加稳定和综合的特质，得出了16种独立人格因素，作为根源特质和初级因素，包括乐群性、聪慧性、稳定性、好强性、兴奋性、有恒性、敢为性、敏感性、怀疑性、幻想性、世故性、忧虑性、求新性、独立性、自律性和紧张性。然后将这些初级因素进一步分析产生8种次级因素，包括适应与焦虑型、内向与外向型、感情用事与安详机警型、怯懦与果断型、心理健康因素、专业有成就者、创造力强者和在新环境中有成长能力的人格因素。16种初级因素和8种次级因素相结合，可以全面地描述和概括所有的人格群体。

人格的特质流派着重在于描述人格和预测行为，而不是解释人们为什么会在某个场景下表现出某种行为，这就使得人格特质的研究结果只是为那些在某人格维度上可能过高或过低的人们提供一个如何改变的方向，而无法通过实际的方法进行改善与治疗，所以，没有哪个重要的心理治疗学派是源自人格特质流派的。但是，随着社会的发展和心理学研究范围的扩大，现代心理学的研究对象已经不仅仅是那些患有心理疾病的群体，也不只是关注人类发展过程中的消极心理，对积极心理学的研究热潮说明心理学对普通大众的心理健康维护有很大作用，通过关注积极心理也能够帮助人们解决不健康的心理问题。人格特质研究中收集的信息有助于治疗者在治疗过程中进行诊断和制订治疗计划，特质研究考察的许多特征，如自尊和社会焦虑，则有助于被治疗者在社会交往中的个人适应。因此，特质研究对避免消极心理，追求积极心理，维护心理健康具有重大意义。尤其是卡特尔的16PF能够计算出心理健康者的人格因素，找到那些情绪不稳定程度较为显著的心理不健康者，通过后天环境的影响来改善和预防因为心理问题造成的行为偏差。

卡特尔的人格理论认为，人格是由许多彼此独立的特质因素构成的复合结构，这些特质是个人相对恒定的体质特征和行为倾向。根据不同的方式，卡特尔把这些特质进行了分类，建立了四个层次的理论模型。这四个层次包括：体质特质和环境特质，共同特质和独特特质，表面特质和根源特质，能力特质、动力特质和气质特质。

(一)按起源分

根据特质的起源不同，可分为体质特质和环境特质。前者是先天遗传的行为倾向，后者是后天习得的行为倾向。例如，16PF中的因素A（乐群性）就是体质特质，因素Q1（求新性）就是环境特质。

(二)按独特性分

根据特质的独特性，可分为共同特质和独特特质。前者是所有社会成员所共同具有的行为倾向，后者是单个个体所特有的行为倾向。虽然共同特质是所有人类共同具有的，但是共同特质在每个人身上的强度不同，即使是同一个人身上的共同特质在不同时间和不同情境下也是不同的。而独特特质并不是所有人都有的，且拥有独特特质的强度也不同。也就是说，共同特质存在强度上的大小，而独特特质与存在强度大小无关。

(三)按深度分

根据特质的深度，可分为表面特质和根源特质。前者是从外部行为中可以直接观察到的行为倾向，后者是不能直接观察到，但可以通过外部行为进行推知的行为倾向。例如，我们通过平时的观察评价某人忠厚老实，就是指这个人的表面特质。表面特质会随着环境的变化而变化。我们说"江山易改，本性难移"，这个"本性"就是根源特质，是内在的，决定表面特质的最根本的人格特质，相对来说很稳定，不容易受到环境的影响。表面特质是根源特质的表现，根源特质是表面特质的原因；每一种表面特质都来自一种或几种根源特质，而一种根源特质又可以影响多种表面特质。即使根源特质相同的人，也会因为在各人身上表现的程度不同而有不同的表征。卡特尔认为，人格研究的终极目的是找到根源特质。

（四）按机能分

根据机能作用的不同，可分为能力特质、动力特质和气质特质。能力特质是在认知过程中，表现知觉及运动的个别差异的特质；动力特质是在情绪与动机过程中，使人趋向某一目标的行为动力的特质；气质特质是由遗传而来，在意志行动中不随环境变化的特质。例如，智力就是能力特质，它决定了个体有效完成学习任务的水平，卡特尔将其分为流体智力和晶体智力。个人行动的温和与暴躁则是气质特质，决定了一个人的情绪色彩，在遇到问题时的心态和态度。而动力特质则又由三个基本成分构成：尔格（erg）、情操和态度。尔格是先天遗传的产物，饥饿、恐惧、攻击、性等这些属于人类本能的东西，决定了人们生活中诸如吃饭、交际等最低层次的基本需要。情操是后天习得的产物，宗教、家庭、职业、自我等决定了人们生活中诸如自我实现、信仰等较高层次的需要。态度是尔格和情操的公开表现，是个人在特定情境中对特定对象的兴趣表现。社会比较就属于态度范畴，其背后的驱动力则是攻击尔格。人的一切行为都受到态度的支配，而态度服从于情操，情操源于尔格。因此，归根到底，人的行为是为了满足本能欲望——尔格。

卡特尔对本能的认同和精神分析学派的思想类似，把动力特质看作人格的动机因素，包括意识本我、自我表达、理想自我、生理需求表达和压抑情节五种成分。他在对人格形成的年龄趋势的研究中指出，自我和超我是在个体 2～5 岁阶段发生的，这一时期的冲突与解决对人格的形成非常重要。到了 6～13 岁，个体的自我进一步发展，容易发生情绪不稳定和对外界社会没有把握的情况。而 25～55 岁是人格的稳定和成熟阶段。尽管生理机能在下降，但是生活经验的积累有助于创造力的增加（说明创造力是一种环境特质）。

四、人格和健康的关系

我们知道，作为能力特质之一的智力，在个体差异上存在很大程度的不同。有人智力高，记忆好，接受新事物较快，学习能力较强；有人智力低，记忆差，接受新事物较慢，学习能力较弱。有人在绘画、书法方面有较高的天赋，能够在这些领域取得较高成就；有人则在体育方面有较高天赋，获得各种体育竞技类荣誉。这说明，个人的能力特质会影响他的成就，人格和成就之间存在一定的关系。同理，我们在日常生活中经常发现，处在同一个压力环境下，有人容易生病，有人不容易生病；面对同一种冲突，有的人情绪容易失控，有的人情绪比较平和；抑郁症和高血压等疾病的发生除了受到外界环境的影响之外，还存在家族遗传的情况。种种现象说明，人格和健康之间也有相应的关系。在应对压力、向别人吐露心声、发泄情绪、宗教信仰、焦虑、孤独等很多涉及健康的方面，都存在人格的个体差异。

传统的人格气质理论认为，每种气质类型都具有积极和消极两方面，并没有绝对的好与坏。但是，由于积极和消极这两方面在个体后天所接受的环境影响下会得到不同发展，而一旦过度发展就会导致人格异常，从而发生偏差行为。调查表明，犯罪者在其长期的犯罪活动中使得气质类型的消极方面得到了发展，积极方面得到了抑制。因此，犯罪者大都性情急躁，易冲动，不稳定，缺乏理智，不顾行为后果。也有的活泼好动，善表达和交际，但变幻无常，举止轻浮。不同类型的犯罪者会显现出其气质特征，如暴力犯罪者中胆汁质类型者居多；盗窃犯罪者中，多血质和黏液质者居多。

(一)卡特尔人格因素的评鉴

对于人格与心理健康的关系，卡特尔认为心理疾病是由无法解决的冲突造成的。在青少年阶段，他认同精神学派对自我发展的看法，指出个体的自我发展不成熟，无法对自己和周边环境有清晰和理智的认识，情绪容易受到外界环境的影响，一旦失去理智，就会难以控制自己的行为。在成年阶段，他认为，如果个体的人格发展不够稳定和健康，那些根源特质的过度发展就会支配个体的行为，如好强性会使个体产生更多攻击性，敢为性让个体产生更多冒险行为，忧虑性则使得个体多疑和不安，在人际关系中不信任，从而将好强性和敢为性转化为表面特质，产生冒险攻击等行为。到了老年阶段，他赞成现代精神医学的一些观点，指出老年人会有下列典型特点：担心经济状况和健康状况；感到无所希求，寂寞孤独；多疑；兴趣狭窄；记忆力减退；思想僵化，保守；多话，特别喜欢谈论过去；喜欢收藏（特别是琐碎的东西）；感到身体功能不足，导致不安全感和焦虑感；自罪感，易激怒；性活动减少，但对性兴趣增加（特别是男性）；不整洁；对条件改变不能适应；社会联系和社交活动减少。这些典型特点会引发各种不同的心理疾病和偏差行为。无论哪个阶段的心理疾病，都离不开人格因素的影响。

卡特尔对心理疾病治疗的技巧主要依赖于他对人格因素的评鉴。他认为，评鉴越客观精确，其评鉴结果在治疗过程中对被治疗者的判断也就越客观精确，治疗者可以更好地了解治疗前后行为的改变，帮助找到更加有效的治疗方法。但是，他不同于"爱空想的，先于测定、先于实验就提出假象的"理论家，而是将敏锐的临床观察结果应用到精确的测量中。也就是说，他对人格因素的评鉴建立在生活资料之上。

在卡特尔看来，人的所有特质都源于根源特质，只需要找到人的根源特质，就能够解释人的所有人格和行为。他总结出十六种人的根源特质，并根据生活实情编制了 187 个自我陈述题目。每一种根源特质都由一个分量表来测量，每一种特质都分两级，这样，每一个分数都存在意义，都能够说明人格的某个方面。该量表即《卡特尔十六种人格因素量表》(*Cattell's Sixteen Personality Factor*)。卡特尔在不同国家(美国、德国、英国、法国、意大利、印度等)不同年龄段(成年人、儿童)对人格量表进行了适应性测试，根据群体的文化、宗教信仰等差异，最后得出五个版本，以适用于各个层次的被试。这些版本之间只存在项目数量和回答方式的差异，因此对人格测量的最后结果并不产生特别大的影响。中文版 16PF 量表的解释如下(见表 8-6)。

表 8-6　卡特尔 16PF 人格因素量表

	人格因素	低分者特征	高分者特征
A	乐群性	沉默孤独	乐群外向
B	聪慧性	愚钝、抽象思维能力差	聪慧、抽象思维能力强
C	稳定性	情绪不稳定、无耐心	情绪稳定、有耐心
E	好强性	温顺、随和	支配、好斗、有己见
F	兴奋性	严肃、谨慎、安静	轻松、热情、活泼、幽默
G	有恒性	权宜、敷衍、轻视规则	有恒、负责、遵守规则
H	敢为性	畏怯退缩	冒险敢为
I	敏感性	粗心、迟钝	细心、敏感
L	怀疑性	信任、接纳	怀疑、警觉
M	幻想性	实际、合乎常规	幻想、不实际
N	世故性	直率、天真	精明能干、世故
O	忧虑性	安详沉着、有自信心	不安、多疑、自责
Q1	求新性	保守、传统、抗拒改变	自由、批评、求新
Q2	独立性	依赖群体	自立
Q3	自律性	冲动、无法自制	克制、自律、严谨
Q4	紧张性	放松、沉着、欲求低	紧张、迫切、欲求高

在 16 种根源质的基础之上，卡特尔用因素分析法得出八个次级因素，用来进一步解释人格特质。

1. 适应与焦虑型 X1

适应型个体的积极方面是对生活适应性好，通常感到心满意足，能做到所期望的及自认为重要的事情，而消极方面是对困难的工作缺乏毅力、不肯奋斗努力、知难而退。焦虑型个体则常常对生活上所要求的和自己意欲达到的事情感到不满意，也因此会知难而进，工作异常努力，也会因此影响身体健康。

2. 内向与外向型 X2

内向型个体趋于胆小，在与别人接触中采取克制的态度，有利于从事精细的工作。而外向型个体性格外倾、并善于交际、不受拘束，有利于从事贸易工作。

3. 感情用事与安详机警型 X3

感情用事者的情感丰富，经常感到困惑不安、缺乏信心，对生活中的细节较为含蓄和敏感、性格温和，讲究生活艺术，采取行动前会顾虑很多。安详机警型个体富有事业心，果断刚毅，有进取精神、精力充沛、行动迅速，也因此常常忽视生活上的细节，只注意明显的食物，会有考虑不周、不计后果和贸然行事的冲动。

4. 怯懦与果断型 X4

怯懦的个体容易顺从和依赖别人、个性被动与纯洁、受人驱使而不能独立、迁就别人。果断的个体则比较独立、有气魄、有攻击性，会主动寻找可以施展这种行为的环境或机会来充分表现自己的独创能力，并从中获取利益。

5. 心理健康因素 Y1

在此量表上得分低于 12 分的个体，容易出现情绪不稳定，失去心理平衡而产生各种心理问题。

6. 专业有成就者的人格因素 Y2

在此量表上得分高于 67 的个体比其他个体更有可能在各自的领域获得较高的成就。

7. 创造力强者的人格因素 Y3

在此量表上标准分高于 7 的个体属于创造力强的范围。需要指出的是，卡特尔认为，人的创造力和他过往的经历和经验有关，一般而言，年龄越大，人的经验越多，创造力也会越高。这说明此项特质不仅受到遗传的影响，也受到后天环境的培养。

8. 在新环境中有成长能力的人格因素 Y4

在此量表上得分低于 17 的个体从事专业训练成功的可能性极小，而大于 25 分的个体有成功的希望。在新环境中有成长能力说明个体能够适应新环境，并能在新环境中迅速进行学习，掌握技巧和知识。

通过这八个分量表的评价，卡特尔可以对个体的人格特质有进一步的了解和分析，从而为健康的维护、职业的选择、人员的评价做出贡献。

(二)卡特尔对 16PF 的临床研究

1. 治疗方法

在治疗方法上，卡特尔持折中主义的立场，认为在可靠、有效的测量基础上，任何有效的治疗方法都可以使用，而不应该拘泥于某一种治疗方法。他既应用于精神分析的个案分析法，认为治疗者对患者早期创伤经验的研究将有助于治疗，因为重新提起这些经验，患者可能会从较好的角度重新认识自己的情绪反应以改变其行为；也应用于直接条件作用如行为疗法。卡特尔的治疗观点是：精神病人的整个人格机能都有障碍，测量和治疗方法都必须针对其整体的人格结构，而不能仅针对其某些具体的行为方法。

卡特尔等人❶曾就精神疗法和药物治疗相结合的方法对神经症患者进行治疗有过研究。在研究中，他们发现两种方法的相互配合对治疗更有效果。精神疗法能够使得药物治疗的安慰效用持续更长的时间，还能降低麻醉剂在最终治疗结果上的副作用。在关于强迫症治疗的改善率上，他们指出光靠药物治疗并不能达到明确的效果。因为治疗师既不能清楚地描述出这些症状的特点，也不能详细地区分恐惧症和强迫症之间的症状差异。通过实验显示，在人格特质的 O 因素(见表 8-6)上，精神疗法可以有效地降低内疚倾向，但只能在那些没有服用安宁片的被试群里，这说明经过药物治疗和不经过药物治疗的群体是不一样的。而在人格特质的 C 因素(见表 8-1)上，精神疗法却只在那些服用了安宁片的被试群里有效果，这说明药物治疗对 C 因素有影响。这两个实验说明，在某些神经症上，光靠精神疗法就能够达到效果；而在另外一些神经症上，光靠精神疗法也不行，需要配合药物疗法。怎样有效地将两者结合起来，是治疗过程中应该注意的问题。

2. 临床研究

卡特尔将 16PF 应用到犯罪、焦虑症、强迫症等问题的测量上，发

---

❶ Cattell，R. B.，*Handbook of Multivariate Experimental Psychology*，Chicago，Rand McNally，1966.

现这些患者和正常人存在很多人格上的差异。正是由于这些差异的存在，使得患者在心理和情绪上产生异常，从而导致行为异常，甚至引发违反社会规范和社会道德的犯罪行为。这些研究结果对治疗具有很大的启发，如果可以找到偏差行为的根本原因，我们就可以通过改善和完整人格的方式，对患者进行引导，降低或提升他们的某一项人格因素分数，来减少他们的偏差行为。

卡特尔和其他学者❶在一项对青少年犯罪的研究中发现，无论是美国还是欧亚国家，青少年犯罪的现象越来越普遍，而且出现了很大比例的重犯率（80%）。除了受到第二次世界大战的影响之外，人格因素中，高分 G 和 Q3（见表 8-6）能够预测个体对社会行为的负责程度。在其他因素保持不变的前提下，在这两个因素上得分较高的个体，更加成熟和可信赖，较少出现反社会行为，而在这两个因素上得分较低的个体，尤其是青少年，容易出现犯罪行为，产生人格障碍。而在 E 因素（见表 8-6）上，犯罪的青少年会为他们的攻击行为找到合适的借口，他们知道什么时候应该停止攻击然后表现出正常行为。但是，在 I 因素（见表 8-6）上，犯罪青少年的得分低于平均分。有趣的是，一般而言，医生、工程师、警察和技术人员的 I 因素得分较低，说明他们是理智的。而犯罪青少年也拥有理智型人格，若加上他们对社会行为的不负责任和攻击性，就会共同导致高犯罪率和高重犯率。卡特尔等人认为，如果在治疗的过程中，提高他们的 I 因素分数，也就是说，降低他们的坚韧性和愤世嫉俗的人格，增加他们情绪的敏感性，也许可以降低他们的犯罪率。

在另外一项犯罪的研究中，卡特尔等人❷比较了同性恋和非同性恋之间的差异。结果发现，同性恋罪犯在因素 C 上的得分较低，在因素 I、L 和 M（见表 8-6）上的得分较高。这说明，同样是犯罪人群，那些有同性恋特质的个体在自我力量的控制上更弱，更加敏感和多疑，甚至有妄想的倾向。在卡特尔看来，同性恋是一种神经症，不仅受到人格的影响，还受到环境的影响。因为那些定罪的同性恋与未被定罪的同性恋比，未定罪同性恋在因素 B 和因素 I 上得分更高。显然，监狱的制度对定罪的同性恋产生了影响。即使这种影响并不是特别明显。此外，同性恋和其

---

❶ Cattell, R. B. & Morony, J. H., "The Use of the 16 PF in Distinguishing Homo-sexuals, Normals, and General Criminals," *Journal of Consulting Psychology*, 1962, 26(6), pp. 531-540.

❷ Cattell, R. B. & Scheier, I. H., *The Meaning and Measurement of Neuroticism and Anxiety*, New York, Ronald Press, 1961.

他的神经症相比，在因素 C 上的分数更低，这不仅说明因素 C 对神经症有很好的预测，还说明同性恋可以作为一种更特殊的神经症来看。

卡特尔和斯特尔❶为诊断神经病、精神病和心理病态者，特别是区分焦虑性歇斯底里、强迫症、转换性歇斯底里和身心机能紊乱症等综合病群体提供了人格上的划分标准。在焦虑和外向型的比较研究中，卡特尔等人❷发现，美国被试的焦虑水平较低，而外向型水平和自律水平都较高，日本被试的独立性则有偏高水平。卡特尔和沃伯顿（Warburton）则发现，英国人比美国人要稍微内向和焦虑。这些结果说明，尽管世界各国的根源特质相似，但是，在这些特质的程度上，存在差异。这有可能是受到文化和价值观等因素的影响。

此外，在卡特尔看来，人格特质除了存在个体和国家差异之外，还会发生遗传。特别是在智力这一能力特质方面，遗传的影响尤其大。卡特尔把智力分成流体智力和晶体智力。他认为，流体智力（知觉、记忆、推理等）大部分是天生的，依赖于大脑的神经解剖结构，并且多半不依赖于学习。而晶体智力是过去对流体智力应用的结果，大部分属于从学校中学到的能力。显然，这部分智力是可以通过培养得到的。一个人的智力在一生中并非是一成不变的。卡特尔认为人的流体智力在年轻时达到顶峰，然后便逐渐开始下降；而晶体智力则随着年龄的增长而增长，只是增长的幅度逐渐减慢。而在另外一项有关犯罪的研究中，他指出，同卵双胞胎比异卵双胞胎在犯罪率上更相似。也就是说，同卵双胞胎的两个个体在长大后进行犯罪的可能性非常接近，异卵双胞胎则不同。他总结了无数双胞胎研究的前例，认为通过双胞胎来研究人格的遗传性非常有效。结果显示，并不是所有的人格因素都会得到遗传。其中，人格因素 F、H 和 Q3 具有较高的遗传性，而 A、E、G、I 和 Q4 具有较低的遗传性。从遗传的角度解释人格有利也有弊，一方面，人格的遗传性正好说明了它的根源特质属性，另一方面，遗传性的说法削弱了环境因素的影响。也正是由于卡特尔对遗传的过度重视，导致他受到其他学者的抨击。

(三)16PF 在现代心理健康中的应用

由于 16PF 具有较高的效度和信度，且能够对人的特质做出详细的

❶ Tsujioka, B. & Cattell, R. B., "A cross—cultural comparison of second—stratum questionnaire personality factor structures—anxiety and extraversion—in America and Japan," *The Journal of Social Psychology*, 1965, 65(2), pp. 205-219.

❷ Cattell, R. B. & Warburton, F. W., "A cross cultural comparison of patterns of extraversion and anxiety," *British Journal of Psychology*, 1961, 52, pp. 3-15.

测评和分析，经过几十年的发展，它在国际上的影响越来越大，被广泛应用于人格测评、人才选拔、心理咨询和职业咨询等工作领域。1979年，中国也将其引入国内，并编制了中文版的16PF问卷。无论是在中国还是在国际上，16PF与健康的关系得到越来越多学者的关注，特别是用16PF鉴定人格异常被试的异常心理方面，如犯罪、焦虑症、抑郁症等，进行了很多研究。这些研究发现，心理异常的个体在某些人格因素上不同于正常人，或者偏高，或者偏低，正是由于存在这样的人格差异，才使他们的情绪和行为非常不稳定，更有可能引发神经问题。此外，也有研究发现，除了在神经症方面存在人格差异，躯体疾病方面也存在人格差异，那些容易患高血压、心血管等慢性疾病的患者，在某些人格因素上也不同于其他人。

1. 16PF 在心理健康诊断中的应用

国内有研究者[1]用16PF问卷对大学生的心理健康进行诊断时发现，C因素(见表8-6)得分低(自我力量太弱)，而O和Q4因素(见表8-6)得分高，是心理健康不良的最主要因素。自我力量的强弱代表了个人的自我心理调控能力，有了坚强的自我，才能抵制过多的忧虑和抑郁，才能避免紧张和激动，在心理压力和冲突中免于心理失衡，保持心理健康。这说明培养和加强个人的自我力量对个体应对社会和生活中出现的各种心理问题非常重要。他们还发现，F因素(见表8-6)在心理健康的诊断中作用不大。这是由于中国人的行为举止普遍较为含蓄，情感不易外露，在行为方式上自我限制和监督能力较强，因此，即使在社会交际中表现出严肃、谨慎、冷静和寡言等特征也是正常的。这一结果在以往的个案研究中[2]也有发现。

与正常人群比，抑郁症患者具有情绪激动、畏缩退却、忧虑、抑郁烦恼，自卑、悲观、自觉不如别人，怕与人接触等特征。神经衰弱患者存在精神过度紧张、疑病等心理缺陷，他们在16PF中的测量表明，在因素C、G、Q3(见表8-6)上低于常模，在因素O、Q4(见表8-6)上高于常模，显示出情绪不稳定、忧虑抑郁等个性特点[3]，主要表现为脑功能的衰弱，轻微的脑力活动即表现出用脑疲劳，注意力不易集中，记忆力下降等，在情感活动中表现出感情控制能力降低，易激怒，好伤感，烦躁不安和感觉过敏

---

[1] 王益明：《16PF 在大学生心理健康诊断中的应用》，载《心理科学》，1997(2)。

[2] 邓以洪：《Phi 并 16PF 心理健康分析一例报告》，载《华南预防医学》，1995(1)。

[3] 陈文明、方昭庚、王文蛟：《神经衰弱患者 16PF 及 MMPI 测试结果分析》，载《中国心理卫生杂志》，1996(6)。

等，且对自己的疾病缺乏准确的认识，从而产生疑病症状。

而在对精神分裂症患者的研究中，研究者❶发现，男性精神分裂症患者有高乐群性、高敢为性、高幻想性、高世故性、高忧虑性、高紧张性、低聪慧性、低怀疑性、低实验性和低独立性的人格特点，女性精神分裂症患者有高乐群性、高稳定性、高敢为性、高紧张性、低聪慧性、低怀疑性和低实验性的人格特点，这些特点与传统观点对精神分裂症患者的看法大体一致，即存在依赖、缺乏进取、保守、墨守成规、思维迟钝等问题。但也有了新的发现，即较常规人群更加乐群外向、冒险敢为、顺应合作和无猜忌。

最新的结合脑成像的研究发现，H因素较低的个体，交感肾上腺系统的灵敏程度较高，对压力的抵抗水平较低。这些被试对危险（无论是真实的还是虚拟的）的反应非常迅速，在自我感觉的表达上非常害羞和压抑❷。这为进一步科学验证人格差异提供了精确的说明。

2. 16PF 在犯罪中的应用

卡特尔对犯罪人格的研究比较关注，他认为，犯罪者和正常人比，在某些人格因素上有所差异。之后的研究者在此基础上，也对犯罪者进行了人格的差异性比较。例如，王锐❸用16PF对侵财型女性犯罪（一般贪利性刑事犯罪行为的总称，指直接非法侵占他人财物的行为）进行了测查研究，通过与中国成年女性16种因素常模进行比较发现，她们在人格因素 B、F、O 和 Q4 上（见表 8-6）与一般女性有显著性差异。这一类型的女罪犯对事物的理解能力差，法制观念、道德观念淡薄，容易发生过分冲动的行为，集自信与自卑于一体，缺乏耐心，对一切事物都缺乏信念。这一结果印证了卡特尔的观点，为现代犯罪学提供了启发，除了惩罚罪犯，我们也要加强对犯人进行心理健康的教育和维护，从人格的角度进行改善，可以从根源上改变犯人的偏差行为。

3. 16PF 在躯体健康中的应用

早期人格与健康关系的研究多关注心理疾病方面，后来，人格心理学家越来越多地发现，人格与躯体疾病之间也存在很大的关系。人格心理学家认为，人格和躯体健康的关系主要体现在三个方面。一是对身体

---

❶ 徐锡芳、沈逸明、张琰：《精神分裂症患者 16PF 测试报告》，载《中国临床心理学杂志》，1997(3)。

❷ Konareva, I. N., "Correlation between Level of Aggressiveness of Personality and Characteristics of EEG Frequency Components," *Neurophysiology*，2006，38(5-6)，pp. 380-388.

❸ 王锐：《对看守所侵财型犯罪女性 16PF 调查》，载《辽宁警专学报》，2004(5)。

疾病的预测，比如，"敌意"程度较高的个体更容易引发冠状动脉疾病；二是治疗身体疾病的过程中产生的影响，比如，"乐观"和"坚强"的个体更容易抵制压力，疾病的恢复程度更快；三是影响保健及其结果的因素，比如，癌症患者明显具有过分合作、压抑愤怒、自我克制、情感表达不良、愤怒情绪向内压抑等特征，这些特征又会反过来影响癌症治疗的结果。

有研究者❶对高血压患者的测评中指出，除了吸烟、饮酒、少运动、体胖等不健康的生活方式会引发高血压外，人格因素也存在很大的差异。高血压患者的思维反应比较迟钝，理解力较低，办事过于认真、机械和常规化，既有固执己见、尊重传统观念和行为规范的一面，又有过分现实、积极进取、不甘心落后、情绪易于激动、遇事草率和敢于冒险的一面。在这种双重人格的作用下的个体更容易引发高血压。在斯特尔等人❷对 51 名即将接受冠状动脉分流手术的被试进行的乐观评定中发现，乐观的被试在住院期间的身体康复速度较快，在出院后也能较快地恢复正常生活，手术后 6 个月时的生活质量比较高。此外，哮喘患者有其特殊的人格特质，表现出顺从、随和、工作有恒、负责等现象，其相应的心理防御机制不够成熟，形成了被动、敏感和懦弱的性格。那些善于自我克制、内蕴性强的个体，不善于发泄愤懑和郁闷，会影响机体的免疫功能，从而引发支气管哮喘。波兰学者诺娃比尔斯基（Nowobilski）❸等还发现，不同性别的哮喘患者具有不同的性格特征。男性患者只受到焦虑特质的影响，而女性患者不仅受到焦虑特质的影响，还受到焦虑状态和神经质的影响。

4.16PF 在药物成瘾中的应用

在药物成瘾的问题上，国外的研究显示，海洛因依赖者的性格多以

---

❶ 王学义、张宝廷、陆林：《高血压Ⅱ期患者 16pf 测试结果分析》，载《中国健康心理学杂志》，1997(4)。

❷ Scheier, M. F. , Matthews, K. A. , Owens, J. F. et al. , "Dispositional Optimism and Recovery from Coronary Artery bypass Surgery: The Beneficial Effects on Physical and Psychological Well-being," *Journal of Personality & Social Psychology*, 1989, 57(6), pp. 1024-1040.

❸ Nowobilski, R. Furga？, M. , Polczyk, R. et al. , "Gender Gap in Psychogenic Factors May Affect Perception of Asthma Symptoms," *Journal of Investigational Allergology & Clinical Immunology*, 2011, 21(21), pp. 193-198.

探求感为主和酒精依赖者多以反社会人格特征为主❶。而国内的研究表明，适应不良、过度敏感、冲动、对外界耐受性差、不顾及人际关系和社会义务是导致吸毒的潜在根源。在研究者❷对男性海洛因依赖者的16PF测试中发现，有15项因素偏离常态，其特点为热情、依赖、缺乏主见，好冒险，精明老练，但学识浅薄、情绪不稳、易生烦恼、消极阴郁、内心充满矛盾，且经常受到紧张忧虑困扰，缺乏责任感、耐性和恒心，为达目的不择手段。在这些人格异常因素影响下的个体，容易产生焦虑和抑郁的心理，从而依靠毒品来摆脱自己，反而陷入难以自拔的境况中。

综上所述，16PF在现代心理健康领域的应用非常广泛，实证研究也证明那些在心理和躯体上不健康的个体在人格上也存在不同于常人的差异。这个发现为人们预测疾病、在治疗过程中找到合适有效的治疗方法及平衡心态有非常重大的作用。但是，在不少研究中，研究人员也发现，患者或者被试在不同情境下也会有不同的人格表现，这是因为人们的行为不仅受到遗传的影响，也受到环境的影响。如何区分人格与环境的作用，对于16PF在健康领域的应用有着至关重要的意义。

五、科学与政治之争

卡特尔对心理学的贡献毋庸置疑。在1968年发表的一篇文章中，作者通过统计将卡特尔评为"当代美国最高产的心理学家"。他的学术论文得到无数人的关注和引用，在被引用文章最频繁的心理学家中，卡特尔排在斯金纳之后，位列第7。而在"20世纪最伟大的心理学家"评选中，卡特尔排在第16位。在卡特尔逝世前，美国心理学会APA决定给他颁发该年度美国心理学"金质奖章"（Gold Medal Award），以奖励他在心理学领域中对实证研究和理论的杰出贡献。但是，这一项"名副其实"的评选却遭到了一些非心理学家和心理学家的抗议。原因在于，他们认为，卡特尔的思想和理论支持了"优生学"和"种族优越理论"，影响了他的政治立场，并由此引发了一场名为"超越论"（beyondism）的宗教革命，如果APF（APA的非营利组织机构）将此奖项颁给卡特尔，对APF的纪律和组织都是一种玷污。

---

❶ Zuckerman，M. & Kuhlman，D. M.，"Personality and risk-taking：Common Bisocial Factors，"*Journal of Personality*，2000，68(6)，pp.999-1029.

❷ 李德强、李旭娟、黄满丽等：《男性海洛因依赖者卡特尔16项人格特征分析》，载《浙江医学》，2006，28(4)。

诚然，卡特尔曾在他的书里明确表明过，"若鼓励高智力家庭的出生率大于低智力家庭的出生率，那么我们的文化、经济和政治生活都会越来越富裕和健全。因为那些低智力个体需要消耗两倍的教育资源，而成就与贡献却并不见得很大。他们也更有可能成为行为不良者，或者成为煽动贫民造反的政治危险分子"。他对社会阶层有明确的分类，认为那些属于不同阶层的人之间会有很大的差异。至于种族方面，他不仅把黑人排除在高智商人群之外，还表示欧洲大陆的矛盾和冲突都是源于犹太人侵入欧洲改变了欧洲人的血统，使现代欧洲人的人格里面产生了种族差异。但是，卡特尔的追随者表示，卡特尔的所有言论都是从科学研究的角度出发，并没有任何政治立场和道德评判，卡特尔并不会因为差异性而对任何个体有种族偏见。他的朋友理查德·戈萨奇（Richard Gorsuch）作为 APA 的神职人员回应说，在他与卡特尔交往的时间里，从来没有听到过任何可以证明卡特尔是一个种族主义者的偏激言论，他的学生也出面表示，卡特尔对每一个学生都是一视同仁的，也不会因为他们的社会地位和种族而有所偏见。

　　我们认为，科学必须建立在道德的基础之上，任何科学实验也必须在伦理允许的范围之内，毕竟，科学的目的是为了促进人类文明的发展。至于政治就要复杂得多，它服务于当权者，受到当权者利益和需求的驱动，有时甚至会违背人道主义，或者违背道德。我们在判断科学价值的时候，不能从政治的角度出发。卡特尔对心理科学的贡献毋庸置疑，至于他的思想在政治上的反映，则是另外一回事。如果因为政治的原因而否定卡特尔在人格和智力等方面的贡献，未免显得过于狭隘。毕竟，随着历史的发展，我们能够看到卡特尔的 16PF 人格理论具有越来越重要的科学价值。

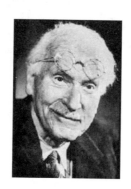

[印象小记]

　　卡尔·荣格(Carl Jung，1875—1961)，瑞士心理学家和精神分析医师，分析心理学的创立者。他早年曾与弗洛伊德合作，后来由于两人观点不同而分裂。荣格写作和出版了六十多部书籍、文章与讲演。他也被称为人类灵魂及其深处奥秘的探索者。荣格是 20 世纪最著名的心理学家之一，在 20 世纪最杰出的 100 位心理学家排名中，他排名第 23。

[名篇选译]

现代心理治疗的问题❷

——分析心理学治疗的四个阶段

　　心理治疗，或者说通过心理学方法来进行的精神治疗，现在人们普遍已经将它与"精神分析"混为一谈了。"精神分析"这个词受到了如此广

---

❶　本章作者为韦庆旺(中国人民大学)。

❷　选自荣格：《寻求灵魂的现代人》，苏克译，31～61 页，贵阳，贵州人民出版社，1987。根据内容和体例安排，编者添加了副标题及分节标题，并对部分内容进行了删节。

泛的接受，这使得每一个使用这个词的人似乎都觉得自己同时掌握了它的含义。但情况却并非如此，在外行中极少有人知道它所包括的确切范围。

根据创始人弗洛伊德的意思，"精神分析"仅仅是用来指他自己创立的一种特殊的解释方法，即用被压抑的冲动来解释心理症状的方法。由于这种方法是对生活进行了特殊研究之后所产生出来的结果，因此在精神分析学的观点之中包含着某些理论设想，弗洛伊德的性欲理论就是其中之一。精神分析的创立者是明确地坚持应该有此界限的，但尽管弗洛伊德如此坚持，外行人士仍然滥用精神分析这一概念，把运用现代科学方法对精神所做的各种探索都归在它的名下。因此，阿德勒学派也不得不忍受被人们贴上"精神分析"的标签，尽管阿德勒的观点和方法与弗洛伊德的对立显而易见是绝对难以调和的。由于这种对立，阿德勒不把自己的理论称为"精神分析"，而把它称之为"个体心理学"（individual psychology）。至于我，则愿意将我自己的研究称作"分析心理学"（analytical psychology）。我希望我这个名称能够代表一个总的概念，这个总的概念既包括了"精神分析学"和"个体心理学"，也包括了在这一领域内的其他成果。

归在"分析心理学"这一名称之下的各派所做的探索类型各异，因此，要采取一种广泛的包罗一切的立场就极端困难了。由于这样的情况，我在根据这些探索的目标和成果来划分类型或者阶段时，便是带着保留的态度来做的。我仅仅把这种划分看作一种暂时性的排列，并且承认它可能是武断的，就像测量员对一个国家所做的三角测量可能是武断的一样。尽管如此，我还是将所有的发现分成了四个阶段：倾诉（confession）、解释（explanation）、教育（education）、转变（transformation）。现在我将着手来讨论这些看似不同寻常的名称的意义。

一、第一阶段：倾诉

最原始的分析治疗法可以在它的原型即忏悔中找到。一旦人类能够形成原罪观念以后，他就开始对心理进行隐藏了——或者用分析的语言说，压抑就开始出现了。任何被隐藏的事情都是秘密，保持秘密的行为就像一剂心理上的毒药一样使秘密的拥有者与集体疏远开来。这剂毒药如果剂量小，可能会成为一副治病的良药，甚至可能成为某种个人分化的必要前奏。这是一种异常普遍的情况，甚至于原始阶段上，人类就已经难以抗拒地感到了一种制造秘密的需要；对秘密的拥有使他免于完全溶化在集体生活的无意识之中，因此也就使他免于受到致命的心理损伤。

大家都知道，许多古代的神秘教义以及它们的神秘仪式都是为这种分化本能服务的，甚至基督教的圣礼在教会早期也被看成是神秘的仪式，并且都是在密室里举行的。比如，洗礼就是如此，人们在提及这些仪式时也只能用隐喻的语言。

一个与数人分享的秘密有着很大的好处，但一个纯粹私人的秘密却有着破坏性的后果。它就像一种罪孽感一样把它那不幸的拥有者同其同胞们的联络割裂开来。然而，如果意识到了我们所隐藏的东西，比起不知道我们所压抑的对象来——或者比起根本不知道我们还有所压抑来——损害要小得多。在后一种情况中，我们不仅仅是将一个内容有意识地保存在私人的秘密中，而且还将它对我们自己也隐藏起来。于是它就作为一种独立的情结从意识当中分裂出去，在无意识里孤立地存在着。它在无意识的领域里既不能被意识的思想所改正，也不受意识思想的干扰。由此，这一情结就成为心理中一个自主的部分，它就像经验所表明的那样，发展起了一种自身特有的幻想生活。我们所称之为幻想的东西实际上就是自发的心理活动，当意识的压抑行动松懈或者完全停止时，比如，在睡眠中，它就涌现了出来。在睡眠中，这种活动以梦的形式表现出来。在非睡眠生活中，我们仍然在继续做梦，只不过是在意识的阈限之下做着梦而已。如果这种活动受着某种被压抑的情结的限制，或者受着某种因其他缘故而处于无意识之中的情结的限制，那么情况就更为突出。

隐藏还有另一种形式，这就是"克制"（withholding）行为——通常是对感情的克制。如同对待秘密一样，我们在这个问题上也必须有所保留：自我克制是健康的和有益的，它甚至是一种美德。我们发现，自律之所以是人类最早的道德成就之一，其原因也就在这里。它在原始民族的入会仪式中占据着重要的位置，这主要表现为苦行禁欲和斯多葛似的对痛苦和恐怖的忍耐，但在这里实践的自我克制是为秘密社会中所有人共同承担的。如果自我克制是完全个人的事情，而且没有任何宗教方面的意义，那么它就同个人秘密一样富于危险性。这种自我克制使得那些过于克己求善的人常常心绪恶劣、易动肝火，这已是一个众所周知的现象。遭受抑制的感情就像一个无意识的秘密一样，把我们孤立起来，扰乱我们的内心，使我们也变得自感负罪深重。可以这样说，如果我们所掌握的某种秘密是为整个人类所没有获得的，自然就会对我们报之以恶意；同样，如果我们对我们的同胞抑制住自己的感情，自然也会对我们心怀怨恨的。被压抑的感情常常是我们希望保密的，但更为常见的情况却是：根本就不存在任何名副其实的秘密，有的只不过是一些完全可以宣示出来的感情而已；这些感情由于在某些关键时刻遭到了抑制，因而便成为无意识的。

心怀秘密，抑制感情，从心理的角度来看都是不良的行为，自然最终会因此用病态来报复我们的——当然这仅指我们在私下干这些事情的时候。人类存在着一种良心，对于那些绝不在任何时候、绝不以任何方式停止对自己的保护和防御的人，这个良心是突然会给予他严厉惩罚的。因为无论他的自尊心要付出多大的代价，他都应该在某些时候违反常态，承认自己毕竟是要犯错误的，毕竟是人性的。如果不能做到这一点，他就始终不能感受到自己是人类的一员；一堵难以穿透的厚墙将始终把他隔离开来，使他体味不到这样一种生活经验。在这里我们终于找到了一把钥匙，它足以向我们展示那真正的、并非陈规俗套的忏悔所具有的巨大意义——这一意义可以见于古代世界的一切入会礼和神秘教义之中，正如希腊神话中的一句古谚所揭示的那样："放弃你所有的，然后你才能获得。"

我们完全可以把这句古谚作为心理治疗第一阶段的警句。事实上，精神分析的开端基本上无非是对一个古老的真理做出了科学的再发现而已，甚至给最早的治疗法所做的命名——宣泄疗法（catharsis）——也是来自古希腊的入会仪式。早期的宣泄疗法可借助于催眠作用，也可以不借助于催眠作用，它使病人接触到他自己的心灵深处，通过这种方式我们重新发现了那些被我们压抑或遗忘了的东西。尽管这可能是痛苦的，但其本身就是一种收获——因为卑下的甚至毫无价值的东西作为我的影子为我所有，并给予我质量和实体性。如果我不能投射出一个阴影来，我怎么可能是实体的呢？倘若我要成为完整的，我就必须要有黑暗的一面；只要我意识到了我的阴影，我也就记住了我是一个人，同其他人一个样。无论如何，只要我记住这一点，那使我得以完整的事物就会被重新发现，这一重新发现将使我恢复神经症或者情结分裂以前的状态。但是，如果只把这一事物持为个人的秘密，我就仅是获得了部分的痊愈——因为我还继续停留在我的孤立状态之中。只有借助于倾诉的形式，我才能投身于人类的怀抱，最终解脱掉道德放逐的重负。宣泄疗法的目标就是要达到彻底的倾诉——不仅在理智上承认这些事实，而且必须以心灵来巩固这些事实，真正地释放出被压抑的感情。

可以很容易地想象，这种倾诉对单纯的人来说有着极大的影响，他们的治疗效果常常是惊人的。但我并不希望把有些病人被治愈这一事实当作心理治疗本阶段的主要成就；我希望提醒大家注意的是对倾诉的意义所做的系统性强调。正是这一点才切中了我们大家的要害之处。这是因为我们大家都以某种方式被我们自己的秘密所分裂开来，但我们却并不企求以倾诉的方式沟通将我们彼此隔离开来的深渊，而是选择了自欺欺人的观点和幻想这一捷径。但我这样说，远不是希望宣布一条总的准则。如果过分去谴责那种常见的两人之间互相忏悔罪孽的恶劣趣味，这未免求之过于苛刻了。心理学所确立的事实仅仅是这样的：我们是在处理一件十分微妙的事情。我们不能直接地或者就事论事地来对待它，因为它向我们提出了一个异常"棘手"的问题。对下一个阶段——即解释阶段——进行一番考虑将会使这一点变得清楚起来。

二、第二阶段：解释

显然，如果宣泄疗法证明了自己是万灵药的话，那么这门新的心理学就会只停留在倾诉阶段上。首先一点，它并不总是能够使病人与无意识紧密接近起来，从而使病人足以发现自己的阴影。确实，有许多病人，多半都是极为复杂和意识程度很高的人，他们异常坚定地固执于意识之中，任何方法都不能使他们有所松懈。在任何时候，只要有人企图将他们的意识推卸开去，他们往往就会形成最猛烈顽强的抵制；他们希望与医生谈论那些他们充分意识到的事情——以此来使他们的困难易于为人理解，并以此来讨论这些困难。他们会说已经有足够的事情可供倾诉的了，不必为此而转向无意识。对于这些病人，需要有一套完整的技术来促使他们转向无意识。

这一事实严重地限制了我们在开始时对宣泄法的应用。让我们来设想一个特定的病例。在病例中，为宣泄法所需要的倾诉已经进行过了——神经症已经消失，或者至少是症状已经消失。如果只对医生的任务而言，病人现在已经治愈，可以离去了，但病人却不离开。他们似乎已通过倾诉的行为与医生紧密地联系起来了。如果这种显然毫无意义的依恋被大力加强，就会出现糟糕的旧病复发。但在有些病例中，并没有出现这种依恋的情形，这既令人奇怪，同时又很有意义。病人显然痊愈了，离开了医生——但他却变得如此着迷于自己精神的内在深处，这使他以自己对生活的适应为代价继续不断地施行着宣泄。他是与无意识——与他自己——但不是与医生连在一起而不能分开了。

这些奇怪而出人意料的事情必须得向病人解释清楚，同时，对于那些最先提到的病人，由于无法在他们身上应用宣泄法，因此必须采用解释法来对待他们。尽管这两类病人有着显著的差别，但却都在同一点上需要应用解释的方法——即在出现了固置现象（fixation）这一问题时，这正是早被弗洛伊德所认识到了的。在经受过宣泄治疗的病人中，这种固置现象是非常明显的；而在那些仍然依恋医生的病人身上，它则表现得尤其清楚。病人陷入了一种童年的依赖状态，甚至用理智和真知灼见也不能使自己免于这种状态。固置在有些时候有着惊人的顽强性——这使人怀疑支持着固置现象的那些力量绝不是一些等闲之物。但既然移情过程是无意识的，病人也就无法提供这一过程的任何情况。我们无疑是面对着一种新的症状——由治疗直接诱发的神经症，弗洛伊德给予了这种症状一个非常适当的名称"移情"（transference）。就移情这一问题而言，借助于倾诉的方法不能给我们带来任何结果。正是这一点促使弗洛伊德对布罗伊尔原有的宣泄技术进行了根本性的革新，从而得出了他自己所宣称的"解释法"。

弗洛伊德的解释法所凭借的基础是"还原"解释法，而"还原"解释法确定无疑地要将人向后和向下引导（对性、乱伦等人性污秽的挖掘），因此，片面地和过分地应用弗洛伊德的解释法，就会产生一种破坏性的影响。但心理学还是从弗洛伊德的开创性工作中获益不浅；它知道了人性中也有阴暗的一面，而且这一阴暗面不仅为人所独有，也为人的作品、典章制度以及人的信念所拥有。我们最纯洁最崇高的信仰甚至也可以追溯到最原始的根源。用这种方式来看待事物实在有着它合乎情理的一面，因为一切生物有机体的开始都是简单和低级的；我们在这一基础之上建立起了我们的房屋。不可否认，要解释那些从阴暗面辐射出来的事物，并由此将它们降格到其根源处的污秽丑陋之中，确实是一件令人痛苦的工作。但在我看来，如果从阴暗面所进行的解释具有破坏性的影响，那么这不过是美好事物中的一种不完美之处，不过是人类的弱点。我们从弗洛伊德的解释中所感到的恐惧，完全应该归因于我们自己野蛮的或者幼稚的天真。怀着这样的天真，我们竟然相信所有的高度都可以不伴随着相应的深渊；这种天真蒙蔽了我们的双眼，使我们不能得见真正的"终极"真理，以致难以理解对立面每至极端便终必相遇这一"终极"真理的内涵。

我们的错误在于，我们认为辐射物已不复存在，因为它们已经从阴暗面被解释过了。这是一个令人遗憾的错误，弗洛伊德就落入了这个错误之中。然而阴影是属于光亮的，正如邪恶是属于善良一样，反之亦然。因此，尽管对我们西方式的错觉与狭隘所进行的暴露使我们受到了震惊，但我并不为此而感到遗憾；相反，我欢迎这种暴露，并且认为这种暴露有着一种几乎难以估量的意义。它是钟摆的一次摆动，这种摆动的运动，正如历史向我们显现出的那样，是从一极摆向另一极，因此拨正了偏差，使事物重新恢复了正常。这就迫使我们接受了一种现代的哲学相对主义，这种相对主义如同爱因斯坦为数学物理学所阐述的相对主义一样，是那遥远的东方土地上的一个根本性的真理。它最终将对我们产生的影响是我们所不能预测的。

再回到固置现象这一问题上来，我们现在希望对解释过程的作用进行论述。当病人的移情行为被追溯到黑暗的根源以后，病人便会意识到他与医生的关系是不正常的；他不可避免地要看到他的要求是多么的不适当和多么的孩子气。如果在此之前他因为感到自己有着某种权威而傲然自得的话，那么现在他会以一种低下谦逊的态度来代替那种高高在上的位置，并且还会接受一种不安全、不稳定的地位——这种地位被证明是健全而有益的。如果他还没有抛弃他对医生所怀有的那些孩童时期的要求，那么现在他也会认识到那难以摆脱的事实，即对别人有所要求是一种孩子气的自纵行为，他必须以自己更强的责任感来代替这种行为。具有洞察力的人将会得出他自己的道德结论。当他确信了自己的欠缺之后，他就会运用这种知识作为保护自己的方法；他将投入到为生存而进行的斗争中去，在渐进不息的工作和经验中消耗那种渴望的力量——正是这种渴望的力量才导致了他固执顽愚地紧抱着那童年的乐园，或者至少是导致了他频频回头凝望着那种童年的乐园。一种正常的适应以及对自己缺点的容忍和耐心，将会同他主导的道德原则符合一致起来，他将尽力去摆脱自己身上的感伤情调和幻觉。这一切的必然结果将是：他背离了无意识，如同背离了软弱和诱惑之源——这一堆积着道德挫折和社会失败的渊薮。

三、第三阶段：教育

病人现在面临的问题是如何被教育成一个社会的人，由此我们进入了第三阶段。对于那些具有道德敏感性的人来说，能够洞察自身就已经足够了，他们有充分的动力可以把自己推动向前；但对于那些在道德价值问题上缺乏想象力的人来说，仅仅达到对自身的洞察就远远不够了。没有外在的需要的刺激，自我的知识对他们就全无效应，即便他们对这种知识深信不疑也同样如此——当然就更不用说那些虽然被分析医生的解释所打动但终究还抱着怀疑态度的人了。最后这一种人是从心理上受过训练的人，他们领会了一种"还原"解释的真理，但却不能接受这一真理，因为它仅仅使他们的希望和理想归于无效。对于这类人来说，仅只有对自身的洞察也是不足以解决问题的。这正是解释法的弱点之所在。只有在那些敏感的人身上，也就是那些能够从对自己的认识中得出独立的道德结论的人身上，解释法才能够获得成功。不错，依靠解释我们可以更加深入一些，这比起只依靠未经解释的倾诉要进了一步，因为解释至少训练了头脑，因此有可能唤醒一些沉睡着的力量，使它们插手进来给我们以帮助。

但是，在很多情况下，最彻底的解释也只能做到使病人完全理解，他们依然还会像个孩子一样无能为力。出现这种情况的问题在于，弗洛伊德根据快乐原则及其满足来做出的解释是片面的，因此是不充分的。在后期发展阶段中运用这种解释尤其如此。一位艺术家在他饥饿时宁要面包而不愿要一幅美丽的油画，一个男子在恋爱时会更钟情于一个女人而不是更看重他的公务。尽管如此，对前者来说，油画可能是更重要的，而对后者来说，办公室可能是最重要的。一般说来，那些轻易就获得了社会适应和社会地位的人，可以更注重于以快乐的原则来加以解释；但对于那些不能适应的人来说，他们在社会方面的缺点使他们渴望着权力和重要性。步随父亲的后尘而获得了显赫地位的长兄可能会被他们的情欲所折磨；但年轻的兄弟则会受到一种要赢得别人尊敬的野心或渴望刺激，因为他生活在父兄阴影之下，感觉备受压抑。他甚至还可能完全屈服于这一热情之下，使其他任何事物对他都不再有什么重要性。

在这里我们意识到了弗洛伊德解释事物的不足之处，正是在这里，他从前的学生阿德勒出来填补了这一真空。阿德勒极有说服力地向我们指出，许多神经症的例子，如果用某种权力欲来进行解释的话，比起用快乐原则来解释要令人满意得多。因此，他的解释法是设法向病人表明：他们的症状是他们有意"安排"出来的，他们利用自己的神经症以获得一种虚构的重要性；甚至于他们身上的移情现象以及他们身上的其他固置现象，都是为了他们的权力意志服务的。因此，这一切都代表着一种"男性的抗议"，它针对着某种想象中的隶属和屈从的地位。阿德勒显然是着眼于那些受压抑的人和在社会上失败的人，这些人的热情就是为了进行自我表现。他们之所以成为神经症患者，是因为他们老是在幻想的风磨上将自己想象为受压迫和受打击的人。这样一来，他们就把自己最为渴求的目标放到了自己难以企及的地方。

如果说弗洛伊德是一个调查者和解释者，那么阿德勒则主要是一个教育家。他拒绝把病人继续留在一种小孩子的状态中，尽管已经获得了一切宝贵的认识和理解，但却依然无能为力；他尝试着每一种教育的方法，以使病人变成正常地适应的人。正是在这些地方，阿德勒修改了弗洛伊德的治疗程序。他在进行这一切工作的时候显然深信不疑地认为，社会适应和正常化是必不可少的——它们甚至是一个最渴望的目标和最适宜的成就。我们注意到，在那些为获得适应和健康而斗争的病人身上存在一种对强调无意识的自然反感。如果无意识仅仅被当作一只容器，用以接纳人性中一切邪恶的阴暗事物，甚至包括原始的黏质存积物，那么我们实在看不出为什么我们还要在这个我们曾经深陷其中的泥潭的边沿上徘徊流连。调查者可以在这泥潭中看到一个充满了奇迹的世界，但对于普通人来说，他们宁愿对这个泥潭背转身去。

阿德勒学派怀着教育的意图在弗洛伊德弃之不顾的地方开始了自己的工作，因此，它帮助那些已经学会了内省自身的病人找到了一条通往正常生活的道路。对于病人来说，只知道自己是怎样生病的和为什么会生病，这显然不足以解决问题，因为理解了罪恶的原因远不等于医治好了罪恶。我们绝不能忘记，神经症所经历的曲折道路会导致许多顽固的习惯，不管对这些习惯的理解达到了什么样的程度，它们都绝不会消失。它们会一直存在着，直到被另外一些习惯所代替为止。但是，习惯只有通过反复的训练才能获得，要达到这一点，唯一的办法就是适当的教育。可以这样说，必须把病人推到另外的道路上去，这通常需要一种教育意志。

我们心理发展的每一个阶段都伴随着某种独特的终极感似的东西。当我们做了有益的倾诉，经历了宣泄净化的过程时，我们就感到终于达到了我们的目标；一切都已经水落石出、真相大白了。我们已经历经了每一种焦虑，浇洒了每一滴泪水；现在事情终将按其应有的样子发展了。在解释工作以后，我们也同样深信我们已经知道了神经症是怎样发生的。最早的记忆被揭发了出来，最深的根子被挖掘了出来；移情作用不是别的，而是一种幻想性的愿望实现，旨在恢复那童年时期的乐园或者回到那旧日的家庭环境中去；通向一种正常清醒生活的道路现在已经坦荡无碍了。但是随后又有了教育阶段，它使我们意识到，任何倾诉、任何解释都不能使一颗畸形的树长成笔直，它必须经过园丁的修剪支撑才能够获得正常的适应。

我们通常忽略了这样一个事实：把宣泄法作为一种治疗模式加以运用的医生并不仅代表着一个抽象的观点——这一观点只会机械性地产生出宣泄，而再不会产生别的东西。医生并不仅此而已，他还是一个人。他的思想尽管肯定会局限于他的特殊领域，但在他的行为中他的确施予了一个完整的人所具备的影响力。他不知不觉地做了很多有利于解释和教育的事情，只不过他没有意识到或者没有给他的行为安上一个名称而已；其他的分析医生也同样做了有利于宣泄疗法的事情，只不过没有把它们提升到一个原理的高度罢了。

四、第四阶段：转变

迄今为止已经讨论了分析心理学的三个阶段，在这三个阶段中，最后一个绝不能代替第一个或第二个。它们之间的关系绝不属于这种性质。这三个阶段是相互依存的，它们同属一个问题的三个各具特色的方面；它们就像忏悔和赦罪一样，不能互相免除。第四个阶段——转变阶段——也同样如此：它绝不能自称是最后取得的因而是唯一有效地真理。它的作用在于弥补为前面各阶段所遗留下来的亏空，以满足一个额外的而且仍然未得到满足的需要。

为了弄清楚第四阶段的着眼范围，也为了对"转变"这个奇怪的术语做些解释，我们必须首先考虑那些在其他阶段没有占据一席地位的人类的心理需要。换言之，我们必须确定，较之希望成为一个正常适应的、社会的人这一要求来，还有什么是更令人向往的或者导致更深入的。没有什么比成为一个正常人更有用或者更适宜的了，但"正常人"这一概念却暗示着局限于一般人的范围之内——"适应"这一概念也具有同样的暗示意义。只有一种人才能看到在这一局限性中还有着某种令人渴求予以改进的地方，这种人事实上是已经发现难以同日常世界和睦相处的人：可以说，他们的神经症已使他们不再适宜于正常的生活了。寻求"正常"只有对于那些不成功者，对于那些还没有获得适应的人，才是一个辉煌的理想。但对于那些能力远远胜于常人之上的人，对于那些从来就能很轻易获得成功和完成他们在这世界上的一份任务的人——对于他们来说，局限于正常就意味着难以忍受的乏味，意味着地狱般的贫瘠与无望。因此，有许多人患上了神经症，因为他们仅仅只是正常而已；而有许多人患上了神经症，则是因为他们不能达到正常。对于前者来说，教育他们达到正常的想法无异于恶魔梦魇；他们最深的需要其实就是希望能过一种"非正常"的生活。

实践心理学不能提供出一些普遍有效的诊断处方和规范，这是一个巨大的不幸。我们手里边只有一些个人的病例，这些人各自的需求是完全不同的——这使我们真正难以预料一个特定的病人究竟会遵循一条什么样的途径。因此，医生应该非常明智地放弃所有过早得出的设想，这并不是意味着他应该抛弃他所有的设想，而只是说在任何一个特定的病例中，他都应该把这些设想看作只具有假设的性质。

但是，指导和说服病人并不是医生的全部任务，毋宁说，他必须让病人看到他是怎么对他的特殊病情做出反应的。这是因为，无论我们怎样对问题进行扭转，医生和病人的关系仍然是个人性质的，只不过这种个人的关系是处于一个非个人的、职业的治疗框架之中罢了。治疗是一种双方互相影响的结果，在这一相互影响中，病人的整个人格和医生的整个人格都起到了它们各自的作用。我们绝不能用任何方法使治疗不遵循这样的原则。在治疗之中，两个主要的因素彼此走到了一起——也就是说，两个人中间，谁也不具有固定的和决定性的重要意义。他们的意识领域可能界定得非常明确，但除此之外，他们还各自带着一个不明确延伸的无意识领域。因此，医生的人格和病人的人格常常对治疗的结果有着更多的影响，而医生说的话或者医生的想法相比之下则有所逊色。我们应该期望在每一次有效的心理治疗中医生都对病人有所影响，但这种影响只有在医生也被病人所影响时才能发生。如果你不接受影响，你也就不能够施加影响。医生保护自己免受病人的影响是毫无用处的，他用父亲权威和职业权威的烟幕把自己包围起来的行为也是毫无用处的。许多精神治疗师都非常清楚病人由此在医生身上导致的这些无意识改变；它们是由倾诉法所产生的特有的紊乱甚至伤害，它们以一种触目惊心的方式表现出病人对医生那种几乎是"化学性质"的影响。

在医生和病人的关系中，我们就遇到了这种不可估量的因素，它们导致了一种相互的转变。在这个相互交换的过程中，人格更稳定和更强有力的一方将决定最终的胜败。但在很多病例中，我都看到病人显得比医生更强有力，他们拼命反对一切理论，反对医生的意图。只要出现了这种情况，在绝大多数的时候都是对医生不利的，尽管并不是永远如此。相互间的影响以及伴随着这种影响的一切构成了转变阶段的基础。比四分之一世纪还多的时间过去了，这期间所积累的广泛的实践经验才使我们对这些表现有了清楚的认识。弗洛伊德自己也承认了它们的重要性，因此他赞同我提出的要求：分析师自己也应该被分析。

因此，分析心理学的第四个阶段不仅仅要求病人方面的转变，而且还要求医生反过来在自己身上应用他给每一位病人所开列的那一套治疗法。医生在对待自己的时候必须要像在对待他的病人时一样，也表现出同样严厉无情的态度、首尾一贯的精神以及不屈不挠的毅力。把同样集中的注意力用于对自己的分析，这确实不是一项微不足道的成就，因为他得高度聚精会神，集中所有批评性的判断力。他必须这样做，好像他得借助于这一切来对他的病人们指出他们错误的道路、他们错误的结论，以及他们那些儿童似的幼稚托词。没有人报偿医生内省自身的工作，而且我们通常并不对我们自身感兴趣。再者，我们常常低估人类心理更深的方面，这使我们把自我检视或者凝神观照自身几乎看成是病态的行为。我们明显地怀疑这样一种看法：我们的内心极像一个疯人院，里面隐藏了各种极不健康的东西。医生必须克服他自己身上的所有这类抵制情绪，这是因为，没有受过教育的人怎么能教育别人呢？

从教育他人到自我教育这一步，就是转变阶段对医生提出的要求。这是对病人的要求所产生的必然结果。这种促使医生转变自己以便在病人身上引起变化的要求之所以没有得到普遍的赞同，原因有三。其一，这看来不实际；其二，我们对凝神反思抱有一种偏见；其三，要做到我们要求于病人的每一件事情有时是非常痛苦的。最后一个原因是最为有力的，它可以解释为什么医生应该检查自己这一要求不能得到普遍赞同。这是因为，如果医生认真负责地把自己作为自己的"病人"，他马上就会发现他本性中的一些东西是完全与正常化相反的；或者会发现，尽管已经作了彻底的解释和完全的发泄，这些东西仍然还在极大地困扰着自己。他该拿这些东西怎么办呢？如果检视自身，他会发现某种自卑的方面，这种自卑的一面使他危险地靠近了他的病人，或许甚至还会损伤他的权威，他将如何处理这一令人痛苦的发现呢？他将发现，那些不但压迫着他而且也压迫着他的病人的最终问题是任何"治疗"都不可能予以解决的。他会让他的病人看到，指望从别人那里寻求解决方法的行为仍然是保持童稚状态的一种方式；他自己将会看到，如果找不到解决的方法，这些最终的问题只能够重新被压抑下去。

五、结语：现代心理治疗的问题

对于无意识阴暗面的发现甚至曾迫使弗洛伊德学派去对宗教问题进行讨论。同样，分析心理学的最新发现使医生的道德伦理态度也成为一个不可避免的问题。那种要求于医生的自我批评和自我检视彻底地改变了我们对人类心理的观点。这不是站在自然科学的立场上所能领悟的。它不仅仅涉及患者，同样也涉及医生；不仅仅涉及客体，同样也涉及主体；它不仅仅只是大脑的某种功能，而且也是意识本身绝对必要的条件。从前的医学治疗法现在变成了自我教育法，这样，我们现代心理学的地平线就被不可估量地拓展开了。关键的东西不再是医学文凭，而是人的素质。这是意义深远的一步，心理疗法在临诊实践中所形成、精炼和系统化了的一切方法现在都听凭我们的驱遣，可以用于我们的自我教育和自我完善。

分析心理学已经不再局限于医生的诊断室，它的锁链已经被砸断了。我们可以说它超越了自己，现在正向着前方迈进，去填补那迄今为止标志着西方文化心理不足的空虚之境——这自然是与东方文化相比而言的。我们西方人从前学会了使心理驯顺臣服的方法，但我们却一点也不知道它有序有理的发展和它的众多功能。我们的文明还很年轻，因此我们还需要那一切驯兽的方法来使我们内心中反叛的野蛮人变得温顺一些。但当我们达到了一个更高的文明水平以后，就必须放弃强制而转向自我发展，因此我们应该知道一种途径或者一种方法——至于这种途径或方法我们至今还不知道。在我看来，分析心理学的发现和经验至少能够为此提供一个基础。这是因为，心理治疗一旦开始要求医生的自我完善，它就从它的临床发源地被解放出来，不再仅是一种对病人的治疗。现在它对健康的人也同样有所帮助，或者至少是对那些有权利要求心理健康的人有所帮助——他们的疾病实际上只不过是一种折磨着我们每一个人的忧患。

为此，我们希望看到分析心理学变得具有普遍的用途——甚至比那些构筑了它的先行基础并各自带着一个普遍真理的方法更有用途。但是，在实现这一愿望和现时状况之间还横亘着一道难以沟通的深渊，至今还没有能跨越这一深渊的桥梁，我们还得一砖一石地建造起一座桥梁。

[**思想评述**]

一、心理学家生平

卡尔·荣格是现代西方著名的心理学家和精神病医生，分析心理学（analytical psychology）的创立者。他早年曾与弗洛伊德合作，后来由于两人观点不同而分裂。与弗洛伊德相比，荣格更强调人的精神有崇高的抱负，认为人的精神实质上具有宗教性，他反对弗洛伊德的自然主义倾向。荣格是 20 世纪最著名的心理学家之一，在 20 世纪最杰出的 100 位心理学家排名中，他排名第 23。他被称为人类灵魂及其深处奥秘的探索者。

1875 年 7 月 26 日，荣格出生在瑞士北部著名的莱茵河瀑布旁边的一个小村庄里。他的名字取自他的祖父、巴塞尔大学医学教授的名字。他的父亲是瑞士一座教堂的牧师，父亲的情绪反复无常、变幻莫测。他的母亲是一位主教的女儿，母亲具有情绪障碍，行为诡谲多变。荣格几个月大的时候，全家搬到了洛芬城牧师住宅区。荣格父母亲之间的关系经常很紧张，在很小的年龄，荣格就学会了不要信任这个世界上的任何其他人。他从理性的意识世界转向了梦、想象和幻想的世界，这成为他孤独童年的指导，并贯穿了他的整个成年生活。

荣格在 11 岁的时候，离家前往巴塞尔高级中学就读。沉闷乏味的学校生活让荣格感到无趣，他频繁发作昏厥疾病以逃避学校的学习。虽然父母很担心，但他自己却兴奋地利用在家休息的时间大量阅读自己喜欢的书籍。直到有一次偶然听到父亲跟朋友的谈话，他才如梦初醒。从那以后，荣格在学习上发奋努力，成绩快速上升。与此同时，他仍然保持着广泛阅读的好习惯，并常常跟同学聊起他们不知道的知识和显得古怪的思想。荣格描绘自己在青年时代是一个孤独而书生气十足的人。

随后，荣格进入了巴塞尔大学学习，一开始他对历史、哲学和科学都很感兴趣，由于全家都依靠着拮据的牧师收入生活，所以荣格放弃了就业机会较少的人文学科，选择了医学专业，并于1900年获得了医学学位。在大学期间，除了挤出时间阅读哲学书籍，荣格还经历了几次神秘现象的体验。其中的一次神秘现象是，一把放在篮子里的面包刀突然碎裂成一堆碎片，出于对神秘现象的好奇和兴趣，荣格把这些碎片一直保留到晚年。在大学快要结束的时候，荣格为准备最后的考试而阅读了由克拉夫特·埃宾(Krafft Ebing)写的关于精神病学的教科书，24岁的他立刻意识到，精神病学正是他命中注定要从事的专业。当时，精神病学是很没有前途的荒唐职业，他的老师都为他的决定感到惊讶。

1900年年底，荣格接受了苏黎世布尔霍尔兹利精神病医院助理医生的职位。这个医院的院长尤金·布洛勒(Eugen Bleuler)因擅长治疗精神病并发展了精神分裂症的理论而闻名全世界，荣格庆幸自己能有机会在这样一位名人的指导下工作。1902年，他还去巴黎跟伟大的法国精神病学家皮埃尔·让内(Pierre Janet)学习了几个月。但真正给荣格思想以巨大影响的，却不能不首推弗洛伊德。在布尔霍尔兹利医院里，荣格一面观察病人，一面广泛阅读有关精神病学的书籍，提出了与弗洛伊德的精神分析发生联系的有关精神病的原因及治疗方法的观点。这期间，他逐渐熟悉了弗洛伊德的研究，并看到了其与自己的工作的关系。1906年3月荣格给弗洛伊德写了第一封信，弗洛伊德为有一个非犹太人认可自己的思想感到非常高兴。1907年，弗洛伊德邀请荣格到维也纳做客，两人的第一次会面可谓一见如故，谈话持续了13小时。此后，他们保持了6年的私人友谊和事业上的合作关系。

1903年，荣格与爱玛·罗森贝克(Emma Rauschenback)结婚，她协助荣格的工作一直到她1955年去世。1905年，荣格30岁的时候，成为苏黎世大学精神病学的讲师并提升为医院的高级医生。1909年，荣格与弗洛伊德同时受邀到美国克拉克大学讲学，他们在一起度过了为期7周的旅途生活。在讲学期间，荣格还与威廉·詹姆斯(William James)成为了朋友，詹姆斯在哈佛教授哲学、生理学与心理学，是实用主义运动中的领袖人物。荣格于1909年辞去了医院的职务，专心于迅速扩大的私人业务。1911 年，在弗洛伊德的坚持下，尽管遭到维也纳精神分析协会许多成员的反对，荣格成为国际精神分析协会的第一任主席。在这之后不久，荣格同弗洛伊德的关系就开始显现出紧张的迹象。到 1912 年的时候，他们中断了个人之间的通信。1914 年，荣格辞职，退出了国际精神分析协会。

虽然弗洛伊德称荣格是他的长子、王储和继承人，荣格自己也一度把自己列为弗洛伊德的信徒，但是他从不会不加批判地接受弗洛伊德的理论。在他们建立联系的初期，荣格的确努力压抑自己的怀疑和反对意见。但当他 1912 年写作《无意识心理学》时，感到痛苦不堪，他意识到其中的观点同正统精神分析有着显著的差异。从 1913 年开始，荣格进入了一段长达三年之久、没有多少著述而近乎隐居的生活时期。这段时期，他把所有的时间都花费在分析自己所做的梦和所产生的幻觉上，他要通过这种方式来对自己的无意识领域做一番探索。也正是在这一时期，荣格通过对诺斯替教(一种早期基督教的异端邪说)、炼金术(是化学与心理学在古代与中世纪的精神先导)以及亚洲思想(尤其是印度和中国的哲学思想)的研究，开始提出了他的有关人的本质与心理治疗法的独特观点。

随着他的第一部主要著作《心理类型》(*Psychological Types*)于 1921年的出版，荣格完全从自我反思的时期走了出来。在此书中，荣格提出了划分和理解不同的人格类型的方法。从这本书到第二次世界大战前的最后一部主要著作《心理学与宗教》(*Psychology and Religion*)，荣格写作和出版了 60 多部书籍、文章与讲演，这些著述基本上确立和阐明了他的主要观点。值得一提的是，在此期间，他通过与德国汉学家理查德·维尔海姆(Richard Wilhelm)合作，深入了解和研究了东方宗教、炼金术和神话，出版了一些著作。1934 年，荣格创建国际心理治疗医学学会并任主席。在第二次世界大战时期，荣格继续著书与工作，坚持研究诺斯替教与炼金术，对亚洲哲学思想的兴趣也没有间断。不过，他的健康状况受到了威胁，他遭受着心脏病的折磨，并于 1944 年在医院待了很长的一段时间。

为了更彻底地恢复健康，荣格在战后正式退休了。1948 年，荣格的学生、患者和一些亲密的同事、朋友从各地云集苏黎世，成立了以研究荣格思想为核心的学术团体——苏黎世荣格学院，他担任第一任院长。1958 年，在其学生与同事的积极催促鼓励之下，荣格与安妮拉·雅菲(Aniela Jaffe)一起开始写作自传，其逝世后此自传以《回忆·梦·反思》(*Memories，Dreams，Reflections*)为标题出版。在这一时期，荣格接受了许多嘉奖与荣誉学位，并在全世界受到尊崇。1961 年 6 月 6 日，86 岁的荣格短暂患病后，在家中逝世。去世之后，他的影响越来越大，经过整理出版的《荣格文集》（*The Collected Works of C. G. Jung*）长达 19 卷。

二、思想与理论产生形成的背景

荣格的思想博大精深又晦涩难懂，很长一段时间里，人们提及这一点时往往讳莫如深，怯而止步。但随着时间的推移，人们对荣格的思想越来越感兴趣。荣格的研究领域大多是世人知之甚少或完全无知的世界，他对无意识和种种人生神秘现象的分析和论述，他对人格、人性和人类灵魂的认识，不仅本身蕴含着丰富的心理健康思想，而且很多直接应用于他的心理治疗实践。尽管受到一些批评，但荣格诸多具有原创性的思想启发了很多后来者，成为很多新思潮、新流派的理论先导。由于受到来自东方宗教与文化的影响，荣格也是一位东西方心理学相结合的先行者。

1875 年荣格出生时，瑞士还处于保守与封闭之中。宗教生活渗透到生活的各个方面，两性关系秘而不宣，神经症和精神病患者急剧增加，尤其涉及性以及性压抑的疾病，往往被人们忽略或默默忍受了。世纪之交，西方人文、社会科学大大发展，人们开始反省以往的科学历史，一些新的思潮和理论不断涌现。哲学上，科学主义和人本主义时分时合，以生物学和物理学为龙头学科的自然科学飞跃发展，心理学分支逐渐完备，各流派从各自不同的维度把握着对人的研究，以弗洛伊德为代表的精神分析学派将无意识引入到对人的研究之中。工业技术和自然科学的发展，一方面促进了资本主义的繁荣，另一方面产生了不可调和的矛盾。1929—1933 年，世界性经济危机席卷资本主义国家；1941—1945 年，第二次世界大战危及全人类。荣格面临着一个动荡的、理性与非理性激烈冲突的时代。

首先，哲学上，荣格受到了叔本华、尼采等人生命哲学的巨大影响。19 世纪末 20 世纪初，人们在重新开始强调理性的同时，也将目光投向了沉寂于人类心灵深处几千年的非理性。荣格面临的时代，是尼采、叔本华时代的继续，他们用同一视角观察世界，意识到随着西方文明的发展，人本质中很重要的一面正在被忽视。宗教的衰败，象征文化的丧失，人类心灵中的非理性成分在理性的禁锢下挣脱出来，正在寻求某种形式的发泄。叔本华和尼采都强调要为生命和本能争取权利，荣格在他们那里找到了与自己的集体无意识和原型理论具有的一致性。例如，荣格对外倾与内倾的划分，与尼采的日神精神和酒神精神就有着一定的关联性。

其次，科学上，进化论、生物科学的发展，为荣格的理论提供了坚实的技术基础。生物科学的飞跃发展，改变了人们对于自身的思考方法。尤其是19世纪最伟大的发现，进化论使与人相关的研究领域能够从生物科学中汲取营养。荣格的分析心理学，从科学观、方法论一直到具体维度和概念的运用，许多范畴都是直接从进化论思想中吸收来的。例如，原型概念就是综合了当时获得性法则和基因变异两种进化观点发展而成的。此外，神经科学、心理学、人类学和历史学的发展也为分析心理学提供了发展和完善的基础。例如，人类学的研究开始强调人类成长的渐进性，原始人与现代人的联系。荣格的集体无意识实质正是强调人类心灵深处的统一和完整。他还亲历非洲、美洲许多部落，以检验自己的理论。

再次，精神病学的巨大发展，为荣格提出自己的分析心理学思想奠定了重要基础。其一，催眠术的出现，使精神病学家找到了探索人类深层心理现象的方法。其二，梦游症、癔症等一些关键性精神疾病开始受到真正的重视。其三，多重人格逐渐被世人认识并接受。其四，专业人士开始深入探讨神经症的病因，精神病学不再独自发展。沙可、让内等精神病学家开始强调心理因素的致病作用，并确立了神经症的心因说，使神经症的概念有了进一步地发展。此外，精神病学的治疗方法开始强调催眠的暗示。这些发生在精神病学理念、技术和方法上的深刻变革，大大开阔了荣格的研究视野，尤其是后来弗洛伊德提出的精神分析理论更是直接促成了他提出自己的分析心理学理论。

最后，正像许多其他伟大的思想家一样，荣格的思想与理论也受到了他个人经历的影响。荣格出生在一个牧师家庭，除了他的父亲，荣格家族中有很多长辈都是牧师。因此，他从小就接触与宗教有关的各种现象和仪式。加之他本人内倾和反省的性格，从小就陷入到了充满宗教、梦、幻觉和神秘体验的主观世界之中，并贯穿其一生的经历，他晚年所出的自传也名为《回忆·梦·反思》。而且，荣格曾到亚洲、非洲等很多地方游历，考察和分析了世界上很多民族和地区的宗教、神话、炼金术和其他文化现象。这些都为他的集体无意识和原型思想提供了直观的体会、素材和思想来源。此外，在终其一生的自我分析过程中，荣格本人的中年危机导致他重视人格的发展，尤其强调中年期的个性化过程。可以说，荣格的思想具有一定自传的性质。

三、荣格分析心理学的核心概念

在荣格庞杂的心理健康思想中，集体无意识和原型是他的核心概念，它贯穿于其关于心理治疗的思想与方法、人格理论以及对宗教、幻觉与神话等各种问题与现象的论述之中。

(一)集体无意识

荣格描绘了两种水平的无意识心灵。在我们的意识觉察之下是个人无意识。它包含着在个人生活中被压抑或遗忘的记忆、冲动、欲望、模糊的知觉和其他一些经验。个人无意识隐藏得并不深，来自个人无意识的事件可以很容易地返回到意识觉察水平。

个人无意识中的经验群集成情结(complex)。情结是一些有着共同主题的情绪和记忆模式。通过专注于某些观念(如权力或自卑)，一个人表现出某种情结，因而影响着行为表现。因此，情结在本质上是整个人格中较小的人格。

在个人无意识下面是集体无意识(collective unconsciousness)。它是个体不了解的。集体无意识中包含着以往各个世代累积的经验，包括我们的动物祖先遗留下来的那些经验。这些普遍性的、进化性质的经验形成了人格的基础。但是，集体无意识中的经验是无意识的，我们并不能觉察它们，也不能回忆起或者具有它们的表象。

(二)原型

在集体无意识中，那些遗传倾向称之为原型(archetypes)。原型是心理生活的先天决定因素，它使得个体在面临类似的情境时与祖先产生同样的行为方式。在与诸如出生、青春期、婚姻和死亡或者极端危险情境等一些重要生活事件相联系的情绪形式中，我们会典型地体验到原型的存在。

当荣格研究古代文明中的神话和艺术创造物时，他发现了一些共同的原型象征的存在。这种原型象征的共同性甚至存在于在时间和距离上相距得如此遥远，以至于相互之间根本不可能发生直接影响的文化之间。他在病人报告的梦中也发现了这些象征的遗迹。所有这些材料都支持了他的集体无意识概念。出现频率最高的原型是人格面具(persona)、阿尼玛和阿尼姆斯(anima and animus)、阴影(shadow)和自性(self)。

人格面具是当我们与其他人交往时掩盖我们真实目的的假面具。当我们想要出现在社会中时，这个假面具就代表着我们。因此，人格面具同个体的真实人格可能是不一致的。人格面具的概念类似于角色扮演概念。角色扮演指的是在不同的情境中，我们根据其他人的期待产生行动。

阿尼玛和阿尼姆斯这两个原型反映了这样一种观念，即每一个人都展示出异性的某些特征。阿尼玛指男性身上的女性特征；阿尼姆斯指女性身上的男性特征。就像其他原型那样，这两个原型也产生于人类种系的原始过去，那时的男性和女性采纳了异性的行为和情绪倾向。

阴影原型代表着我们阴暗的自我，它是人格中的动物性部分。荣格认为阴影是从低等生命形式遗传而来的。阴影包含着不道德、激情的、不可接受的欲望和活动。阴影促使我们做通常我们不愿意做的事情。而一旦做了这些事情，我们有可能认为某种东西控制了我们。这个"某种东西"就是阴影，是我们本性中的原始部分。阴影也有它积极的一面，因为它也是自发性、创造性、顿悟和深刻情感的源泉。所有这一切对于完整的人性发展都是必要的。

荣格认为自性是最重要的原型。自性综合和平衡无意识的所有方面，给人格提供了整体性和稳定性。荣格把自我比作朝向自我实现的内驱力。在荣格那里，自我实现指的是能力的和谐、完整和全面的发展。然而，荣格认为自我实现要到中年之后才能实现，因为中年是人格发展最关键的时期。在这个时期，人格经历着必然的和有利的变化。

在荣格看来，现代人虽然在科技发展和改造外部世界方面取得了巨大的成就，但却远离了人类的集体无意识和原型，这造成了意识与无意识的失衡，产生了普遍的精神问题。人类的历史就是不断地寻找更好的象征，即能够充分地在意识中实现其原型的象征。现代象征大部分由各种机械、武器、技术、跨国公司和政治体制所构成，实际上是阴影原型和人格面具的表现，它忽略了人类精神的其他方面。荣格迫切希望人类能够及时创造出更好的(统一的)象征(如曼陀罗)，从而避免在战争中自我毁灭。

四、分析心理学的治疗思想与方法

正如在本章第二部分经典名篇选译中所看到的，在弗洛伊德正统的精神分析作为主流的心理治疗领域，先有弗洛伊德的大弟子阿德勒创立自己的"个体心理学"，之后荣格也为了与精神分析区别开来，而把自己的治疗思想称为"分析心理学"。由于荣格的很多治疗思想都隐含着与精神分析进行对话并企图超越后者，所以要厘清荣格的心理治疗思想，离不开辨识荣格与弗洛伊德观点的分歧点(可参照本书第一章的内容)。

荣格和弗洛伊德的观点主要有三点分歧。①对里比多概念的解释。弗洛伊德认为里比多是性能量，早年里比多冲动受到伤害会引起终生的后果。荣格认为里比多是一种广泛的生命能量，在生命的不同阶段有不同的表现形式。②荣格反对弗洛伊德关于人格为童年早期经验所决定的看法。荣格认为，人格在后半生能由未来的希望引导而塑造和改变。③前两个分歧导致两人对人性本身持有不同的看法。荣格更强调精神的先定倾向，反对弗洛伊德的自然主义立场，认为人的精神有崇高的抱负，不限于弗洛伊德在人的本性中所发现的那些黑暗面。

基于以上的观点，荣格认为心理治疗的目标是发展人格，而不是治疗症状。在荣格看来，神经症症状是人们的精神尝试自我调整的一种企图，是病人在无意识深处想获得更完整人格的一种外部表现。神经症症状又往往表现为情结，要使人格得到发展，就必须把这些情结与人格整合起来。如前所述，情结是个体一组一组的心理内容聚集在一起形成的心理丛，具有浓厚的情绪色彩，构成了心理生活的个体的、私人的方面。最初，荣格在使用词语联想测验进行研究时发现，当刺激词与病人心目中一些不愉快的事物联系时，回答的反应时间就会延长。这时若将病人延续做出反应的几个词选出来分析，就会发现其潜藏在表面下的深层含义，即无意识的情结。心理治疗的目的就是使患者无意识深处的情结内容得到充分表露，成为意识到的东西。进而在自觉意识的指导下，使意识与无意识达到完满的和谐状态，这同时也是发展人格的过程。

像其他分析治疗家一样，荣格也使用释梦的技术来分析病症，不过他比以往任何一个释梦专家都走得更加深远。他不同意弗洛伊德关于象征是受压抑的欲望的伪装表现这一基本观点。在荣格看来，梦的象征，以及其他任何象征，是阿尼玛、人格面具、阴影和其他原型希望个性化，希望把它们统一为一个和谐平衡的整体的尝试。梦和象征不仅指向过去，也指向未来，具有预期导向，是实现人格发展这一最终目标的蓝图。如果变换一种角度来考察，那么梦也可以是一种补偿；它试图补偿精神中所有那些遭到忽视，因而也就未得到分化发展的方面，企图以此造成某种平衡。因此，荣格不赞成鼓励病人进行自由联想，而是强调抓住梦的主题让病人进行积极想象（active imagination）。而治疗师则需要通过综合文学、艺术、历史、神话、宗教，以及病人的知识背景和最近经历等多种渠道的信息，对病人所做的梦的系列进行放大，以挖掘其中具有象征意义的无意识和原型。这种放大的方法需要分析者本人具有相当渊博的学识。

经过多年的临床实践，荣格总结出分析心理学的 4 种治疗方法或 4 个阶段（可参考第二节的经典名篇选译）。①倾诉法（宣泄法）。病人可以通过精神宣泄重新发现那些被压抑或遗忘的东西，宣泄的目的就是达到彻底的倾诉，使病人不仅从理智上承认这些事实，而且自愿用心灵来巩固这些事实，从而真正释放出被压抑的情感。倾诉法对单纯幼稚的人效果很好，但不适于意识程度很高的人。②解释法。许多病人在接受宣泄治疗之后，神经症症状消失，但却陷入与医生的依恋关系之中，发生移情。此时，医生应尽力借助对梦和幻想的分析，来向病人解释他投射到医生身上的东西，并指出这种投射的不合理，使病人回到现实社会中来。③教育法。很多时候，病人完全理解自己的病因，却像个孩子一样无能为力。医生要对病人反复开导，不断进行强化和练习，使他们的一些习惯成为适应社会道德要求，符合社会标准的新习惯，进而使他们成为得到社会认可的健康人。④个性化方法(转变法)。每个人的需要各不相同，治疗要在医生积极的引导下，通过医生和病人的相互影响与沟通，使双方共同了解病人的内心世界。与此同时，医生也要不断地洞察自己的内在人格，与病人一起发生转变。

五、荣格的心理类型学说

(一)心理类型划分的维度

荣格关于心理类型的学说是非常著名的，1921 年出版的《心理类型》是他最有名的著作之一。他根据里比多(生命能量)的指向把人分成外倾和内倾两种类型：外倾的人能量指向自我之外的外部事件和人，容易受到环境中各种力量的影响，他们喜欢社交，在各种情景中都充满自信；内倾的人能量指向自身内部，他们抵制外部的影响，沉默并具有反省性，在面对其他人和情景时，他们显得信心不足。

在划分了外倾和内倾两种类型之后，荣格又将心理功能分为四种：思维、情感、感觉和直觉。思维是提供意义和理解的概念形成过程。情感是权衡和评估的主观过程。感觉是对物理对象的有意识知觉。直觉是无意识方式的知觉。

(二)人的 8 种心理类型

荣格进一步将不同的心理机能与外倾或内倾相结合，产生了 8 种不同的心理类型或性格类型。

1. 外倾思维型

追求客观知识，这类人的典型代表通常是科学家。外倾思维型的人通常倾向于压抑自己天性中情感的一面，他们的思维往往超过了情感，因而在别人眼中，他可能显得缺乏鲜明的个性，甚至显得冷漠和傲慢。如果这种压抑过分严厉，情感就会采取迂回甚至病态反常的方式来影响性格。

2. 外倾情感型

这种类型的人使理智服从于情感，受她们的感情与情绪驱动，并且随外界的变化而变幻莫测，它主要存在于女性之中。她们往往多愁善感，强烈却短暂地依恋他人，她们的爱可以轻易地转变为恨。外倾思维型的病态类型由于思维功能被过分的压抑，因而在发展理智方面会遇到困难。

3. 外倾感觉型

这种类型的人喜欢积累关于外部世界的事实或感觉的名目，通常是男性。他们是现实主义者、实用主义者、头脑精明，但对事物的意义漠不关心。他们热切地寻求感觉、快乐和刺激。他们是极端者或者成为粗陋的极端主义者，或者成为浮夸的唯美主义者。他们容易产生各种各样的执迷不悟。

4. 外倾直觉型

这种类型的人反复无常、性情多变，通常体现在女性身上。由于思维不受重视，她们很容易从一种心境跳跃到另一种心境。她们有许许多多兴趣爱好，但很快就会厌倦并放弃这些爱好，缺乏一种坚持到底的精神。

5. 内倾思维型

这种类型的人喜欢独自一人、安静地思考，哲学家和心理学家往往属于这种类型。他们希望理解的是他个人的存在。在极端的情况下，他探测自身的结果可能与现实几乎不发生任何关系，他最后甚至可能隔断与现实的联系而成为精神病患者。

6. 内倾情感型

这种类型的人更多的是女性，她们把自己的感情深藏在内心，而不是炫耀出来。她们往往沉默寡言、难以捉摸、态度既随和又冷淡，并且往往有一种忧郁和压抑的神态。然而她们也能够给人一种内心和谐、恬淡宁静、怡然自足的印象，有一种神秘的魅力。

7. 内倾感觉型

这种类型的人远离外部客观世界，他们沉浸在自己的主观感觉之中。与自己的内心世界相比，他们觉得外部世界了无生趣。他们看起来显得沉静、随和、自制，而实际上由于在思想和情感方面的贫乏，他们并不是十分有趣的人。

8. 内倾直觉型

这种类型的人最典型的代表是艺术家，而且包括空想家、预言家、幻想家和疯狂者。他们往往被朋友们看作不可思议的人，而他自己则把自己看作不被理解的天才。由于他禁闭在一个充满原始意象的世界里，很难有效地与他人进行沟通和交流。与内倾思维型相比，他们的兴趣停留在自己的直觉范围内，不能对现象做出深刻的理解。

(三)心理类型划分的影响和意义

荣格的心理类型学说使荣格成为人格差异研究的重要开拓者，他的理论来源于他在实用心理学领域近 20 年的工作积累，其中不仅集聚了他在精神病和神经病治疗方面的无数印象和经验，而且包含了他与所有社会阶层的人的交往和接触经历。在 20 世纪 20 年代，美国的迈尔斯和布里格斯根据该理论编制的职业性格匹配测验（Myers-Briggs Type Indicator，MBTI），直到现在，一直在职业应用领域广泛地应用，并受到多方一致好评。

从心理健康的角度来说，荣格的心理类型学说不仅指出了不同的人格类型，而且揭示了心理机能背后的规律。我们不仅可以通过不同的心理类型认识自我和他人，而且，通过对自我的把握，通过对不同心理倾向和功能可能存在缺陷的认识，通过了解不同心理机能相辅相成的特点和规律，来指导我们塑造和发展自己的人格，促进我们的心理健康。

六、荣格的人格发展学说

如前所述，荣格认为心理治疗的目的就是发展个体的人格，因此，在他看来，心理健康必然包含了健全的人格发展。事实上，荣格的一生都在努力调适自身的内在矛盾，他不断地将自己的现实生活与梦、宗教、神秘体验等无意识世界相整合。在荣格看来，心理健康的标准就是在意识的指导下，使意识心灵和无意识内容融为一体的过程。荣格将这一过程称为"个性化"（individuation）或"自我实现"（self-realization）。个性化的特点就是把精神的各种非自我方面——如阴影、人格面具、阿尼玛、阿尼姆斯，以及在人格中不占主导地位的态度和功能类型等——加以强化、区分和整合，使之成为意识的过程。在研究内倾、外倾和心理类型的过程中，荣格认识到，在个性形成过程中没有绝对的一面，应采取一种居中的立场。只有这样，人格才会保持一种平衡状态。因此，个性化虽然强调个体差异，但并不主张走极端，而注重达到适合个体自己人格特点的平衡与统一。荣格认为，只有达到个性化的人才是最健康的人，才是一个具有平衡和统一人格的人。

荣格把人生个性化进程分为四个阶段：第一阶段指人生的第一年，被称为前性欲阶段，该阶段个体主要受本能支配，处于被动状态；第二阶段指儿童后期到青春期，为前青春期阶段，被称为"精神的诞生"时期，这一阶段开始，精神获得了自己的形式；第三阶段是从青春期开始到成年期，被称为"成熟期"；第四阶段是老年期，即成年期之后。在人生发展的四个阶段中，荣格对童年和老年论述不多，他非常关注青年期和中年期，尤其是中年期。他认为这一阶段的人由于很难获得新的成就感和满足感而容易精神崩溃，患上神经症，所以这一阶段的人最需要个性化。

青年期的人心理还不成熟，事业、婚姻等问题还没有解决，所以个体面临着许多问题和烦恼。各种选择与决定，常令青年期的人不知何去何从，尤其当他不能清醒地面对现实时，更会感到无穷的痛苦与焦躁。荣格认为，人在青年阶段所面临的困难并不完全是一些与外部事务有关的问题，还包括一些发自内心精神世界的困扰。这些困扰往往是由性本能所导致的精神平衡失调，同样也可能是由敏感紧张产生的自卑感。所以荣格主张，处在人生第二阶段的人必须以培养自己的意志力为目标，努力使自己的心理与外部世界保持一致，排除困难，克服障碍，努力在社会中找到自己的位置，站稳脚跟。也可以说，青年期的生命能量主要是外倾的，主要用于处理外部世界和环境的问题。

中年期大约从35岁到40岁开始，此时，大多数人都已经或多或少地适应外部环境，事业有成，家庭稳定，在社会中的位置也已确定。这一阶段青年时代的奋斗目标或者已经达到，或者无力完成，人们常会感到人生没有意义，很容易出现心理危机。荣格本人及他的大部分病人都是由于这一阶段心灵深处充满了绝望、痛苦和无价值感而感到空虚，进而引发某种心理危机或精神疾病。所以，荣格认为，帮助中年人将心理能量由外在引向内在，通过内省、沉思等内心世界活动加强对其内部经验的关注，帮助病人重新找到人生的意义与和谐是相当重要的。在此阶段，不同个体间差别很大，一方面他们的无意识过分强大，另一方面他们的自我又相当脆弱，因此，个性化过程也是一个复杂的因人而异的问题。

可以说，人的前半生是外倾的，后半生是内倾的。从外倾到内倾，实现个性化的关键是将无意识的原型内容转化为意识内容，这种转化往往要通过梦、幻想以及某种神秘体验来实现。荣格认为，人生的最高价值和个人心理发展所趋向的目标是那种整体性的价值和目标，达到这一目标的人将拥有一种摆脱了情感纠纷和暴力打击，超然于世界之外的意识状态，其实质是为死亡做准备。伴随着新整合而来的自觉态度从根本上说是一种顺应自然的态度，它不再刻意压抑或单纯发展人本性的某一个别方面。虽然达到这种境界的人可能并不承认任何宗教信条，但荣格仍称之为"宗教情感"。不难发现，荣格的这些思想受到了注重内省与超越的东方文化的影响。

七、荣格及其思想的贡献、影响和争议

作为著名的精神病学家和心理分析师，荣格的思想和观点已远远超

出医学心理学的领域，对 20 世纪的宗教、哲学、艺术、历史和文学等领域产生了广泛的影响。历史学家、神学家和作家等都承认荣格是他们产生灵感的源泉。然而，科学心理学一般忽略了荣格的分析心理学。尽管在集体无意识、心理类型学、分析心理治疗、人格发展等方面做出了很多贡献，荣格理论的主要内容并没有在心理学中流行。在 20 世纪 60 年代之前，荣格的许多著作甚至并没有翻译成英文。之后，荣格的观念在 20 世纪 80 年代和 90 年代引起了公众的广泛注意，但这主要是由于荣格理论中的神秘内容。此外，荣格的错综复杂的写作风格和缺乏系统的组织方式也阻碍了人们对他工作的全面理解。因此，要对荣格的思想和理论进行客观全面的评价，并不是一件容易的事。也许，随着时间的推移，人们会逐步加深对荣格的理解和认识。

首先，荣格的首要贡献是作为心理分析师，提出了集体无意识和分析心理治疗的思想和方法，纠正了弗洛伊德经典精神分析过分强调性及早期经验对心理的影响，指出了人的心灵指向未来的积极方面，并自始至终将健康的人格发展作为重要的主题。从而，荣格跟阿德勒一起，开创的新精神分析启发了后来的人本主义乃至积极心理学的产生和发展。例如，自我实现概念激发了马斯洛和其他人本主义心理学家的工作，中年危机的概念被许多人认为是人格发展中的一个必要阶段，而且得到了许多后续研究者的支持。就心理治疗而言，荣格强调医生与患者的平等友善关系，对以后的心理治疗家具有重要的启发和借鉴价值。同时，就集体无意识理论本身来看，具有一定的合理性。它一方面扩展了弗洛伊德的个人无意识理论，另一方面将意识与无意识、理性与非理性、个体与群体、历史与现代，在个体心理分析层面联系起来，使人类对自己本性的认识更加全面。

其次，荣格的很多理论观点在科学心理学领域产生了持久的影响，并等待着进一步地检验。特别值得一提的是，荣格的 8 个心理类型开创了对个体差异的研究，并激起了大量的研究与应用。其中，迈尔斯和布里格斯在此基础上开发的人格类型量表（MBTI），已被广泛地应用于员工选拔和咨询。荣格关于内倾和外倾的理论还激励了英国心理学家艾森克，后者编制了莫兹利人格量表，这是用于测量两种态度的测验。使用这些测验进行的研究为荣格的概念提供了经验支持，证明至少荣格的部分概念是可以进行检验的。如果说存在"实验室里的心理学"和"医疗实践中的心理学"两种心理学，那么，近年这两种心理学已经开始互相结合，有望形成统一的心理学。例如，当代人格与发展心理学家丹·迈克亚当斯（Dan McAdams）最近提出人格的"新大五"整合性理论，其中就显现了对荣格思想吸收的影子。

最后，荣格思想中的人文精神也许是他之所以能够获得越来越多赞赏的最重要和持久的原因。这一方面体现在他的理论内涵中强调人性积极的、创造的一面，另一方面体现在他对人类社会整体发展的关注和分析中。例如，他对集体无意识和原型的论述，指出原始的人性本身的东西虽然具有黑暗性，但本身是人的健康和平衡发展不可或缺的重要的因素，其中蕴藏着创造力，是生命的源头活水。在对现代性进行反思的基础上，荣格认为现代人的意识过于发达，使无意识受到过分压抑，将导致人的异化，被压抑的能量很可能会以阴影等负面原型的形式进行补偿，从而反过来伤害人类自身。荣格特别强调具有超越性的"宗教情感"对人的健康的价值，而现代人缺少的正是这种东西。正是由于这些理论观点同时包含着合理性和人文精神，使荣格的思想超出心理治疗和科学心理学范围，广泛地影响了人文学科的发展，成为许多新思潮和新流派的先导。

然而，尽管存在着这些贡献，荣格的理论还是没有得到应有的重视，他的主要内容并没有在主流心理学中流行。他的观念后来引起了公众的广泛注意，也主要是由于其中的神秘内容。有一个大众电视系列节目，该节目邀请了神话学家约瑟夫·坎贝尔(Joseph Campbell)讨论集体无意识和原型对现代生活的影响。因此，这就涉及荣格理论受到批判和误解的方面。人们对荣格的批判主要来自他思想中的主观性、神秘主义与东方色彩。诚如前述，一方面，荣格的思想具有自传的性质，很多内容来自他对自己的梦、幻觉和神秘体验的分析；另一方面，荣格的思想与对宗教、神话、炼金术的考察和分析有着紧密的联系，尤其是东方的思想和文化对他产生了重要的影响。即使是与弗洛伊德和阿德勒相比，荣格的思想也更加主观和具有内省性。因此，科学心理学批判荣格的理论，认为它太过主观和随意，无法进行验证，毫不可信。而西方文化的认同和坚守者们则批判荣格的理论陷入东方神秘主义，而他自己对东方并没有真正地了解。还有那些具有政治意识的社会思想家，认为荣格的思想过分强调了非理性的因素，会影响社会的健康发展，甚至曾一度将他与纳粹主义联系起来。

此外，荣格的无所不包的思想宽度，潜入个体与人类心灵底层的思考深度，以及他错综复杂的写作风格和缺乏系统的组织方式，都阻碍了人们对他工作的全面理解。对很多心理学家来说，荣格依赖于临床观察和解释的方法，对科学实验的蔑视，带有神秘主义色彩的、以宗教为基础的理论还不如弗洛伊德的理论具有吸引力。实际上，自始至终，荣格都是一个独立和内倾的人，他思想的独立性和整合性，他对人类灵魂孜孜不倦进行探求的努力，使他区别于很多心理学家。我们在评价荣格及其思想时，要有一种科学客观的态度，对其思想的合理方面要进行借鉴吸收，而对那些晦涩难懂的部分，则要保持一种谨慎开放的态度，既不能受神秘色彩的吸引而盲目相信，也不能一概否定，而是可以等待着其经受进一步的检验和考证。

八、结语：东西方心理学相结合的曙光

荣格及其分析心理学，与东方文化（主要是中国和印度文化）有着内在的联系，很多观点正是在充分吸收了东方文化的基础上，才得以完善和发展的。值得一提的是，就广义的心理学而言，中国是心理学的第一个故乡，古老的中国文化中包含着丰富的心理学思想。并且，这种思想与现代西方心理学有着根本的区别。在某种意义上，荣格可称为是将这两种不同的心理学进行结合的开创者。在荣格思想的发展中，受到德国汉学家维尔海姆的影响，曾经与他合译《金花的秘密》，书中阐述了中国文化对于心理学的意义，指出科学必须转向心灵，寻求生活的意义。通过维尔海姆，荣格了解了《易经》，并促使他晚年提出了"共时性"概念，即除了"因果论"和"目的论"之外，不同事物之间可以有一种协同作用的现象。在荣格的整体思想中，我们可以发现中国文化重视内省和平衡的特征在其中有着诸多的表现。

荣格之所以对东方文化感兴趣，是因为他立足于现代西方的社会现实对西方文化采取了一种批判态度。在经历了两次世界大战之后，西方人在精神生活领域出现了很多新的问题。青年人感到生活没有目的，人生没有归宿，个人安危没有保障，他们迷惘、空虚、冷漠又对现实充满了恐惧，不知不觉陷入了虚幻的失落之中。这种状况从根本上动摇了西方的文化价值。在荣格看来，科学思想是西方文明的基础，但它仅是一种手段而已，单一的科学发展是片面的，单一地用科学来理解世界，也只能是心灵的空虚。与西方思维不同，荣格认为东方人的思维向世界展示了更开阔、更深奥和更高级的理解力，是一种高度发展了的直觉领悟能力，是一种心灵的智慧。西方意识的过度发展将它推入了某种远离根基的危险，这正需要东方文化来弥补。荣格主张，人类追求的应该是一种物质与精神、肉体与心灵、外在生活与内在生活、客观实在与主观实在的和谐，一种西方和东方的调和与统一。虽然在荣格之前，有很多学者对东方文化产生了兴趣，但从心理学的领域和角度将东西方文化相结合，荣格是一位开创者。

荣格在自传中说："我的同时代人无法领悟我的幻觉的意义，因此他们看见的只是一个匆匆赶路的傻瓜。"他的思想是如此广博深邃，并超前于自己的时代。或许，他的智慧的宝藏需要后世不断地去挖掘，尽管在这个过程中难免会被误解甚至批判嘲讽，但历史终将给这位人类灵魂的探索者以公正的评价。我们也期待着未来的心理学能够迎着新世纪的曙光，真正将东方与西方融合，发展出更完整的人类心理学思想体系。

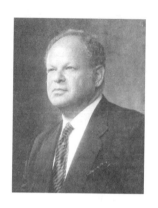

[印象小记]

马丁·塞利格曼（Martin Seligman，1942—　），美国心理学家，主要从事习得性无助、抑郁、乐观主义、悲观主义等方面的研究。塞利格曼已发表了 200 多篇文献，并且出版了 20 余本著作。他的著作已被翻译成超过十六种语言的版本。塞利格曼 1998 年当选为美国心理学会主席。他还获得了美国国家科学院颁发的"杰出工作者"奖项。塞利格曼是 20 世纪最著名的心理学家之一，在 20 世纪最杰出的 100 位心理学家排名中，他排名第 31。

[名篇选译]

积极心理治疗❷

积极心理治疗与现在普遍应用于干预抑郁的手段不同，它不直接针对抑郁的症状，而是通过增加积极的情感，对生活的参与和发现意义来

---

❶　本章作者为邢采（中国人民大学）。

❷　该部分译自 Seligman M. E. P.，Rashid，T. & Acacia C. Parks，"Positive Psychotherapy," *American Psychologist*，2006(61)，pp. 774-788. 译者为各节标题添加了序号。

治疗抑郁。积极心理治疗的效果在很多的场合中都已经得到了肯定。在非正式的情况（以学生为被试的研究和一些临床场合）下，不少的参与者都报告他们体验到了生活的巨大变化。抑郁者服用安慰剂仅仅可以减轻一周的抑郁症状，而抑郁者通过接受网上积极心理治疗可以减轻至少六个月的抑郁症状。特别是对于那些严重抑郁者来说，改善的效果尤其显著。

本篇文献报告两个初步的研究：首先，通过一年的跟踪调查，我们发现，中高度抑郁者群体在接受积极心理治疗之后，其抑郁程度都显著降低。其次，对于患有重度抑郁的门诊病人来说，积极心理治疗比以往常规的治疗，甚至比常规治疗再加上药物还要有更高的治愈率。总的来说，这些研究都告诉我们，如果将积极心理治疗（明确增加人的积极情感）参与和纳入抑郁治疗中，那么抑郁治疗将会变得更加有效。

至今为止的 100 多年，人们都是因为有了心理问题才会去接受心理治疗的。除了有部分学者致力于探究众多心理学治疗的分支之外，每年成千上万的学者都会去参加以改善消极的心理状况（如各种症状、创伤、损害、缺陷、失调）为主题的各种学术活动、研讨会、夏令营和课程。这些活动都是基于一个大胆的（但是几乎没有被检验过的）假设，即心理问题是可治愈的。尽管如此，心理治疗几乎不关注心理积极的方面，也从来没有系统地从积极的角度考虑过。

由于当今的心理学特别关注消极的心理问题，所以它在减轻失调心理的方面取得了很大的成就，但是在增强人们积极心理的方面却远远落后。在谈话式心理治疗盛行的今天，人们往往认为没有心理问题的状况便是心理健康。即使会有像"个性化、自我实现、顶峰体验、健全功能、成熟、积极心理健康"这样的概念零星地散落在文献之中，但是这些概念几乎都被认为是心理问题减轻的副产物或者是临床治疗中的奢侈品：因为在匆忙的管理式治疗盛行的今天，临床医生没有那么多的时间去关注这些问题。

事实上，明确关注患者的积极心理的治疗师非常之少。据我们所知，首次提出的人是佛迪斯（Fordyce），他提出并检验了一种包括 14 种策略（比如，更加有活力、更加社交化、参加有意义的活动、与所爱的人建立更加亲密更加深刻的感情、降低期待、快乐优先）的"快乐干预"。他发现接受"快乐干预"的学生与控制组相比更快乐，有更少的抑郁症状❶。最

---

❶ Fordyce，M. W.，"Development of a Program to Increase Personal Happiness，" *Journal of Counseling Psychology*，1977(24)，pp. 511-521.

近，一些研究者❶❷根据多维幸福感模型❸发明了幸福感治疗（WBT）。WBT包括建立环境控制、个人成长、生活目标、自主、自我接受、积极的人际关系。情感失调病人在接受了WBT治疗之后，成功地完成了戒毒的治疗或者是心理治疗。相似的，其他研究人员❹提出了生活质量治疗，将认知疗法与关注生活满意度的方法结合起来。这些研究都明确地针对错误认知、情感障碍、和人际关系失调，仅仅将幸福感作为一个补充的成分。

本文讲的是用积极心理学去减轻抑郁症的事情，我们称这个方法为积极心理治疗（PPT）。积极心理治疗是基于以下假设：我们不仅仅可以通过减少消极心理症状来治疗抑郁，还可以通过直接和优先建立积极情感，性格力量和意义来治疗抑郁。可能通过直接建立这些积极资源，既可以减少负面的症状，同时也可以阻止负面症状的复发。从积极心理治疗诞生的最近六年，积极心理学在分析本性和治疗抑郁方面取得了显著的成就❺❻❼❽。在这种情况下，积极心理学利用传统的科学方法去理解和对待心理治疗。

尽管我们相信积极心理治疗能有效地治疗多种心理失调，但是治疗抑郁是我们主要的目标。抑郁的症状通常包括积极情感缺失、参与的缺

---

❶ Fava，G，"Well-being Therapy：Conceptual and Technical Issues，"*Psychothera-py and Psychosomatics*，1999(68)，pp. 171-179.

❷ Fava，G. A. & Ruini，C.，"Development and Characteristics of a well-Being En-hancing Psychotherapeutic Strategy：Well-being Therapy，"*Journal of Behavior Therapy and Experimental Psychiatry*，2003(34)，pp. 45-63.

❸ Ryff，C. D. & Singer，B，"The Contours of Positive Human Health，"*Psycho-logical Inquiry*，1956(9)，pp. 1-28.

❹ Frisch，M. B.，"Quality of Life Therapy：Applying a Life Satisfaction Approach to Positive Psychology and Cognitive Therapy，"*Journal of Personality Assess-ment*，2006.

❺ Fredrickson，B. L. & Losada，M. P.，"Positive Affect and the Complex Dynam-ics of Human Flourishing，"*American Psychologist*，2005(60)，pp. 678-686.

❻ Haidt，J.，*The Happiness Hypothesis：Finding Modern Truth in Ancient Wis-dom*，New York，Basic Books，2006.

❼ Joseph，S. & Linley，P. A.，"Positive Psychological Approaches to Therapy，"*Counseling and Psychotherapy Research*，2005(5)，pp. 5-10.

❽ Seligman，M. E. P.，Steen，T. A.，Park，N. & Peterson，C.，"Positive Psy-chology Progress：Empirical Validation of Interventions，"*American Psychologist*，2005(60)，pp. 410-421.

失、觉察意义的缺失，这些症状都被认为是抑郁的典型结果或仅仅只是与抑郁相关联的。但是我们推测这些症状与抑郁有因果关系，因此可以通过建立积极情绪，提高参与和发现意义来减轻抑郁。

一、早期证据和探索性研究

在过去六年多的时间里，我们首先对几百名被试进行了探索性的干预试验，被试范围覆盖了从本科生到抑郁患者。塞利格曼教授的五门课中的 200 多名本科生，他们每周都要进行下文提到的练习并完成书面报告。这些活动非常成功。塞利格曼认为他教了四十年的心理学，特别是变态心理学，从来没有看到过学生发生如此多的积极变化。当学生描述他们对于这些练习的体验时，经常会提到"改变生活"。积极心理学课程在哈佛大学的流行可能与它对学生生活的积极影响有关。

在试点干预的下一个阶段，塞利格曼对五百多名的心理健康专业人员（临床心理学家、人生教练、精神病医生、教育家）进行了为期 24 周的培训。这些培训者每周都会听一小时的讲座，并被要求自我体验一个练习和对来访者做这个训练。我们又一次惊奇于这些心理健康专业人员的反馈：这些干预取得非常好的效果，特别是对于临床抑郁患者。可是，这个反馈其实也不是那么让人震惊，事实上，着眼于积极方面的抑郁治疗方法（即通过建立乐观而治愈和预防抑郁）在儿童和年轻人中都取得了非常好的效果，它的应用是一种自然而然的拓展❶❷❸❹。这些尝试产生这么多有力的案例证据，使我们决定尝试提出更加科学系统严密的积极心理学的干预手段。

我们编制了详细的传授这些练习的说明，然后我们将其中的一部分放在网上，开展了一项任务随机分配并且有安慰剂控制组的研究。几乎有 600 名的网络用户自愿接受了六个干预练习中的一个，被试接受哪个

❶ Buchanan, G. M., Rubenstein, C. A. & Seligman, M. E. P., "Physical Health Following a Cognitive-Behavioral Intervention," *Prevention & Treatment*, 1999(10).

❷ Gillham, J. E. & Reivich, K. J., "Prevention of Depressive Symptoms in School Children: A Research Update," *Psychological Science*, 1999(10), pp. 461-462.

❸ Gillham, J. E., Reivich, K. J., Jaycox, L. H. et al., "Prevention of Depressive Symptoms in School Children: Two-year Follow-up," *Psychological Science*, 1995(6), pp. 343-351.

❹ Seligman, M. E. P., Schulman, P., DeRubeis, R. J. et al., "The Prevention of Depression and Anxiety," *Prevention and Treatment*, 1999(2).

练习为随机分配。其中五个练习是来自我们的练习手册，还有一个练习是作为安慰剂组，要求被试每天晚上回忆他们最早期的记忆。每个被试进行了一周多的练习。其中的三个练习（感恩拜访、三个祈祷练习、和"施展你的力量"的练习，见表 10-1）与安慰剂组相比，显著地改善了被试的抑郁症状，提高了快乐感，并且这些祈祷和力量练习所取得的效果维持了 6 个月。其中的两个练习（做关于性格力量的调查问卷，写关于自己优点的短文）与安慰剂组相似只有为时短暂的效果。

表 10-1　每周群体积极心理治疗练习的总结描述

利用你的性格力量：做 VIA-IS 性格力量测量问卷，得出你最强大的五个性格力量，然后在日常生活中想办法多用这几个性格力量。

三件令人满意的事情：每个晚上，写下今天发生的三件好事情，并且你认为它们发生的原因。

讣告：想想你在经历了收获的满足的一生之后，你想在你的讣告上写下什么？写 1～2 页的随笔，总结你最想让别人记住的部分。

感恩拜访：写一封信给你很感激但是从来没有恰当地感谢过的人，来表达你的感谢，然后通过电话或当面将那封信念给他听。

积极的/建设性的回应：积极的回应就是，当你从别人那里听到好消息，你要做出明显可见的积极和热情的反应。对你认识的人做出每天至少一次的积极反应。

享受：每天一次，放慢生活的节奏，慢慢做一些之前很匆忙做的事（比如，吃饭，洗澡，去教室）。做完之后，写下你做了什么，你做的和以前有什么不一样，当时的心情和急忙做这些事有什么不同。

注：VIA-IS= values in action inventory of strengths。

在 2005 年 2 月，一个关于积极心理治疗练习的网站（www. reflective happiness.com）建立了。这个网站包括图书俱乐部、时事通信、每个月的积极心理学论坛讨论，但是最重要的是，每月会发布一个新的积极心理学的练习。第一个练习是三个祈祷（写下三件今天很顺利的事情，以及它们顺利的原因）。第一个月的网站业务订购是免费的，以后是每个月 10 美金。在第一个月的业务中，50 个订阅者在流行病研究中心的抑郁量表（CES-D；Radloff，1977；25 分以上为严重抑郁）上的平均分是 33.9，可以说接近了极度抑郁。每个人都做了三个祈祷的练习，平均 14.8 天后回到这个网站再次测量抑郁程度。在那时，94％的人的抑郁程度降低了，平均分降低为 14.90（该分数为轻中度的抑郁）。在几个月后，我们用本质上基本相同的结果再次验证了这些练习可以有效地治疗抑郁。即使这是一项没有进行严格控制的研究，但是积极心理治疗能在如此短的时间内戏剧般地降低抑郁程度，比药物和其他心理治疗更加有优势，而且这些练习的花费比常规的心理治疗少很多。此外人们可以独立完成，不用留下接受病理学治疗的病史。很多在自己家附近得不到面对面治疗的人可以通过网络来接受治疗。

记住之前所有的试验都只包括一个单独的练习。然后我们将一些练习组合在一起创造出以治愈抑郁为目的的积极心理治疗。我们找出了 12 个治疗效果最好的练习，然后写如何在群体中实施积极心理治疗的细节说明书，还有个人使用的手册❶。

二、理论背景

塞利格曼❷提出快乐的概念可以被科学地分成三个可操作的成分：积极的情绪（愉快的生活）、参与（充实的生活）、人生意义（有意义的人生）。每个积极心理治疗中的练习的目的都是增加三个成分中的一个或多个。

(一)愉快的生活

愉快的生活是享乐论所推崇的。它包括很多关于过去、现在和将来的积极情绪，还有掌握增加快乐强度和延长快乐时间的技巧。这些关于过去的积极情绪包括满意、满足、自豪、平静。于是我们提出可以增加积极记忆的感恩和宽容的练习❸❹❺。与未来相关的积极情绪包括希望、乐观、信念、信任与自信等情绪，其中希望与乐观已被证明可以缓冲或抵抗抑郁❻。为了在我们的干预里使用到上述的这一点，我们使用了修改后，并且已在过去研究中被发现可以抵消悲观情绪的乐观与希望干预

❶ Rashid，T. & Seligman，M. E. P.，*Positive Psychotherapy：A Treatment Manual*，New York，Oxford University Press，2006.

❷ Seligman，M. E. P.，*Authentic Happiness：Using the New Positive Psychology to Realize Your Potential for Lasting Fulfillment*，New York，Free Press，2002.

❸ Lyubomirsky，S.，Sheldon，K. M. & Schkade，D.，"Pursuing Happiness：The Architecture of Sustainable Change,"*Review of General Psychology*，2005(9)，pp. 111-131.

❹ McCullough，M. E.，"Forgiveness as a Human Strength：Theory Measurement，and Links to Well-being,"*Journal of Social and Clinical Psychology*，2000(19)，pp. 43-55.

❺ Seligman，M. E. P.，Steen，T. A.，Park，N. et al.，"Positive Psychology Progress：Empirical Validation of Interventions,"*American Psychologist*，2005(60)，pp. 410-421.

❻ Seligman，M. E. P.，*Learned Optimism*，New York，Knopf，1991.

手段❶。至于与现在相关的积极情绪则包括由直接令人快乐的事情所派生出来的满足感，此外积极心理疗法包括了教导人们如何享受他们过去往往直接忽略的体验(如饮食)。

更积极的情绪往往和更低水平的抑郁与焦虑联系在一起。那么这到底仅仅只是一种相关关系，还是说这当中包含了因果关系呢？一些研究者已经提供了相关证据证明，积极情绪能够抵消由消极情绪所带来的对生理机能、注意力以及创造力的有害影响❷❸❹。积极情绪在应对危机的弹性中同样有所贡献❺❻。认知方面关于抑郁的文献纪实性地描述了一个向下螺旋式发展的趋势，在其中抑郁的情绪和狭窄的思维方式会相互使对方永久存在。与此相反，积极情绪能够与一个宽阔的思考与行为体系相互增强，致使幸福感得到螺旋式的上升。这些数据支持这样一个假设：低水平的积极情绪可能是抑郁的原因，换句话说，构建积极情绪将可以抵抗抑郁❼。

(二)投入的生活方式

在塞利格曼的理论中，第二种"快乐"的生活方式是投入的生活方式，这种生活方式在工作中、与知心好友的关系中以及安逸中追求承诺、

❶ Snyder，C. R.，*Handbook of Hope*：*Theory*，*Measures and Applications*，San Diego，Academic Press，2000.

❷ Fredrickson，B. L. & Branigan，C.，"Positive Emotions Broaden the Scope of Attention and Thought-action Repertoires，"*Cognition and Emotion*，2005(19)，pp. 313-332.

❸ Fredrickson，B. L. & Levenson，R. W.，"Positive Emotions Speed Recovery from the Cardiovascular Sequelae of Negative Emotions，"*Cognition and Emotion*，1998(12)，pp. 191-220.

❹ Fredrickson，B. L.，"Cultivating Positive Emotions to Optimize Health and Well-being，"Prevention & Treatment，2000(3).

❺ Fredrickson，B. L.，Tugade，M. M.，Waugh，C. E. et al.，"What Good are Positive Emotions in Crises？A Prospective Study of Resilience and Emotions Following the Terrorist Attacks on the United States on September 11，2001，"*Journal of Personality and Social Psychology*，2003(84)，pp. 365-376.

❻ Tugade，M. M. & Fredrickson，B. L. "Resilient Individuals use Positive Emotion to Bounce Back from Negative Emotional Experiences，"*Journal of Personality and Social Psychology*，2004(86)，pp. 320-333.

❼ Fredrickson，B. L. & Joiner，T. "Positive Emotions Trigger upward Spirals Toward Emotional Well-being，"*Psychological Science*，2002(13)，pp. 172-175.

参与以及专注❶。沉醉感（flow）是用以描述心理状态的专业术语，沉醉感产生的同时会伴随高度的兴奋。时间过得很快，人们的注意力完全集中到积极性上，而忽视对本质的关注❷。塞利格曼提出，一种能够增强参与度和沉醉感的方法就是要识别人们最高才华的能力与力量，并且帮助他们寻找更多的机会使用这些力量。我们称这些最强的力量为标志性性格力量❸。这种观点历史悠久，并与许多现代的心理学观点相一致，例如，罗杰斯❹关于人的全面发展的观点，马斯洛❺关于自我实现的观点以及关于自我决定的理论❻。我们相信，不仅是抑郁与缺乏在主要生活领域的缺乏参与相联系，并且，缺乏参与也可能导致抑郁。

米兰（Milan）的团队建立了一套治疗干预程序以达到改变日常生活结构并使其朝着更高的参与度发展。所报告的益处就是减轻抑郁以及焦虑的水平❼。如一个拥有创造力标志性性格力量的对象就是被鼓励去上陶瓷制造、摄影、雕刻或美术课程，或者说，一个拥有好奇标志性性格力量的对象就是被鼓励去创建一个关于他想去知道的事情的清单，识别出方法以发现它们，并且与已经成功应用好奇心创建参与度的人进行会面。我们假设，识别对象的标志性性格力量并且教导他们更多地使用这些标志性性格力量，这种实用性方法将可以减轻抑郁的消极症状，并且我们已经发展起这样一套训练方法。

---

❶ Csikszentmihalyi，M.，Flow：*The Psychology of Optimal Experience*，New York，Harper & Row，1990.

❷ Moneta，G. B. & Csikszentmihalyi，M.，"The Effect of Perceived Challenges and Skills on the Quality of Subjective Experience,"*Journal of Personality*，1996（64），pp. 275-310.

❸ Peterson，C. & Seligman，M. E. P.，*Character Strengths and Virtues*，New York，Oxford University Press，2004.

❹ Rogers，C. R.，*Client-centered Therapy*：*Its Current Practice*，*Implications*，*and Theory*，Boston，Houghton Mifflin，1951.

❺ Maslow，A. H.，*The Farther Reaches of Human Nature*，New York，Penguin，1971.

❻ Ryan，R. M. & Deci，E. L.，"Self-determination Theory and the Facilitation of Intrinsic Motivation，Social Development，and Well-being,"*American Psychologist*，2000(55)，pp. 68-78.

❼ Nakamura，J. & Csikszentmihalyi，M.，"The Concept of Flow,"In Snyder C. R.，& Lopez，S. J.（Eds.），*Handbook of Positive Psychology*，New York，Oxford University Press，2002，pp. 89-105.

(三)有意义的生活方式

在塞利格曼的理论中，第三种"快乐"的生活方式包含了对意义的追求。这在于把一个人的标志性性格力量与才华寄托并且服务于某种人们相信的高于个人的事物。现在已经存在大量的这种"积极机构"，如宗教、政治、家庭、社区以及国家。不管个人服务于哪种特定的机构以营造有意义的生活，只要人们这样做了，就会产生一种满足并同时使人相信他已经生活得很好❶。这种活动强烈地与幸福相联系并且使人产生一种对意义的主观想法❷。那些得到了极大益处的人，就是那些能够运用意义换取他们对幸运或不幸运境遇的看法的人，这是一个始终贯穿意义建构研究的主题❸❹。我们相信，缺乏意义不仅是抑郁的一个征兆，而且还是造成抑郁的一个原因，从这可以看出，建构意义的干预可以减轻抑郁。

(四)对三种生活方式的数据分析

我们分别测试了缺乏积极情绪、缺乏参与度以及缺乏意义与抑郁的相关性。我们对宾夕法尼亚州大学的 327 名年轻成人进行了使人愉快的、投入的、有意义的这三种生活方式的测试(平均年龄 23.51 岁，SD＝6.63；53％ 女性，69％ 白种人)；样本包括临床抑郁者 97 人；非抑郁、精神病态者 46 人；非抑郁、非精神病态者 184 人。临床抑郁者在其生活中体验到的积极情绪、参与度和意义都显著低于非抑郁、精神病态者($d=0.37$)与非抑郁、非精神病态者($d=1.17$)。在 15 个回复中，胡塔(Huta)、彼得森(Peterson)、帕克(Park)和塞利格曼把生活满意度衡量为追求这三种生活方式的因变量❺。他们发现，追求意义和参与度稳定地($p<0.0001$)与更高的生活满意度相联系(相关系数分别为 0.39 和

❶ Myers，D. G.，*The Pursuit of Happiness：Who is Happy-and Why*,"*Review of General Psychology*，1992(9)，pp. 132-142.

❷ Lyubomirsky，S.，King，L. A. & Diener，E.，"The Benefits of Frequent Positive Affect：Does Happiness Lead to Success,"*Psychological Bulletin*，2005(131)，pp. 803-855.

❸ McAdam，D. P.，Diamond，A.，de St. Aubin，E. et al.，"Stories of Commitment：The Psychological Construction of Generative Lives,"*Journal of Personality and Social Psychology*，1997(72)，pp. 678-694.

❹ Pennebaker，J. W.，"Putting Stress into Words：Health，Linguistic，and Therapeutic Implications,"*Behaviour Research and Therapy*，1993(31)，pp. 539-548.

❺ Huta，V.，Peterson，C.，Park，N. et al.，*Life Satisfaction and the Pleasant，Engaged and Meaningful Life*，Manuscript Submitted for Publication，2006.

0.39），同时也与更低水平的抑郁相联系（相关系数分别为 0.32 和 0.32），然而，对快乐的追求仅仅与更高水平的生活满意度（$r=0.18$）以及更低水平的抑郁（$r=-0.15$）有边缘联系，这个结果让人意外。

此时，我们的兴趣被抑郁与干预之间的稳定联系充分地激活起来，我们假设，使空乏的生活（即缺乏快乐、参与度与意义的生活）朝着充实的生活（即拥有积极情绪、参与度与意义的生活）方向发展将可以减轻抑郁。这已经成为我们过去三年来工作的焦点。

三、对积极心理疗法的测试

为了调查提高积极情绪、参与度与意义的因果效应，我们对积极心理疗法进行了两次面对面式的研究，一次是针对有轻微到中度抑郁的年轻成人进行的，而另外一次则是针对有严重抑郁的年轻成人进行的。我们现在将呈现一个对疗法的两组研究总结。

（一）研究一：对有轻微到中度抑郁症状人群的团体积极心理疗法

我们对积极心理疗法的第一个研究涉及轻微到中度抑郁的学生，对他们进行团体积极治疗并进行了一年的追踪研究。团体积极心理治疗包括运用标志性性格力量、思考三件好事情、撰写积极的讣告、进行一次感恩探访、对他人主动建设的反馈以及如何做到尽情享受训练（参考表 10-1）。积极心理疗法是一个为期六周，每周两小时的干预程序，分两组进行，每组有不同的心理学家领导，针对 8 到 11 个对象实施。每次干预分为两个部分，即第一部分为小组对前一周内所做的训练的讨论，第二部分是以演讲风格进行的对现在这一周内所进行的训练的介绍，这一部分还包括对训练的清晰说明。在六次干预中，要求参与者完成会后的训练，然后以工作表的形式向小组汇报他们所做的事情。与个体积极心理疗法（见下文）不同，对于大部分的团体积极心理疗法来说，参与者得到的疗法并不是为他们定做的，所有的参与者以一套固定的程序接受一样的家庭作业式的训练。最后，干预的焦点定在维护以及为个体定做训练以提高干预后的维护水平上。

参与者是来自宾夕法尼亚州大学的 40 名学生。挑选参与者的唯一标准就是他们在贝克抑郁问卷第二版❶中在中轻度到中度症状上的得分，范围是 10～24 分。符合条件的参与者将会得到一份详细的实验介绍并要求回复一份书面同意书。参与者之后会完成一个基础评定并任意地被分

---

❶ Beck，A. T. & Steer，R. A.，*Beck Anxiety Inventory Manual*，San Antonio，The Psychological Corporation，1992.

配到两个积极心理疗法的小组中去（$n=91$）或者被分配到一个不经过处理的控制组中去（$n=21$）。其中，女性与白种人在积极心理疗法小组成员中分别占有 42％ 与 26％ 的比例，而控制组中，女性与白种人分别占有 43％ 与 52％ 的比例。

我们使用了两种量表来测量干预的前后变化：应用 BDI 来评定抑郁的症状的变化，应用生活满意度问卷❶以评定在幸福感上的变化。两种测量都是通过网络施测的，在前测之后紧跟着的就是对积极心理疗法的六周干预，然后便是分别在三个月后、六个月后以及一年后对干预的评估。

总体而言，积极心理治疗组的表现相对于没有接受治疗的组要好。很多症状在一年的后续跟踪期间呈现不断减轻的状态。在治疗结束的一年后，接受积极心理疗法的参与者在抑郁症状上的得分显示为非抑郁，然而，控制组依然停留在轻微到中度抑郁水平。

我们利用一个多层线性模型❷建立积极心理疗法对参与者在抑郁与幸福感上的体验的影响水平。一个带有两条曲线的分段线性模型使我们可对比接受治疗组与控制组在治疗前后的变化（曲线一），同时可以对治疗组以及非治疗组在后续跟踪上的比例变化进行对比（曲线二）。在曲线一中我们预期看到在积极心理疗法组中的积极变化以及在控制组中没有变化，导致在两组变化比例间的一个显著的差异。在曲线二中我们预期看到两组在水平上没有任何变化，就是说，积极心理疗法组在跟踪期间保持了其疗效而控制组保持其在曲线一中体现的症状水平。

在曲线一中，由于干预的原因，那些接受了积极心理疗法的对象体验到了在抑郁症状上的显著减轻以及在幸福感上的显著提高。接受积极心理疗法的对象体验到每周在 BDI 分数上所存在的 0.96 分的显著降低（$p<0.003$），这一变化远比控制组对象显著（$p<0.05$），对控制组没有显著变化。在 SWLS 上的分数同样如预期地改变了，在积极心理疗法组内每周有 0.77 分的提高（$p<0.001$），但控制组并没有改变。根据曲线二所显示（三个月、六个月以及一年的跟踪），两组在抑郁上都没有体验到变化，这表明接受积极心理疗法的参与者在一年的跟踪期间保持了疗效，

---

❶ Diener, E., Emmons, R. A., Larsen, R. J. & Griffin, S., "The Satisfaction with Life Scale," *Journal of Personality Assessment*, 1985(49), pp. 71-75.

❷ Hedeker, D. & Gibbons, R. D., "Application of Random-effects Patern-mixture Models for Missing Data in Longitudinal Studies," *Psychological Methods*, 1997 (2), pp. 64-78.

相比之下，控制组的参与者保持了他们基线水平的轻微到中等症状。在两者间，生活满意度都随时间的发展而有所提高，但积极心理疗法组一直在这方面超越控制组。

在我们的实验中，对抑郁进行积极心理治疗后的一年内，疗效在没有后续强化的条件下得以保持是不寻常的，这一点使我们相信，在我们的训练中包含了自我维持因素。

(二)研究二：对单相抑郁症个体的积极心理疗法

参加个体积极心理疗法预实验的被试是 46 位在宾夕法尼亚大学咨询和心理服务中心(CAPS)寻求治疗的求助者。被试的选择标准是：①年龄在 18 岁到 55 岁之间；②满足 DSM-IV(精神障碍诊断及统计操作手册第四版，美国精神病协会，2000)中对抑郁症(major depressive disorder，MDD)诊断的主要标准；③在 Zung 的自我评分量表(Zung Self-Rating Scale，ZSRS；❶)中得到 50 分或以上的分数；④在结果问卷(Outcome Questionnaire，OQ❷)中得到 50 分或以上的分数。排除被试的标准是：①正在接受抑郁症治疗的人；②在过去的 12 个月中曾滥用药物，或患有恐慌症、狂躁症、轻度狂躁发作(过去或现在)的人；③不愿意参加 10 到 12 周左右的个体积极心理疗法的人。

经过前期的筛选问卷以后，如果学生满足被试条件要求，项目负责人将会联系这位学生，并且向他(她)进一步提供参加研究的细节信息。这包括了对有关测量的描述，对不同治疗环境的介绍，以及对治疗过程录音的说明。如果该学生接受，并表达了对本研究的兴趣以及签署了知情同意书，他(她)将会被随机地分配到个体积极心理疗法小组(PPT；$n=13$)或者是一般疗法小组中(TAU；$n=15$)。PPT 的治疗者同时还会与一组非随机匹配的同时接受 TAU 治疗和抗抑郁药治疗(TAUMED；$n=17$)的被试进行比较。TAUMED 的治疗者与 PPT 的参与者在病情诊断、开始治疗的时间，以及 ZSRS 和 OQ 分数上进行匹配。我们没有将 TAUMED 组的病人进行随机处理，因为我们考虑到不顾病人的意愿而将他们随机分配到药物治疗和心理治疗中的伦理道德以及科学逻辑等问题。

❶ Zung，W. W.，"A Self-rating Depression Scale," *Archives of General Psychiatry*，1965(12)，pp. 63-70.

❷ Lambert，M. J.，Hansen，N. B.，Umphress，V. et al.，*Administration and Scoring Manual for the Outcome Questionnaire*(*OQ*-45.2)，Stevenson，MD，American Professional Credentialing Services，1996.

在整个过程中，有 13 个被试中途退出了治疗[PPT 组有 2 人(13%)，TAU 组有 6 人(40%)，以及 TAUMED 组有 5 人(29%)]，但是这在统计数据上并不显著。同时，中途退出者以及全部完成者在社会人口学变量以及量表测量的基础水平上也没有显著性的差异。所以列入最后分析的被试数据在各组分配中如下：PPT 组有 11 人，TAU 组有 9 人，而TAUMED 组有 12 人。

在我们治疗轻度至中等程度的抑郁患者的过程中，关注于抑郁所导致的积极的而非消极的症状。而对于单相抑郁症患者的治疗，我们平衡了对于积极症状和消极症状的变化。基于以下两方面的考量，我们将积极心理治疗看作对传统心理治疗的补充。一方面，患者惯于相信心理治疗包含讨论自己遇到的问题，任何可能让他们感到他人不关注其问题的做法将严重地影响他们对心理咨询的期望而破坏治疗过程中融洽的氛围；另一方面，抑郁症传统的认知-行为疗法(CBT)有着较高的退出率：在CBT 的一开始，咨询师就会要求求助者记录下他们消极的、自我批评的，以及整体上消极的想法，而后再尝试帮助他们发现这些想法是如何引发和维持抑郁情绪的。对于一些抑郁症求助者来说，指出他们内心的空虚，并将这看作唯一的焦点，可能会产生相反的效果而使求助者失去对治疗的信任❶❷。这可能是为什么一些人会提前退出 CBT 治疗的原因之一❸❹❺。

在一开始，相比于其他组别来说，PPT 组要求被试自陈一则生活中真实的故事来进行自我介绍，从而建立起相对和睦积极的关系。随后，咨询师引导被试识别自己的标志性性格力量并且教导他们如何在现实的

❶ Burns，D. D. & Nolen-Hoeksema，S.，"Therapeutic Empathy and Recovery from Depression in Cognitive- behavioral Therapy：A Structural Equation Model，"*Journal of Consulting and Clinical Psychology*，1992(60)，pp. 441-449.

❷ Castonguay，L. G.，Schut，A. J.，Aikens，D. E. et al.，"Integrative Cognitive Therapy for Depression：A Preliminary Investigation，"*Journal of Psychotherapy Integration*，2004(14)，pp. 4-20.

❸ Oei，T. P. & Kazmierczak，T.，"Factors Associated with Dropout in a Group Cognitive Behavior Therapy for Mood Disorders，"*Behaviour Research and Therapy*，1997(35)，pp. 1025-1030.

❹ Persons，J. B.，Burns，D. D. & Perloff，J. M.，"Predictors of Dropout and Outcome in Cognitive Therapy for Depression in a Private Practice Setting，"*Cognitive Therapy and Research*，1988(12)，pp. 557-575.

❺ Graham，J. F. & Cameron，J. R.，"An Appraisal of Cognitive Therapy，"*Journal of Consulting and Clinical Psychology*，1993(61)，pp. 205-214.

工作、恋爱、游戏、友谊以及养育后代中运用这些性格力量。同时，被试自己也树立起通过现实生活中的练习，来运用并提高他们的标志性性格力量的目标。在大部分的时间中，被试都被引导如何重新调整他们对生活中美好事物的注意和记忆，目的是为了给他们的问题提供一种更为平和的语境。尽管在积极心理治疗中的确存在一些对问题和麻烦事情进行探讨和解决的过程，但是整个疗法的目的还是集中在让被试首先关注到其自身生活中的积极方面，并且教会他们如何达到给他人提供积极反馈的效果，而后帮助其提高现有的积极心态，而不是让他们重新去理解自己的消极感受。但是，如果当被试报告出消极的情绪或者问题时，他们会接受咨询师的共情治疗。这一平衡性的步骤能够让咨询师成为被试内心深处积极人格的一个见证者，而不是一个只会强调错误想法、消极情绪以及不正常人际关系的理论权威。通常来说，在被试的生活中已经存在着许多这样批评式的人了，而这正是被试为什么要寻求心理咨询帮助的关键原因。

积极心理治疗包括了 14 次聚会，一共持续了 12 周，由临床心理学专业博士泰亚德·拉希德（Tayyab Rashid）主持。他遵照了治疗方案手册（参见表 10-2），来进行积极心理治疗。而专业的临床心理学家罗森斯坦（Ilene Rosenstein）是积极心理治疗疗法的督导，同时他还是咨询与心理服务中心（CAPS）的负责人，负责对治疗录音带进行随机抽样复查，并且对治疗进行全程监督。积极心理治疗会根据被试现时的临床需求进行习惯性的调整（如失恋、与关系重要的人闹矛盾，或者是与职业相关的问题）。此外，练习的顺序会根据每一个被试的实际情况以及完成作业的程度来进行调整。他们的家庭作业是从表 10-2 中挑选出来的练习，而这些练习会根据每个被试个体的情况进行调整。

表 10-2 理想的积极心理疗法的描述

会议和主题	内容描述
1. 引入	缺乏乐观来源会维持抑郁状态 讨论积极情感、性格力量和人生意义的缺失，在使人们保持抑郁和人生空虚状态中所起的作用。 作业：来访者写一份（300 字左右）乐观引言，要求描述一个能够阐明自身性格力量的真实故事。

会议和主题	内容描述
2. 参与	识别自身的标志性性格力量 来访者从第一次会议要求写的乐观引言中，辨识自身的性格力量，并讨论之前在怎样的情境下，这些性格力量曾发挥过效用。依据 PPTI(Positive Psychotherapy Inventory)的结果探讨三种通向快乐的途径(乐趣、参与、意义)。 作业：来访者在线完成 VIA-IS(Values in Action Inventory of Strengths)问卷，以获知自身特有的性格力量。
3. 参与/乐趣	培养性格力量和积极情感 探讨如何培养性格力量。来访者学习怎样构想独特、真实、可实现的行为计划，以培养自身性格力量。讨论积极情感对幸福感起的作用。 作业(持续性)：来访者即日起开始写祈福日记，每天记录下三件(事无巨细)美好的事情。
4. 乐趣	美好记忆与糟糕记忆的对决 讨论回忆(好与坏)在维持抑郁方面的作用。鼓励来访者抒发愤怒和痛苦的情感。讨论长期保持愤怒与痛苦情绪对抑郁和幸福感的作用。 作业：来访者描写三件糟糕的回忆，并写下其中所包含的愤怒情绪，以及它们在维持抑郁方面的影响。
5. 乐趣/参与	宽恕 宽恕作为化悲痛为平和，甚至是能将消极情感化为积极情感的有力工具，将在此次讨论中被引入。 作业：来访者写一封宽恕信，包括描述被冒犯的事件，相应的情绪反应，以及原谅冒犯者的保证(如果合适的话)，但可以不用寄出这封信。
6. 乐趣/参与	感恩 讨论感恩——恒久的感激之情。在强调感恩中，好与坏的记忆的作用将再次作为焦点被提及。 作业：来访者写作并展示一封写给一位从未有恰当机会对其表示感谢的人的感谢信。
7. 乐趣/参与	治疗中期的检验 继续跟进宽恕与感恩的作业。这通常需要一次或更多次会议的时间。讨论培养积极情感的重要性。鼓励来访者畅谈坚持写祈福日记给生活带来的变化。回顾培养性格力量的目标。详细讨论进度和所取得的进展。引出来访者对于治疗的收获以及反馈。
8. 意义/参与	以知足取代好高骛远 讨论在当今这个享乐适应的社会背景中，如何懂得知足，而不总是追求最好。激励来访者通过参与将原来总是追求最大化的心态，改为容易知足。 作业：来访者写下三种能提升满足感的方法，并制订自己的满足计划。

272

会议和主题	内容描述
9. 乐趣	**乐观与希望** 引导来访者回想以下情形：丢失了非常重要的物品，一个庞大计划的崩盘，被他人拒绝。之后思考：是否当一扇门面对着你关闭之后，你会发现其实另一扇门总是在那儿开着。 作业：来访者回想和确认曾经的三条绝路，和在那之后发现的三条新的通路。
10. 参与/意义	**爱与依恋** 进行积极有建设性的讨论。来访者找出重要他人的标志性性格力量。 作业1(持续性)：积极有益的反馈——教来访者如何对他人的乐事给出积极有益的应答。 作业2：来访者安排一个日期用以赞美自己与所爱的人身上的性格力量。
11. 意义	**性格力量图谱** 讨论认识到家庭成员的个人性格力量的重要性。 作业：来访者要求他们的家庭成员在线填写 VIA-IS 量表。然后画出全部成员(包括孩子)的个人性格力量图谱。安排一个家庭聚会以讨论每个人的个人性格力量。
12. 乐趣	**欣赏** 此次会议里，我们将引入欣赏——感受并且延续快乐所必须尽力去做的尝试之一。我们将重新提及阻碍人们欣赏的可能威胁——"享乐适应"效应，以及怎样抵御该效应。 作业：来访者计划组织一次愉快的活动并实施。(欣赏的方法和技巧已经提供。)
13. 意义	**时间是最好的礼物** 尽管哪怕是财力有限，所有来访者总是有能力能给他人一样最好的礼物，那就是时间。讨论如何利用个人力量，使时间发挥出比时间本身更大的效用。 作业：来访者通过做一些要求时间以及性格力量二者兼需的事——如做家教或社区公益，将自己的时间作为礼物献予他人。
14. 总结	**完满的人生** 以"完满的人生是乐趣、参与和意义三者的融合"为主题进行讨论。在这最后一次会议开展之前，来访者需要完成 PPTI 和其他抑郁疗法的条目单。回顾进展，并探讨心得体会和维持它们的方法。

一般疗法在 CAPS 中包括了一体化措施和折中性措施，它们由五位博士专业级别的认证心理咨询师、两位认证社工还有两位研究生级别的实习生来主持。他们都接受专业的认证心理咨询师的督导。开展一般疗法的咨询师可以按照自己对病人被试情况的理解而做出认为合适的治疗方法，而不受特定的理论或疗法规范的限制。而 TAUMED 组的被试则在 CAPS 接受 TAU 治疗以外，还接受抗抑郁药物的治疗，作为他们心理疗法的辅佐

措施。我们将 TAUMED 组被试和积极心理治疗组被试按照诊断情况以及抑郁程度来进行匹配。心理药物治疗的过程严格地遵守了一套标准化的规定，包括了对病情、副作用，以及伴随药物等情况的检查❶。

我们测量了四种结果：第一种是症状性的，包括了使用各种量表所测量出来的抑郁症症状。这些量表包括了 ZSRS，一套 20 道题的自陈量表，以及一套在治疗结束时由独立临床医师施测的 17 道题目版本的汉密尔顿抑郁症评分量表❷。第二种主要是测量了一些更为整体性的改善情况，使用的量表包括了 OQ❸，一套广泛在大学生人群中使用的自陈量表，以及由一位不知道研究情况的独立临床医师所施测的 DSM-IV 整体功能量表（GAF）。第三种是关于快乐和幸福感的结果。它们由积极心理疗法量表（PPTI，一套自制并验证了效度的包含 21 道题目的 PPT 结果问卷），以及 SWLS 等量表或问卷测量出来。第四种也可能是最为关键的一种，是患者的抑郁症恢复情况。我们认为这种恢复的标准应该是综合性的，它包括以下强有力的并且关系密切的细则要求：①ZSRS 的分数低于 50 分❹；②HRSD 的分数小于或等于 7❺❻；③OQ 的分数在治疗前和治疗后应该至少有 15 分的下降，并且后测的分数应该小于 63❼；

❶ Fawcett, J., Epstein, P., Fiester, S. J. et al., "Clinical Management-Imipramine/Placebo Administration Manual: NIMH Treatment of Depression Collaborative Research Program,"*Psychopharmacological Bulletin*, 1987(23), pp. 309-324.

❷ Hamilton, M., "A Rating Scale for Depression,"*Journal of Neurology, Neurosurgery and Psychiatry*, 1960(23), pp. 56-62.

❸ Lambert, M. J., Hansen, N. B., Umphress, V. et al., *"Administration and Scoring Manual for the Outcome Questionnaire(OQ-45.2),"*Stevenson, MD: American Professional Credentialing Services, 1996.

❹ Oei, T. P. & Yeoh, A. E. 1996., "Pre-existing Antidepressant Medication and the Outcome of Group Cognitive-behavioural Therapy,"*Australian and New Zealand Journal of Psychiatry*, 1999(33), pp. 70-76.

❺ Santor, D. A. & Kusumakar, V., "Open Trial of Interpersonal Therapy in Adolescents with Moderate to Severe Major Depression: Effectiveness of Novice IPT Therapists,"*Journal of the American Academy of Child & Adolescent Psychiatry*, 2001(40), pp. 236-240.

❻ Zimmerman, M., Posternak, M. A. & Chelminski, I., "Is the Cutoff to Define Remission on the Hamilton Rating Scale for Depression too High?" *Journal of Nervous and Mental Disease*, 2005(193), pp. 170-175.

❼ Kadera, S. W., Lambert, M. J. & Andrews, A. A., "How Much Therapy is Really Enough? A Session-by-session Analysis of the Psychotherapy Dose-effect Relationship,"*Journal of Psychotherapy: Practice and Research*, 1996(5), pp. 132-151.

④GAF的分数大于或等于70❶。如果被试在治疗后满足以上四点要求，我们将会把他们归类为已恢复。这三组的被试在各种测量的基础水平上并没有太大的差异。

整体上来说，三种疗法在所有的这四种结果上都体现出显著性的差别：在自陈式测量中（ZSRS 和 OQ），PPT 显著地超过了 TAUMED，同时具有较大的效应值（d 依次为 1.22 和 1.13）。在临床医师的独立评分中（HRSD 和 GAF），PPT 的结果显著优良于 TAU，也具有较大的效应值（d 依次为 1.41 和 1.16）。在幸福感的测量中，这三组在 SWLS 的得分上并没有显著性差别，但是 PPT 与 TAU 及 TAUMED 在 PPTI 和快乐程度的测量上有着显著的差异，效应值分别为 1.26 和 1.03。达到以上抑郁症恢复的四条标准的被试，在 PPT 的 11 名被试中有 7 人（64%），在 TAU 的 9 名被试中有 1 人（11%），在 TAUMED 的 12 名被试中有 1 人（8%），$\chi^2(2, N=32)=10.48$，$p<0.005$。

总的来说，这些结果表明积极心理治疗比另外的流行积极疗法更加有效，并且具有较大的效应值。所以，系统性地提高积极情绪、参与度，以及生活意义是治疗单相抑郁症极其有效的做法。

总结一下这两个有关于疗法的研究：相比于一般的疗法和一般疗法加药物治疗的做法，接受积极心理治疗的极度抑郁的个体能够更好地改善抑郁症状并得到恢复。同时积极心理治疗还能提高一个人的幸福感。而相对于那些没有接受团体积极心理治疗的控制组学生而言，接受该疗法的轻度至中度抑郁症学生能够显著地降低抑郁症状并且提高生活的满意程度。此外，这种提高在治疗之后还持续了至少一年的时间。两个研究里面的效应值是中等到较大水平，同时在对门诊患者的研究中，所有指数都具有临床上的显著性，彰显了积极心理治疗疗法的重大优越性。

（三）积极心理疗法如何产生效用

消极很容易引起注意和使人记忆，关于"坏比好来得强大"的大型文献❷证明了这一点。与威胁、损失、侵害相联系的消极情感必将胜过幸福感这一点，具有生物进化意义。为了生存，人类总是最优先注意紧急

---

❶ Erikson，S. Feldman，S. S. & Steiner，H.，"Defense Reactions and Coping Strategies in Normal Adolescents," *Child Psychiatry and Human Development*，1997（28），pp. 45-56.

❷ Baumeister，R. F.，Bratslavsky，E.，Finkenauer，C. et al.，"Bad is Stronger than Good," *Review of General Psychology*，2001（5），pp. 477-509.

状况。在冰河时期，有什么样大脑的人才能存活下来呢？是自欺欺人地认为好天气会一直维持的人呢，还是时时刻刻都强烈倾向于对灾难未雨绸缪的人呢？

人类天生就倾向于记忆消极，注意消极，以及预想最坏的结果。消极记忆、注意和预期是消极情感最直接的驱动力，消沉的人更容易夸大这种自然倾向。他们将更容易倾向于去记忆他们人生中最消极的方面。积极心理治疗中一些练习的目标就是将这些记忆、注意和预期从绝望和消极转向希望和积极。例如，当一个来访者做"三件好事"练习时（在你睡觉前，写下今天的三件顺利的事以及为什么它们会进展顺利），偏向于思考消极的人仅仅关注于错误面的效应，在此练习中就会被抵消。来访者将更倾向于记忆积极事件和完满任务，而不是困扰未完成的事业。同样的，"感恩拜访"也可能使来访者的记忆由关注他们人际关系的苦涩面，转向欣赏他人为自己做的牺牲和奉献。

其他的积极心理治疗机制显得更表面化和行为化。例如，增加来访者对他们的性格力量的认识，将鼓励他们选择那些能够扬长避短的任务，以更好地将自身能力应用于工作中。高工作完成量和高工作效率，将使来访者的参与感和积极情感螺旋式上升。同样地，如何对同事、朋友以及家人的乐事给出积极有益的应答，是我们教授给来访者的一种社交技能，可以帮助来访者改善人际关系[1]。

另一种可能的机制是积极心理疗法将性格力量作为增进参与感与人生意义的重要途径，持续反复地进行强调。在治疗过程中，接受积极心理治疗的病人被鼓励在协助下发现他们显著的性格力量：在治疗刚开始的时候，要求病人用一个在他们的真实生活中发生的故事来介绍自己，而这个故事应该是体现了他们最强大的性格力量的。随后病人完成 VIA-IS 量表，VIA-IS 量表是一份效度良好的用来测量病人显著的性格力量的量表。治疗师和病人合作开发一种新的在工作、爱情、友情、抚养孩子以及休闲等方面发挥病人的性格力量的方式。进一步，我们要求病人详细地告诉我们他们所擅长的事是什么。虽然我们并没有忽略病人对自己的"缺陷"的关心——为免于作为治疗师的我们看上去对病人的困难表现出冷漠或不同情，我们还是强调病人要发现、注意、记住并更多地使用他们已有的核心积极特质。这或许会造成对他们被感知的错误的"迂回战

---

[1]　Gable, S. L., Reis, H. T., Impett, E. A. et al., "What Do You Do When Things Go Right? The Intrapersonal and Interpersonal Benefits of Sharing Positive Events," *Journal of Personality and Social Psychology*, 2004(87), pp. 228-245.

术”，而这些错误又是他们所深知的。一篇报纸把这种方法称作“你已经有自己的生活方式，现在使用这种方式吧”。另外，我们强调应该使用性格力量去解决问题。

除了提高病人对性格力量的普遍认识以外，我们还训练病人准确地使用显著性格力量来处理抑郁。例如，某个病人想出几种新的特别的方法：用“审美”这项性格力量来处理消极情绪。她把她的房间按照她最喜欢的方式重新整理了一番，用她最喜欢的画家的作品装饰墙壁。这样一来，每天她醒来时，总会发现周围的一切都是美的。她经常想写诗，但总没有时间，而她完全可以加入一个诗歌俱乐部。有一个星期，她每天都在日记里写下三次美的体验；这些体验包括在公园附近的河边看日出，注意到孩子脸上的喜悦，看到她的狗狗们在玩耍时是多么开心。她也喜欢徒步旅行，因此她去华盛顿山脉进行了一次徒步旅行。

另一个病人用“爱”这项性格力量来缓解抑郁：他的女朋友在欧洲上春季学期，他为即将到来的情人节感到抑郁。他决定安排一次远距离的情人节晚餐。他和女朋友各自要了自己最喜欢的食物，在一起进餐、听他们最喜欢的音乐的同时通过网络电话进行聊天。与此同时，他们谈论自己对彼此性格力量的欣赏。在春假期间，他去了欧洲，带他的女朋友去她最喜欢的饭店，读自己对她的感激给她听，给了她一个大惊喜。在治疗的最后，他们曾经已在分手边缘的关系又恢复如初了。

尽管没有人员参与的、仅在网上进行的练习是有效的，但我们还是猜想，针对严重抑郁，个人积极心理治疗与基本的治疗中温暖、同情和真挚等要素结合将会使效果好得多。因此，我们预测，当这些“非特异性治疗”与积极心理治疗练习结合起来，并由认知行为治疗法和抗抑郁药物等作为补充时，治疗效果将会更好。

四、结论和局限性

虽然积极心理治疗引起了临床上和统计学上抑郁水平的显著下降，我们仍将这些结果看作是初步的，我们呼吁在以下几方面的注意。第一，虽然我们的两项治疗尝试都只有小的样本，但我们注意到我们的样本容量与大多数心理治疗的结果研究的样本容量是相等的。例如，在一项由柯斯丁（Kazdin）和巴斯（Bass）❶进行的元分析中，样本容量的中位数是

---

❶ Kazdin，A. E. & Bass，D.，"Power to Detect Differences between Alternative Treatments in Comparative Psychotherapy Outcome Research," *Journal of Consulting and Clinical Psychology*，1989(57)，pp. 138-147.

12。相似地，夏比诺❶总结到，只有 28% 的研究包含了 13 个或更多的病人。第二，在我们的两项研究中，选用的病人都是大学生或者专科生。这也可能限制了积极心理治疗在不同年龄、种族、社会地位和智商的人群中的普适性。目前，曼宁格（Menninger）诊所的莉萨·刘易斯（Lisa Lewis）和她的同事们正在做一项大容量的关于住院病人的研究（N＝100），这项研究试图比较积极心理治疗和传统的心理治疗。我们希望类似的努力可以帮助我们了解诸如积极心理治疗的普适性、特殊性和反应率等重要问题。第三，我们怀疑积极心理治疗的效用是否仅仅局限在治疗抑郁上，我们预期渐增的积极情绪、生活投入度和生活意义将促进一系列问题的缓解。第四，我们并没有抵消治疗师带来的差异，因此我们不知道我们的研究有没有"有天赋的"治疗师效应。第五，积极心理治疗作用的机制，包括对治疗师的角色进行节制以及积极心理治疗与其他治疗方法的共性，将是未来研究的主要方向。

虽然如此，我们仍然为无人工参与的、在网上进行的积极心理治疗训练的潜能所鼓舞；为治疗结束后，其效果的延续期之长所鼓舞；为积极心理治疗被一个熟练的治疗师运用时所产生的巨大作用所鼓舞。如果这项研究被重复，我们推测未来对抑郁的治疗将把谈论困境、理解与构建积极情绪、生活投入度和生活意义结合起来。

［思想评述］

一、心理学家生平

1942 年 8 月 12 日，马丁·塞利格曼出生于美国纽约州奥尔巴尼。他年少时喜好篮球运动，后因未能入选篮球队而开始专心读书。这期间塞利格曼阅读的弗洛伊德著作《精神分析引论》给他留下了深刻的印象。1964 年，塞利格曼在普林斯顿大学取得了文科学士学位，随后进入宾夕法尼亚大学（University of Pennsylvania）学习实验心理学。塞利格曼检验和探讨了缺乏常规的学习理论的解释。研究了狗在受到预置的不可避免的伤害时所表现出的被动性，发现动物是无助的，它们的学习与其活动并无太大关联。

1967 年，塞利格曼在宾夕法尼亚大学获得哲学博士学位，并于同年

---

❶ Shapiro，D. A. & Shapiro，D.，"Meta-analysis of Comparative Therapy Outcome Studies：A Replication and Refinement," *Psychological Bulletin*，1982(92)，pp. 581-604.

赴康奈尔大学(Cornell University)执教，担任助理教授职位，开始了他的职业生涯。1970 年，塞利格曼回到宾夕法尼亚大学，在该校的精神病学系接受了为期一年的临床培训后，于 1971 年重返心理学系，担任副教授职位，并于 1976 年晋升为教授。他继续研究并且开始重新定义如何从心理学和精神病学的角度上来看待抑郁症，并开始研究习得性无助——一种习得性的悲观态度——的理论，这一研究使他在抑郁症的治疗和预防研究领域取得了重大的突破。在此期间，他出版了《消沉、发展和死亡过程中的无助现象》(*Helplessness*：*On Depression*，*Development*，*and Death*)一书。1978 年，他重新系统地阐述了无助型式，提出有机体的品质决定了无助的表达方式。其后他发现：当坏事发生时，那些具有将坏事的起因看作固有的不变的人往往陷入无助的境地。正是这些关于抑郁和悲观的研究使得他开始转向积极心理学的研究，从而开创了心理学历史上一条新的、重要的道路。

1995 年，与女儿妮琪(Nicki)之间发生的一件小事对塞利格曼的思想产生了极大的影响。某天在花园除草时，塞利格曼训斥了小女儿。而小女儿告诉他，她从十一个月之前自己生日那天就已经决定再也不发牢骚了。她认为，如果自己停止抱怨的话，那么她的父亲，一位天生的悲观主义者，也会随之而停止发脾气。这件事给予了他极大的震动和灵感，使他突然明白了自己正在进行的研究的前景，并且决定从此以后将研究领域从消极心理学向积极心理学转变。

塞利格曼于 1996 年以史上最高票数当选美国心理学协会(APA)主席。他任内的首要目标是要结合实践与科学，将两者发扬光大，而这也是塞利格曼作为心理学家的毕生抱负。他的重要建树包括预防种族政治战争和研究积极心理学。

塞利格曼是积极心理学的创始人。当选 APA 主席给予了他一个推广新方向的机会，使得心理学界的眼光从对病态心理的研究开始转向此前一直被忽略的积极心理学领域。自 2000 年起，塞利格曼一直致力于推广积极心理学。这门学科包括积极情绪、积极性格特质和积极建制等研究。积极心理学是心理学的一门新学科，主要是透过实证研究，在积极情绪、以优点为基础的性格特质和积极建制等方面进行研究。积极心理学的治疗方法能持久地减少抑郁症的症状。2002 年，他与克里斯托弗·彼得森(Christopher Peterson)合作编写了《性格力量和美德的分类手册》(*Character Strength and Virtues*：*A Handbook and Classification*)一书，为积极性格特质的研究做出了巨大的贡献。克劳迪娅·沃丽斯(Claudia Wallis)在杂志《时代》(*Times*)上对此评论道："他想要说服大量的同行去探索一个新的领域，去发现什么是让人们感到满足、充实和有意义的幸福。"塞利格曼的努力使得积极心理学领域迅速地成长起来，出现了大量的相关研究。

1980年，他开始担任宾夕法尼亚大学心理学系临床训练项目的主管，此后在这一职位上工作了十四年。2003年，他创建了宾夕法尼亚大学应用积极心理学硕士项目组（Masters of Applied Positive Psychology program），并担任项目主管，这是首个着眼于积极心理学的硕士课程项目。此外，他还是APA期刊《预防和治疗》（Prevention and Treatment）的奠基者之一。同时，他还担任了数所大学的客座教授。

迄今，塞利格曼已发表了200多篇文献，并且出版了20余本著作。他的著作已被翻译成超过十六种语言，畅销于美国及其他国家，其中最广为人知的有《活出最乐观的自己》（Learned Optimism）、《认识自己，接纳自己》（What You Can Change and What You Can't）、《乐观的孩子》（The Optimistic Child）和《真实的幸福》（Authentic Happiness）等。他曾在无数电视和电台节目中为心理学科研与实践等课题担任讲者。他亦在不同专栏撰写文章，内容广泛，题材包括教育、暴力和治疗等。他经常穿梭于世界各地，向教育专业人士、工业界人士、青少年父母及精神健康专家讲学。《纽约时报》《时代》《财富》和《读者文摘》等著名媒体都给予了其极高的赞誉。

塞利格曼在抑郁症防治和积极心理学领域的贡献为他赢得了众多的荣誉和奖项。1991年，他因抑郁症预防研究工作获得国家精神健康协会的优异奖项。1995年，他获宾夕法尼亚州心理协会颁发的"杰出科学与实践贡献奖"（Distinguished Contributions to Science and Practice）。此外，他还获得了美国国家科学院（National Academies）颁发的"杰出工作者"（Distinguished Practitioner）奖项。

随着对积极心理学的研究日渐盛行，塞利格曼现正转向训练积极心理学家，这批心理学家将会让世界成为一个更快乐的地方，而他们的工作与临床心理学家的工作有着异曲同工之妙，那就是要减少世界上的不快乐。

二、塞利格曼和积极心理学的诞生

"积极心理学"（positive psychology）是宾夕法尼亚大学塞利格曼教授在1998年美国心理学年会上倡议及定位的。2000年，《美国心理学家》杂志（American Psychologist）刊登的《积极心理学导论》一文中正式提出了这一概念。而2002年出版的《积极心理学手册》则正式宣告了积极心理学运动的独立❶。

(一)积极心理学产生的现实背景

1996 年，塞利格曼当选美国心理学会主席，他开始反思心理学的历史与发展。他认为第二次世界大战前，心理学有三个特殊的使命：①研究消极心理，治疗精神疾患；②帮助所有的人获得幸福充实的生活；③鉴别和培养天才❷。

而事实上，从第二次世界大战以后，心理学的主要任务却仅仅只有治愈战争创伤和精神疾患。这是由于这次战争给无数的人造成了心理上的巨大创伤；自杀、抑郁、创伤后应激障碍等消极心理疾病数量急剧增加。在这样的情况之下，心理学家更倾向于从消极、病理角度来了解心理问题，以医生治疗病人身体疾病的模式来对待人的心理问题，从而找到治疗心理疾病的方法。此时，心理学就变成了一种"矫正"的"类医学"，这种心理学便是我们目前所说的传统主流心理学，也称病理心理学、消极心理学。不可否认心理学在其第一个使命(治疗精神疾患)上取得了重大成就，如 DSM《心理障碍诊断与统计手册》第四版已成为一种世界通用性的精神和心理疾病的诊断标准，其中包含了 340 种左右的心理或精神问题的诊断标准及治疗方案❸。

但是在传统主流心理学取得巨大成就的同时，心理学的另外两个使命，特别是第二个使命(帮助人们获得幸福充实的生活)却几乎没有得到发展。尽管如今人们的物质水平、教育水平提高，娱乐方式也越来越丰富，但是人们的幸福感却没有随着社会的发展而提高。

在和平发展的社会大环境下，越来越多学者呼吁：心理学关注的对象绝不仅仅是有心理疾病的小部分群体，而应该包括心理健康的普通人在内。心理学应该帮助普通人使其生活地更健康，更幸福❹。

与此同时，仅仅针对负面症状的传统治疗的效果也不尽如人意。显然，心理健康并不仅仅只是没有心理疾病。临床上，即使在病人痊愈后，积极心理状态也并不一定随之而来。同时，塞利格曼还指出，虽然在脑和功能两方面上，痛苦都是被优先体验的，但即使处于痛苦之中，人们

---

❶　任俊、叶浩生：《积极心理学》，载《基础教育》，2006(6)。

❷　Seligman, M. E. & Csikszentmihaly, M. , " Positive psychology：An introduction ,"*American Psychological Association*, 2000，55(1)，p. 5.

❸　周嵚、石国兴：《积极心理学介绍》，载《中国心理卫生杂志》，2006，20(2)。

❹　曹新美、刘翔平：《从习得无助、习得乐观到积极心理学——Seligman 对心理学发展的贡献》，载《心理科学进展》，2008，16(4)。

依旧有追求幸福的渴望，而且幸福感也许是抵御痛苦最好的利器❶。

在这种情况下，积极心理学产生了，它对人持积极乐观的评价，强调人的价值，同时致力于研究人的发展潜力和美德，以积极心态解读人的心理现象（包括心理问题）。积极心理学的目的在于帮助人们发现并利用自己内在的已有的资源，并且最大限度地发挥这些资源以获得幸福充实有意义的生活。

正如，塞利格曼所言："当一个国家或民族被饥饿和战争所困扰的时候，社会科学和心理学的任务主要是抵御和治疗创伤；但在没有社会混乱的和平时期，致力于使人们生活得更美好则成为它们的主要使命。"

(二)积极心理学产生的理论背景

早在 20 世纪 30 年代，就已经出现了有关积极心理学方面的研究，如推孟（Terman）关于天才和婚姻幸福感的研究，以及荣格的关于生活意义的研究。但是第二次世界大战的爆发阻断了积极心理学的发展，将心理学的重心转移到了治愈战争创伤上，忽略了积极心理方面的研究。直到 20 世纪四五十年代，一些研究者才重新开始探索和研究心理过程积极的方面，如提倡人本主义的马斯洛、罗杰斯，还有支持构建主义的学者❷。

人本主义学者认为人的本性是善的，人性是自主的、能进行自我选择的。人本主义强调自我实现和高峰体验等心理的积极方面，同时重视人的潜能开发，认为人生来就具有最大限度地实现个体潜能的倾向。甚至"积极心理学（*positive psychology*）这个词"最早也是出现在人本主义学家马斯洛的著作中❸（1954 年，《动机与人格》最后一章的标题为"走向积极心理学"）。但在当时的时代背景下，人本主义心理学家的努力没有使主流心理学的研究主题发生根本的转移，加之人本主义心理学主要依靠个人的观察和传记资料，缺乏必要的实验手段及实证根据，在一定程度上制约了人本主义心理学的发展。

而构建主义强调的是个体在与环境相互作用的过程中是积极参与的，而不是被动地直接通过直觉来获取知识。"建构"是主体能动性的体现，是主体主观出发积极主动地对客观事物在头脑中进行建构的过程。

人本主义和构建主义都关注于心理活动积极的方面，认为人不仅仅

---

❶ Seligman, M. E., "Positive health," *Applied Psychology*, 2008(57), pp. 3-18.

❷ 李金珍、王文忠、施建农：《积极心理学：一种新的研究方向》，载《心理科学进展》，2003，11(3)。

❸ 任俊、叶浩生：《积极心理学》，载《基础教育》，2006(6)。

是被动接受，这在一定程度上吸引学者对积极方面的研究。他们的研究对现代心理学的理论产生了深远的影响，在一定程度上引起心理学家对于心理活动的积极一面的重视❶。

虽然塞利格曼一开始否认人本主义对积极心理学的影响，认为人本主义和积极心理学的研究方法存在差异：人本主义学家过分强调主体我而忽略客体我，过分强调理论假设，推演类推而忽略实证研究，而积极心理学则倾向于实证研究。但是后来随着理论和研究的发展，他也开始承认和人本主义心理学的一定的渊源。

到了 20 世纪末，心理学家开始关注对于心理疾患的预防。研究者发现人的积极方面的特质(勇气、乐观、人际技能、信仰、希望、忠诚、坚忍等)可以在一定程度上抵御心理疾患。当时虽然还没有正式提出积极心理学，但是与它有关的研究已经有很多，"个性化、自我实现、顶峰体验、健全功能、成熟、积极心理健康"之类与积极方面有关的概念已在文献中可见。

三、塞利格曼倡导的积极心理学的发展与贡献

积极心理学的研究涉及多个领域。目前关于积极心理学的研究，主要集中在研究积极的情绪和主观幸福感体验、积极的个性特征、积极的心理过程对于生理健康的影响以及积极的心理治疗等方面。

(一)积极的心理情绪和主观幸福感体验

积极的情绪和体验是积极心理学研究的核心。传统的心理学有关情绪的研究大多有消极的倾向。从进化的角度来看，消极情绪比积极情绪更有适应性的特点，因为消极情绪往往能和特定的行为倾向相结合而达到适应环境的目的。例如，感到恐惧的人常常会先想到逃跑，而积极情绪则具有发展性的特点。研究者❷指出某些积极情绪，包括高兴、兴趣、满足、自豪和爱，都有拓延人们瞬间的知—行(thought-action)的能力。这有助于构建和巩固一个人的个人资源，如体力、智力、社会协调性等，从而让人们达到更好地发展的目的。而消极情绪则会减少了这一资源，阻碍人的全面发展。

目前关于积极情绪和体验研究得最多的是关于主观幸福感的研究。主观幸福感是指个体自己对于本身的快乐和生活质量等"幸福感"指标的

❶ 周嵌、石国兴：《积极心理学介绍》. 载《中国心理卫生杂志》，2006，20(2)。

❷ Fredrickson, B. L. "What Good Are Positive Emotions? "*Review of General Psychology*，1998，2(3)，pp. 300-319.

感觉。事实上，关于主观幸福感的探讨始于近代西方哲学领域关于德与福的探讨。而真正的实证研究始于20世纪早期，但是当时相关的研究并没有成熟❶。主观幸福感成为研究热点是近十年的事情，众多的研究提出了许多理论，做了许多实证研究，使关于积极情绪尤其是主观幸福感的研究呈现蓬勃发展的态势。

研究者用多种理论来描述主观幸福感的形成和发展，包括了实现论、信息加工判断理论、基因或人格特质论等。而关于影响主观幸福感因素的分析也是研究者所热衷探讨的话题之一，包括了二因素说和多因素说。这些相关的影响因素的探讨大多离不开对个人客观生活环境（如经济因素、文化模式、身体健康状况、朋友关系等）以及主观的内在心理状态（心理储备或人格因素等）的讨论❷❸❹❺。而在关于具体的影响主观幸福感的因素中，研究者❻在分析人均国民收入与幸福感的统计时发现在最贫穷的国家里，财富对主观幸福感的影响还是比较大的，国家越富裕，人民越能感受到主观幸福感。当人均国民收入超过8000美元时，这二者之间的相关就消失了，而平等、人权等指标的影响开始明显增大。研究者❼关于文化对主观幸福感的影响的研究中发现，在个体主义和集体主义这两种典型的文化模式中，自尊（self-esteem）在集体主义文化模式中对个体生活满意度的影响度要比在个体主义文化模式中小。此外，身体

---

❶　任俊：《积极心理学思想的理论研究》，博士学位论文，南京师范大学，2006。

❷　Suh，E.，Diener，E. & Fujita，F.，"Events and Subjective Well−being：Only Recent Events Matter," *Journal of Personality and Social Psychology*，1996，70（5），p. 1091.

❸　Forest，K. B.，"Gender and the Pathways to Subjective Well-being," *Social Behavior and Personality*，1996，24(1)，pp. 19-34.

❹　Deneve，K. M. & Cooper，H.，"The Happy Personality：a Meta-analysis of 137 Personality Traits and Subjective Well-being," *Psychological Bulletin*，1998，124（2），p. 197.

❺　Schimmack，U.，Oishi，S. & Diener，E.，"Cultural Influences on the Relation between Pleasant Emotions and Unpleasant Emotions：Asian Dialectic Philosophies or Individualism-collectivism?" Cognition & Emotion，2002，16(6)，pp. 705-719.

❻　Myers，D. G. *The Pursuit of Happiness：Who is Happy—and Why*，New York，William Morrow，1992.

❼　Lucas，G.，De Deurwaerdere，P.，Porras，G. et al.，"Endogenous Serotonin Enhances the Release of Dopamine in the Striatum only When Nigro−striatal Dopaminergic Transmission Is Activated," *Neuropharmacology*，2000，39（11），pp. 1984-1995.

健康与主观幸福感的关系、人际和谐与主观幸福感的关系也是研究者探讨的热点。

除了主观幸福感以外，其他的积极情绪，如快乐、生活满意度等也是积极情绪与体验的研究重点。现有的研究发现那些感到快乐和不快乐的人在认知、判断、动机和策略上都有所不同，而这种不同往往是内隐的，难以被意识到❶。许多研究对影响快乐和满意度感受的因素进行了探讨，基于他们的研究，研究者❷提出，为了提高快乐程度，个体至少可以通过以下的方式来进行自我调整：建立良好的人际关系并发展亲密友谊；选择价值观、兴趣、人格特征与自己相近的配偶；适当设立一些期望值，因为它们的实现会给人带来很大的鼓舞。

关于积极情绪和体验的测量也是积极心理学发展的一个重要方面。针对积极心理定义的斯蒂恩幸福感指数❸的提出是这方面的一大成就。SHI反映了人们在三个维度上的幸福程度，它们分别是愉悦感受、投入程度和意义感知。塞利格曼在包含700个被试的预测试中发现，SHI的分数与其他幸福感量表有着较高的相关程度(r＝0.79，博米尔斯基(Lyubomirsky)和莱珀(Lepper)的1999年版的一般幸福感量表；r＝0.74，福代斯(Fordyce)的1977年版的幸福感量表)。这说明SHI具有较好的信度和效度。此外，SHI与贝克抑郁量表❹有较好的对应关系。

(二)积极的人格特质与性格力量

在积极心理学中，积极的人格特质(positive personality)受到了研究者的关注。坎贝尔等人❺研究发现社会人口信息(如收入、智力、受教育程度等)只能解释幸福感的15％的变化。那么影响幸福感的更大因素是

❶ Lyubomirsky，S.，"Why are Some People Happier than Others? The Role of Cognitive and Motivational Processes in Well-being，"*American Psychologist*，2001，56(3)，p. 239.

❷ Buss，D. M.，"The Evolution of Happiness，"*American Psychologist*，2000，55(1)，pp. 15-23.

❸ Seligman，M. E.，Steen，T. A.，Park，N. & Peterson，C.，"Positive Psychology Progress：Empirical Validation of Interventions，" *American Psychologist*，2005，60(5)，p. 410.

❹ Beck，A. T.，Ward，C. H.，Mendelson，M.，et al.，"An Inventory for Measuring Depression，"*Archives of General Psychiatry*，1961，4(6)，pp. 561-571.

❺ Campbell，A.，Converse，P. E. & Rodgers，W. L.，*The Quality of American Life：Perceptions，Evaluations，and Satisfactions*，Russell Sage Foundation，1976.

什么呢？研究者认为积极的人格特质在影响主观幸福感方面有极大的作用。因此，心理学家逐渐开始对积极品质展开系统的研究。

积极心理学的创始人彼得森和塞利格曼对个体的积极品质进行了系统的研究❶，提出了实践价值（value in action，VIA），对重要的积极品质进行了归纳和分类，为积极心理学的发展做出了重要的贡献。VIA 系统更被形象地比喻为 DSM（Diagnostic and Statistical Manual of Mental Disorders，精神疾病诊断与统计手册）式的分类系统，生动地体现了价值实践系统对心理健康研究的重要性正如 DSM 系统对精神疾病研究的重要性。

塞利格曼等人首先对全世界范围内的各种不同的宗教、文化和法律体系进行了分析和论证❷在众多的积极品质之中，选出了进入价值实践系统的积极的人格品质（即性格力量）。价值实践系统共包含六大类的核心美德（virtue）及 24 种性格力量（character strength）。性格力量与美德之间是从属关系，每一类美德包含几种性格力量。性格力量亦译为显著优点。六类美德具体为：智慧（wisdom）、勇气（courage）、仁爱（humanity）、公正（justice）、克己（temperance）和自我超越（transcendence）。塞利格曼和他的同事认为，这六类美德是人类各种族共有的，在人类进化的过程中对于人类的生存具有至关重要的作用（Peterson & Seligman，2004 a，b）。性格力量是六类美德的具体表现形式，是个体在思维、情感和行为中体现出的积极品质❸。性格力量还可以广泛地定义为可以预测个体对生活适应程度的心理过程❹。价值实践系统共有 24 种性格力量，具体为：创造力（creativity）、好奇（curiosity）、开放思维（open-mindedness）、好学（love of learning）、见地（perspective）、真实（authenticity）、勇敢（bravery）、毅力（persistence）、热情（zest）、仁慈（kindness）、爱（love）、社会智力（social intelligence）、公正（fairness）、领导力（leadership）、

❶ Peterson, C. & Seligman, M. E. P., "Universal Virtues? Lessons from History," In C. Peterson & M. E. P. Seligman, *Character Strengths and Virtues：A Handbook and Classification*, Washington, DC, US, American Psychological Association; New York, NY, US, Oxford University Press, 2004.

❷ Dahlsgaard, K., Peterson, C. & Seligman, M. E., "Shared Virtue：the Convergence of Valued Human Strengths Across Culture and History," *Review of General Psychology*, 2005, 9(3), p. 203.

❸ Park, N., Peterson, C. & Seligman, M. E., "Strengths of Character and Well-being," *Journal of Social and Clinical Psychology*, 2004, 23(5), pp. 603-619.

❹ Xing, C., Luo, J. & Isaacowitz, D. M., "Human Strengths, Culture and Aging," *Journal of Psychology in Chinese Societies*, 2005(6), pp. 27-60.

团队精神（teamwork）、宽恕（forgiveness）、谦逊（modesty）、谨慎（prudence）、自律（self-regulation）、审美（appreciation of beauty and excellence）、感恩（gratitude）、希望（hope）、幽默（humor）以及虔诚（religiousness）。

在理论分析的基础上，塞利格曼和他的研究团队对 54 个国家及美国 50 个州的 117676 名成年被试进行了跨文化研究，结果表明进入价值实践系统的 24 种性格力量在各个国家的情况和在美国各个州的情况吻合[1]。这一结果证实了这 24 种性格力量是全人类所共有的。价值实践系统公布后，受到众多积极心理学家的关注。研究人员在其他国家，如克罗地亚（N＝881）[2]、英国（N＝17，056）[3]、日本（N＝308）[4]、瑞士（N＝445）[5]、肯尼亚和丹麦[6]等国家进行的跨文化研究也都认可了这 24 种性格力量，现有的数据表明价值实践系统有可能成为全世界通用的描述人的积极品质的分类系统。

在提出价值实践系统伊始，塞利格曼等人将培育个体拥有更多的性格力量，以及鼓励个体表现出更多的性格力量作为目标之一。现有的研究表明生活环境及事件对个体所拥有的性格力量有影响[7]；同时，性格

[1] Park，N.，Peterson，C. & Seligman，M. E.，"Character Strengths in Fifty-four Nations and the Fifty US States，" *The Journal of Positive Psychology*，2006，1 (3)，pp. 118-129.

[2] Brdar，I. & Kashdan，T. B.，" Character Strengths and Well-being in Croatia：An Empirical Investigation of Structure and Correlates，"*Journal of Research in Personality*，2010，44(1)，pp. 151-154.

[3] Linley，P. A.，Maltby，J.，Wood，A. M.，et al.，"Character Strengths in the United Kingdom：the via Inventory of Strengths，" Personality & Individual Differences，2007，43(2)，pp. 341-351.

[4] Shimai，S.，Otake，K.，Park，N. et al.，"Convergence of Character Strengths in American and Japanese Young Adults，" *Journal of Happiness Studies*，2006，7 (3)，p. 311.

[5] Peterson，C.，Ruch，W.，Beermann，U.，*Park，N. & Seligman，M. E. P.*，"Strengths of Character，Orientations to Happiness，and Life Satisfaction，"*Journal of Positive Psychology*，2007，2(3)，pp. 149-156.

[6] Diener，E.，" Guidelines for National Indicators of Subjective Well-being and Ill-being，"*Journal of Happiness Studies*，2006，7(4)，pp. 397-404.

[7] Steger，M.，Yang，A.，Karaiskaj，D.，et al.，"Shallow Impurity Absorption Spectroscopy in Isotopically Enriched Silicon，"*American Institute of Physics*，2007(893)，pp. 231-232.

力量在个体的发育过程中（如从青春期至成年）会发生变化❶。与青少年相比，在成年人中更普遍的性格力量包括：真实、开放思维、见地、领导力、宽恕和虔诚，这些性格力量伴随着认知和情绪系统的成熟而随着年龄的增长而增加❷。相比而言，在青少年中更普遍的性格力量包括：创造力、团队精神、希望、坚韧、热情和谦逊，这些性格力量似乎在青少年步入成年的过程中被消磨而有所减少。一项通过网络开展的研究发现，在"9·11"事件发生 2 个月后，和信仰相关的性格力量有所上升。另一项研究发现军校学员与市民相比在诚实、勇敢、团队合作和勤奋等性格力量上得分更高❸。我国的学者进行的一些研究也与此相关，如陈宝国等❹发现双语双文教学有利培养学生的学习兴趣、热情和毅力。

价值实践系统的创建源于积极心理学的兴起，尤其是对幸福感和生活满意度的关注。因此，价值实践系统与主观幸福感的关系备受关注。研究人员发现在性格力量问卷量表得分更高的被试生活满意度更高❺。而国内的一些研究也发现价值实践系统中所列的性格力量（如乐观、宽恕、幽默、自控等）和生活满意度、幸福感呈正相关❻。

价值实践系统和性格力量被提出来以后，研究者不仅关注到它们与幸福感的关系，更关心这些性格力量能够提高主观幸福感。塞利格曼等人进行的一项研究表明，鼓励被试在日常生活中发挥他们所拥有的性格

---

❶ Koenig, L. B. , Mcgue, M. , Krueger, R. F. & Jr, B. T. , "Genetic and Environmental Influences on Religiousness: Findings for Retrospective and Current Religiousness Ratings, "*Journal of Personality*, 2010, 73(2), pp. 471-488.

❷ Park, N. & Peterson, C. , *The Values in Action Inventory of Character Strengths for Youth. What Do Children Need to Flourish?* Springer, US, 2005.

❸ Matthews, M. D. , Eid, J. , Kelly, D. et al. , "Character Strengths and Virtues of Developing Military Leaders: an International Comparison," *Military Psychology*, 2006(18), pp. 57-68.

❹ 陈宝国、王立新、王璐璐、彭聃龄：《词汇习得年龄和频率对词汇识别的影响》，载《心理科学》，2004，27(5)。

❺ Park, N. , Peterson, C. & Seligman, M. E. P. , "Strengths of Character and Well-being. ,"*Journal of Social & Clinical Psychology*, 2004, 23(5), pp. 603-619.

❻ Seligman, M. E. , Steen, T. A. , Park, N. et al. , "Positive Psychology Progress: Empirical Validation of Interventions," *American Psychologist*, 2005, 60(5), p. 410.

力量可以提升幸福感❶。这一研究发现，赋予了价值实践系统更多实际应用的价值。

(三)积极心理过程与身体健康

积极心理过程与身体健康的关系引起了许多研究者的兴趣。积极的情绪状态(快乐、乐观等)是否能够充当积极生理状态的心理资源？研究发现，积极的情绪状态对于患者的身心状态有改善的作用，同时，良好的状态能够让康复期缩短❷。一项研究发现，情绪在压力与疾病之间起到了中介的作用，积极的情绪更有利于提高个体的免疫力从而达到抵抗疾病的目的❸❹。而对特定人群的健康状况的研究发现，感染了艾滋病病毒的患者如果对自己康复能力抱有不切实际的乐观看法，在康复锻炼中反而表现更好。积极情绪会让艾滋病症状出现得更晚❺。而类似的研究还发现，积极的心理影响能降低糖尿病患者的死亡率❻。

关于积极情绪和体验对身体健康的作用机制一直是研究者们分析的焦点。生理心理学的研究发现，积极和消极情绪都可能引起体内特定抗体分泌的改变，从而改变一个人的免疫系统活动的强度，从而影响健康❼。关于心理状态与生理健康关系的许多研究都得出了相似的结论。

❶ 袁莉敏、张日昇：《大学生归因方式：气质性乐观与心理幸福感的关系》，载《心理发展与教育》，2007，23(2)。

❷ Sandra，S. L. P. D.，"Ethical Implications of Race and Genomics-racializing Drug Design：Implications of Pharmacogenomics," *Interactive Cardiovascular & Thoracic Surgery*，2009，7(6)，pp. 1001-1006.

❸ Denson，T. F.，Spanovic，M. & Miller，N. "Cognitive Appraisals and Emotions Predict Cortisol and Immune Responses：a Meta-analysis of Acute Laboratory Social Stressors and Emotion Inductions," *Psychological Bulletin*，2009，135(6)，p. 823.

❹ Fredrickson，B. L.，"The Role of Positive Emotions in Positive Psychology：The Broaden-and-build Theory of Positive Emotions,"*American Psychologist*，2001，56(3)，p. 218.

❺ Moskowitz，J. T.，Epel，E. S. & Acree，M.，"Positive Affect Uniquely Predicts Lower Risk of Mortality in People with Diabetes," *Health Psychology Official Journal of the Division of Health Psychology American Psychological Association*，2008，27(1)，pp. 73-82.

❻ Salovey，P.，Rothman，A. J.，Detweiler，J. B. et al.，"Emotional States and Physical Health,"*American Psychologist*，2000，55(1)，pp. 110-121.

❼ Labott，S. M. & Teleha，M. K.，"Weeping Propensity and the Effects of Laboratory Expression or Inhibition," *Motivation & Emotion*，1996，20(3)，pp. 273-284.

(四)积极的心理治疗

长期以来，心理治疗一直存在着一种诊断病理式的治疗思路。传统的心理治疗把工作重点完全放在对病人的问题的评估和治疗上。针对过去的心理治疗方法，塞利格曼指出，为了让患者正视问题而一味地让患者沉浸在消极的心理情绪中，并不利于实现心理治疗的目的❶。而现实中较高的心理治疗退出率印证了他的看法。鉴于这种现状，他提出了用积极心理疗法(positive psychotherapy)来代替传统心理疗法的建议。

事实上采用积极的方式来进行心理治疗已经存在相当长的一段时间了，而积极心理学运动让这种心理治疗方法发扬光大。同时，积极心理学也运用了最新的一些研究，补充了积极心理治疗的理论基础，使之系统化和可操作化。在这种意义上来说积极心理疗法或许会成为心理咨询师们的首要选择。

塞利格曼在吸收了前人有关积极的心理治疗的想法之后，和他的合作者一起在宾夕法尼亚大学的心理咨询中心对积极心理疗法进行了实践检验。研究发现，无论对团体还是对个人采用积极心理疗法，都能显著地降低患者的抑郁情绪。而相对于一般的心理疗法和接受药物的心理疗法而言，接受积极心理疗法的极度抑郁的个体能够更好地改善抑郁症状并得到恢复。同时积极心理疗法还能提高一个人的幸福感。而相对于那些没有接受团体积极心理疗法的控制组学生而言，接受积极心理疗法的轻度至中度抑郁症学生能够显著地降低抑郁症状，并且能提高生活的满意程度。此外，这种提高在治疗之后还持续了至少一年的时间。此外，在对门诊患者的研究中，所有指数都具有临床上的显著性，彰显了积极心理疗法的优越性。

四、积极心理学对心理健康教育的启示

传统的心理健康教育方法相对单一，仅把心理健康教育作为一门单纯的课程来开设，或者增设一些咨询中心之内的场所，似乎心理健康教育仅仅属于专职心理健康教育教师的工作范畴，而学生则是心理健康教育的唯一目标。然而，根据积极心理学的观点，教师和学生都是成长、发展中的个体，而不是教育与被教育的对立关系，教师要培养自己的积极心理，也要以积极的心理看待学生，重视学生个体自我成长的经验。所以心理健康教育应从良好的师生关系开始。关注教师的积极心理体验，

---

❶ Seligman, M. E., Rashid, T. & Parks, A. C., " Positive Psychotherapy, "*American Psychologist*, 2006, 61(8), p. 774.

关注教师的心理健康，将有助于为学生营造出良好的真实的学习生活环境，帮助学生形成积极的组织系统，在这个组织系统中有积极的学生之间关系、师生关系、师师关系，当然还包括学校管理者与学生以及与教师之间的关系，所以心理健康教育不仅仅是一项简单的教学活动，而应该渗透于学校各项工作的点点滴滴中。同时，积极心理学重视自我发展，更强调积极人格特质重要性，这种观点决定了学校心理健康教育的方法必须多元化。心理健康教育应尽可能地融入各门学科的课堂教学工作去，在课堂中教师能充分发展和运用自己的积极心理，这样不仅有利于课堂教学计划的顺利实施以及教学效果的提高，也能帮助学生发展积极心理。

积极心理学认为个体积极品质的形成离不开良好的环境，即建立一个有效的社会支持系统，这样可以帮助人们健康成长，促进个体在未来应对压力与挫折时，更多地采用积极方式，更好地减少或应对压力带来的伤害。学生的生理和心理都在不断地发展中，他们生活环境的变化有时也不可避免，如升学、转学、换班、今后的就业、择业甚至是因各类原因产生的家庭人员结构的变化等，这些都可能是学生未来可能面临的环境变化。那么如何来应对这些变化，就需要来自学校、家庭以及社会的共同关注，有了积极支持系统，学生应对环境变化与挫折时，就更倾向采用积极的看法与应对方式，他们对变化的环境能更好、更快地适应，这对心理健康无疑更为有利。

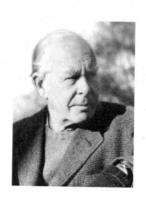

［印象小记］

约翰·鲍尔比（John Bowlby，1907—1990），英国心理学家、精神病学家和精神分析学家，因其在儿童发展和依恋理论方面的贡献而闻名于世。他将精神分析、认知心理学和进化生物学等学科统合在一起，纠正了弗洛伊德精神分析理论对童年经历的过分强调和对真正创伤的忽视。因其卓有成效的研究工作，鲍尔比于1989年获得了美国心理学会授予的"杰出科学贡献奖"。鲍尔比是20世纪最著名的心理学家之一，在20世纪最杰出的100位心理学家排名中，他排名第49。

［名篇选译］

一、群体照顾 ❷

（一）群体照顾

现在，关于儿童是放在寄养家庭养育还是在机构养育的争论看起来可以结束了。虽然没有人赞成以大型群体照顾的方式照顾儿童——事实

---

❶　本章作者为辛呈凤（中国人民大学）。

❷　译自 Bowlby, J., *Maternal Care and Mental Health*, Geneva, World Health Organization, 1951. 译者为各章改编了标题。

上，几乎所有意见都反对大型的群体照顾(group care)，原因是显而易见的，在这份报告的第一部分里也已经提到了——但小型专业教养院的价值还是得到了广泛认同。这些观点在以下类型的儿童身上最为有效。❶

①如果不经过调整，无法与养父母建立良好关系的严重失调儿童。我们将在下一章中讨论这种儿童的治疗中心的组织。

②不再需要日常生活照顾，又不太容易接受陌生人来扮演父母角色的青少年，这种类型的孩子在父母暂时离开的情况下也可以比较轻松地保持与自己父母的感情。唯一例外的是那些离开学校已经开始工作的青少年，他们在谋生和成长的过程中有可能在寄养家庭中更容易安定下来。

③六七岁以上只需要短期照顾的儿童。

④当孩子的父母感到孩子与养父母之间的关系成为威胁时，或者需要一段间歇时间来决定是带孩子回家还是打发他们去一个寄养家庭的时候。

⑤兄弟姐妹较多的大群体，可能不得不分散到几个寄养家庭里的情况。(将兄弟姐妹群体聚在一起照顾的原则不适用于婴儿和蹒跚学步的幼儿，他们在这样的环境中还不能获得所需要的基本个体照顾。这点在后面会详细讨论。)

近年来有太多关于机构养育原则的好书和报告，如美国的霍普柯克(Hopkirk)的书❷，英国的柯蒂斯报告❸等，这里无须多加讨论。但大家公认的原则是，养育机构必须要小——柯蒂斯报告认为不能超过一百名儿童——这是为了避免大型机构可能会导致的严格的内部流程，也是为了让儿童能够去当地的学校上学并通过其他方式参与当地社区生活而不至于人满为患。大家公认的另一点是，根据年龄和性别的组合，将孩子们分散到小型"家庭"中，每个家庭由一位母亲来负责，如果能有一位父亲就更好了，这样的安排不仅能促进家庭中感情氛围的发展，而且能够让兄弟姐妹们彼此安慰和支持。(没有什么比根据年龄和性别来分开儿童从而把兄弟姐妹们分开的方式更悲剧也更不利于心理健康了，可惜这样的情况仍时有发生。)"家庭"也必须要小，柯蒂斯报告认为 8 名儿童最理想，12 名为上限。在这样的环境中，以基于个人关系的非正式的纪律来

❶ 以下清单由戈登(Gordon)略微修改过。

❷ Hopkirk，H. W.，*Institutions Serving Children*，New York，Russell Sage Foundation，1944.

❸ Great Britain，Care of Children Committee Report… Presented by the Secretary of State for the Home Department，the Minister of Health and the Minister of Education，London(Curtis report)，1946.

代替那些没有人情味儿的规则才是可行的。然而必须承认的是，即使在这种相对较好的环境中也仍然很难避免机构养育中存在的那些让人讨厌的特点——屋舍的统一规则、职员间的私人摩擦，以及与日常社会生活分离的手段。在这里，无法灵活地允许个人特质的存在，儿童也几乎没有机会参与创造自己的生活环境。很少有人会认识到，对于创造自己生活环境的主动性和责任感的消失，是机构养育中潜在的不利影响。

为了克服这些问题，分散的村舍的形式被大力提倡，成为描述中的大型专业寄养家庭。英国地方政府在修建新的住宅时，把一套房子改建为半分离的形式，让已婚夫妇各自管理一间。丈夫外出工作时，妻子在家中照料，寄养儿童与当地儿童混住，并尽量减小他们与普通儿童生活的差异。这个体制能否成功依赖于寄养父母的水平，需要选择优秀的能够承担相当大责任的寄养父母，但是做到这一点非常不容易。如果这样的寄养父母很难找到的话，通常可能是雇佣未婚女性来担任寄养母亲，那么相对来说集中的村舍形式可能会更好一些，因为这种形式能提供更好的支持。无论采用哪种体制，都可以用集中提供服务的方式来节约劳力和成本，虽然这样的方式中也潜藏着风险，这些风险是由太多的个人选择都不是由寄养父母决定所带来的。例如，集中供应的方式使家庭的采购工作不存在，同时也没有了家庭生活最重要的一部分，即进行选择。所以要尽可能地进行协调，并充分地考虑到问题的两个极端，集中供应方式虽然单调但是比较经济，而在另一些相对外围的东西上照顾到了多样性则可能会引致不经济。

斯特恩和霍普柯克❶对寄养父母的责任特别是他们与寄养儿童及与其亲生父母的关系的描述值得赞赏。他们还强调了养父母不可试图占有儿童，而必须鼓励亲生父母探望以增进其亲子关系。如今，人们认识到寄养母亲需要专业化培训，从而使她们的工作更加专业化。此外，明确寄养母亲的角色以及其与其他专业工作者——社工、精神病学家等——的关系也很重要，这样才可能有好的团队工作。对她们照顾的儿童进行定期的讨论，这应该成为她们职责中的一部分，也应该鼓励她们与受过训练的心理咨询师讨论相关问题。

未来，儿童的医疗照顾应该包括心理健康部分，应当进一步使用的实验手段。比如，使用韦策尔网格（Wetzel Grid）快捷简便地得到心理健

❶ Stern, E. M. & Hopkirk, H. W., *The Housemother's Guide*, New York, 1947.

康指数。如果弗里德和梅尔❶的发现是确凿的，那么要测出隐藏在表面的适应之下的情绪干扰就有了一个最有价值的工具。这些隐藏的情绪干扰在养育机构中很常见，通常具有重大的精神病学意义。心理健康训练都强调儿童行为的迷惑性，特别是被动服从的行为。比如，穆洛克·豪威尔(Mulock Houwer)提到机构养育的儿童容易发展出双重道德标准：规则的外部形态和后来表现出来的可能完全违法的内部标准。芝加哥的劳伦斯(Lawrence)描述到，当曾经长期在教养院生活、看起来友善又礼貌的儿童被分送到寄养家庭去时，很明显他们害怕亲密的私人接触，而看起来更喜欢生活在情绪的真空里。他们逃避做出决定，恼怒于有关独立的建议，有着过度的物质需求。而这一切只有在他们离开养育机构的时候，这些不讨人喜欢的特点才会涌现出来——而当他们还在养育机构时，一切从表面上看来都挺好，认识到这一点很重要。类似的，贝特尔海姆和西尔威斯特❷报告过他们对一群6～8岁的儿童进行的常规精神病学检查，这些儿童生活过的养育机构的管理员认为他们中没有人在任何方面有不正常。尽管对他们的第一印象非常好——"他们看来有非比寻常的团队精神"——但进一步的检查却表明他们缺乏适应能力，而且对玩具和抚摸尤为饥渴。"尽管在心理测量中智力表现良好，但是欠缺时间、空间和人的连贯性的所有概念……"这一事实无情地指出了他们具有心理变态的特征，只是伪装正常而已；他们极有可能很早就进入了养育机构生活。这让我们回到了这篇报告的中心议题——对婴幼儿的照顾问题。

(二)寄宿制托儿所

很不幸有这样一种观点至今仍然普遍存在，即机构化的环境对婴幼儿没有影响。有必要指出的是，从事心理健康训练的人都不支持这种自满的观点，他们全都强烈反对这一观点。在所有心理学家和就此问题开展研究的精神病学家的著作中都可以找到关于这一影响的清晰论述。早在1938年这个问题就在国际联盟报告❸上进行了公开讨论，报告中讲述了机构照顾婴幼儿的困难，"婴幼儿在个体关注下和家庭情感氛围中能更好地生存，更快更蓬勃地发展"。因此八年之后，在可以获得更多的科学信息的时候，柯蒂斯委员会(他们向英国政府报告提出照顾贫困儿童应遵

---

❶　参见原书第379页。

❷　Bettelheim，B. & Sylvester，E.，"A Therapeutic Milieu，"*American Journal of Orthopsychiatry*，1948(18)，pp. 191-206.

❸　League of Nations，*The Placing of Children in Families*，Geneva，1938(2).

循的原则)却主张"寄宿制托儿所面向所有一岁以上，两岁半以下，尚未寄养或送去家庭群体的婴幼儿"，这不免令人痛心。显然，在一篇先进的报告里这必定是最严重的缺点。特别希望这份提议不会被英国或别的国家采纳，令人满意的是，美国联邦安全局儿童部的官方政策也是反对托儿所支持寄养家庭的婴幼儿照顾的。

也不是说世界上最好的托儿所无法为婴幼儿提供一个满意的情感环境。这并不是出自对这个问题理论层面过度思虑的教条论断，而是许多不同国家的杰出的工作人员在实践中获得的周详的意见。比如，英国的布林汉姆和弗洛伊德，从战时运营托儿所的经历中得出了这个意见。起初他们满怀希望解决这个问题，但随着时间的推移，他们日益意识到母爱剥夺的恶劣影响和机构养育提供替代照顾的困难。最终他们得出结论，如果婴幼儿要接受持续的永久母亲替代品的照顾——这在观察中表明是最基本的——那么更可取的安排是多增加几个帮手，每个帮手都带几个儿童回家，然后把托儿所关了。美国的里奇曼得出了同样的结论。在给出托儿所及其人员的细节之后，他是这样结尾的：

"要给予九个月到五岁大的儿童以足够照顾所需要的人数比要给予年龄更大的儿童以照顾所需要的人更多，因此这类计划的开支相当高。这个项目的经验支持了儿童福利文章中报道的证据，幼儿在个体照顾之下茁壮成长，而不是群体照顾。"

荷兰的一个实践者穆洛克·豪威尔强烈批评了家庭对五岁以下的儿童的安置。

对婴幼儿的群体照顾总是不尽如人意，这不仅是因为群体照顾无法提供足够、持续的母爱，也因为它难以给众多幼儿主动参与群体日常生活的机会，而这对他们的社交和智力的发展是至关重要的。即使一个家庭只有两三个不足五岁的孩子和一个照顾她们的全职母亲，要让孩子们在饮食、洗衣、装扮、除尘等日常家务方面"帮助"她，她也会筋疲力尽。如果家里孩子多了，几乎不可避免地得将孩子们排除在这些家务之外并期望他们顺从、安静——也就是被动、不参与。由此出现的挫败反应显现为冷漠或暴力进攻，其表现很难为不曾经历这种环境的人所相信。机构养育的儿童被剥夺了参与家庭日常生活和与成年人进行持续社交的机会，艾萨克透彻地讨论了这一点，论述全面，值得一读。

不幸的是，很多国家的政策仍然允许寄宿制托儿所的存在，虽然有制度力图减弱其负面影响，但只要寄宿制托儿所存在一天，这些制度就毫无用处。为避免最坏的结果，托儿所、助手和儿童必须分散到小型、稳定的家庭群体中去，最好每家都有一套自己的房间——卧室、饭厅和游戏间。有足够多的玩具，让儿童有机会拥有属于自己的玩具。在布林汉姆和弗洛伊德以及艾萨克的出版物中能找到相关的和照顾儿童情感的其他技术。健康检查尤其是对流行性传染病的检查已经深入人心，但希望将来把心理健康的照顾也能包括在内。应该对托儿所儿童进行定期、频繁的心理测试，只要他们情绪紧张就应进行测试。为增强测试的可操作性，可以在不损失太多可靠性的情况下尽可能地将测试简化为心理学家能承担的技术工作。如果这种测试投入使用，或者经证明韦策尔网格能为幼儿提供可靠的发展指数，那么至少能有些关于心理受损的知识，而不是像现在这样相关责任人仍然无视这个问题只是平常地认定儿童"完全没问题"。这种定期测试的结果也有望加快公众的认识：除去极为异常的突发状况，寄宿制托儿所与合理的国家心理健康卫生政策显然是不相容的。

（三）研究之家和观察中心 ❶

所有关注对离家儿童进行照顾的人都深刻地认识到有必要对儿童进行深入了解，看是否能够提供其所需要的帮助。然而，人们对如何获得这种了解却很难达成一致。

关于这个问题主要存在两派观点：一派认为应该有留宿的观察中心，另一派则认为最好是对门诊病人进行观察。前者的方案被瑞典和英国两个欧洲国家采纳，为照顾无家可归的儿童制定了相应的国家政策。斯德哥尔摩的儿童福利局规定，所有需寄养的儿童都必须通过1938年建立的短期收留儿童的大型中心，并在那里接受拥有一名全职儿童精神科医生和在一批受过技术训练的幼儿园教师的协助下实施的为期几周到几个月的观察和诊断。最近两年，英国官方也采纳了这条政策，借鉴了瑞典的经验。在柯蒂斯报告中关于这个主题有一段重要的话：

"我们认为，超过托儿所年龄的儿童不应该被立即放到那些由政府管理的某某之家。我们从目睹过的人那里收到了几乎意见一致的表述，把这些地方描述为各种各样的接待站、分类站和清洗站。根据卫生部的人的意见，这么做是我们从大撤退的经历中学到的重要一课。"

根据这份报告和由之而出的儿童法案，英国内政部发布了备忘录，备忘录称考虑到两岁以上的可能需要照顾超过六个月的儿童：

"为了尽可能充分地了解和理解儿童的健康、个性、行为举止、智

---

❶ 这里的术语是用于指称那些意在观察儿童和诊断儿童的中心。"接待中心"这个词也是这个用意，避免与应急避难所功能的中心相混淆。例如，英国内政部也用"接待中心"这个词，却不是这里所指的意思。

力、感情状况和社交历史，必须有一个接待和提供临时食宿的地方，让受过训练的专业人员进行相关的观察。"

在瑞典和英国，有许多接受过心理健康培训的工作者认为，规定所有儿童都得经过观察的政策是错误的，这一观点得到了美国许多相关人员的支持。这些持反对观点的人认为，首先，儿童遭受一段不可避免的不安定的经历并不好；其次，门诊的方法可以同样甚至更好地诊断儿童。他们认为柯蒂斯委员会及其见证者虽然在强调精确诊断的必要性上是正确的，但武断地得出只有通过留宿才能达到精确诊断这个结论却是错误的。特别是战时的撤退经历中紧急情况下对待大量人的经验显然并不适用于和平年代。

所以首要的问题是：门诊能进行精确诊断吗？如果可以，建立观察中心的开支和精力显然是没必要的——许多有经验的儿童精神科医生和社工认为，门诊是可以进行精确诊断的。克罗希尔是波士顿一名有丰富经验的儿童精神科医生，他写道："通常最好在门诊研究案例，以排除他们的家庭背景。"里奇曼是克利夫兰的儿童工作者，他在评论了与治疗相脱离的研究的虚假性和研究中心造成的不安定之后，得出了相同的结论。威尔第和杰拉德报告说，他们担任负责人和心理咨询师的伊利诺伊儿童院救助会的观察中心以关闭而告终。他们发现由熟练社工得来的包含在社交历史中的诊断信息最为准确，诊所的心理或身体检查也很有意义。他们认为，由社工从儿童在家中的行为及短暂外出期间的关系得来的第一手信息，就预测而言比接待中心的信息更加可靠。

当然，做出精确诊断的困难之一是判断儿童的怪异行为或神经质的症状是对现有不利环境的反应，还是早已嵌入了儿童的个性。为解决这个难题，除了诊所的检查，还可以沿两条不同的线路进行研究——①在所有已知的无论是现在还是过去的情境（在家里、在学校、与亲戚相处时、与寄养父母相处时等）中详细研究儿童的行为和症状的历史，还有与成人特别是父母有关的个人经历；②将他从家庭移植到一个全新的环境里。由于前者能够了解到远为丰富的信息，经验人士认为第一条线路更可靠。而且，第二种办法过于简单可能导致严重的误解，因为众所周知儿童在陌生环境中常常行为异样。就五岁以下的儿童而言这一点千真万确，托儿所的每个老师都知道，墨菲在其著名的研究中得出了这样的结论。她指出："显然这个年龄段的儿童的行为取决于以下因素，诸如空间、成人的个性和其他儿童的数量、年龄及性别，儿童可能前一天在一群人中格外有同情心，第二天和另一伙儿童在一起时又非常具有攻击性。"而且，儿童注定要受到当时自己所处情境的影响，更确切地说，是受到他们当时自以为所处情境的影响。与此相关，英国一家始创观察中心的精神病学社工沃伦评论道："在一些案例中，他们的举动是出于害怕不良行为可能导致未来反应不良的后果。他们也很焦虑，紧抓着爱和安全感，怕成为大人的一员。要说服儿童好好表现就有可能脱离中心，也是不可能的。在其他案例中，暂时的个人焦虑扰乱了他们的行为。在精神病学的谈话中能诊断出来的神经质儿童和失调儿童，在观察中心的行为却通常不会明显地躁动。"

推测儿童在"和平友好的氛围中"的表现就是其个性特征，这是一个基本的错误，认识到这一点，缺乏经验的观察者就不会认为碰巧看到的儿童的表现具有多么大的重要性。看到汤姆打了另一个小孩三次——所以他是一个好斗的男孩。玛丽一个人坐在角落里多时——所以她是一个孤独的小孩。这样的结论当然可能为真，但众所周知这样的结论常常是错误的，如果去质疑在虚拟环境中的整个观察价值的话。

沃伦也指出存在这样的危险，在管理者看来接待中心和观察中心可以快捷方便地解决家庭困难，结果儿童脱离了家庭，而这不是必需的。这样它可能成为整个社会调查和家庭案例工作的糟糕的替代品。这无疑是一个巨大的危险。事实上，可能只是由于缺乏足够的社会服务和儿童教导服务，才导致人们认为有必要到处发展观察中心。

父母必须注意到还有一个危险，待在观察中心将对儿童产生不利影响。斯德哥尔摩的精神病科医生注意到一些在城市观察中心待过的儿童一到寄养家庭就出现"医院"症状。英国肯特的始创中心报道说，"儿童即使因为短期调查而脱离家庭，也会对他与父母的关系产生不利影响，家庭危机使他对父母怀有敌意并感觉被拒，对此后离家尤为不利"。不到五六岁的儿童面对这样的经历当然更为脆弱。报告高度强调了"试图有效地安慰儿童，必须基于对他个人的恐惧和悔恨的理解，而这一点他自己可能都没认识清楚。"报告着重指出需要"儿童尽早尽量亲密地和将在其离开中心后与他相处的社工或官方接触。"总言之，就儿童的地位和将来而言绝对的坦诚是必要的。然而即使具备所有这些条件，要让儿童在观察中心得到建设性的治疗而不仅仅是度过一段焦虑不安的时光，也是极为困难。对父母的不利影响也不应该忘记——儿童离家不会促进家庭的纽带和责任感。

尽管可能得出结论说观察中心对大多数儿童而言不是必需的，对不到五岁的儿童是危险的，但仍然有少数人在接受调查时需要暂时的照顾，特别是无家可归的儿童。在美国，这种实践是通过将儿童安置到特意选择的临时寄养家庭里发展起来的。在这种条件下，更有可能对儿童与寄养父母相处的能力做出合理的评估，以此评估他潜在的发展能力。一些寄养父母特别是自己也有小孩的父母对这项工作很感兴趣，当然，需给他们适当的报酬。

情绪明显异常的儿童最好立即安置到处理精神病儿童的治疗中心，所有国家都需要更多这样的机构。法院判定需要照顾和保护的儿童通常最好留家查看。在不尽如人意的条件下待一两周可能不会对他们的未来有所改变，循序渐进有计划地将儿童转去别的环境安置则会成功，必须要抵制官方的愤怒、草率和性急。

可能只有对违法的、于人于己都有危险的大龄儿童，观察中心才确有必要；这些中心通常叫拘留所，不在这篇报告的关注范围之内。

综上，可以说群体寄宿制的照顾通常不涉及六岁以下的儿童，适合于六至十二岁儿童短期停留，也适合短期或长期停留的青少年。当然，对许多失调儿童来说也是不可缺少的，对这些儿童的照顾将在下一节探讨。

二、对失调儿童和患病儿童的照顾

（一）对失调儿童的照顾

有三类离家儿童需要特殊的精神照顾。

第一类，患有精神障碍的儿童和由于治疗或社会限制通过法律上的、医疗上的或社会上的代理人脱离了家庭的儿童。这种障碍不一定是不良家庭条件的结果。

第二类，上一节中描述过的由于在养育机构和寄养家庭的经历造成精神障碍的儿童。

第三类，由于家庭照顾上的有害经历造成障碍的儿童，比如家庭压迫、分裂和情感上的忽视。

接下来我们将看到，第一类在一定程度上对应着第三类，取决于到底强调的是儿童的适应不良还是家庭环境的不适合。

已经有人谴责了在儿童指导运动的早年历史中，工作者们过于轻易地倾向于将儿童从家庭中剥离出来，由于这个错误使得整个运动在一些地区变了味，但这些方法已经得到了改变。如今许多领导这项工作的人坦言了之前的失败，认为儿童脱离家庭是不得已才采取的手段，因为脱离家庭解决不了潜在的情感冲突。这种政策的结果常常是隐藏了实质问题并制造了新的问题。而且，只可能出现两种结果：要么是得提供我们已知道的既困难又花费巨大的长期照顾，要么儿童或早或晚得回到他来的那个同样的条件中去。面对相对轻易简短的办法的诱惑，人们常常忽视了考虑长期照顾的办法。只有当社工、医生和政府官员对儿童有一个稳妥的长期计划时，才允许儿童脱离家庭。没有这样的计划，脱离仅仅是造成了又一个被剥夺了家庭的儿童。

尽管对儿童脱离家庭的问题严加警告，甚至引进了更好的预防措施来防止儿童变得失调，但还是需要很多年的时间来对脱离了家庭的失调儿童进行照顾。虽然有许多问题不太明显的儿童甚至一些违法的儿童可能是出现在寄养家庭里（科林和欧沃斯崔写的关于一个十五岁的精神紊乱的女孩的有趣案例有助于理解这一点），但是普遍认为首先必须引导大多数更具攻击性和不良性格的儿童形成更好的社交适应能力。如何做到这一点？需要什么条件？

克罗希尔有一篇有意义的文章，认为如果要使所有不同年龄和不同精神紊乱状况的儿童都得到满足，食宿条件丰富多样是很有必要的。这篇报告仅仅适用于处理六岁及六岁以上儿童的问题所遵循的普遍确定的原则。

首先，所有针对机构养育的细节都大概适用。儿童必须分散到布置最佳的单独的村舍或公寓的小群体中去，各自都有寄养母亲或寄养父亲。有时这些小群体聚成一个"村落"，如在瑞典的思嘉和纽约城郊的霍桑锡达诺尔斯学校；还有芝加哥犹太儿童局进行的城镇实验，建造了三个单元的小楼与环境相融，每个单元由寄养父母照顾六个孩子。另一种安排适合于在有限区域内被打散了的农家，就像温尼考特和布里登描述的牛津郡的战时收容所一样。两种安排各有优点，分散安排的优点是每个收容所或农家可以根据寄养父母的个性发展自己的个人生活方式，也不用对付儿童间的比较。

考虑到混合了不同的性别和年龄，大量的实践呈现出多样性，失调儿童的案例开始区分准青少年和青少年，区分青少年出现的性别差异。并非所有人都觉得这种区分可取，但在对群体的大小上并无异议：所有人都认为应该是小型的。温尼考特和布里登声称 12 名儿童是最理想的；在思嘉那里是 7 名，在主要是青少年的霍桑锡达诺尔斯的最佳人数是 16名。克罗希尔讨论到准青少年的安排时提议人数为 6～10 名。这些差异可能并不像起初看起来那么矛盾，而是很大程度上取决于有待照顾的儿童的年龄。原则是，年龄越小人数越少。无论怎样，没有一个专业人士建议一家农舍的儿童超过 16 名，甚至不赞同英国卫生部的多达 25 名青少年的提议，即使这是基于战时问题儿童收容所的经验。可能收容所能够容下这么多人，但如果意在治疗就太多了，除非分散到每家都有寄养父母的次级群体中去。

人们将注意到命名也不一样——寄养家庭、收容所、治疗小区、学校，这些名称都在用。可能治疗小区是最令人满意的，提供了治疗的实义。它突出了实质问题也就是儿童精神不健康需要治疗，而且研究发现相比其他名称父母也更愿意接受这个名称，因为这提供了比父母的期望更多的东西。"寄养家庭"或"收容所"这两个词就缺乏这层含义。

像正常儿童的案例一样，失调儿童与父母保持联系是很重要的，既要接受父母的来访也要有探亲的假期。而且，同样需要与父母一起进行案例研究——这常常被轻易地忽视了。美国宾夕法尼亚威尔克斯-巴里的罗宾逊强调了这一点，此外儿童与父母还要一道参与制订适当的周全的长期计划。关于父母的困难，他写道："儿童的改进，特别是其在行为中的反应，常常是父母感觉的唯一起因。儿童很难完成家里都无法达到的事情，而父母可能对此有不同的反应。例如，他可能感到自己与孩子之间造成的分离感更强烈了，想抛开已有的困难重建亲密。他可能对治疗中心产生敌意，试图将孩子离开他的责任投射到治疗中心上。他可能不能够或不愿意认识到孩子的变化。他可能直接产生拒绝的情感。他可能立即重新衡量对孩子的感觉。无论父母是何种反应，辅助儿童发展的父母培育的质量被削弱了。父母的工作需要与他们所面对的孩子的全新形象以及他们能更满意地实现父母角色的方式紧密相关。"

由于需要父母与孩子亲密联合的工作，治疗中心应该允许儿童合理的外出，这要求治疗中心广泛分布在整个社区里。

大家一致认为治疗中心的成败取决于寄养父母的个性以及寄养父母的选择，关于寄养父母的选择温尼考特和布里登说得很有道理："我们发现前期的训练和经历的性质不如吸收经验的能力以及真正自发地处理生活中的事件和关系的能力重要。这一点至关重要，因为只有对自己足够自信的人和自然行动的人，才能自始至终一贯地行动。更进一步说，来到收容所的儿童被置于如此严峻的考验中，以至于只有能坚持做自己的人才能忍受这些压力。"

尽管温尼考特和布里登还有英国卫生部倾向于认为前期的训练和经历不是最重要的，但这可能是由于迄今还没有进行与此工作相关的训练。只要认识到这是一项有技巧地与儿童建立人际关系的工作，而儿童的人际关系能力是被大大削弱了的，那么无论在实践上还是理论上对寄养父母进行人际关系和儿童发展的心理学培训就是很必要的。这项工作必须是专业化的——所有工作者都必须精通精神健康的原则和实践。只有通过这种实践才能有希望容忍众所周知的三合一症状——进攻、抑郁及退化——并获得处理它们的技巧。不仅寄养父母必须理解这些，他们还必须能让家庭成员也理解，因为在一个小的群体里必须所有人都遵循类似的原则，而儿童与家里人员的关系至关重要。

温尼考特和布里登讨论了儿童的需求，以考验收容所人员是否优秀，是否真正能容忍和处理儿童的攻击性和贪婪："根据其精神紊乱的程度和丧失家庭的绝望程度（有时是他认识到尽管家庭残存但已不完备），每个儿童总是在考验收容所的人员，就像在考验自己的父母一样。有时他就直接这么做，但常常乐意让另一个小孩代他做。考验中重要的是其要求是不可能达到和完成的。总得有人讨人嫌。常常有人会说：'如果不是汤姆的话我们本可以很好的……'但事实上其他人之所以能有资本说'很好'仅仅是因为汤姆令人讨厌，因为看起来这个家庭承受得起汤姆的考验，因为据此可以推想这个家庭能承受自身。"

由于这类行为和尖锐的个人关系之必要，普遍认为寄养父母必须有接受和拒绝失调儿童的选择权。能容忍如此麻烦的行为的个人关系不可能温暖有序。而且，每对寄养父母会发现一种困难比另一种易于处理。出于这些原因，就像温尼考特和布里登所描述的那样，组织收容所群体的政策允许寄养家庭各不相同，是有所助益的。

关于这种治疗中心的准则方法的文章很多，布罗斯做了很好的评价。一致认为方法必须是非正式的、相对自由的，从根本上基于成人和儿童间亲密的个人关系而不是冷冰冰的规章和惩罚。社区内政是儿童自己扮演主要角色控制社区的地方，常常得到了有利的实践，但坚决不能认为这就足够了，因为需注意到它们的一些局限。首先，自治的成长不能是强迫的而必须是在有经验的在社区工作的成人的帮助下一步步建立起来的。其次，除了个别情况，十一岁以下的儿童不能自治，也不应该让儿童暴露在自治可能会带来的重负和混乱之下。瓦里美认为只有当群体中有一群十四岁以上的儿童时，才能在工作中引入粗放型管理。最后，像温尼考特和布里登评论到的，被剥夺了满意的早年家庭经历的儿童缺乏必要的内心条件来参与自治。因此自治并不是妙方，尽管恰当的引入颇有价值。

就教育而言，只要有可能就可以送儿童去当地的普通学校，但是必须认识到其中许多儿童精神过于异常，既不会从上学中获益也不太适合上学。在这种情况下教学必须有一个场所，当然如果治疗中心或农家组织为一个"村落"要比各自分散容易些。

在这里和其他方面一样，灵活处理是必要的，学校因其严格的机械化管理与收容所区别开来，要强烈反对这种机械化。

（二）治疗

对群体中六七岁以上失调儿童照顾的大背景就介绍这么多。那关于治疗呢？有三方面：

①运用整个社会群体作治疗终端；

②与成员发展治疗关系；

③提供个体心理治疗和辅导。

在这个全新发展的领域里不同的工作者就这三种治疗力量的相对平衡持有完全不同的观点。有很多文章写到，支持第一种治疗方法的工作者关注自治共同体的发展，这对精神不太紊乱的青少年特别有用。另一方面，这种方法下的儿童对另一个儿童的行为就像一个旧我，温尼考特和布里登、贝特汉姆和席维斯特注意到了这一过程并举例加以阐述。贝特汉姆和席维斯特还声称其他儿童可以通过他们对一个新来者的行为帮助新来者看透自己的行为和幻想。他们特别强调了以怎样的方式"情绪紊乱的儿童常常怀疑口头的陈述，是儿童在群体中的真实体验达到了治疗的效果。"

可能大家都同意，尽管与其他儿童的关系起到了治疗作用，但主要是与成人的关系承担了治疗的重负。这可以运用于不同的实践。一些工作者提倡区分寄养父母、治疗师和其他大多数喜欢承担不同工作者角色的人。其优点和缺点有些是技术上的，有些是权宜之计，在这里讨论它们就跑题了，尽管有背景可以思考，区分角色的工作者比融合角色的工作者更注重父母的问题和亲子关系。区分角色的情况多是治疗师自始就是接手这一案例的社工，因此同孩子和父母都有联系。她可能在儿童离家前就进入了治疗关系，可能在儿童回家后继续治疗，这种计划对于寄养父母来说不大可能随意做到。

所有国家的医学界就非医学社工的治疗角色都争论不休，尽管有批评，他们还是会有一席之地。那些真正有过同社工一起工作的经历和类似经历的精神病科医生一致赞同非医学社工的价值，虽然他们会强调社工需要适当的训练并与有经验的精神病科医生亲密合作。有意思的是，澳大利亚的心理分析师艾克霍恩是治疗被剥夺儿童的先驱人物之一，他就不是学医学的。他的著作《任性的少年》在许多国家都鼓舞人心。

儿童与治疗师、儿童与寄养母亲的关系贯穿了失调行为的全领域——孤僻、拒绝接触、敌意、孩子气，以及它们的复合物。三者中孤僻是最病态的，孩子气是最有希望的，因为由沮丧而导致压抑的基本需求是对母亲强烈的口腔依赖和总需要母亲在身边——简言之就是对母爱的需求。一旦儿童能足够信赖一个母亲的形象让自己表达这样的需求并恢复一段婴儿期的关系，就跨出了主要的一步，尽管他的行为在不知情的人看来很糟糕。温尼考特和布里登对这种治疗的理由做了精彩描述："难于安家的儿童的大多数情况是没有自己满意的家庭，或者经历过家庭的分裂，或者在撤离前得忍受家庭面临分裂的重担。因此，他们所需要的不是如此多的自己家庭的替代品，因为原初的家庭经历才是称心如意的。"

原初的家庭经历是指适应了婴幼儿特殊需要的、形成精神健康的基础不可缺少的环境的经历。缺少了对其需求特别定位的人，婴儿无法找到与外部现实的有效关联。缺少了给予他本能满足的人，婴儿无法找到自己的身体，也无法发展完整的个性。缺少一个爱和恨的人，他无法知道自己爱和恨的是同一个人，也就无法发现罪的感觉和他想要修复的欲望。缺少一个为他所知的限定的人和环境，他无法发现自己攻击性的想法实际上是来源于在什么程度上遭到了挫败，也就无法区别幻想和事实。缺少为他携手承担责任的共处的父母，他无法发现和表达自己促成他们分离的想法，也无法经历分离未遂的解脱。头几年的感情发展是复杂的和无法跳过的，如果要与这个本质的最初发展阶段和谈的话，每一个婴儿在一定程度上绝对都需要一个良好的环境。"

很不幸的是，除了英国的温尼考特和布里登的工作，基于这些概念的治疗在瑞典和美国也终止了。琼森曾经提到，那里为儿童高度退化的行为提供了机会，包括用婴儿奶瓶给孩子提供食物。温尼考特和布里登也描述了同样宽容的环境，得出了同样的结果。他们在一篇文章里详细叙述了两个在早年遭遇了强烈剥夺的孩子在调整时退化到了婴儿阶段的故事。其中一个是十岁的男孩，曾在多个教养院被收养并试图自杀，几周后开始在他的寄养母亲兼治疗师（辅导者）面前举动像个小孩。"他使用婴儿般的言语，他把寄养母亲叫作妈咪，说：'妈咪给我洗手。给我穿干净的袜子。'他让寄养母亲帮他穿衣服，让她一勺一勺喂他吃东西。在允许他经历这种原始的儿童—成人关系两个月后，他自动放弃了婴儿言语和喂食的欲望，他与喜爱的辅导者的关系出现了新的层面。"

之后，他再次出现退化而这次是抱着奶瓶喝奶。这种为了从全新和更好的基础重新启动原初关系生长的退回婴儿方式的过程需要时间，所以得在治疗中心待好几年而不是几个月。这再一次加深了我们的印象，首要的是防止这种情况的出现。

最后，必须提到如何对待三到六岁的不能留在家里的严重失调儿童这个重大问题。群体照顾显然不合适，由有经验的专业寄养母亲在一两个人的小家庭里照顾他们同时让他们接受治疗可能是解决的办法。这不可避免开支很大，但作为回报，早年治疗的效果比其他任何年龄治疗的效果都好很多，这几乎是最明智的投资。在这个领域需要拓展新的工作，希望吸引到养育机构和基金会的赞助。

（三）对患病儿童的照顾

显然防止儿童被剥夺的所有原则同样适用于患病和健康的儿童，虽然所有这些还几乎没有被医学专业人士认识到，在儿童医院里仍然可以发现糟糕的剥夺情况的存在。已经有许多国家的儿科主治医生——法国的德布雷、瑞典的瓦格雷恩、巴克温与去世的美国的奥德里奇、英国的斯朋斯和蒙克里夫——意识到了这个问题，但相关的改革仍然大大滞后。更严重的是，一些儿科医生仍未意识到这一问题，虽然这一人数在逐步减少。

斯朋斯在《医院对儿童的照顾》的演讲中生动描绘了儿科病房里被剥夺的情况，完全跟广受谴责的大型养育机构中最差的情况一样的糟糕。他特别提到了在医院长期治疗儿童的隔绝感、无助感和不确定感。提到在柯提斯委员会的服务，他说："我不得不听在这些机构度过大部分童年和青少年时期的男男女女的大量证词。敏感而充满才华的证人们回忆起了在他们的青少年时期曾经压迫他们的那些漫长的冬夜梦魇，存在的无助感和未来的不确定性。每天都要面对的无聊功课，编织拉菲亚树的叶子来娱乐，但没有任何一个亲密的人可以向他们解释他们究竟得了什么病，或鼓励他们对未来进行规划。问题的关键在于大多数这些长期医院的形式和安排，因为基本上被视作医疗机构，安排得太像病房了。"

那么，解决的办法是什么？通常，首先必须尽可能让儿童感觉像在家里。关于这一点斯朋斯写道："我对要求经常观察和检查的肺结核儿童、需要骨科固定的儿童和慢性病儿童进行了家庭照顾和治疗的实验；从这些实验中我确信我们让孩子们待在长期治疗的医院的决定太普遍太随意了。"

英国密德萨斯的医学官员几年来提倡在家里治疗年轻的肺结核病人并认为从获得的结果看比送他们去疗养院好。与此相关的是，纽约蒙特菲尔医院对慢性病病人的家庭照顾的瞩目发展值得一提。这家医院计划在家中治疗和病房里同样多的病人，为此组织了一个大部门，有自己的医疗和护士人员、社工、租赁设备、摩托运输队和管家服务。医疗主任布鲁斯通声称取得了明显的成绩，特别是"病人能不受疾病限制参与正常的家庭生活，由此对病人及其家庭都很有价值"。每天照顾每个人的花费不超过他们在医院的 25％。虽然相比而言治疗的儿童较少，因为这不是一家儿科医院，但原则同样适用。事实上，几乎所有儿童在家都有一个成人照顾，这意味着作为成人尤其是女性的家庭医疗照顾不可缺少的一部分的管家服务就不那么必要了。蒙特菲尔医院开创性的工作可能会导致医院实践的巨大变革，从防止儿童被剥夺的观点看也将是最具价值的。

在儿童必须去医院的情况下，则可以尽力使儿童的情绪波动最小化。在不足三岁的儿童的案例中，斯朋斯长期以来提倡只要有可能，就让母亲和她的孩子一起住院。

"我在这个模式下的泰恩河畔纽卡斯尔的医院工作多年，并且将此作为照料儿童不可缺少的一部分。这也不是一个革命性的理念。目前已经由母亲在家中对患病儿童做了大部分的料理。并非所有的疾病都适合这种料理，但大多数三岁以下的儿童都从中获益。母亲与孩子住在同一间房里。她几乎不需要下班时间，因为当孩子生着病时母亲对睡眠的要求降近零点。她给小孩喂食；她照料小孩；她让他保持在最舒服的姿势，或是在枕头上或是在她的膝盖上。保姆或护士随时提供帮助并给小孩技术性的治疗。这种体制的优点有四。第一，对儿童有利。第二，对母亲有利，因为有这样的经验和对自己孩子的康复负责的感觉可以建立与孩子的良好关系，这对于未来的生活显然是有帮助的。第三，对护士有利，通过接触女性最好的一面，不仅学到了如何对待儿童，还学到了如何生活。第四，对病房中的其他儿童有利，解放了更多的护理时间来照顾他们。"

新西兰的皮克里尔在 1942 年为婴幼儿建造了一个整形病区，特别设计了起居室，方便母亲照料自己的孩子。尽管这么做主要是为了防止交叉感染，这一目的显然大获成功，皮克里尔对母亲和婴儿的贡献也让人印象深刻。

"婴儿需要母爱胜过专业护理。和母亲在一起他们更快乐、更满足，能得到更持久的夜以继日的关注，而且对满足的婴儿进行手术也更有可能成功……母亲们对这一结果和我们一样骄傲。"

这种安排得到越来越多的儿科医生的赞同，也希望为婴幼儿设立的新医院都建立在这个原则之上。幸运的是，许多欠发达的国家从未摒弃这种自然的安排。

如果有需要当然就应该提供附加服务，照顾留在家里的其他儿童的管家服务。

必须进入医院的大龄儿童可以住院并由母亲陪伴来医院，给他们脱衣，带他们上床，看他们入睡。给孩子讲一个仙女的童话，随后母亲突然消失，只剩下吓呆的他在一个陌生人的手中，要么沉默，要么尖叫，没有比这更糟糕的了。应当鼓励父母定期探望（幸运的是并未发现增加交叉感染），这样做不仅增加了儿童的快乐和在医院的安全感，而且降低了他回家后情绪紊乱的可能性。三岁到六岁的儿童需要频繁的探望，如果可能每天一次；年龄大点的儿童能间隔更长一些时间。我们发现正式的定期探班时间是一个错误。取而代之更佳的是鼓励母亲放弃经常的刻意的探望，可以在外出购物时来探望，作相对短暂的停留，其间可以给小孩喂食洗澡，送他们小礼物。夏普对儿童病房探望安排的一些困难和如何克服探望三岁以上的儿童的困难做了有趣的叙述。

　　虽然维持其与父母的联系必须被视为对患病儿童的心理照顾的首要原则，但其实还可以为他们做更多。可以分配护士全方位地照顾特定的儿童，这样每个儿童都能感觉自己和一个真实的人有一段安全的关系。小的病房既可以让他们有家的感觉，又可以让纪律简单，因为与一大群儿童保持友好相处是不大可能的。麦克兰娜在讨论这些问题时强调，应该向在管理上对儿童医院负责的儿童心理学致以崇高敬意，应该为每个儿童的情感需求提供一对一的服务。关于纪律她说道："如果护士们有足够时间和知识去恰当地研究状况，不因为高权威而变成暴君，就根本不需要惩罚。"她建议在家庭群体中组织工作人员和儿童进行实验，这也是斯朋斯建议长期医院改制中的一个主题，她建议道："如果儿童生活在一个由寄养母亲照看的小群体中更好，从那儿去学校上学，去疗养海湾接受治疗，去中央大厅玩耍。寄养母亲受过护理训练不会带来不利，但她的工作本身不需要这个资质。她的职责就是与这群儿童生活在一起，试着提供他们曾被剥夺的东西。"

　　有必要强调这些原则对疗养中心和儿童精神病治疗小区同样适用。如果幼儿要从疗养中获益且免受母爱剥夺的恶劣影响，就必须送他们去接受母亲和孩子的疗养中心，就像第九章中出于另一个原因的建议一样。大龄儿童不能送得太远否则父母都很难探望，组织他们在"家庭"群体中由寄养母亲照看将成为公认的做法。不幸的是，儿童精神病治疗小区仍常常模仿老医院设计成巨大的病房和冷冰冰的廊道。这样的小区应该坐落在普通大型住宅楼群，并走收容所的路线。

　　最后，让读者回想一下妇产科病房遵守的惊人做法——产后立即分离母亲和孩子——然后自问一下这是否是促进亲密的母子关系的方式。希望这种西方社会的反常行为永远不要被欠发达国家效仿！

一、心理学家生平

1907 年 2 月 26 日，鲍尔比出生在伦敦一个中上阶层家庭。鲍尔比的父亲安东尼·鲍尔比(Anthony Bowlby)，是一位服务于王室的著名外科大夫。安东尼·鲍尔比和他的妻子玛丽·布里吉特·莫斯廷(Mary Bridget Mostyn)共有六个孩子，约翰·鲍尔比是他们的第四个孩子。

和当时这个阶层的所有家庭一样，孩子们的抚育和教养工作，主要是由保姆和家庭教师来完成。通常来说，鲍尔比能够在下午茶后和母亲待上大约一小时的时间，夏天的时候，这个时间会稍微长一点；因为和这个阶层其他母亲的看法一样，鲍尔比的母亲认为过多的关注和喜爱会导致对孩子的溺爱，不利于对孩子的教养。而称得上幸运的是，四岁之前的鲍尔比，一直有一位与其有着深厚感情的保姆陪伴。四岁那年保姆的离开，对鲍尔比的童年来说是一件影响重大的事情，在他后来的著作中，心爱保姆的离开被他描述为如同失去母亲一般。

七岁的时候，鲍尔比被送往寄宿学校。在后来的作品中，鲍尔比把这个时期称为"可怕的时期"，"即使是一只狗，我也不会在他七岁的时候把他送往寄宿学校"。这样的童年经历，使鲍尔比对儿童的心理发展表现出不同寻常的敏感，尤其是对儿童遭受到的苦难的感知，这也成为其研究的前提和基础。大概正是在这样的家庭背景下成长的经历，使鲍尔比愿意花费大量的时间和精力去思考依恋与分离的问题。

1918 年，约翰和哥哥托尼被送往伍斯特市的林迪法恩寄宿学校(后来改名为阿贝利府寄宿学校)。1921 年，十四岁的约翰离开了林迪法恩，开始就读于达特茅斯的皇家海军学院。在从军的这段日子里，塑造了约翰·鲍尔比军人特有的专注的思维模式，在后来的研究工作中，鲍尔比将这种专注投入对依恋与分离问题的研究之中。

1924 年，约翰·鲍尔比开始了在皇家橡树号战列舰的海军学员训练，很快，他就发现训练相当的枯燥。鲍尔比想离开，但是他无力支付相关的训练赔偿费用。后来，是鲍尔比的父亲替他支付了 440 英镑的相关赔偿费用，并支持他开始了医学学习。鲍尔比在伦敦接受了必要的培训之后，进入了剑桥大学学习与医学事业相关的自然科学。两年之后，鲍尔比转向了精神科学的学习。他学习的课程涉及哲学和心理学领域，也包括当时剑桥大学的首席心理学家巴特利特(Bartlett)的生物心理学课程。在学校的最后一年里，鲍尔比读到了弗洛伊德的《精神分析引论》

(*Introductory Lectures on Psychoanalysis*) 和威廉·里弗斯 (William H. R. Rivers) 的《直觉与无意识》(*Instinct and the Unconscious*)。

从剑桥大学毕业后，鲍尔比跟随琼·里维耶 (Joan Riviere) 开始了精神分析的训练。1937 年，鲍尔比获得了资格证书，正式成为一名精神分析师。

1938 年 4 月，鲍尔比与外科医生的女儿乌苏拉·朗斯塔夫 (Ursula Longstaff) 结婚，此后他们一共生有四个孩子。1990 年，鲍尔比在暑期回家时，在苏格兰的斯凯岛逝世。

也许与童年的成长经历有关，再加上又亲身经历了第二次世界大战中被逐和对无家可归儿童与父母相分离的观察工作，鲍尔比几乎将其一生的研究精力和兴趣都集中在了依恋与分离的问题上。其中，鲍尔比第一篇关于依恋和分离的研究成果发表于 1938 年，而最早关于依恋问题的实证性研究则来自他对伦敦儿童指导诊所的 44 个失调儿童案例的分析，鲍尔比在其研究中发现，患者的症状和他们的母爱剥夺及分离历史有着重要的关联。

第二次世界大战中断了鲍尔比作为一位儿童精神病学家的实践性工作，在战争中，他是皇家陆军医疗队的中校。但是，在战争过程中发生了很多和儿童相关的事件。比如，大量儿童与亲人的被迫分离，拯救犹太儿童的运输计划，伦敦空袭中的儿童疏散，举办集体托儿所以便让幼儿的母亲参与战争等，为鲍尔比提供了丰富的研究素材，为其后来的研究工作打下了坚实的基础。

第二次世界大战结束之后，鲍尔比被任命为塔维斯托克诊所儿童部的负责人，因为鲍尔比非常重视在儿童治疗中家庭关系的重要性，这个部门后来被他改名为"儿童与父母部"。这个部门最初是在梅兰妮·克莱因 (Melanie Klein) 的领导下工作的。梅兰妮·克莱因是儿童精神分析的先驱，也是客体关系理论的代表人物。应该说鲍尔比的前期研究工作受克莱因的客体理论启发很大，但是后来，两人的研究主张发生了很大的分歧。虽然同样以儿童为关注和研究对象，但两人对于母亲角色的理解有着很大的不同。克莱因非常强调儿童对母亲的幻想，并以此作为儿童精神分析的重点；而鲍尔比则对真实家庭互动模式的分析更感兴趣。因为其理论主张得不到克莱因的认可和支持，鲍尔比自己建立了一个关注母亲与孩子分离问题的独立研究小组。鲍尔比坚持认为，儿童是对现实生活中的事件做出回应而不是对无意识的幻想做出回应，这一分歧使鲍尔比与精神分析学派产生了疏离，他也因此被精神分析学界所排斥。

1948 年，詹姆斯·罗伯逊 (James Robertson) 成为鲍尔比的工作助手。罗伯逊曾经在安娜·弗洛伊德为无家可归儿童设立的托儿所工作过。在那段工作经历中，罗伯逊在安娜·弗洛伊德的带领下，接受了儿童心理学研究的专业训练，成为符合鲍尔比要求的具备系统观察水平的工作助手，给鲍尔比的研究工作带来了很大的帮助。

1952年，鲍尔比和罗伯逊共同制作了纪录片《两岁小孩去医院》，这是一部以"儿童的短暂分离"为主题的纪录电影。这部纪录片要表达的中心思想是，儿童与其主要监护人短暂分离的痛苦经历及其带来的创伤性的影响。他们也把这部电影推荐给英国精神分析学会，但是传统的精神分析学家们并不认同一个孩子会因为分离而哀伤和悲痛，他们在片中看到的是，孩子由无意识的幻想而造成的痛苦（具体到这部影片中由于母亲怀孕所引发）。虽然没有得到英国精神分析学会同人的理论认同，但是在生活中，这部电影在改变传统医院对患儿父母来访的限制规定方面起到了实际的作用。

1950年，鲍尔比开始担任世界卫生组织的心理健康顾问。此前，由于鲍尔比对失调儿童以及机构化养育儿童所产生影响的研究，世界卫生组织委托他编写欧洲战后无家可归儿童的心理健康状况报告。以这些研究为基础，1951年鲍尔比发表了《母爱关怀与心理健康》(*Maternal Care and Mental Health*)。在这部著作中，鲍尔比通过对美国和欧洲案例的研究，得出了他的主要结论，即"婴幼儿应该经历一段与母亲（或母亲角色的永久替代人）的温暖、亲切和连续的关系，并在其中得到满足和享受"，以及如果婴幼儿缺失这样一种关系可能会造成的重大和不可逆的心理健康后果。

这部著作在理论上引发了一些争议，一些批评家不赞同鲍尔比对母爱（或等价物）的功能必要性的过分强调，也不赞同其"与儿童形成持续的关系是为人父母的重要组成部分"这一观点。但是这本作品在实践中产生了很大的影响。鲍尔比提出的"对婴幼儿来说，任何与母亲的分离都是有害的"这一观点被一些政治组织所引用，用于反对妇女工作而把孩子留在政府的托儿机构。1962年，世界卫生组织出版了《母爱关怀的剥夺：重估影响》，鲍尔比的合作伙伴玛丽·安斯沃斯(Mary Ainsworth)提供了关于依恋理论的最新研究进展情况，回应了此前存在的一些误会，也试图回应前期关于父爱剥夺的影响的证据不足的情况。

在鲍尔比的研究工作中，玛丽·安斯沃斯是他最重要的合作伙伴。在依恋理论的相关研究中，鲍尔比提出了依恋理论的基本原则，对孩子与母亲关系以及对分离、丧亲及剥夺所带来的关系瓦解的后果进行了深入的研究。安斯沃斯则发展出了新方法来检验鲍尔比的一些观点，并对依恋理论进行了扩展和完善。

从 20 世纪 50 年代开始，鲍尔比综合进化生物学、习性学、发展心理学、认知心理学和控制论等领域的最新研究成果，开始构建新的研究框架。在这一框架下，鲍尔比发展了其依恋行为的理论内涵，明显超越了传统精神分析的视野。他从进化和人类学的角度来看待儿童的心理发展，认为只有考虑人类行为的适当环境即进化的基本环境，才能对人类行为有正确认知。在他看来，在人类进化的进程中，为保护弱小免受威胁，婴儿需要和父母保持接近，而这种依恋行为正是促进和维持与养育者亲近的姿态和信号。比如，婴儿的啼哭和微笑，就是最明显的依恋信号。而依恋行为是婴儿与生俱来的本能。鲍尔比的这些研究成果，集中地体现在其后来于 1969 年、1973 年和 1980 年出版的重要著作《依恋三部曲》中。

鲍尔比的最后一项让人关注的研究，是其采用了心理传记的研究方法，对达尔文进行了典型案例的分析研究。鲍尔比运用依恋理论，分析了早年丧母的经历对达尔文的性格和心理的影响以及这种影响如何作用于达尔文的一生，并撰写了一本全新的传记《达尔文：新的生活》(*Charles Darwin：A New Life*)。

鲍尔比及其追随者所做的大量关于依恋行为的研究以及在此基础上提出的儿童心理发展理论，对家庭及各种社会福利机构的儿童养育活动具有重要意义。1989 年，鲍尔比获得美国心理学会授予的杰出科学贡献奖。

约翰·鲍尔比的主要著作包括《母爱关怀与心理健康》(*Maternal Care and Mental Health*)及《依恋三部曲》——《依恋与丧失》(*Attachment and Loss*)：第一部《依恋》(*Attachment*)(1969)、第二部《分离：焦虑和愤怒》(*Separation：Anxiety and Anger*)(1973)、第三部《丧失、悲伤及抑郁》(*Loss，Sadness and Depression*)(1980)。

二、母爱剥夺

约翰·鲍尔比的研究，是从母婴分离所造成的巨大影响开始的。鲍尔比认为儿童时期的心理发展对其日后的心理发展有着直接影响，因此主张研究者直接针对婴儿和儿童本身进行研究，而不只是对成人已经有可能被扭曲的"回溯"进行研究。通过对心理失调儿童的案例研究，鲍尔比得出基本结论，早期的母婴分离给儿童后期的心理健康将造成不可逆的创伤性的影响。在对这一结论进行深入阐释的过程中，鲍尔比认为传统的精神分析方法和当时正在兴起的客体关系理论都还有欠缺，传统精神分析观点用内驱力来解释所有的行为，客体关系理论对真实生活的不关注，都让他觉得不能准确阐释母婴依恋问题，由此，鲍尔比创立了自己的依恋理论，认为：①依恋是基于人的生物性需要，是和进食与性等一样的生物性需要，但又不同于其他生物性需要；②依恋需要和探索行为之间存在着交互性关系；③每个人都会形成对早年依恋体验的心理表征；④通过依恋这一亲密的关联，促进个体把自己觉知为"自主的"人。这些观点共同构成了一个普遍性原理：人的依恋关系驱动着人的发展。

鲍尔比对母爱剥夺（maternal deprivation）的关注，是从失调儿童的案例开始的。约翰·鲍尔比在剑桥大学时的专业方向是心理学和临床医学，在这里，他接受了严谨的专业训练。但毕业之后，鲍尔比并未真正明确自己的研究兴趣和事业方向。离开剑桥之后，鲍尔比担任了帮助不良少年的志愿者工作。在这段志愿工作的经历中，他接触到了一些对其触动很大的个案，因为偷窃被学校开除的不良少年，成天跟在他后边的"小尾巴"孩子……鲍尔比在帮助这些孩子的过程中，得出自己的观察结论，在他看来，这些孩子的心理发展问题与其从小生活在母爱缺失或家庭关系糟糕的环境中有直接关系。正是这些个案的触动，再加上自己童年经历的影响，鲍尔比将儿童精神病学确立为自己的事业方向，并将关注的重点具体到了母爱丧失或剥夺给儿童造成的影响。

鲍尔比的研究工作开始的年代，正好处于两次世界大战之间。世界大战给欧洲造成的巨大影响，使鲍尔比接触到很多因为战争的原因失去或者离开父母的儿童。这些儿童多被送进了孤儿院，在鲍尔比看来，他们虽然在孤儿院里得到了身体上的照顾，但是在心理健康方面，已经产生了巨大的创伤性的影响。这种影响，鲍尔比也归为母爱剥夺问题。母婴分离，成为鲍尔比关注的研究对象，母爱关怀对孩子的重大意义和母爱丧失或剥夺给孩子造成的巨大创伤，成为鲍尔比依恋理论（Attachment Theory）的基础和源起。

鲍尔比认为，"婴幼儿应该经历一段与母亲（或母亲的永久替代人）的温暖、亲切和连续的关系，并在其中获得满足和享受"。在鲍尔比看来，婴幼儿时期的儿童处于一个必须依赖母亲的阶段，只有母亲能够给予其所需要的一切，因此，与母亲的关系对婴幼儿来说至关重要，而对这种关系的破坏，则意味着有可能对其后来的心理发展造成巨大的不可逆的创伤。

鲍尔比的这一观点，是在其 1951 年发表的《母爱关怀与心理健康》（*Maternal Care and Mental Health*）中提出的。这部作品是鲍尔比受世界卫生组织委托而撰写的关注战后儿童问题的报告。在这份报告里，鲍尔比通过对美国和欧洲战争儿童案例的研究，提出了母爱剥夺的危害，也指出了大型机构养育的方式存在的问题。鲍尔比通过对母爱在儿童心理发展中重要性的分析，指出对于那些必须寄养照顾的儿童来说，由大型机构来实施的群体照顾(group care)并不利于儿童的发展，更好的方式是小型机构和寄养家庭的模式。鲍尔比还在报告中专门讨论了对患病儿童的照顾问题，认为医院在可能的情况下，应该提供由母亲陪伴和照料的方式，更有利于患病儿童的康复；而对那些心理失调儿童的治疗，则以寄养家庭组成的治疗小区的方式最有利于他们的治疗和康复。尽管这部报告的研究由于时间和条件所限，在数据支持等方面存在一定的局限性，但鲍尔比的观点在当时产生了很大的影响，对于机构养育问题和医院对于治疗儿童的探视安排等，都产生了很多实际的影响。

针对患病儿童的照顾问题，鲍尔比和詹姆斯·罗伯逊合作，进行了跟踪观察和研究。他们合作拍摄了纪录片《两岁孩子去医院》(*A Two-Year-Old Goes to Hospital*)，呈现了患病儿童在前往医院治疗时被迫与家人短暂分离的情形，证实了鲍尔比的观点，即患病儿童不应当与家人分离，由母亲来陪伴和照料的方式最有利于儿童的康复，更重要的是，这样的方式不会在儿童的心理发展中造成伤害。

鲍尔比对母爱剥夺的分析视角，与鲍尔比这个时期在英国精神分析学会受到的影响有着密切的关系。当时的英国精神分析学会，分别以梅兰妮·克莱因和安娜·弗洛伊德为代表，已经在传统的弗洛伊德精神分析理论的基础上产生了分歧。对传统的弗洛伊德理论的吸收和对新的理论主张的关注，给了鲍尔比很多的启示。如果说此前鲍尔比更多地受到传统弗洛伊德主义的影响的话，那么在进入英国精神分析学会后，则更多地受到了梅兰妮·克莱因的影响。鲍尔比的精神分析导师琼·里维耶与克莱因关系密切，鲍尔比因此也曾经直接得到克莱因的督导训练。

作为儿童精神分析的先驱之一，克莱因对传统弗洛伊德的主张进行了发展，即不再将内驱力放在最重要的位置，而是将"关系"对个体的影响置于最核心地位。这一主张对于鲍尔比有着非常重要的影响，鲍尔比也成为早期克莱因客体关系理论的倡导群体之一，重视对客体的寻求，而把内驱力放在了相对次要的位置。

正是克莱因客体关系理论的引导，使鲍尔比关注到儿童早期发展中关系的重要性以及当这种关系发生变化(剥夺或丧失)时给儿童带来的心理健康方面的不可逆的影响，这也正是鲍尔比阐释母爱剥夺问题的基本出发点。

但是对于造成这种影响的具体原因，鲍尔比和克莱因的研究视角还有所不同。克莱因的视角集中在儿童的幻想上，用侵略性与内驱力所致的内部冲突解释所有儿童存在的问题，并不重视外部真实事件的影响；可是通过案例研究，鲍尔比发现儿童生活的真实家庭环境更为重要，认为外部真实事件对儿童发展的影响起着决定性的作用。由此，鲍尔比与克莱因在研究思路上产生了很大的分歧，这导致了后来克莱因限制对鲍尔比在精神分析学会内的一些研究活动，鲍尔比只好开始组建自己的研究小组。

鲍尔比的研究小组成立初期成员主要包括了詹姆斯·罗伯逊和鲁道夫·谢弗（Rudolph Schaffer）。1950 年，另一个重要的成员加入了鲍尔比的研究团队之中，就是玛丽·安斯沃斯。这个名字和鲍尔比的名字一起，在此后的若干年里，总是与依恋理论联系在一起。

鲍尔比的母爱剥夺研究，最受关注的问题就是其对于母亲角色的定位。他对母亲角色重要性的强调既成为亮点，也成为后来被争议甚至被质疑的问题。

在理论层面，鲍尔比明确地提出了儿童的人际关系经验是他们心理发展的关键这一鲜明的观点，而儿童与母亲的关系，正是这一发展时期中最重要的人际关系经验。这成为后来鲍尔比依恋理论研究的基础，也成为心理学关注儿童心理发展的全新视角，对儿童人际关系（亲子关系）的关注成为儿童心理健康的重要分析视角，对于儿童心理健康的理论研究和治疗干预工作，都具有理论指导价值。

由于母亲在儿童的人际关系中居于主动地位，鲍尔比的理论在干预角度，则体现为可以通过对母亲的帮助来实现对儿童心理发展的帮助。根据鲍尔比的主张，如果给予母亲适当的干预和调整，如通过对母亲童年生活的回溯，使其重新体验小时候的经历并感受到被接纳，会非常有助于母亲与自己孩子相处中的共情与接纳，有助于良好的亲子关系的建立，从而实现对儿童心理发展的积极影响。

而在实践层面，鲍尔比对母爱的关注显然有利于整个社会对母亲角色的重视与关爱，并直接影响着寄养儿童和患病儿童处境的改善，使他们的心理健康问题和心理发展状况成为关注的内容之一。但同时这一理论也被一些政治组织所引用，成为其反对女性将孩子放入机构养育而投身工作的重要论据，这又不利于女性社会地位的平等实现。

三、依恋理论

(一)习性学视角的理论框架

在鲍尔比对其所关注的母亲与其孩子分离对孩子所造成的创伤性影响进行研究时，习性学的理论框架进入了他的视野。康拉德·洛伦茨(Konrad Lorenz)对小鹅的印刻现象的描述引起了鲍尔比极大的兴趣，因为他觉察到这种行为学的研究范式与他和罗伯逊正在进行的观察工作非常契合。而对于鲍尔比来说，其一生取得杰出成就的重要原因之一，正是他对于新领域新知识强大的获取能力。鲍尔比为了获得更多的习性学的知识，与罗伯特·欣德(Robert Hinde)进行了联系。用鲍尔比的原话形容，正是在欣德"慷慨而严格的指导"之下，鲍尔比掌握了习性学的基本规则与研究方法，并开始使用这样的方法来探讨依恋问题。而受到鲍尔比的启发与影响，欣德也在马丁利建立了恒河猴基地，以便研究幼猴和母猴之间短期分离的影响。鲍尔比的第一篇行为学文章出现在1953年，这预示着鲍尔比开始尝试用行为学的相关概念来构建其依恋理论，而推翻了原来以精神分析概念为主的依恋理论体系。除了欣德，鲍尔比还关注了尼古拉斯·廷伯根(Nikolaas Tinbergen)的研究成果，借鉴了他的研究方法和结论。

鲍尔比正式阐释其构建于习性学和发展心理学基础之上的依恋理论框架，是通过他提交给英国精神分析学会的三篇文章，分别是《儿童连接母亲的本能》(The Nature of the Child's Tie to His Mother)(1958)，《分离焦虑》(Separation Anxiety)(1959)和《婴幼儿的悲伤与痛苦》(Grief and Mourning in Infancy and Early Childhood)(1960)。到1962年，鲍尔比又完成了两篇进一步研究痛苦防御机制的文章，但是没有公开发表。应该说这五篇文章共同构成了鲍尔比依恋理论的基础理论框架，描绘了鲍尔比基于习性学概念的依恋理论的图景。

在《儿童连接母亲的本能》一文中，鲍尔比回顾了当时流行的精神分析理论对于儿童与母亲连接的解读。鲍尔比不认同传统精神分析理论用满足需要的内驱力来解释母婴之间的连接，在他看来，2个月的婴儿具有明显的依恋行为，而这些行为是由大量的本能反应构成，这些本能的反应，将母亲与孩子、孩子与母亲连接了起来。这些反应(包括吸吮、紧握、目光追随以及明显的信号反应，如哭泣和微笑)在儿童第一年的发展中相对独立地成熟起来，并且在后半年的发展里越来越多地整合和聚焦到了"母亲"的形象上。

为了支撑这一观点，鲍尔比研究了同时期其他学者对婴儿的认知和社会性发展所进行的观察研究数据，如皮亚杰（Piaget）还整理了自己多年以来在伦敦参与的一个对年轻母亲进行支持的组织里所获得的经验。在对婴儿的发展进行了充分的研究之后，鲍尔比引入了廷伯根等人的行为学概念，包括符号刺激、社会性释放等。其中源于行为学理论的"刺激可能是来自内部也可能是来自外部"的观点是招致传统精神分析学者批评的重要原因，因为他们认为这样的行为主义取向的研究忽视了心理现象本身。

由于鲍尔比使用的理论分析框架完全不同于传统的精神分析方法，这篇文章在英国精神分析学会带来的无疑是一场风暴，连他自己的导师琼·里维耶都直接表示反对鲍尔比的观点。当然，他们中的一些人，虽然不赞同鲍尔比的学术观点，但是依然肯定了鲍尔比的学术价值。比如，安娜·弗洛伊德在看过其文章之后，就曾经评价说鲍尔比对于精神分析领域来说具有不可或缺的价值。

其他两篇文章，《分离焦虑》是建立在罗伯逊和海尼克（Heinicke）的观察研究的基础上以及哈洛（Harlow）和齐默尔曼（Zimmermann）在恒河猴研究中所进行的母爱剥夺的研究工作之上。罗伯逊在研究中将分离反应划分为三种类型，即抗议、悲伤和否认；鲍尔比则在此基础上运用行为控制的概念对婴儿经历分离焦虑时的情境进行了深入的研究。鲍尔比认为，只要情境发生变化，婴儿的分离焦虑就会随之出现，不一定是由于依恋对象不存在。在这篇文章里，鲍尔比还讨论了泛滥的或者不真实的母爱对婴儿的危险问题。在鲍尔比看来，不真实的和过度保护的母爱是源于一种补偿心理。事实上，婴儿如果出现过度的分离焦虑，往往与其不愉快的家庭经历有关。比如，被父母反复用抛弃来威胁或是拒绝，或者在失去兄弟姐妹的经历中承受了特殊的家庭责任等。此外，鲍尔比还在文章中讨论了另外一类案例，就是分离焦虑水平低于常态甚至缺失的情况。在鲍尔比看来，这是一种处于防御状态的伪独立水平，并非真实的成熟状态。事实上，得到充分关爱的儿童会用抗议的方式来应对父母的分离，但是他们也会很快发展出很好的自我依赖。鲍尔比的这些研究也成为后来与玛丽·安斯沃斯合作，深入研究依恋类型的基础。

在《婴幼儿的悲伤与痛苦》一文中，鲍尔比的观点与安娜·弗洛伊德的观点产生了分歧，即婴幼儿是否会感到悲伤？在安娜的观点中，婴幼儿尚未获得足够的自我发展，所以在发生丧亲事件时，如果有替代的照顾者给予相应的满足，那么婴幼儿是无法体会其中的差异性的，因此不会因为丧失亲人而感到悲伤和痛苦。但是鲍尔比的研究质疑了这种观点。鲍尔比认为，只要依恋行为被启动，无论是婴儿还是成人，都会感到悲伤和痛苦。这一观点受到了因研究成年人丧亲之痛而著名的精神病学家科林·帕克斯(Colin Parkes)的关注。帕克斯加入了鲍尔比的研究小组，他通过对寡妇的访谈后来形成了一篇与鲍尔比合作的文章，其中应用了婴幼儿的分离反应阶段来阐释成人生活悲痛的四个阶段：麻木，怀念和反抗，混乱和绝望，重组。

至此，鲍尔比构建的依恋理论框架基本形成。基于习性学和生物进化论的观点，他特别强调了依恋的生物功能。鲍尔比认为，依恋行为的生物功能具体体现为保护儿童不受进化环境中有害因素的伤害，因为在客观上，弱小的婴儿需要与照顾者保持一种特定的亲近以保证自身的安全感。所以，婴儿与母亲(主要照料者)之间密切的依恋关系，是婴儿适应生存需求的一种本能。正是这种亲密关系提供的安全感，向儿童提供了他所需要的勇气，使他开始摆脱对母亲的依恋，转而向外部世界进发。依恋理论的核心主张，就是形成密切的依恋关系(安全依恋)，并基于此关系摆脱依恋。

(二)依恋三部曲：多学科研究平台的整合成果

尽管得不到当时的主流精神分析学家们的认同，但是鲍尔比仍然坚持着自己的研究理想。在这段时间里，曾经邀请鲍尔比为世界卫生组织担任研究工作的罗纳德·I.哈格里夫(Ronald I. Hargreaves)组织了一系列的儿童精神生物学的研究小组会议，邀请了鲍尔比参加。在1953年到1956年的会议里，鲍尔比在会议中碰到了很多让他感兴趣的学者，除了皮亚杰之外，还包括了埃里克·埃里克森，朱利安·赫胥黎(Julian Huxley)，巴贝尔·英霍尔德(Baerbel Inhelder)，康拉德·洛伦茨，玛格丽特·米德和路特维希·冯·贝塔郎菲(Ludwig von Bertalanffy)等人。这些学者的研究思路和方法进一步丰富了鲍尔比的研究视野，鲍尔比也开始将他们的研究成果运用于自己的研究工作中，验证自己的研究设想，深化自己的多学科研究框架，获得了具有创新价值的研究成果。

作为自己关于依恋问题研究的总结性成果，从1969年开始，鲍尔比陆续出版了他的《依恋三部曲》——《依恋与丧失》(*Attachment and Loss*)：第一部《依恋》(*Attachment*)(1969)、第二部《分离：焦虑和愤怒》(*Separation：Anxiety and Anger*)(1973)、第三部《丧失、悲伤及抑郁》(*Loss, Sadness and Depression*)(1980)。

在1969年出版的第一部《依恋》中，鲍尔比阐释了他关于婴儿对母亲的依恋行为的研究视角，提出了动机理论与行为调节的观念，并应用这些观念来解释婴儿与母亲特定的依恋行为，从而界定依恋行为的概念是一种寻求接近依恋对象的行为，是婴儿避免自己处于危险之中的自我保护行为。

在 1973 年出版的第二部《分离：焦虑和愤怒》中，鲍尔比重新回顾了弗洛伊德内在世界的概念，认为在个人的内部工作模式中自我及依恋对象是非常重要的，因此提供让婴儿自由探索的机会，并发展出相应的自我是非常有价值的。如果父母经常拒绝婴幼儿孩子的要求使他们无法得到满足，孩子会在内部工作模式中认为自己是没有价值、没有能力的；而由于个人内部工作模式的作用，会使婴幼儿能预期依恋对象的行为，然后在内心计划自己的反应，因而建立起两者的依恋关系。

在 1980 年出版的第三部《丧失、悲伤及抑郁》中，鲍尔比使用了信息处理系统理论来解释内部工作模式稳定性的逐步增加以及防御性的扭曲。这一观点基于以下两点，一是互动模式逐渐成为习惯并且自动化，二是亲子间的互动性已经逐渐习惯，并反对改变目前的状态。

(三)依恋理论的发展：陌生情境测验与依恋类型研究

在鲍尔比的研究工作中，玛丽·安斯沃斯是其最重要的合作者，也是其理论的重要追随者和继承人。一般认为，鲍尔比是行为学视野下的依恋理念的创始人，他提出了相关的重要概念和理论框架，而玛丽·安斯沃斯则不仅使鲍尔比的理论具有了可验证性，更是将其理论进行了创造性的扩展和延伸。

安斯沃斯的《乌干达的婴幼儿》一书是第一本对依恋理论进行实证研究的著作。安斯沃斯在长达 9 个月的时间里对 26 个家庭里的 1 个月至 24 个月的婴幼儿与母亲的互动模式进行了观察研究，获得了研究母子互动资源的第一手资料，提出母亲对婴儿依恋信号敏感度的概念，并将实际观察得到的案例资料分为安全依恋、不安全依恋和非依恋类型。这些研究工作对于鲍尔比提出的依恋理论框架的验证具有非常重要的意义。

此后，安斯沃斯又发明了著名的陌生情境（strange situation）测验，用于观察婴儿与其照顾者在陌生情境下的关系。测验最初是针对大约一岁的孩子在陌生情境下产生的依恋和探索行为来设计，由八个片段构成：①母亲和她的婴儿第一次被带到一个游戏室中，由实验者向母亲短暂介绍情况；②母亲和孩子在房间里相处一段时间，约 3 分钟；③陌生人加入进来，陌生人和母亲一起陪婴儿玩；④母亲短暂地离开，婴儿和陌生人相处；⑤母亲回来，陌生人离开；⑥第二次分离，母亲离开，婴儿独自一人；⑦持续分离水平，陌生人回来；⑧母亲回来，母子重聚，陌生人自然离开。分离控制的时间一般为 3 分钟，但是如果婴儿在分离中表现得非常痛苦，则会适当缩短时间。因为婴儿的个体差异，有的孩子会在分离过程中表现出极高的痛苦水平，使这个实验存在一定的争议。不过，这一方法仍然被普遍应用于后来的母婴依恋关系研究，也使鲍尔比的依恋理论得到普遍的验证而被广泛接受。

安斯沃斯与鲍尔比合作研究的贡献，还集中在对与父母长久分离后得以重聚的学龄儿童的三种基本关系模式的分类系统的梳理：对母亲持有强烈乐观情感的儿童，展现出矛盾情感的儿童和表现出或冷漠或敌对情感的儿童，对应着后来被广泛接受和应用的三种依恋类型，即安全型依恋、焦虑—矛盾型依恋和回避型依恋。

四、鲍尔比依恋理论的主要贡献与主要争议

根据对鲍尔比的研究框架的回溯，我们看到，鲍尔比一生的研究都集中在儿童与母亲的依恋关系及其对心理发展带来的不可逆的影响。鲍尔比执着于自己的研究理想，敏感地捕捉到了最新的科学研究成果和研究范式，应用于自己的研究，从而创造了多学科平台的研究范式，取得了具有创新价值的研究。鲍尔比对研究工作的专注、对科学精神的执着、对新的知识和理论孜孜不倦的吸收以及在研究工作中的创新精神，获得了人们的高度认可，即使在当时不能认同他的理论的一些学者，也在后来对于鲍尔比的工作表达了尊重。

鲍尔比的依恋理论是基于习性学、控制论、信息处理系统理论、进化生物学、认知心理学、发展心理学和精神分析等多学科平台研究的整合。在鲍尔比看来，依恋是人类在生物进化的时候已被预置的通向生存的密钥。对母亲的依恋关系是婴儿成长的基本和主要力量，奠定了应对挑战、关系处理以及人格发展的基础。这一观点放于现代，接受起来几乎没有什么难度，但是在其刚出现的那个时期，尤其是刚提出的时候，几乎被认为是离经叛道的观点。因为鲍尔比的观点挑战了传统弗洛伊德的观点，与其当时所处的英国精神分析学会的主流观点也存在分歧，所以鲍尔比在很长的时间里遭受了质疑和打击。但是，正是鲍尔比不懈的工作和努力，为儿童心理发展的研究提供了全新的视角和理论框架，将行为学的概念、系统控制理论的方法都引入了儿童心理发展的研究工作之中，使相关研究进入了创新性的阶段。也正是因为对此工作的高度认可，1989 年，美国心理学会授予了约翰·鲍尔比和玛丽·安斯沃斯"杰出科学贡献奖"。

在理论研究领域，鲍尔比的这些理论后来被广泛地接受，成为研究亲子关系、儿童心理发展等课题的重要理论依据；其研究方法和主要观点还从母婴依恋的范畴扩展到成人依恋关系的研究，得到了广泛的应用。

在临床应用的领域，鲍尔比的理论也给治疗师们以启发。因为鲍尔比

认为在母婴关系中，父母的行为对婴儿的作用，比婴儿对父母的作用要大得多，这一具有预见性的观点虽然同样地饱受争议，但是其应用于预防干预的含义不言而喻，因为成人比先天的禀赋更容易转变。如果有更多的心理治疗师关心这个领域，投入母—婴心理治疗，鲍尔比的理论将能发挥更大的实践价值。从精神动力学角度看，当父母亲与婴儿被看成"一体"时，他们的关系才会得到更迅速和有效的改善。在一种简短的和集中的干预过程中，不安全型依恋常常能够持久地转变为安全型依恋。

当然，对于鲍尔比理论的争议，从其理论产生开始，从来都没有停止过，从一开始精神分析学者的强烈反对，到后来对鲍尔比行为主义取向的质疑，到具体的研究证据的怀疑。在这些争议中，有一些被证明是观念的固守所致，而有一些，则属于研究方法问题，在鲍尔比自己和后来的继承者的努力下，不断地进行着修正和深化。比如，鲍尔比自己在后来的出版作品中，对1951年的《母爱关怀与心理健康》中使用的数据等问题进行了说明和修正，并进行了深化研究。

此外，鲍尔比的理论中非常强调母爱的重要性，这导致了将近五十年的争议，并常常被不同的政治组织予以利用。比如，女权主义者有时会抗议鲍尔比的观念成为反女权主义的论据，因为根据鲍尔比的主张，母亲们是不适合担任社会性工作的，而应该留在家里照顾她们的孩子。由此，母亲们会容易成为一系列政治、社会和经济失败的替罪羊。

虽然有这些批评和争议，但是鲍尔比的依恋理论仍然是20世纪心理学值得关注和尊重的研究成果，它的许多预言一直在充分的检验中。更多关于依恋行为不同类别的研究，如关于父爱、兄弟依恋和祖父母看护的研究，以及成人依恋的研究，使依恋理论不断发展和完善。

第十二章　约瑟夫·沃尔普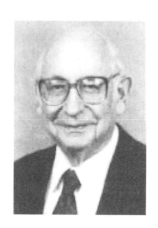

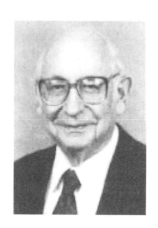

[印象小记]

约瑟夫·沃尔普（Joseph Wolpe，1915—1997），美国行为治疗心理学家。他在研究动物神经性症状的基础上，提出了"交互抑制理论"，并发展了具有创新意义的"系统脱敏技术"，为治疗人类的心理疾患做出了贡献。他还担任了行为治疗协会的第二任主席，1995 年因为其对行为治疗做出巨大贡献而获得终身成就奖。1979 年，他获得美国心理学会的杰出科学奖。沃尔普是 20 世纪最著名的心理学家之一，在 20 世纪最杰出的 100 位心理学家排名中，他排名第 53。

[名篇选译]

一、心理治疗的交互抑制❷

心理治疗终于从思辨的荒野上建立起来，并稳步朝着科学研究的领

---

❶　本章作者为赵军燕（首都师范大学）。

❷　该文翻译自 Wolpe，J.，"Psychotherapy by Reciprocal Inhibition," *Conditional Reflex A Pavlovian Journal of Research and Therapy*，1968，3(4)，pp. 234-240. 译者为各节标题添加了序号。

域迈进。以思辨理论为基础的心理治疗开始让位于建立在科学实验基础上的治疗方法。已有研究证明，动物的精神疾病是学习的结果，可以由实验的方法获得，其神经质行为也可以通过学习的方法去消除。同理，用这种方法治疗人类的神经症也是高度有效的，这已经在研究中得到证实。交互抑制技术就是其中的方法之一，我将在对以下四个问题的回答中，详细阐述交互抑制技术的原理及取得的成就。

①什么是交互抑制技术？

②有哪些交互抑制技术？

③交互抑制技术的临床成就是什么？

④研究中最迫切的问题是什么？

(一)交互抑制技术

交互抑制技术通过诱发竞争反应来抑制个体想消除的行为反应，从而克服适应不良的行为习惯。如果在同样的刺激下，诱发出与适应不良行为互不相容的竞争性行为，且诱发出的竞争性行为要比适应不良的行为更"强大"，才能有效抑制不适应反应，消除适应不良的行为习惯。在某种情境中，第二种反应会抑制第一种反应，在另一种情境中也可能第二种反应会被第一种抑制，这都可以用交互抑制原理来解释。

(二)交互抑制技术的方法

交互抑制技术主要用于克服神经性焦虑(长期学习到的适应不良的焦虑反应习惯)，其有效性在治疗患有实验性神经症的猫的过程中得到了验证。研究者使用电击的方法，使实验笼中的猫形成持久的神经性焦虑的反应习惯。即使研究者不再继续施加电击，这些猫在笼子里形成的焦虑反应也不会消失。无论它们在实验室或实验笼中待多长时间或者出现多少次，这些反应都没有弱化的迹象。然而，如果研究者在呈现诱发出神经性焦虑的刺激时，诱发猫反复进食的行为，会弱化它们原来的焦虑反应，并最终消除神经性焦虑。由于在诱发猫的高焦虑环境中，其进食行为会受到抑制，因此，首先要在猫的焦虑感较弱的环境中提供食物。例如，在和实验室有一点点相似的房间里喂食，猫逐渐进食并且焦虑会得到抑制。通过重复性喂食的方法，将猫的焦虑降低到零点。然后，依次在和实验室相似程度越来越高的情境中喂食，直到最后猫在最初诱发其神经症的实验笼中进食也不再感到焦虑为止。

早在40年以前，玛丽·琼斯(Mary Jones)就使用食物作为对抗性条件刺激来治疗儿童的恐惧症。最近，人们又开始使用她的方法对儿童进行治疗。此外，还有其他更适用于成年人的交互抑制技术。

1. 果断反应

在人际交往情境中，对于有神经质恐惧的患者(例如，某人由于过于焦虑和害怕，不敢向工作人员询问偿还贷款的做法)，咨询师要鼓励他去表达真实的需要，这就是果断反应的含义。果断反应(Assertive Responses)不仅指敢作敢为的反应，还包括很多其他内容，如对于神经性焦虑的患者，咨询师要鼓励患者表达自己的情感：喜欢、钦佩、厌恶……即除了焦虑情绪以外，表达所有和个体情绪相一致的感觉❶❷。研究者发现，果断反应是人们极为普通的需求。例如，有些患者由于受到了不公正的批评而感觉受到了伤害，产生无助感。治疗师要鼓励患者表达自己的愤怒，并详细指导他们如何表达自己的感受。这样的表达会抑制焦虑，然后再通过重复性练习，逐渐形成对焦虑的条件性抑制。

2. 性反应

性反应(Sexual Responses)技术主要用于克服患者在性情境中诱发的不良焦虑习惯。患者通常会抱怨自己性无能或早泄，这主要是因为患者过于焦虑，抑制了副交感神经兴奋，从而导致其阴茎不能正常勃起的结果。然而，患者性反应中的情绪成分(性冲动)并不存在任何问题。治疗师发现，当患者在性行为的某个阶段开始体验到焦虑的时候，指导患者(必须有性伴侣的配合，让患者有安全感)反复重复本阶段的性行为，直到焦虑感降低到零水平。然后以同样的方式进入下一阶段，重新使新的焦虑降低到零水平。就这样逐层推进，直到患者的性功能恢复正常。在最近的 31 个案例中，我们平均用了 8 个星期的时间，让 87% 的患者性功能恢复正常❸。

3. 使用深层肌肉放松进行系统脱敏

埃德蒙·杰克布森❹首次指出，深层肌肉放松能够改变自动化的焦虑反应。他对神经症患者进行了大量的放松训练，然后指导他们完全进入肌肉放松状态。德国的舒尔茨也提出了类似的方法，并在治疗中取得了较好的效果。这是因为，对于日常生活中的刺激所诱发的焦虑，持续放松提供了对焦虑进行交互抑制的可能性。

此外，还有更有效的方法，可以利用深层肌肉放松的技术实现对神

❶ Salter, A., *Conditioned Reflex Therapy*, New York, Creative Age Press, 1949.

❷ Wolpe, J., *Psychotherapy by Reciprocal Inhibition*, Stanford, California, Stanford University Press, 1958.

❸ Wolpe, J. & Lazarus, A. A., *Behavior Therapy Techniques*, New York, Pergamon Press, 1967.

❹ Jacobson, E., *Progressive Relaxation*, Oxford, England, University of Chicago Press, 1929.

经性焦虑的去条件化，这就是著名的系统脱敏法（Systematic Desensitization Using Deep Muscle Relaxation）❶❷❸❹。这种方法可以用于治疗恐惧症，或者实现对恐惧症状的所有神经质焦虑的去条件化。系统脱敏法大概需要六个阶段，每个阶段的深层肌肉放松仅占用15分钟左右，其余大部分时间是让来访者列出所有感到恐惧时产生焦虑的清单，然后按照焦虑的水平从高向低排列。这个分等级的清单叫作焦虑等级。

在实际的系统脱敏程序中，让来访者按照焦虑程度，从最低等级的焦虑开始，对产生焦虑的刺激想象几秒钟，然后完全放松。患者要不断地重复想象这些刺激，直到他不再焦虑为止，然后按照同样的方法和程序依次进行更高等级的焦虑情境想象和放松。通过这种方法，患者在真实情境中产生的焦虑也会被有效消除。有些患者不能想象出产生焦虑的刺激情境，就需要让他们暴露在真实的情境中进行系统脱敏，这叫做临场脱敏法（desensitization in vivo）。

4. 其他模式的系统脱敏

心理治疗中也经常使用其他模式的系统脱敏方法（other modes of systematic desensitization）来抑制焦虑。

第一，在治疗情境中唤起个体的自发性情绪以抑制焦虑。在行为治疗中，这种方法主要用于临场脱敏。例如，有的社交焦虑患者，当他举起茶杯时手会不停地颤抖。治疗师和患者就要通过反复举起一个空杯子进行练习，然后逐渐发展到可以举起盛水量由少到多的杯子。在每个治疗阶段要等到手颤抖的现象消失后，再进行下一个阶段，直到他最后在众人面前重复这些结果时，手也不会颤抖为止。

第二，拉扎鲁斯和阿布拉莫维茨❺曾经提出，通过使用"情绪想象法"（emotive imagery），即在令人愉快、激动的情境中，让儿童依次想象

❶ Wolpe，J.，"Reciprocal Inhibition as the Main Basis of Psychotherapeutic Effects," *Archives of Neurology & Psychiatry*，1954，72(2)，pp. 205-226.

❷ Wolpe，J.，"Psychotherapy by Reciprocal Inhibition," *Conditional Reflex A Pavlovian Journal of Research & Therapy*，1968，3(4).

❸ Wolpe，J.，"The Systematic Desensitization Treatment of Neuroses," *The Journal of Nervous and Mental Disease*，1961(132)，pp. 189-203.

❹ Wolpe，J. & Lazarus，A. A.，*Behavior Therapy Techniques*：*A guide to the Treatment of Neuroses*，New York，Pergamon Press，1966.

❺ Lazarus，A. A. & Abramovitz，A.，"The Use of 'Emotive Imagery' in the Treatment of Children's Phobias," *The Journal of Mental Science*，1962(108)，pp. 191-195.

自己暴露在越来越强的恐惧刺激中，可以脱敏儿童的恐惧。

第三，近来，研究者发现通过在皮肤上施加并不让人厌恶的电刺激可以抑制焦虑（即去条件化）。这种效果可以用巴甫洛夫的外抑制理论（external inhibition）来解释。

第四，某反应被另一个反应所抑制，其可能的机制是，温和的电流刺激作用在患者身上，在其神经中枢可能产生一个新的优势兴奋中心，诱发了优势运动的反应，使原来正在进行的条件反射受到抑制，从而抑制了焦虑。

第五，另一个抑制焦虑的方法就是：在即将停止对前臂进行强烈感应电流刺激之前，呈现一个中性刺激，使中性刺激转化为条件刺激来抑制焦虑[1][2]，这叫"焦虑感解除（anxiety-relief）"条件反射。然后，再使用形成的条件刺激来抑制神经质焦虑。

5. 回避条件反射

回避条件反射（Avoidance Conditioning）（厌恶疗法）是应用交互抑制原理克服除焦虑外的其他不想要的反应。它主要用于治疗强迫行为和强迫性的药物习惯。当患者面对诱发不良行为习惯的刺激时，随即对患者的前臂给予强烈的感应电流刺激，或使用药物诱发患者的恶心感，进而引起患者的回避条件反射。最近，波士顿的约瑟夫·考泰拉（Joseph Cautela）博士和贝鲁特的朱彼（A. Drooby）博士指出，可以通过让患者想象令人厌恶的事件来诱发厌恶反应。

需要指出的是，在以上系统脱敏的过程中，除了利用交互抑制原理消除了神经质的不良行为习惯，也会经常发生操作性条件反射。例如，表达愤怒的情绪抑制了人际焦虑感，这种在相关情境中因果断反应而形成的操作性条件反射，同时又得到了果断活动结果的强化，如焦虑感降低，随之社会交往获得成功以及治疗师给予赞赏等。

（三）交互抑制技术的临床成就

到目前为止，交互抑制技术已经用于精神病的治疗，并取得了成功。有些研究表明，交互抑制技术治愈了精神分裂症的妄想症状。尽管该技术的真正价值只能通过严格设计的控制实验来证实，但是临床经验也证明了该技术的有效性，当二者都能证实交互抑制技术有效时，说明该技

---

[1] Wolpe, J., "Reciprocal Inhibition as the Main Basis of Psychotherapeutic Effects," *Archives of Neurology & Psychiatry*, 1954(72), pp. 205-226.

[2] Wolpe, J., "Psychotherapy by Reciprocal Inhibition," *Conditional Reflex A Pavlovian Journal of Research & Therapy*, 1968, 3(4).

术有着极其重要的价值。

我认为，那些能够熟练掌握交互抑制技术的人都会意识到，自己拥有一种令人惊讶的能力，可以让大多数神经症患者的病情有所好转。他会发现，他可以决定在某个特定的时间里，使用哪种方式去治疗哪个不适应的习惯。我已经证明，在经典性恐惧症的系统脱敏治疗中，令人恐惧的场景呈现的数量和恐惧程度减轻的量之间有着某种准确的联系。

目前我已经发表了很多利用交互抑制技术对个案和小组治疗成功的报告。人们可能对此充满兴趣，诸多治疗师用如此微小的代价就获得了很大的成功，这在心理治疗史上是从来没有过的。我和阿诺德·拉扎鲁斯（Arnold Lazarus）曾经报告过随机抽取的 600 个案例的治疗效果，我们发现，通过使用交互抑制技术，有近 90% 的患者痊愈或显著好转。在我治疗的患者中，对他们访谈的平均次数大约是 30 次，其痊愈率要远远大于精神分析的治愈率❶。更值得注意的是，和精神分析相比，使用交互抑制技术的治疗时间更短。对成功个案的后续研究表明，没有发现患者出现替代性症状，仅有极少的个案出现反复。通过对后者进行研究发现，这种反复是重新建立的神经质习惯，即重建条件反射（reconditioning），而不是原症状的复发。

（四）研究中最迫切的问题

在临床实践中，我们认为行为治疗有着其他方法所不可比拟的优势。但是，这个结论需要得到严格控制的实验研究的证实。因此，实验研究有着极其重要的实践意义。伊利诺斯大学的戈登·保罗（Gordon Paul）和威斯康星大学的彼得·朗（Peter Lang）已经对系统脱敏等相关技术进行了调查研究，研究结果对建立在条件反射基础上的治疗方法提供了有力的支持。保罗博士发现，和他们精神分析中的领悟治疗方法相比，那些精神分析取向的治疗师通过使用系统脱敏法获得了更好的效果。我们需要更多这样的研究，对治疗中的某些部分进行严格的控制或限定；我们也需要在控制条件下，针对复杂的精神病个案，在临床上对行为治疗和其他治疗的效果进行比较；我们还需要寻找更多的方法，因为我们抑制不良反应的方法并非总是有效。

此外，我们还需要研究心理治疗的机制。在交互抑制治疗中，人们认为患者的症状出现好转，是由于个体通过假设产生的态度来抑制焦虑反应，但是这并没有得到充分的证实。我们已经设计了相关研究来探查

---

❶ Brody，M. W.，"Prognosis and Results of Psychoanalysis,"in Nodiue，J. H. & Moyer，J. H.（eds.），*Psychosomatic Medicine*，Philadelphia，Lea & Febiget，1962.

其中的机制，希望实验心理学家们能对利用交互抑制技术减少不良行为的研究给予更多的关注和支持。

我们期待，在未来的十年里，当今在心理治疗领域占统治地位的神秘而又不甚准确的治疗方法，能够被行为治疗方法所取代。但是到那个时候，行为治疗或许在逐渐兴起的研究潮流下，本身也会发生很大的变革。

二、行为治疗和精神分析：治疗和社会影响❶

21世纪，人们已经看到了行为治疗方法的创立❷和发展❸❹——在心理学实验室中，以学习理论为基础的心理治疗方法发生了改变。行为治疗在解决人类神经症困扰方面有着非常好的效果。保罗❺在严格控制的基础上对系统脱敏法进行了研究，他认为："这个特定的治疗系列不仅确实能让饱受焦虑困扰的来访者受益，而且疗效是可以测量的。这在心理学治疗史上尚属首次。"尽管如此，精神分析理论却仍然在心理治疗实践中有着最广泛的影响。

(一)精神分析的统治

根据精神分析理论，人的心理活动有些是自己能够觉察到的，有些是觉察不到的，而是存在于"无意识层面"。神经症的症状是被压抑到无意识中的情绪的外在表现形式。弗洛伊德认为这些症状是被压抑的性本能和被压抑的自我本能两种势力之间相妥协的结果。精神分析治疗旨在通过自由联想和释梦的方法，把被压抑的冲动带到意识层面，从而治愈神经症。所有精神分析的派生理论(阿德勒、沙利文及其他人的理论)都在朝着一个方向努力，即将无意识层面的冲动带到意识层面❻。

---

❶ 该文翻译自 Wolpe，J.，"Behavior Therapy Versus Psychoanalysis：Therapeutic and Social Implications,"*American Psychologist*，1981，36(2)，pp. 159-164. 译者为各节标题添加了序号。

❷ Jones，M. C.，"The Elimination of Children's Fears,"*Journal of Experimental Psychology*，1924，7(5)，pp. 382-390.

❸ Ayllon，T. & Azrin，N. H.，*The Token Economy：A Motivational System for Therapy and Rehabilitation*，East Norwalk：Appleton-Century-Crofts，1968.

❹ Wolpe，J.，"Psychotherapy by Reciprocal Inhibition,"*Conditional Reflex A pavlovian Journal of Research & Therapy*，1968，3(4).

❺ Paul，G. L.，"Insight versus Desensitization in Psychotherapy Two Years After Termination,"*Journal of Consulting Psychology*，1967，31(4)，pp. 333-348.

❻ Munroe，R.，*Schools of Psychoanalytic Thought*，Holt，Rinehart & Winston，1955.

精神分析治疗从来都无法证实其临床有效性。艾森克❶考查了 42 个研究中的 7000 个案例后指出，这些数据并不能说明精神分析促进了神经症患者的恢复。面对伯金❷、伯金和苏因❸、布朗和赫恩斯坦的挑战，欧文❹极有说服力地支持了艾森克的结论。特别需要注意的是，美国精神分析协会的实例——收集委员会（Fact-Gathering Committee）的研究发现，在 595 个患者中，治疗师认为 306 个患者已经得到了"全面的分析"（大约经过 600 个治疗阶段）；事后，对其中的 210 人随访发现，有 126 人治愈或明显好转。接受随访的人数是得到全面分析人数的 60％，仅占原始数据的 31％。

精神分析者对如此贫乏的结果却视而不见，坚持认为对神经症的精神分析是正确的，因而治疗的方向也是正确的，这是他们的习惯。实际上，精神分析理论中没有一个主张曾经得到过科学证据的支持❺❻❼。但是，人们对这些也置之不理。这主要是由于弗洛伊德在他的著作中阐述得极为漂亮，他的理论犹如编织了一个魔网，一旦陷入其中，几乎没人能解脱出来。人们如此深信不疑，即使有人提出对理论进行实证检验这么平常的建议就会被认为是亵渎了神圣。

在 20 世纪早期，经过了强烈抵制精神分析的阶段后，大多数人转而信仰精神分析理论。1939 年，精神分析获得了美国医学学会官方的认可。那时，西方的知识分子已经将精神分析作为一种生活哲学而广泛接受。和学院派心理学枯燥抽象的理论相比，他们将精神分析看作现实的心理学，可以解决其关心的事情，揭示黑暗而神秘的心灵。

并不是每个人都被精神分析理论所说服。很多人看到了其中的缺陷，

❶ Eysenck，H. J.，*The Effects of Psychotherapy*，New York，Interscience，1966.

❷ Bergin，A，"The Evaluation of Therapeutic Outcomes，"in Garfield，S. L. & Bergin，A. E.，*Handbook of Psychotherapy and Behavior Change：An Empirical Analysis*，New York，Wiley，1986.

❸ Gomes Schwartz，B.，Hadley，S. W. & Strupp，H. H.，"Individual Psycho-Therapy and Behavior Therapy，"*Annual Review of Psychology*，1978（29），pp. 435-471.

❹ Erwin，E.，"Psychoanalytic Therapy：The Eysenck Argument，"*American Psychologist*，1980（35），pp. 435-443.

❺ Bailey，P. Freud，S.，"Scientific Period（1873—1897），" in Wolpe，J.，Salter，A. & Reyna L. J.（eds.），*The Conditioning Therapies*，Oxford，England，Holt，Rinehart，1964.

❻ Salter，A.，*The Case Against Psychoanalysts*，New York，Holt，1952.

❼ Valentine，C. W.，*The Psychology of Early Childhood*（3rd ed.），London，Methuen，1946.

并对其提出了有力的批评。其中，最值得注意的评论家之一是沃尔格穆斯(Wohlgemuth)，他于 1923 年发表了《精神分析的批判性检验》。但是像他这样的批评影响并不大——就像科南特❶格言中阐述的那样，理论不会因矛盾证据的出现而被抛弃。科南特认为，只有当有更好的理论出现时，原理论才会被取代。当时在 1923 年并没有更好的理论，但是到了 1981 年的现在，一个看起来更好的理论——神经症的行为理论已经伴随了我们四分之一个世纪。尽管如此，精神分析理论仍旧稳固地坐在临床治疗的第一把交椅上。要解释其中的原因，首先就要检验有哪些证据可以证明，行为治疗理论及其治疗确实比精神分析理论及治疗好。

(二)神经症的行为治疗概念起源及疗效

现在，我将阐述神经症的行为治疗理论基础及其临床疗效的证据。在 21 世纪初，巴甫洛夫让动物患上了"实验性神经症"——即对诱发出强焦虑反应的特定刺激有长期持久的易感性，这在很多方面和人类的神经症很相似❷。美国很多研究者随后在实验中使用巴甫洛夫的程序变式证实了他的观察❸。我使用迪米克、勒德罗和怀特曼❹的方法，对实验笼中的猫施加电击，让猫患上了实验性神经症。电刺激让猫感到痛苦，但对它们没有什么伤害(高电压、低电流)，持续时间为 2 秒钟❺。电刺激诱发了猫强烈的恐惧反应：它们的瞳孔放大，毛发直立，呼吸急促。经过不定期地重复电刺激，5～20 次之后，猫开始对实验笼和周围环境感到非常恐惧。如果不对它们进行治疗，这些刺激所唤起恐惧会伴随动物的一生❻。无论这些猫在实验笼中暴露时间长短，其恐惧感都不会消除；即使它们离开实验笼数月时间，其恐惧感也不会减轻。然而，通过诱发

---

❶ Conant，J. B.，*On Understanding Science*，New Haven，Yale University Press，1947.

❷ Wolpe，J.，"Parallels between Animal and Human Neuroses,"in Zubin J. & Hunt H. F. (eds.)，*Comparative Psychopathology*，New York，Grime & Stratton，1967.

❸ Wolpe，J.，"Experimental Neurosis as Learned Behavior,"*British Journal of Psychology*，1952(43)，pp. 243-268.

❹ Dirnmick，F. L.，Ludlow，N. & Whiteman，A.，"A Study of Experimental Neurosis in Cats"，*Journal of Comparative Psychology*，1939(28)，pp. 39-43.

❺ Wolpe，J.，"Psychotherapy by Reciprocal Inhibition,"*Conditional Reflex A Pavcaian Journal of Research & for Therapy*，1968，3(4)，pp. 234-240.

❻ Ganlt，W. H.，"Experimental Basis for Neurotic Behavior,"*Brithish Medical Journal*，1944(2)，p. 757.

动物的进食行为，可以抑制由最初泛化的刺激诱发的焦虑，从而让每只动物的恐惧能够系统性地弱化，甚至降低到零水平。因此，行为治疗的原理存在于反应竞争。临床试验证明，食物的竞争也会战胜儿童的恐惧❶，但是应用于成人则没有什么效果。幸运的是，研究者发现了很多其他反应有抑制能力，可以克服成人的恐惧。通过深度肌肉松弛产生的平静可以抑制恐惧，在某些不合适的社会恐惧场所表达合理的愤怒也可以抑制恐惧，在性恐惧的个案中通过使用某种性反应来抑制恐惧，还可以通过更神秘的系列方法来抑制恐惧，如冲击疗法❷。

　　然而，这些实验得出的方法能否用很少的时间和努力得到不同寻常的治愈率，这是很重要的问题。通过和已有的文字记载相比较就可以找到问题的答案。无论哪个体系的心理治疗从业者都在他们的案例中获得了 40％～50％ 的治愈率或显著好转率。如果不同派系的追随者——弗洛伊德和荣格的分析者，无学派的治疗师、会心团体者（encounter group-ers）、初生尖叫者（primal screamer，一种原发治疗法）等——都达到了这个治愈率，那么这些治疗方法一定有共同的工作机制且和他们各自的技术无关。因此，只要治愈率不能显著高于基线水平，就不能说明哪个治疗体系的程序对患者是有帮助的。

　　现在的问题变成：行为疗法提高了最后的治愈率了吗？我根据在没有对照组条件的临床观察结果，首次发表了对行为疗法的统计分析。在210 个神经症个案中，平均经过了 30 个治疗阶段，有 188（89％）个患者痊愈；或者根据奈特❸的标准，至少有 80％ 的患者明显好转，即症状有所好转，工作效率提高，对快乐和性的调节能力提高，人际关系有所调整，处理一般的心理冲突和现实压力的能力有所改善。自那时以来，对于熟练的行为治疗者而言，在他们的神经症案例中报告出至少 80％ 的治愈率已经是很普遍的事情。最近，使用冲击疗法和反应干预的方法治疗强迫性神经症（患者总是避免接触"脏东西"，并且反复洗手）的发展已经

---

❶ Jones，M. C.，"The Elimination of Children's Fears,"*Journal of Experimental Psychology*，1924，7(5)，pp. 382-390.

❷ Wolpe，J.，*The Practice of Behavior Therapy*（2nd ed.），Oxford，England，Pergamon Press，1973.

❸ Knight，R. P，"Evaluation of the Results of Psychoanalytic Therapy,"*American Journal of Psychiatry*，1941(98)，pp. 434-446.

成绩斐然❶❷❸。以上这些个案曾经是精神病学最棘手的问题之一，而现在大量的患者在几个星期的时间内，就有望可以恢复或显著提高。

　　大量的控制研究对行为疗法提供了更多的支持，我将介绍两个著名的研究。保罗❹让精神分析取向的治疗师使用三种技术治疗有严重当众讲话恐惧的患者，包括使用他们自己学派的短期领悟疗法、系统脱敏法和一种叫作"注意安慰剂"（attention placebo）的控制程序。研究结果发现，治疗师使用系统脱敏法有更显著的疗效，且与其他两种方法差异显著。

　　第二个是斯隆、史泰博、克里斯托尔、约克斯顿和惠普尔❺的研究。研究者将"轻微的"和"中度的"神经症患者随机安排到两种治疗组——行为治疗或短期精神分析取向的心理治疗，以及等待治疗的控制组中。经过四个月的治疗后，使用评定量表测量患者的症状改善程度。结果发现，接受行为疗法的患者有 93% 的人痊愈或显著好转，而接受精神分析等待治疗的控制组的患者只有 77% 的人痊愈或显著好转，且二者在 0.05 水平上差异显著。此外，接受行为治疗的患者在工作效率和社会适应方面有显著改善，而接受精神分析的患者在社会适应方面没有变化，在工作效率方面仅在边缘显著水平有很小的改善。一年后的跟踪调查发现，相对于控制组的患者，那些接受行为治疗的患者在目标症状上表现出更大的进步。

（三）行为治疗的假象

　　对实验中的动物使用类似的能消除强焦虑反应习惯的治疗程序，增强了我们克服人类适应不良、习得的焦虑性反应的能力。行为疗法的结

❶ Foa，E. B. & Steketee，G.，"Obsessive-compulsives: Conceptual Issues and Treatment Interventions," in Hersen，M.，Eisler，R. M. & Miller，P. M.（eds.），*Progress in Behavior Modification*，New York，Academic Press，1979，vol. 8.

❷ Meyer，V.，"Modifications of Expectations in Cases with Obsessional Rituals," *Behaviour Research and Therapy*，1966(4)，pp. 273-280.

❸ Rachman，S.，Hodgson，R. & Marzillier，J.，"Treatment of an Obsessional-Compulsive Disorder by Modelling," *Behaviour Research and Therapy*，1970，8(4)，pp. 385-392.

❹ Paul，G. L.，"Insight versus Desensitization in Psychotherapy," *Journal of Consulting Psychology*，1967，31(4)，pp. 333-348.

❺ Sloane，R. B. et al.，*Psychotherapy versus Behavior Therapy*，Cambridge，Mass.，Harvard University Press，1975.

果证实了理论对该疗法的预测。这是心理治疗领域独特的成就，确实应该让行为疗法进入心理治疗的中心舞台。但是，为什么这个位置被剥夺了呢？

这是因为行为疗法的形象遭到了歪曲，主要表现在两个方面。一方面，在公众眼里，行为疗法由残忍的、有辱人格的治疗构成，其中有令人厌恶的电击、知觉剥夺、洗脑、电休克治疗以及精神外科手术等。这是报纸上的宣传在大众心中留下的形象。米特福德❶在《慈悲和惯常的惩罚：监狱企业》(*Kind and Usual Punishment：The Prison Business*)这本书中，极度贬低了行为疗法。这些诽谤最初来自监狱中对犯人的治疗报告，实际上那些治疗并不是由行为治疗师进行的❷。面对人们对行为治疗的谴责，尽管戈尔戴蒙德❸对此进行了反驳，但是行为疗法仍旧在公众心中留下了不良印象。同样，电影《发条橙》(*Clockwork Orange*)将行为疗法表现为令人厌恶并且是完全虚构的治疗，也对其形象产生了非常恶劣的影响。

另一方面，在精神病学和临床心理学领域，人们对行为疗法有普遍的错误理解，即认为行为疗法过分简单、草率，只能应用于恐惧症和某些性障碍的治疗。治疗师对大多数人所固有的微妙、复杂的情感没有兴趣并且感觉迟钝。在某些研究报告中，对行为疗法治愈简单恐惧症，特别是蛇恐惧的介绍，是造成这种印象的因素之一。很多不同学派的著名心理学家及精神科的医生们信息闭塞，经常发表一些否定的观点，对行为疗法形象造成了很大伤害。例如，马莫尔❹最近指出，行为疗法主要强调的是通过行为矫正消除当前的症状或症候群，而患者的主观问题、情绪或思维却被认为基本和心理治疗过程无关。同样，拉扎鲁斯指出，从认知过程的角度来看，行为疗法的特点是"回避了大部分认知过程"，"继发性的皮质下自动的条件反射是情绪和行为改变的真正基础"。一位受美国精神科医生非常喜爱的英国精神科医生马克斯(Marks)反复声明，

---

❶ Mitford，J.，*Kind and Usual Punishment：The Prison Business*，New York，Knopf，1973.

❷ Friedman，P. R.，"Legal Regulation of Applied Behavior Analysis in Mental Institutions and Prisons，"*Arizona Law Review*，1975，17(1)，pp. 39-104.

❸ Goldiamond，I.，"Singling out Behavior Modification for Legal Regulations：Some Effects on Patient Care，Psychotherapy and Research in General，"*Arizona Law Review*，1975，17(1)，pp. 105-126.

❹ Marmor，J.，"Recent Trends in Psychotherapy，"*American Journal of Psychiatry*，1980，137(4)，pp. 409-416.

行为治疗适用于"成人精神科大约 10％的门诊病人"，即那些患有恐惧症、强迫症和一些性障碍的人❶。这些事例代表了那些遍及在文献中的对行为治疗普遍的不正确的认识。

在临床范围内，行为疗法对患者的思想既不冷漠也不狭隘，这从其文献中可以看到。它不仅可以成功地应用于恐惧症和性问题，而且应用于神经症问题的整个领域，包括最复杂的社会神经症等问题。对于那些经过冗长的精神分析却没有效果的患者，行为疗法却能一次次地在适当的时间内帮助他们痊愈❷❸。

就像我以前在文章中阐述的那样❹，对于"行为治疗师认为患者主观的问题、情感或思想和心理治疗过程无关"的谴责显然是非常荒谬的。无论对于哪种神经症患者，正是这些主观问题和抱怨，才是神经症患者前来求医的动力。对行为治疗师而言，患者的故事是治疗中的主要资料。行为治疗师要仔细了解患者所有相关的经历，因为随后的治疗行为完全取决于对患者病因的评估。患者的"情感和思想"是主要的信息来源，治疗师可以通过各种能够引起患者思考的访谈或问卷来获得。没有什么疗法比行为治疗更"个性化"了；没有其他的治疗师能像行为治疗师一样，在开始治疗之前知道这么多关于患者的细节；没有其他人能像行为治疗师一样，能明确地针对个人问题量身制作治疗方案。

通过行为分析可以获取必要的信息，识别焦虑反应的刺激源，并建立焦虑和任何其可能的结果之间的因果联结，如性障碍、抑郁、妄想、强迫，或像暴露癖、盗窃癖那样的反社会行为习惯。行为分析可以确定哪些神经症焦虑是建立在自主条件作用的基础上，哪些是建立在错误认知的基础上的。在进行这项分析的过程中，治疗师的技能是行为疗法获得成功的基础，可以治愈甚至是最复杂的神经症。

然而，不幸的是，很多使用行为治疗技术的人并没有学习很多行为分析，或者不懂得需要学习行为治疗技术。他们不能识别错综复杂的刺

❶ Marks，I. M.，"Behavioral Treatments of Phobic and Obsessive-Compulsive Disorders：A critical Appraisal,"in Hersen M.，Eisler R. M. & Miller P. M.（eds.），*Progress in Behavior Modification*，New York，Academic Press，1975.

❷ Wolpe，J.，"Psychotherapy by Reciprocal Inhibition,"*Conditional Reflex A Pavlovian Journal of Research and Therapy*，1968，3(4)，pp. 234-240.

❸ Wolpe，J.，"Behavior Therapy in Complex Neurotic States,"*British Journal of Psychiatry*，1964，110(4)，pp. 28-34.

❹ Wolpe，J.，"Cognition and Causation in Human Behavior and its Therapy,"*American Psychologist*，1978，33(5)，pp. 437-446.

激一反应关系，他们不会区分条件反射焦虑和认知基础上的焦虑，对复杂的个案会束手无策。就像巴洛❶强烈谴责的那样，他们对类似广场恐惧症给出简单的打包治疗。显然，和那些懂得行为分析的治疗师相比，这些人很难让患者痊愈；不仅如此，他们还会以此撰文指出，人们夸大了行为疗法的效果。

(四)社会影响

精神分析的失败以及他们对失败的合理化产生了非常严重的社会后果。有人可能会抱怨，说我是有偏见的裁决者，当然我不是。让我引用一位杰出的精神分析学家施密德伯格❷的话：

经常会有一些患者前来，他们曾经接受过多年的精神分析治疗却没有治愈，极其迫切地需要帮助。他们认为，精神分析是唯一有价值的治疗，如果没有效果，那么一定是他们特别糟糕，以至于精神分析不能给他们提供帮助；因此，这些想法强化了他们的抑郁和失败感。不仅他们的心理状态，而且现实生活中的处境都发生恶化，有时甚至是无法补救的。

在施密德伯格阐述的例子中，有一位54岁的男士，第一次寻求治疗是他在二十几岁的时候。那时，他感觉到各种焦虑和压抑。其实，这很大程度上是年轻人由于家庭贫困、缺乏经验而胆怯、害羞的表现形式。后来，一位美国领先的治疗师对他进行了30年的精神分析疗法，却并没有帮助了他。他来到施密德伯格这里求助的时候，已经在治疗上花光了钱。他已经支付不起一间办公室的费用，而不得不在家进行其会计工作。另一个案例是一位28岁的女士，最初并没有明显的症状。她希望拥有幸福的婚姻和充实的生活，带着美好的期望，她接受了精神分析疗法。在接受分析的过程中，她出现了旷野恐惧症状，而且变得越来越糟糕。然后，她继续进行了两种其他的分析方法，症状继续恶化。12年后，当施密德伯格第一次看到她的时候，她已经严重超重，并且失去了美丽的容貌和任何结婚的机会——那才是她真正想要的唯一的事情。

我已经见过很多这样的个案。精神分析取向的治疗师对没有进展的治疗进行了合理化，让患者背负起治疗失败的责任。他们会告诉患者，

❶ Barlow，D. H，"President's Message，"*Behavior Therapist*，1979(2)，p. 8.

❷ Schmideberg，M.，"Psychotherapy with Failures of Psychoanalysis，"*British Journal of Psychiatry*，1970，116(531)，pp. 195-200.

症状没有好转是由于他或她的"阻抗",而不是治疗错误或治疗不当造成的。一个公正的观察者肯定会质疑治疗师的能力和诚实,他们的技能应该能够打破阻抗,但是那些五年或十年都不能为患者做到这些的人却依然说出同样的话!

让患者没完没了地陷于这种尴尬中是不道德的做法,也在社会上玷污了心理学这个行业。我们所有的人都会受到它的影响。或许数年之后,有人会争辩说,当时就没有更好的治疗方法可以提供给患者,饱受煎熬的患者至少还得到了有益的支持。但是对于任何健康领域的从业者来说,了解他或她领域的最先进水平,当其治疗方法失败的时候,能够给患者提供其他的选择,这是道德最起码的要求。

在1980年5月的美国精神病学协会的研讨会上,我问了500个精神病专家,有多少人对行为疗法的文献有所了解,大约25%的人举起了手。如果你有肺炎,你是否会将自己委托给这样的内科医师:他坦承自己没有认真地读过青霉素的文献,以及当他面对青霉素疗效的证据时,却表达了怀疑。

更糟的是,在我国大部分精神病学和临床心理学部门,精神分析学的传播者仍旧控制着心理疗法的教学。有40%或更多的神经症患者在任何心理治疗访谈情境中都会治愈,却成为他们的治疗师情绪激发的结果,这对他们而言是一种救助性的恩典。

怎样才能改变这种可悲的状态呢?或许在某种程度上可以通过揭露这些做法中的过错来改变,就像我在这里做的一样。但是人们不可能改变,除非他们得到或失去某些利益。最近,人们从国家精神卫生研究所的声明中听到了对精神分析疗法隐约的威胁,保险公司如果见不到治疗成效的证据,就不愿意继续为心理治疗付款。

因此,明天是充满希望的。但是,如果明天行为疗法在世界临床占据了正确的位置,弊端就会结束,公众会更好吗?从理论上回答,可以说"是的"。但实践中的答案是"还没有"。在整个北美洲,有足够行为分析能力的从业者不超过200人,很难找到高质量的培训。从国家提供的一百多个项目中,只有十多个的项目涉及让拥有熟练行为分析技能的教师进行管理和监督的内容。为了建立起培养优秀教师和优秀治疗师的项目,国家财政需要调整他们对心理治疗支持的主要倾向才能补救目前的不足。只有到那时候,我们才能说,心理治疗达到先进水平并且润泽了广大陷于痛苦中的大众。

一、心理学家生平

1915 年 4 月 20 日，沃尔普出生于南非约翰内斯堡。他从小曾经立志成为化学家，后来听从父母的安排，进入南非的维特沃特斯兰德大学学医，并获得医学学士学位和化学学士学位，1948 年获得医学博士学位。第二次世界大战爆发后，沃尔普作为医疗人员加入了南非军队，在一所军队的精神病医院工作。医院接诊了大量患"战争神经症"的士兵（即现在所称的"创伤后应激障碍"，PTSD）。当时医院的治疗方法是药物治疗与精神分析相结合的方法，即通过"麻醉分析法"，人们认为让士兵公开谈论心中的感受可以有效治疗他们的神经症。然而，事实并非如此。这种治疗方法的疗效并不持久，很多士兵治愈后很快又会患病。眼看着士兵们遭受疾病的折磨，沃尔普和同事们却束手无策。由于缺少成功的治疗案例，沃尔普对当时占统治地位的精神分析疗法产生了怀疑，开始寻找更有效的治疗方法。从此，沃尔普走上了心理治疗探索的道路。

战争结束后，沃尔普回到母校维特沃特斯兰德大学工作，他开始将想法付诸实施。当时，精神分析学风靡心理学界，研究者大都相信神经症是早期"创伤性的经验"引起的。沃尔普受到苏联生理学家巴甫洛夫的影响，联想到神经症可能只是一种情绪上的条件反射现象。人类行为是学习的结果，因此也能够用同样的方法消退这些行为。此外，心理学家玛瑟曼（Masserman）对猫的实验性神经症的研究给了沃尔普极大的启发，但是沃尔普并不赞成玛瑟曼用精神分析的方法治疗猫的疾患。1946 年，沃尔普开始对猫进行神经症实验研究。他对笼内的猫进行电击，猫就产生了焦虑反应，如愤怒、拒绝走入实验笼或拒绝吃东西等。猫一旦形成焦虑反应，即使不给予电击，在其他相似的情境中，也会产生同样的焦虑。沃尔普发现，实验性神经症实际是个体在特定情境中通过条件反射而形成的强烈焦虑反应。因此，可以通过使患者对同一刺激产生对抗性条件反射的情绪反应，以此实现去反应作用，从而系统地阻断焦虑的出现，这就是交互抑制作用。对于猫而言，进食是抑制它们焦虑的积极反应；对于患有焦虑神经症的患者而言，可以通过放松的方法减轻患者的恐惧和焦虑反应。在大量研究的基础上，沃尔普提出了交互抑制理论，并发展了系统脱敏技术。这是沃尔普研究历程上的一个重要转折。

沃尔普于 1948 年获得博士学位后，开始了其心理治疗实践生涯，同时在家乡一所大学的精神医学系兼职授课。1956 年，沃尔普在美国斯坦福大学行为科学中心工作了一年，并获得基金会的奖学金。1960 年，沃尔普与家人移民到美国，在弗吉尼亚大学任教五年。1966 年，他接受了费城坦普尔医学院的聘请，成为一名精神病学教授，在那里一直工作到1988 年退休。同时，他还在东部附近的宾夕法尼亚州精神病研究所的行为治疗部门担任主任职位，曾经担任行为治疗进展协会的第二届主席。1988 年，沃尔普退休后，全家搬到了加利福尼亚州，成为佩伯代因大学的特聘教授并任教九年。在此期间，他仍旧坚持撰写专业论文，组织或参加世界各国的各种专业性的研讨会，一直到他最后去世。

沃尔普曾经去伦敦大学工作，在那里，英国心理学家汉斯·艾森克被沃尔普的研究工作深深地吸引，强烈希望沃尔普能留下来，和他一起进行研究工作，并且后来伦敦大学建立了很有影响的行为治疗研究中心。然而，当时由于没有找到合适的职位，沃尔普只好回到了热烈欢迎他的美国。沃尔普的研究对艾森克产生了深刻的影响，成为艾森克新兴的心理学理论及其应用的基础和重要组成部分。艾森克在理论中对沃尔普的方法进行了补充，并将其方法和心理学人格及个体差异的问题联系起来。两位心理学先驱互相尊重，互相学习，建立了深厚的友谊。

沃尔普对行为疗法有着广泛而深远的影响，在行为治疗学界取得了丰硕的成果。从 1950 年开始，他就以其追求科学的激情和创造力天赋，积极投入行为治疗的研究中。他的演讲和论文具有革命的意义，激起了很多心理学研究者的质疑和对抗。沃尔普并没有因此退缩，而是更加努力工作，撰写了大量的文章或以演讲的方式不断宣传其新的观点和治疗技术。特别是，他将对动物进行精神疾病的研究成果转化为治疗人类神经症的临床实践技术，完善了治疗人类焦虑的原始而有效的方法——系统脱敏法。他对系统脱敏的实验性神经症的研究引起了心理学界的注意，并被邀请去美国斯坦福大学行为科学中心工作，获得了基金会的奖学金。沃尔普还是一位多产的作家，发表了上百篇影响深远的论文和著作。他最有影响力的三本著作有《行为治疗实践》(1958)(*The Practice of Behavior Therapy*)、《交互抑制心理疗法》(1990)(*Psychotherapy by Reciprocal Inhibition*)和《没有恐惧的生活》(1981)(*Life Without Fear*)。尽管沃尔普已经离开了这个世界，但是他的作品却被广泛流传至今。

1969 年，沃尔普制定了评估主观不适或疼痛程度的心理困扰量表《主观干扰程度量表》(Subjective Unit of Disturbance Scale，SUDS)。SUDS 量表建立在个体自我评估的基础上，是评价治疗进展的专业性量表。量表测量个体当前体验到痛苦或干扰的主观强度，分为 11 个等级。0 级代表没有困扰，10 级代表最严重的困扰。在心理治疗中的几个间隔期间使用 SUDS 量表，测量每个让来访者痛苦的记忆或恐怖情境中的感受，以此作为心理治疗的依据，当 SUDS 达到 0 级时便可以终止治疗。目前，他的主观干扰程度量表已经在心理治疗领域得到广泛推广和运用。

沃尔普为他热爱的行为治疗奋斗了一生，但是他的贡献在晚年才得到人们的认可，并获得了很多荣誉。1974 年，他荣获梅斯麦奖；1979 年，他获得美国心理学会的杰出科学奖；1986 年，沃尔普的母校维特沃特斯兰德大学授予他名誉理学博士学位；1993 年，他获得美国国家荣誉心理学会全员(Psi Chi)杰出成员奖。他还担任了行为治疗协会的第二任主席；1995 年，他因为对行为治疗做出巨大贡献而获得终身成就奖。尽管收获颇丰，他仍然保持着谦虚、纯真的优秀品质。在出席一些学术会议的场合，面对着会议组织方的热情接待，他会毫不掩饰地表达自己的惊讶和快乐。

沃尔普于 1948 年和斯特拉·埃特曼(Stella Ettman)结婚，有两个孩子。艾特曼于 1990 年去世。1996 年，他和伊娃·焦尔马蒂(Eva Gyarmati)再婚，仅共同生活了一年多，1997 年 12 月 4 日，沃尔普因肺癌在美国加利福尼亚州洛杉矶与世长辞，享年 82 岁。晚年的沃尔普身体非常虚弱，饱受病痛的折磨。在去世前的三个月里，他忍受着病痛，应邀出席了意大利威尼斯的"欧洲认知行为治疗协会"举办的学术会议。在会议前的晚宴上，他就像健康人一样精力充沛，兴致勃勃地为大家演唱 60 年前自己作为学生时常唱的歌，把每个人都逗笑了。沃尔普的可爱、真诚、乐观、坚毅给人们留下了很深的印象，他对疾病的蔑视精神以及对心理治疗知识不屈不挠的追求，向人们展示了一个永不言弃的沃尔普。

二、行为治疗产生的背景

自 20 世纪 70 年代起，行为治疗以其独立的治疗体系与卓有成效的治疗方法，逐渐在心理治疗领域中占据了优势地位，被誉为心理治疗领域的第二势力。行为治疗的出现，是对传统的西方心理学理论的重大突破。其意义不仅使人类在探索自我的道路上又前进了一步，还在于它的出现打破了传统的精神分析学说在西方一统天下的格局，为心理治疗领域注入了生机和活力，推动了心理治疗研究的发展。在行为治疗得到广泛推广和迅速普及的过程中，南非的精神病学家约瑟夫·沃尔普做出了巨大的贡献。他最早将经典性条件作用理论与临床心理治疗实践结合起来，在前人研究的基础上，发展和创立了交互抑制原理和系统脱敏原理，从而促进了将行为疗法应用于临床实践。

(一)巴甫洛夫的经典条件反射

行为治疗以行为主义理论为基础，其发展历史可追溯到 20 世纪初，苏联生理学家巴甫洛夫的经典条件反射实验为行为治疗的发展奠定了最初的基础。在实验中，他将食物(无条件刺激)放在饥饿的狗面前时，狗会自动分泌唾液(无条件反射)。然后，巴甫洛夫在每次给狗喂食之前先让狗听铃声，这样铃声和喂食经多次结合后，铃声再一出现的时候，狗就会分泌唾液。这时，铃声已成为进食(无条件刺激)的信号，称为条件刺激。这就是著名的经典条件反射(classic conditioning)，即某一中性环境刺激(无关刺激)通过反复与无条件刺激相结合的强化，最终成为条件刺激，引起了原本只有无条件刺激才能引起的行为反应的过程。

(二)华生和琼斯的人类行为实验

20 世纪 20 年代，美国行为主义的创始人华生深受巴甫洛夫经典条件反射理论的影响，开始将该理论应用于对人类行为的实验研究。他与妻子罗莎莉·瑞娜(Rosalie Rayner)一起完成了一项闻名世界的"小艾伯特"(Little Albert)实验。艾伯特是一个九个月大的婴儿，他原来并不害怕小白鼠，曾与小白鼠一块儿玩过很多次。但在实验中，每当给艾伯特看小白鼠时，实验者就猛地敲响铜锣把艾伯特吓哭。经过连续多次的配对呈现白鼠和铜锣声后，艾伯特一看见小白鼠便开始哭叫并迅速躲避，形成了恐惧性的条件反射。不仅如此，艾伯特习得的这种恐惧反应甚至会泛化到小白兔、白围巾、棉花、老人的白胡子等其他物体上。华生的实验表明，人可以通过条件反射习得某些行为，当这些行为阻碍了人类更好地适应社会和生存的时候，就成为心理障碍或不适应的行为。那么，通过采用相反的条件反射学习程序，同样也能消退或去除不良行为反应。后来，华生也曾经设想要把艾伯特的恐惧行为再消除掉，但小艾伯特被母亲带走了，他没有完成这一设想。

继华生的实验四年后，另一位美国行为主义心理学家琼斯用行为心理学的方法成功治愈了一个叫彼得的男孩。彼得特别害怕兔子、白鼠等，甚至对皮毛和棉绒也非常害怕。实验者首先创设了一个安全的环境，让彼得和其他孩子一起玩，并给他食物。当他玩得正高兴时，就把一只兔子呈现在他们面前。最初，彼得很害怕。但是随着这一过程的反复进行，他的恐惧开始减弱。慢慢地，他能够容忍兔子跟自己越来越靠近，最后，经过这一训练过程，他可以将兔子抱在怀里抚摸，原有的恐惧反应彻底消除。这就是传统的行为疗法，琼斯以条件反射原理为依据对恐惧症进行了治疗，其中已经蕴含了"系统脱敏法"的基本思想，成为对当时盛行的精神分析理论的巨大挑战，具有重要的意义。

行为主义者采用科学的方法，坚持以实验研究为基础，客观地、精确地研究行为，使得实验结果可以经得起在实践中反复重复和检验。然而，当时大多数的心理学研究都是建立在动物实验的基础上，像华生、琼斯这样，将心理学实验室的科学发现应用于人类的问题相对较少，因而还不能引起人们的足够重视。在20世纪30年代，西方的精神动力心理学正处于鼎盛时期，受到排挤的行为主义者们开始质疑精神分析疗法的合理性和有效性，试图发展一种建立于科学、可证实的条件作用和学习原理之上的临床心理学。南非的精神病学家约瑟夫·沃尔普就是行为治疗历史发展中的重要人物之一。

(三)沃尔普的发展性研究

沃尔普使用巴甫洛夫的经典条件反射理论，让猫患上了恐惧症。他将一些猫关进实验室的实验笼里，先响铃声，后给予电击。在电击的作用下，所有的猫对电击做出了各种猛烈的反应：上蹿下跳、又抓又刨、簌簌发抖、哀号、蜷缩起来、颤抖、口吐白沫……一旦把它们从笼子里放出来，这些症状随之减轻。但是，如果将它们重新放入笼中，即使没有铃声和电击，它们仍旧会表现出同样惊恐不安的行为，拒绝进食，产生强烈的焦虑反应，即便连续数小时把它们关在笼子里，这些反应也丝毫不会减轻。沃尔普发现，猫不仅在实验笼中拒绝进食，就是对放笼子的实验桌，乃至实验室，都发生了强烈的焦虑反应及拒绝进食。猫的这种焦虑反应跟其他的无效反应不同，其他无效反应可通过疲劳和消除强化而消退，但猫的这种神经过敏性反应则"应看作永久的和不可改变的"。沃尔普认为：如果不对猫进行治疗，焦虑反应将永远伴随这只猫。或者，把猫放到其他情境中，猫听到声音时仍然拒绝进食，即使这声音不是最初被电击时听到的铃声。可见，猫已经将对铃声及实验笼刺激的反应已经泛化到其他相似的刺激上。当它处于焦虑反应的条件中时，进食反应就受到了抑制。

如何治疗猫由于电击造成的恐惧与焦虑呢？沃尔普认为，焦虑症状抑制了进食，那么在不同的情境中，食物或许也可以抑制焦虑反应。因此，可以通过实验抑制这些条件性的焦虑反应。沃尔普将猫放在与实验室布置完全不同的房间里，环境的改变缓解了猫的焦虑，猫经过犹豫开始毫无顾忌地进食。接着，沃尔普把进食的地方移到一间与实验室相似的房间里。猫又开始焦虑不安，踌躇许久，它最终战胜了自己，继续进食。再接下来，又把进食的地方升级为那间实验室，但是远离实验笼。猫重返受伤之地焦虑不安是可想而知的。然而，又经过一番努力，猫再次完成了进食。最后，把进食位置越来越移近实验笼乃至移到笼里，猫仍然完成了进食。但是，如果此时铃声大作，猫又会惊恐万状，拒绝进食。沃尔普认为，更换环境只能引起焦虑反应的视觉刺激（实验室及实验笼）逐渐失去作用，而对于能引起猫焦虑反应的听觉刺激（铃声）却无济于事。于是，沃尔普又采用同样的方法，让铃声由远及近，由弱变强，使猫逐步适应，消除了猫对铃声的焦虑反应。

猫对实验室、实验笼以及铃声的恐惧，经过这样层层升级的适应性训练，终于完全消除了。这就是沃尔普的"系统脱敏法"。沃尔普认为，如果一种抑制焦虑的积极反应（如进食），在产生焦虑的刺激之前出现，则会减弱这些刺激的强度。在猫的实验中，将对食物的积极反应与笼子，而且最终与实验室里的笼子产生联结，终于克服了在这些地方产生的焦虑。沃尔普的实验表明，动物神经性症状的产生和治疗都是习得的。因此，他认为治疗人类神经症的方法也可由此发展而来，于是提出了交互抑制理论（reciprocal inhibition）以减少神经症行为，并从该范式出发，发展了系统脱敏技术（desensitization）。

1958 年，沃尔普出版了著作《交互抑制心理疗法》（*Psychotherapy by Reciprocal Inhibition*），阐释了自己的思想。他认为，通过教给病人放松的方法及让他们面对恐惧，可以有效治疗焦虑或恐惧症状。这本书遭到了精神分析学派的不屑和质疑。那些在传统精神分析熏陶下的研究者认为，沃尔普的方法并不能解决神经症的产生原因，而仅仅是解决表面上的问题。这种治疗方法不可避免地会导致"症状替代"（symptom substitution），而不是真实意义上的治愈。然而，实践证明沃尔普的治疗方法是成功的，并一直在现代心理治疗中使用。

在猫的实验室实验中，沃尔普首先用食物作为抑制焦虑的反应。当他呈现恐惧刺激条件时，同时会提供食物，食物降低了猫的焦虑反应，即进食反应抑制了焦虑反应。为了寻找更有效的治疗焦虑或恐惧的方式，沃尔普使用了果断式训练法（assertiveness training）来发展不同的交互抑制技术。他认为，人们对冲突或拒绝的恐惧类似于不自信的情绪，恐惧和自信情绪不可能同时存在，因为人的神经系统不能够简单地同时完成这两种相反或相冲突的精神传递。因此，可以用自信来抑制恐惧情绪。沃尔普教给来访者在压力情境中如何放松，当他们学会了新的行为后会逐渐忘却恐惧。果断式训练对那些有社会情境恐惧或焦虑的患者特别有用，但是应用于别的恐惧中就不那么有效了。而且，人们在克服恐惧的过程中，如果没有成功，反而会陷入沮丧的情绪中。因此，克服恐惧的关键是"把握好度"。

沃尔普交互抑制理论及系统脱敏技术的提出，为心理治疗领域找到了一项建立在人类行为基本规律上的治疗方法。许多精神科医生开始将系统脱敏疗法应用于临床以治疗恐怖性神经症，从而使行为治疗实践的力量不断壮大起来。到了 20 世纪 70 年代，行为治疗在世界的整个心理治疗领域中，已经超过了精神分析治疗而占据绝对的优势地位，成为整个心理治疗发展的第二个里程碑。

三、行为治疗的特点和优势

要对行为治疗思想进行客观、公允的评价，就不得不提及在心理治疗领域与之抗衡多年的精神分析疗法。经典的精神分析疗法由奥地利医生弗洛伊德所创建，主要用来分析个体的无意识思想，帮助他们认识自己不适应问题和无意识冲突的来源。弗洛伊德认为，来访者的问题可以追溯到童年经验，这些童年经验涉及关于性的冲突，只有对这些经验进行广泛的提问、探索和分析，才能帮助个体意识到这些童年经验是如何影响他们成年后的行为。精神分析疗法中的许多理论假设是不可验证的，其真理性得到了行为学派的质疑。1940 年，美国行为主义心理学家约翰·多拉德(John Dollard)和米勒(Neal Miller)在耶鲁大学主持的一项研究中，曾经试图将弗洛伊德的精神分析原理转化为行为主义的科学语言，如使用"刺激""反应""强化"等词汇重新阐释弗洛伊德的理论，以及通过严格的实验心理学测试改进并明确精神分析学说，使之成为一门真正的行为科学，从而进一步证明行为主义的价值。然而，他们发现，就连弗洛伊德最基础的概念都难以转换成实验心理学的确切语言，就像我们很难通过操控电脑程序，写出充满浪漫风情的诗歌一样。

行为治疗方法则不同，它的形成和发展经历了一条与精神分析疗法完全不同的道路。精神分析理论是先有临床治疗效果，然后再建立理论假说；行为疗法则是先在心理学实证研究的基础上，建立起行为主义心理学的联结主义学习理论，继而使用该理论去寻找解决患者心理问题的临床心理治疗方法。其治疗过程明快简洁，疗效显著以及应用范围广泛。行为疗法不仅用于治疗各种神经症，如强迫症、恐惧症、焦虑症，而且用于治疗各种身心疾病，如高血压、冠心病、心律失常、偏头疼、哮喘病等；不仅广泛用于矫正儿童或成人的各种不良行为问题，如吸烟、吸毒、酗酒以及各种反社会行为，而且也广泛用于矫治各种性功能障碍和性行为偏离。

尽管如此，行为治疗还是受到了心理学研究者的质疑与批评。很多研究者认为，行为疗法虽然来自实证研究，但大多数实验是以动物为研究对象。实验中，动物形成的不适应行为是刺激—反应之间形成一定的联结过程，而人与动物的最大不同，就是人具有主观能动性，人的心理过程，如认知、情感、意志、动机等因素在刺激和反应之间起到了重要作用。因此，行为治疗忽视了人的意识或内在心理过程的作用，而只是关注患者外在的行为表现，束缚了行为治疗的发展。

行为疗法认为人的非适应性行为是习得的，需要应用基本的学习技术，通过替代反应去矫正人类的非适应性行为。治疗中鼓励来访者积极行动，一步步地实现具体的改变。行为疗法更关注的是如何缓解患者的症状，而不是找出引起症状的原因。例如，在治疗强迫症过程中，行为治疗师会试图减轻患者的强迫行为，而不是去分析患者获得强迫症的原因；认知治疗师则会认为导致人出现心理障碍的原因是不合理的信念和认知偏差，从而聚焦在改变患者的非理性的认知，建立理性的人生观；人本主义治疗师则会寻找症状背后的内心症结，引导来访者接纳自我，发挥其内部的潜在资源，以达到治疗的效果。可见，不同的心理疗法在治疗过程中各有侧重。在心理治疗发展的过程中，不同学派之间一直争论不休，我们也很难判定，是否改变了患者的不适应行为，其心理问题一定会得到改善；或者是否找到患者行为的深层动机，就一定能改变其外在症状。然而，我们可以确定的是：行为治疗师为治愈患者心理障碍开辟了一条独特的道路。

四、行为治疗中的交互抑制和系统脱敏思想

交互行为就是彼此之间竞争的行为。如果某情境刺激引发了一定的反应，而新刺激的进入可能会引起不同的反应，那么旧的反应可能被削弱。随着个体对新刺激反应的行为增加，发生了新的学习，旧的行为会逐渐完全消退。沃尔普发展了交互抑制的学习理论。他指出，如果一种与惧怕或焦虑情绪不能共存的反应，在产生恐惧或焦虑的刺激面前出现，那么，这种刺激就能抑制这种惧怕或焦虑的反应。他进行了大量的研究，将这一原理应用于行为治疗，并于 1958 年出版了《交互抑制的心理治疗》一书。在该书中，沃尔普指出，表现为神经症的那些不适当行为是个体学习的结果，要治愈也必须经历学习的过程。在临床治疗上，焦虑与放松、快乐与悲伤等两者是不可能同时共存的，是相互抑制的成对的心理状态。因此，只要对患者进行系统性的放松技术的训练，让其对某种刺激的过敏性反应逐渐递减直至消除，从而抑制焦虑等心理反应。这一临床技术就是系统脱敏技术。

在沃尔普的试验中，以进食代替惊恐行为，并不是一个简单建立的过程，而是通过一系列的更换进食环境以及由远而近的电铃声刺激才达

到目的的。变换的进食环境越来越类似原来的实验室，电铃声的刺激由远而近，由弱变强是为了使猫逐步地适应原来所不适应的刺激，猫最后的确适应了。沃尔普将在动物实验中的发现应用到人类，进行了一系列严格的实验研究后，创造了系统脱敏疗法，成为大多数行为疗法的实践基础。

系统脱敏技术分为三步。第一步，教会来访者掌握放松技巧。沃尔普改进了雅各布森（Jacobson）的放松技术，将放松的时间调整到更短；第二步，深入了解来访者的异常行为表现（如焦虑和恐惧）是由什么样的刺激情境引起的，帮助来访者把引起焦虑的情境划分等级；第三步，让来访者从最低等级的焦虑开始，想象产生焦虑的刺激情境，同时做放松练习。治疗师要不断根据来访者的反应调整刺激的强弱。这样循序渐进，有系统地把那些习得的、强弱不同的焦虑反应，由弱到强一个一个地予以消除，最后把最强烈的焦虑反应（即我们所要治疗的靶行为）也予以消除（即脱敏）。

系统脱敏技术在临床上多用于治疗恐怖症、强迫性神经症以及某些适应不良性行为，在心理治疗实践中疗效显著，这在很多相应文献中可以找到证明。不仅如此，系统脱敏技术治疗时间周期短，只需要为期数周的时间，就可以帮助很多经过年复一年的集中精神分析疗法，然而却最终无法解决其行为症状的患者走出困扰。

然而，系统脱敏法在心理治疗中也有其自身缺陷。一方面，系统脱敏法主要应用于人际关系紧张、恐怖症、强迫症等神经症的治疗，而不适用于人格问题的矫治；另一方面，在进行系统脱敏治疗的过程中，来访者不能正确确定焦虑的等级，不能进入想象焦虑的情境或者不能进入放松状态，这都会影响系统脱敏的实践效果。

当然，我们不可能要求系统脱敏法对所有心理问题的治疗都有效，其操作过程中的局限性也需要治疗师和来访者不断在实践中学习和调整。总体而言，沃尔普的系统脱敏法是成功的，其产生及应用完成了从行为主义心理学的学习理论到行为治疗的临床技术的飞跃，把人类行为治疗的历史推到了一个新的阶段。

五、行为治疗的发展趋势和未来展望

（一）心理治疗的发展趋势

传统的心理治疗关注来访者过去的体验和经历，在其童年的回忆中寻找当前症状的根源。随着行为治疗、认知治疗、人本主义治疗等多种治疗方法的出现和发展，西方以及我国心理治疗的重心发生了很大变化，主要表现在两方面。

1. 心理治疗方法趋于整合

尽管新的心理治疗方法层出不穷，然而不同心理治疗学派之间已经不再各执一词，"剑拔弩张"，而是以包容、接纳的态度吸收其他治疗学派中的精华，不断完善自己的理论模型。各学派心理治疗研究者已经达成共识，一种心理治疗理论不可能解决所有类型的心理问题，只有走整合的道路才符合心理治疗发展的历史潮流。心理治疗的整合倾向有多种形式，如以一种学派的治疗模型为主，间或采用另一种心理治疗模型的技术或方法；或者在自己的理论框架上将不同理论模型的观点融会贯通，从而建立起某种新的理论模型等。

2. 心理治疗过程趋于短程化

随着社会经济迅速发展，生活节奏加快，人们都在为了事业、生活忙碌奔波。尽管存在心理问题、心理障碍的人越来越多，却很少有人愿意消耗大量时间及金钱进行长程心理治疗。快节奏、高效率的生活节奏下，人们对心理治疗也提出了短程、快速的要求，促使专业人员思索及发展以问题解决为中心的短程心理治疗方法和模型。顾名思义，短程心理治疗具有周期短、疗效快的优势。此外，在短程心理治疗中，治疗师更为积极主动，以更为开放的观点看待来访者的问题，帮助来访者寻找自身可以利用的积极资源，以问题解决为目标，在具体目标的指引下，从一点一滴开始改变。尽管如此，短程治疗也不能完全取代长程治疗，如人格障碍、强迫症等仍需要进行长程治疗。

(二)行为治疗的发展趋势

行为治疗尽管仍然存在很多不足，但是其开放性确是不容置疑的。行为治疗在建立之初就呈现出百家争鸣的局面。它不像精神分析疗法，在理论上师承弗洛伊德，而是很多研究者依据各自的研究和观察提出了各自的学说，这些学说共同组成了行为治疗的理论基础，如巴甫洛夫、华生、桑代克、斯金纳等。在心理治疗发展的历史趋势影响下，行为治疗也取得了迅速发展，它以短期治疗的优势，开放性的姿态，汲取了其他学派的精华，主要体现在行为治疗和认知治疗、辩证哲学等整合方面。

第一，行为治疗在认知心理学的强大思潮和社会学习理论的冲击下，从理论指导到具体方法都发生了变化。行为治疗师已经放弃了极端的行为主义理论及单一的、片面的强化观点，而是重视在刺激和反应之间的中介调节因素的作用，如人的认知、情绪、动机和意志等因素。同时，认知疗法也意识到，认知与行为关系密切，认知的变化可导致行为的转变，行为的转变又可引起认知的更新，二者在治疗中的结合越来越紧密，逐渐整合为认知行为治疗。认知行为治疗是行为治疗的进一步发展，是通过改变个体的认知过程来矫正其适应不良的情绪和行为，建立和重构功能良好的认知过程以达到良好的社会适应。

第二，行为治疗的另一整合趋势是行为治疗师对人格障碍的关注。早期的行为治疗只关注患者的症状或问题行为，对其人格结构并不感兴趣，也无意处理其人格障碍问题。现在，行为治疗认识到，人格健全是关系到治疗成败的重要因素之一。因此，在 20 世纪 90 年代，美国华盛顿州立大学行为科学系教授玛莎·莱恩汉博士（Marsha Linehan）在传统的认知行为疗法基础上创立了辩证行为疗法。辩证行为疗法对行为科学理论、辩证哲学以及禅宗实践理论进行了整合，在实际治疗中汲取不同心理治疗学派之精华，如心理动力学、以来访者为中心以及认知行为治疗等，帮助人们认识自我，调整情绪，建立有效的人际关系以及顺其自然，学会忍受生活中不可避免的痛苦，是对目前边缘人格障碍等问题最有效的治疗方法之一。

总之，行为治疗理论和技术是一个稳健的开放体系，不仅与其他治疗方法整合能力强，且治疗周期短而疗效显著，符合心理治疗历史发展的潮流。在行为治疗不断发展与完善的过程中，沃尔普以及一些早期行为学派的心理学家做出了不可磨灭的贡献。沃尔普在条件反射等理论基础上，建立了交互抑制原理和系统脱敏原理，为心理治疗领域找到了一项建立在人类行为基本规律上的治疗方法，并将此方法应用于临床实践，系统脱敏等技术也在以后的治疗实践中也不断获得发展与深化。可以说，正是由于早期行为学派心理学家的努力，推动了心理治疗的发展，以致心理治疗能在今天形成如此生机勃勃、流派纷呈的局面。

第十三章　阿尔弗雷德·阿德勒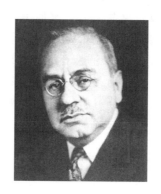

[印象小记]

　　阿尔弗雷德·阿德勒（Alfred Adler，1870—1937），奥地利心理学家，是个体心理学的创始人，现代自我心理学之父。他是精神分析学派内部第一个反对弗洛伊德的心理学体系的心理学家，从生物学定向的本我研究转向社会文化定向的自我心理学。阿德勒是 20 世纪最著名的心理学家之一，在 20 世纪最杰出的 100 位心理学家排名中，他排名第 67。

[名篇选译]

自卑感与优越感❷

一、自卑情结

　　个体心理学的重大发现之一——"自卑情结"（inferiority complex）——似乎已经举世皆知了。很多学派的心理学家都用了这个词，并

---

❶　本章作者为李冬梅（东北师范大学）。

❷　该文翻译自 Alfred Adler, "Feeling of Inferiority and Superiority," in *What Life Could Mean to You*，Oxford，Oneworld Publications Ltd，1992，pp. 52-68. 译者为各节标题添加了序号。

且按照他们自己的理解去运用这个词。但是，我不知道，他们是否真正切实地了解或准确无误地使用了这个词。例如，告诉病人他正纠结在自卑情结当中是没有用的，这样做只会加深他的自卑感（feelings of inferiority），而不会让他知道怎么样克服自卑。我们需要找出他在生活风格（style of life）中表现出的特殊的欠缺之处，需要在他没有勇气的时候鼓励他。

　　每一个神经病患者都有自卑情结。但是，想要根据一个人是否有自卑情结来判断他是否是神经病患者，这显然是做不到的。我们只能从他所面临的导致他觉得无法继续生活的情景种类，来将他和其他疾病患者分开。如果我们只是告诉他："你正承受着自卑情结之苦"，这样根本没有帮他增加勇气，因为这就等于告诉一个头痛的人："我能说出你有什么毛病，你有头痛病！"

　　如果许多精神病患者被问到，他们是否觉得自卑的时候，他们会摇头说："没有觉得。"有些甚至会说："正好相反，我非常清楚我比身边的人都要更胜一筹！"所以，我们不需要问，只要注意个人的行为就可以了。从他的行为中，我们可以看出他采用什么计谋来向他自己保证他的重要性。例如，如果我们看到一个傲慢自大的人，我们能猜测他是这样的感受："别人总是看不起我，我必须要表现一下我是何等重要的人物！"如果我们看到一个在说话时手势表情过多的人，我们能猜到他是这样的感受："如果我不强调的话，我说的东西就显得太没有分量了！"

　　对于那些在行为举止间处处要凌驾于他人之上的人，我们也会怀疑：他是否有自卑感？他必须要通过做出特殊努力才能够克服这种自卑？这就像是害怕自己个子太矮的人，为了使自己显得高一点，总会踮起脚尖走路。两个孩子在比身高的时候，我们常常能看到这样的行为：害怕自己个子太矮的人，为了让自己看起来比实际高度更高一点，会挺直身体并紧张地保持这种姿势。但是如果我们直接问他："你是否觉得自己太矮小了？"我们却很难期望他会承认这个事实。

　　然而，这并不是说有强烈自卑感的人一定是个显得柔顺、安静、拘谨和与世无争的人。自卑感表现的方式多种多样，或许我能够用三个孩子第一次被带到动物园的故事来说明这一点。当站在狮子笼前面的时候，第一个孩子躲在他母亲背后，全身发抖地说："我要回家。"第二个孩子站在原地，脸色苍白，他用颤声说："我一点都不害怕。"第三个孩子目不转睛地盯着狮子，并问他的母亲："我能不能向它吐口水？"事实上，这三个孩子都已经感受到自己所处的劣势，但是每个人根据自己的生活风格，用自己的方式表现出他的感觉。

因为我们都发现我们希望改善自己现在的地位，所以我们每个人都有不同程度的自卑感。如果我们能一直保持勇气，我们就能以直接、实际而妥善的唯一方法——改善我们的境况——来使我们摆脱掉自卑感。没有人能长期忍受自卑感，自卑感一定会促使个体采取某些行动来消除自己的紧张状态。如果一个人已经气馁了，如果他不再认为脚踏实地的努力能改善他的境况，那么他仍然无法忍受他的自卑感，他仍然会努力设法摆脱他们，只是他采用的方法并不能帮助他前进。他的目标仍然是"凌驾于困难之上"，可是他却不再设法克服障碍，而是用一种优越感（feelings of superior）来自我陶醉，或让自己麻木。同时，他的自卑感会越攒越多，因为造成自卑感的情景仍然没有变化，问题也依然存在。他所采取的每一步行动都会逐渐将他引入自欺（self-deception）当中，而他的各种问题也会以日渐增大的压力这种形式来逼迫他。

如果我们只是看他的动作，而不是去了解动作背后的实质，我们会以为他是漫无目的的。在我们的印象中，他们并没有要改善其境况的计划。我们看到的是：虽然他像其他人一样全心全力地让自己觉得顺当，但是却放弃了改变客观环境的希望，他所有的举动都带有这种色彩。如果他觉得软弱，他会跑到能使他觉得坚强的环境中去。他没有把自己锻炼得更坚强，更具有适应能力，相反，他们训练自己，使自己在自己的眼中显得更强。他这种欺骗自己的努力只能获得部分的成功。如果在工作中他体会到了不公平感，那么在家里他可能会变成暴君，通过这种方式重新肯定自己的重要性。他可能通过这种方式来欺骗自己，但是真正的自卑感仍然原封不动，仍然是旧有情景引起的旧有的自卑感。它们会变成精神生活中长久潜伏的暗流。在这种情况下，我们就称之为"自卑情结"。

现在，我们应该给自卑情结下一个定义。当个人面对一个他无法恰当应对的问题时，他强调他绝对无法解决这个问题，这时出现的就是自卑情结。从这个定义中我们能够看到：愤怒与泪水以及辩解一样，都可能是自卑情结的表现。由于自卑感总是造成压力，所以必然会出现争取优越感的补偿活动，但是其目的却不在于解决问题。

争取优越感的活动总是朝向生活中没用的一面，而真正的问题却被遮掩起来或者避而不谈。个体限制了他的活动范围，想方设法地要避免失败，而不是追求成功。他在困难面前会表现出犹豫、彷徨，甚至退却的举动。

我们能够很清楚地看到广场恐怖症患者身上的这种态度。这种病症表现出一种信念："我不能走得太远。我必须留在熟悉的环境中。生活中充满了危险，我必须避免面对这些危险。"当坚守这种态度时，个体就会把自己关在房间里，或者待在床上不肯下来。

在面对困难时，最彻底的退缩表现就是自杀。这时，个体在所有的生活问题面前，已经放弃了，而表现出他的信念。即，他认为，他已经完全无能为力改善自己的境况了。但是当我们知道自杀一直是一种责备或报复时，我们就能够了解个体为什么在自杀时会争取活动优越感。在每一个自杀案例中，我们都会发现——死者一定会把他自杀的责任归结到某一个人身上。自杀者似乎在说："我是所有人中最温柔、最仁慈的人，而你却这么残忍地对待我！"

每一个神经病患者都会或多或少得限制自己的活动范围和他与外界情景的接触。他想和生活中必须面对的三个现实问题❶保持距离，并将自己局限在他觉得能够主宰的环境中。通过这种方式，他为自己筑起了一座小房子，关上门窗，远隔清风、阳光和新鲜的空气，度过一生。至于他是用怒吼呵斥还是用低声下气来统治他的领土，则是通过他的经验决定的——他会在他所尝试过的方法中挑选最好最有效果的那种方法来实现他的目标。有时候，如果他对某一种方法觉得不满意，他也会尝试另一种。但是不论他使用的是哪种方法，他的目标都是一样的，即获取优越感，而不是努力改善他的境况。

当儿童发现眼泪是驾驭他人的最佳武器后，他就会变成爱哭的孩子，而爱哭的孩子又很容易成长为抑郁症成人。泪水和抱怨——我把这些方法称为"水性的力量"（water power）——是破坏合作和奴役他人的有效武器。与过度害羞、忸怩作态及有罪恶感的人一样，我们也可以从这种人的行为举止中看出他的自卑情结，他们已经默认了自己的软弱和在照顾自己时的无能。他们隐藏起来不为人所见的，是想要获得至高无上地位的固执的目标以及不惜任何代价从而凌驾于别人之上的决心。与之相反的，一个喜欢夸口的孩子，在初见之时，就会表现出优越情结（superiority complex），但是如果我们不管他说什么都去观察他的行为的话，那么我们很快就会发现这个孩子所不承认的自卑情结。

所谓的"俄狄浦斯情结"（Oedipus complex）实际上只是神经病患者"小房子"的一个特例而已。如果个人总是不敢在应对他的爱情时勇敢面对，他就无法成功地解决他的神经症。如果他把他的活动范围限制在家庭圈子中，那么毫不奇怪，他的性欲问题也需要设法在这个范围里解决。

---

❶　阿德勒在《自卑与超越》第一章"生活的意义"里面提到这三个问题，这三个问题分别是职业、社会和婚恋问题。

由于他的不安全感，他从来没有把他的兴趣扩展到他最熟悉的少数几个人之外。他害怕与别人相处时，不能继续再按照他所习惯的方式来控制局势。俄狄浦斯情结的牺牲品多数是被母亲宠坏的儿童，他们所受过的抚养过程使他们相信：他们的愿望生来就有被实现的权利，但是他们却从来不知道：在家庭之外的情景中，他们可以凭借自己的努力，赢得温暖和爱情。所以，在成年后的生活中，他们仍然绑在母亲的围裙带上。他们在爱情里寻找的，不是平等的伴侣，而是仆人；而能让他们最安心依赖的仆人就是他们的母亲。我们只要让他母亲宠溺他，不准他对别人感兴趣，同时，要求他父亲对他漠不关心。那么，对于任何孩子，我们都可能造成俄狄浦斯情结。

行为受限制的现象，在各种神经病症都会有所表现。在口吃患者的语言中，我们能看到他犹疑的态度。他残留的社会兴趣驱使他与同伴交往，但是他对自己的轻视、他对这种尝试交往失败的恐惧，与他的社会兴趣相互冲突，结果导致他在言辞中就显得犹疑不决。那些在学校里总是落后的儿童，那些在三十多岁仍然找不到工作、一直拖延婚姻的男人或者女人，那些必须反复做出同一行为的强迫症患者，那些对白天的工作感到十分厌烦的失眠患者，他们都显示出了自卑情结，这种自卑情结限制了他们解决生活问题的能力。那些手淫、早泄、阳痿和性欲倒错的个体，都表现出这样的情况：在接近异性时，由于害怕自己行为不当，他们就形成了错误的生活风格。如果我们问："为什么这么害怕行为不当呢?"我们就能看到他们好高骛远的目标。这个问题唯一的答案就是"因为这些人把他们自己的成功目标制定得太高了!"

我们已经说过：自卑感本身并不是异常的。它们是人类进步的原因。例如，科学的兴起就是因为人类感到自己的无知，和人类对应对未来的需要——科学是人类在改善自己的情境、在对宇宙做进一步探索、在试图更妥善控制大自然的过程中，努力奋斗的成果。事实上，在我看来，我们人类的全部文化都以自卑感为基础。如果我们想象一下，一位兴趣索然的游客来访问我们人类的星球时，他必定会这样说："这些人类啊，看看他们的各种社会和机构吧，看看他们为求取安全所做的各种努力吧，看看他们用房屋防雨、穿衣服保暖、修路使交通便利的行为吧——很明显，他们都觉得自己是地球所有居住者中最弱小的群体!"在某些方面，人类确实是所有动物中最弱小的。我们没有狮子和猩猩的强壮，有很多种动物也比我们更适合单独应对生活中的困难。虽然有些动物也会成群结队地群居生活，用团结来弥补它们的软弱，但是比起我们能够在世界上发现的任何其他动物，人类却需要更多的和更深远的合作。

人类的孩子是非常娇弱的，他们需要许多年的照顾和保护。由于每一个人都曾经是人类中最弱小和最幼稚的婴儿，由于人类缺少了合作，便只有听凭环境的摆布。所以，我们不难了解：如果一个儿童没有学会合作的话，那么他必然会变得悲观，并发展出牢固的自卑情结。我们当然也知道：即使是对最有合作意识的个人而言，生活还会不断地给他提出其他问题。没有哪一个人会认为自己已经实现了最终的优越目标——能够完全控制周围的环境。生命太短暂，我们的躯体也太脆弱，可是生活中的三个问题却不断地要求我们要交出更圆满、更完美的答案。我们会提交我们的答案，然而，我们却绝不会满足于自己的成就、止步不前。但是只有在个人是为了真正改善我们的共同处境、具有合作精神、充满希望和贡献条件下，这种奋斗才会勇往向前。

我们永远无法达到我们生命的最高目标，这个事实我想没有人会怀疑。我们可以设想一下，一个人或整个人类已经到达了一个完全没有任何困难的境界。在这种环境中的生活一定是非常沉闷的。每件事都能被预料得到，每件事物都能被预先计算出来。明天不会带来意料之外的机会，对于未来，我们也没有什么可以希望的。我们的生活乐趣，主要是由不确定性引起的。如果我们对所有的事都能肯定，如果我们知道了每件事情，那么讨论和发现就不复存在，科学也就已经走到尽头。宇宙只是陈旧的故事，曾经让我们继续朝目标努力的艺术和宗教，也不再有任何的意义。幸好，生活的挑战并没有消失。人类一直在奋斗，我们也能够不停地发现新问题，并创造合作和贡献的新机会。

但是，神经病患者在开始奋斗时，就已经受到阻碍，他对问题的解决方式始终停留在非常低的水平，因此他的困难相对较大。正常的人会寻找更多、更有意义的方法来解决问题，他能接受新问题，也能提出新答案。因此，他有能力为社会做出贡献。他不会落于人后、增加同伴的负担，也不需要、不要求特别的照顾。他能够根据自己的社会情感（就像根据自己的需要一样）独立而勇敢地解决他的问题。

二、优越的目标

每个人都有的优越感目标，这是属于个人所独有的，它决定于个体赋予生活的意义。这种意义不仅仅是口头说说，而是体现在他的生活风格之中，并像他自己独创的奇异曲调似的布满于他的生活风格。但是，我们不能在他的生活风格里简捷、清楚地看到他的目标。他表现的方式非常含糊，所以我们也只能凭借他表现出来的线索来猜测他的目标。了解个人的生活风格就像了解一位诗人的作品一样。诗虽然是由字组成的，但是它的意义却远超过组成它的字。我们必须在诗的字里行间推敲它的主要意义。个人的生活风格也是一种最丰富和最复杂的作品，因此心理学家必须要学会在个人生活风格的表现中进行推敲，必须要学会觉察隐含意义的艺术。

除此之外，别无他法。生活的意义是在生命开始时的四五年间获得的，获得的方法不是通过精确的数学计算得来的，而是对整体感到茫然，在黑暗中摸索，只能在凭借感觉去捕捉一点暗示之后，做出自己的解释。优越感的目标也同样是在摸索和猜测过程中制定下来的，它是与我们生命长期存在的驱动力，是动态的趋向，而不是地理图上的一个静止点。没有哪一个人能把自己的优越感目标清晰完整地描述出来。他也许知道自己的职业目标，但这只不过是他努力追求的一小部分而已。即使目标已经被具体化，但是抵达目标的途径却是千变万化的。例如，有一个人立志要成为医生，但是立志成为医生也意味着许多不同的事情。他不仅希望成为科学或病理学的专家，他还要在他职业活动中，表现出他对自己和对别人的不寻常的兴趣。我们能够看到，他训练自己去帮助他的同类到何种程度，以及他限制他的帮助到何种程度。他把他的这种目标作为补偿其特殊自卑感的方法，而为我们也必须能够从他在职业中或在其他方面的表现，猜测出他想要补偿的是哪种特殊的情感。

例如，我们经常发现：医生在儿童时期很早就认识了死亡的真面目，而死亡又是给他们造成人类不安全这种最深刻影响的一个方面。也许兄弟或父母去世了，他们以后学习发展的方向，就是为他们自己或别人找出更安全、更能抵抗死亡的方法。另一个人也许把立志成为教师当作他的具体的目标，但是我们也非常清楚，教师之间的差异是非常大的。如果一位老教师感觉到社会地位很低，那么成为教师这个优越感目标的目的，可能就是想要管理统治地位更低的人，他可能只有与比他弱小或比他缺乏经验的人相处时，才会感觉到安全。那些具有高度社会情感的教师，会以平等的心态对待他的学生，他真正想要对人类的福利有一番贡献。在这里，我们还要特别提起的是：教师的能力和兴趣的差异有多大，那么他们指向目标的行为就有多明显。当目标被具体化之后，个人为了适应目标，就会限制并管理他的潜能。他整个目标的原型会在这些局限之下扶摇前进，在任何情况下，这个原型都会寻找方法去表现个人所赋予生活的意义和个人争取优越感的最终理想。

因此，对于每一个人，我们都要看到他表面之下隐藏的东西。一个人可能会改变实现目标的具体化的方法，正如他可能会改变他既定目标的表现之一——他的职业——一样。所以，我们必须要找出潜在的一致性，即人格的整体。这个整体无论是用什么方式表现，它总是固定不变的。如果我们把一个不规则三角形旋转到不同的位置，那么每个位置都会让我们产生不同于这个三角形的印象。但是，如果我们再努力观察，我们就会发现这个三角形始终是一样的三角形。个人的总体目标也是这样：它的内涵不会在一种表现中表露得淋漓尽致，但是我们可以从它的各种表现中把它识别出来。我们绝不可能对一个人说："如果你做了这些或那些事情，你对优越感的追求就会获得满足。"对优越感的追求是极具弹性的。事实上，一个人越健康、越接近正常，那么当他的努力在某一个特殊的方向受到阻碍时，他就越能够寻找其他的、新的门路。只有神经病患者才会认为他的目标的具体表现是："我必须如此，否则我就无路可走了。"

我们不打算轻率地评价任何对优越感的特殊追求，但是我们在所有的目标中，却发现了一种共同因素——想要像神一样的人物努力。有时，我们会看到孩子毫无顾忌地按照这种方式表现自己，他们说："我希望变成上帝。"许多哲学家也有同样的想法，有些教师也希望把孩子们训练和教育得与上帝一样。在古代宗教训练中，也可以看到同样的目标：教徒必须把自己修炼得近乎神圣。变得神圣的理想曾以较为温和的方式表现在"超人"的观念之中。据说：尼采（Nietzsche）发疯之后，在写给施存堡（Strindberg）的一封信中，曾经署名为"被钉在十字架上的人"。

发狂的人经常不加掩饰地表现出想要成为像神一样拥有优越地位的目标，他们会断言："我是拿破仑""我是中国的皇帝"。他们希望能成为整个世界注意的中心，成为四面八方景仰膜拜的对象，能通过无线电和整个世界联络并聆听他人所有的对话。他们希望能够预言未来，拥有超自然的力量。

成为像神似的人物的目标也许会以适当的、理性的方式表现出来，那就是希望无所不知、拥有普遍智慧，或希望长生不老。无论我们是希望让世俗的生命长生不老，还是我们想象我们能够经过许多次轮回，而一次又一次地回到人间来，或是我们预见我们能够在另一个世界中永生不朽，这些想法都是以成为神一样人物的欲望为基础的。在宗教的训导里，只有神才是不朽的东西，才能历经世世代代而永生。我不打算在这里讨论这些观念的是与非，它们是对生活的解释，它们是"意义"。而我们也各以不同的程度采用了这种意义——成为神，或成为圣。甚至是无神论者，也希望能征服神，能比神更高一筹。我们不难看出：这是一种特别强烈的优越感目标。

优越感的目标一旦被明确之后，对个人来说，在他的生活风格中，就不存在什么错误，个体的所有行为都和他的目标保持一致。为了达到个体这个目标，个人的习惯和行为，都是完全正确的，它们都无可非议。每一个问题儿童，每一个神经病患者，每一个酗酒者、罪犯或性变态者，都采取了适当的行动，以达到他们认为是优越的地位的目标。他们不可能抨击自己的病症，因为他们有这样的目标，就应该有这样的病症。

在某个学校里有个男孩子，他是班上最懒惰的学生，有一次，老师问他："你的功课为什么老是这么糟？"他回答道："如果我是班上最懒的学生，你就会一直关心我。你从不会注意好学生的，他们在班上又不捣乱，功课又做得好，你怎么会注意他们？"只要他的目标是希望引起教师的注意和操控教师的行为，他就不会改变做事方式。要他放弃他的懒惰也是丝毫没有效果，因为他要达到他的目的，就必须如此做。从这个意义上看，这样做是完全正确的，如果他改变他的行为，他就是个笨蛋。

另外有个在家里很听话，可是却显得相当愚蠢的男孩子，他在学校中总是落后，在家中也显得平庸无奇。他有一个大他两岁的哥哥，但是他哥哥的生活风格却和他大不相同。哥哥又聪明又活跃，可是生来鲁莽成性，不断惹出麻烦。有一天，有人听到这个弟弟对他的哥哥说道："我宁可笨一点，也不愿意像你那么粗鲁！"一旦我们意识到他的目标是在避免麻烦，那么他愚蠢的表现实在是非常明智。因为由于他的愚蠢，别人对他的要求也比较少，即使他犯了错，他也不会因此受到责备。从他的目标看来，他不是愚蠢，他是装傻。

直到现在，一般的治疗都是针对病症进行的病理性模式。个体心理学完全反对这种应用在医药领域和教育领域的模式。当一个孩子的数学落后，或学校报告总是做不好时，如果我们只注意这些并想提高孩子的学业表现的话，这种做法是完全无效的。也许他是想让老师心烦，或甚至是想让自己被开除以逃避学校。那么即使我们提高了他的学业表现的话，他仍然会另寻他法来达到他的目标。

这和成人的神经病类似。例如，假设一个成人患有偏头痛的病。这种头痛对他非常有用，当他非常需要时，头痛会适逢其时地发作。头痛能帮助他避免去面对很多的生活问题。每当他必须会见陌生人或做出决定时，他的头痛就会发作。同时，头痛还能帮助他对他的部属或妻子和家人滥发脾气。我们怎么能够期望他会放弃这么有效的工具呢？在他看来，他给予自己的痛苦只不过是一种智慧的发明，它能带来各种他所希望的好处。毫无疑问，我们可以用能够震慑他的解释来"吓走"他的这种病症，正如用电击或假装的手术偶尔也能够"吓走"炮弹休克症的士兵一样。也许医药治疗也能使他获得解脱，并使他不再沿用他所选择的特殊病症。但是，只要他的目标不变，那么即使他放弃了这种病症，他还再选用另一种。"治疗"了他的头痛，他会再患上失眠症或其他新病症。只要他的目标不变，他就必须继续找出新的毛病来达到目标。

有一种神经病患者能够以惊人的速度摆脱他的病症，并毫不迟疑地再选用新的一种。他们变成了神经病症的收藏家，不断地扩展他们的收藏目录。阅读心理治疗的书籍，只是向他们提供许多他们还没有机会一试的神经病困扰而已。因此，我们必须探求的是他们选用某种病症的目的，以及这种目的与一般优越感目标之间的关系。

如果我在教室里要来一座梯子，爬上它，并坐在黑板顶端。看到我的人可能都会想道："阿德勒博士发疯了。"他们不知道梯子有什么用，我为什么要爬上它，或我为什么要坐在那么不自在的地方。但是，如果他们知道："他想要坐在黑板顶端，因为除非他身体的位置高过其他人，他便会感到自卑。他只有在能够俯视他的学生时，才感到安全。"他们便不会认为我是疯得那么厉害了。我是用了一种非常明智的方法来实现我的既定目标。梯子看来是一种很合理的工具，我爬梯子的动作也是按计划而进行的。

我疯狂的所在，只有一点，那就是我对优越地位的解释。如果有人说服我，让我相信：我的既定目标实在选得太糟，那么我才会改变我的行为。但是，如果我的目标保持不变，而我的梯子又被拿走了，那么我会用椅子再接再厉地爬上去。如果椅子也被拿走，我会用自己的能力去跳、爬或蹦。每个神经病患者似乎都是如此：他们选用的方法都正确无误。他们需要调整的，是他们的既定目标。目标一改变，心理习惯和态度也会随之而改变。那些符合新目标的习惯和态度，很快就会取代原有的那种方式，他也不必再保持原有的方式。

我们来看一个例子，一位 30 岁的妇女，她因为受到焦虑的困扰而无法与人结交，于是来向我求助。由于她没有办法赚钱维持生计，结果仍然要依赖家庭供给生活所需，成为家庭负担。偶尔她也会从事一些诸如打字员之类的小工作，但是非常不幸，她遇到的雇主总是想向她求爱，这让她感到惊恐使她不得不离职。但是，有一次她找到一个职位，这次她的老板对她没有什么兴趣，也没有接近她，结果她觉得受到羞辱，又愤而辞职了。她已经接受心理治疗达数年之久——我想，大约是 8 年——但是她的治疗却一直没有改善她的社交技能，或让她找到能够赖以谋生的职业。

当对她进行治疗的时候，我追踪她的生活风格到童年时期的第一年。因为没有了解她的儿童期经历，就不可能了解她长大后的表现。她是家里的小女儿，非常美丽，而且被宠得令人难以置信。当时，她双亲的境况非常好，因此她只要说出她的希望，就一定能如愿以偿。当我听到这里时，我赞叹地说："哇，你是像公主一样被养大的！""是呀，"她回答道："那时候每个人都称我为公主呢！"我让她说出最早的回忆。她说："当我4岁时，我记得我有一次走出屋子，看到很多孩子在玩游戏。他们动不动就跳起来，大声喊道：'巫婆来了！'我非常害怕，回家后，我问家里的老婆婆，是不是真的有巫婆这样的东西。她说：'真的，有许多巫婆、小偷和强盗，他们都会跟着你。'"

从那以后，她就很害怕一个人留在房子里，并且把这种恐惧表现在她的整个生活风格中。她总觉得自己没有足够的力量离开家，家里的人必须支持她，并在各方面照顾她。她的另一个早期回忆是："我有一个男钢琴教师。有一天，他想要吻我，我钢琴也不弹了，并跑去告诉我的母亲。以后，我再也不想弹钢琴了。"在这里，我们也看到她已经学会要和男人保持距离，而她在性方面的发展，也是遵循着避免发生爱情纠葛的目的而进行的。因为她认为：恋爱是一种软弱的象征。

在这里，我必须要说，有许多人在卷入爱的旋涡时，都觉得自己很软弱。在某些方面看来，他们是对的。当我们恋爱时，我们必须变得温柔，我们对另一个人的兴趣也会为我们带来许多烦恼。只有优越感目标为"我绝不能软弱，我绝不能让大家知道我的底细"的人，才会躲开爱情的相互依赖关系。这种人总是要远离爱情，并且也无法接受爱情。你常常能注意到：当他们觉得有陷入爱情的危险时，他们便会把这种情况弄糟。他们会讥笑、嘲讽并揶揄他们觉得可能使他们陷入危险的人。用这种方式，他们便避开了软弱的感觉。

这个女孩子在考虑到爱情和婚姻时，也会感到软弱。结果在她从事某种职业时，如果有男人向她求爱，她便会感到惊慌失措，除了逃避以外，再也无计可施。当她仍然没学会如何对付这些问题的时候，她的父母都去世了，她的公主般的王朝也随之结束了。她找了一些亲戚来照顾她，但是事情并不如意。没有多久，她的亲戚就对她非常厌倦，再也不给予她所需要的关注。她很生气地责备他们，并且告诉他们："让我一个人孤零零地生活，是件多么危险的事。"这样，她才勉强地避免孤苦伶仃的悲剧。

我相信：如果她的家族都完全不再为她担心，她一定会发疯。达到她优越感目标的唯一方法，就是强迫她的家族帮助她，让她免于应付所有的生活问题。在她的心里，存有这种幻想："我不属于这个星球。我属于另一个星球，在那里，我是公主。这个可怜的地球不了解我，也不知道我的重要性。"如果这种情况再严重一些的话，她就会疯掉，可是由于她自己还有点资源，她的亲戚朋友也还肯照顾她，所以她还没有踏上这最后一步。

另外还有一个例子，可以很清楚地看到自卑情结和优越情结。有一个 16 岁的女孩子被送到我这儿来，她从 7 岁起，就开始偷窃，12 岁起，便和男孩子在外面过夜。在她父母吵得最厉害的时候，她出生了，她母亲对她的出生并不欢迎。她母亲从未喜欢过自己的女儿，在她们之间，当她两岁时，她的双亲经过长期激烈的争吵后，终于离婚了。她被她的母亲带到祖母家里抚养，她的祖母对这个孩子却是非常溺爱纵容。一直存在着一种严重的紧张关系。

当这个女孩子来看我时，我用友善的态度和她谈话，她告诉我："我不喜欢拿人家的东西，也不喜欢和男孩子到处游荡，我这样做，只是要让我妈妈知道，她管不了我！"

"你这样做，是为了要报复吗?"我问她。"我想是的。"她答道。她想要证明她比她的母亲更强。但是她之所以有这个目标的原因，则是因为她觉得比母亲软弱。她感到母亲不喜欢自己，她正在遭受自卑情结的痛苦。她认为能够肯定她优越地位的唯一办法就是到处惹是生非。儿童偷窃或其他的不良行为，往往都是出于报复。

一个 15 岁的女孩子失踪了 8 天。当她被找到后，被带到少年法庭。她在那里编了一个故事，说她被一个男人绑架，他把她捆起来后，关在一间房子里达 8 天之久。没有人相信她的话。医生亲切地和她谈话，要求她说出真情。她对医生不相信她的故事，觉得非常恼怒，并因此打了他一记耳光。当我看到她时，我问她将来想做什么，并给她一种印象，让她觉得我只是对她自己的幸福有兴趣，而且也能够帮助她。我让她说出做过的一个梦，这时她笑了，她告诉我她的梦："我在一家地下酒吧里。当我出来时，我遇见了我的母亲。不久，我父亲也来了。我让母亲把我藏起来，免得让他看到我。"

她很害怕她的父亲，而一直在反抗着他。他经常惩罚她，她因为怕受惩罚，只好被迫说谎。当我们听到撒谎的案例时，我们就必须思考当事人的父母是否很严厉。除非真相能带来危险，否则谎言便毫无意义。同时，我们还能看出：这个女孩子还能和母亲进行某种程度的合作。后来，她告诉我：有人把她诱骗到地下酒吧，她在里面过了 8 天。因为她怕父亲知道，所以不敢说出实情，但是同时她又希望他能知道这段经历，通过这种方式能让自己占上风。她觉得一直被父亲压制着，只有在伤害他时，她才能尝到胜利者的滋味。

　　我们要怎样做才能帮助这些用错误方法来追求优越感的人呢？如果我们认识到：对优越感的追求是所有人类的通性，那么这件事情便不难。知道了这一点，我们便能设身处地，同情他们的挣扎。他们所犯的唯一错误就是他们的努力都毫无用处。正是对优越感的追求，促进了人类的发展，它是促进了我们对文化做出贡献的源泉。人类的整个活动都沿着这条伟大的行动线——由下到上，由负到正，由失败到成功——向前推进。但是，只有那些能坦然面对并把握生活的人，才是能够为他人幸福而努力奋斗的人，才是能够继续前进、让别人受益的人。

　　如果我们按这种正确的方式来对待人，我们就会发现：要他们悔悟并不困难。人类所有对价值和成功的判断，最后总是以合作为基础，这是人类种族最伟大的公理。我们对行为、理想、目标、行动和性格特征的各种要求，都应该有助于人类的合作。没有人完全缺乏社会情感，神经病患者、罪犯也都知道这个公开的秘密。这一点，我们可以从他们拼命想替他们的生活风格找出合适的理由，把责任推给别人等行动中看出来。但是，他们已经丧失了向积极生活前进的勇气。自卑情结告诉他们："合作中的成功不属于你。"他们已经避开了现实的生活问题，而是在与虚无的阴影作战，以此来重新肯定自己的力量。

　　在人类的分工中，有许多空间可以安置不同的既定目标。可能正如我们知道的，每种目标都可能包含一些小错误，我们也总能找出目标中的毛病予以批判。对一个儿童来说，优越感可能在于数学知识，对另一个孩子而言，可能在于艺术，对第三个，则可能是健壮的体格。消化不良的孩子可能以为他所面临的问题，主要是营养问题。他的兴趣可能转向食物，因为他觉得这样做就能改变他的状况。结果他可能变成专门的厨师，或营养学家。在各种特殊的目标里，我们都可以看到：和真正的补偿作用在一起的，还有对某些可能性的抗拒，和对某种自我限制的训练。这些我们都能理解。例如，一个哲学家事实上必须不时地离开社会，这样才能思考，才能写作。但是如果优越感目标中伴有高度的社会兴趣，那么它所犯的错误便不会太大。

［思想评述］

一、心理学家生平

　　1870 年 2 月 17 日，阿德勒出生于奥地利首都维也纳郊区。他的父亲是一名犹太商人，主要做谷物生意。由于父亲经营有方，他的家境颇为富裕，一家人热爱艺术，尤其是音乐。阿德勒从小生活舒适安逸，物质生活相对丰富，但他却认为自己的童年是不幸的。因为哥哥体格健壮，是个典型的模范儿童，而他自觉长相既矮又丑，与长兄有一种激烈的对抗情绪。母亲似乎偏爱哥哥，但阿德勒与父亲相处融洽。阿德勒是一个直到 4 岁才会走路的体弱多病的儿童。他患有佝偻病，无法进行激烈的体育活动。但他并没有让身体上的缺陷压倒自己，相反，这刺激了他的上进心。阿德勒喜欢交友，结交各种各样的朋友，在孩子们的游戏中也总是试图超过他的哥哥。他的父亲鼓励他说："阿德勒，你必须不相信任何事。"其实他的父亲是在告诉他，不能让眼前的困境束缚住自己，不能相信当下的困难就是人的一生，而要勇于突破，大胆地去创造自己的生活，这种坚强的信条造就了阿德勒一生的功名。

5 岁时，阿德勒患上了致命的肺炎，医生认为他快死了，家人也不抱什么希望。但几天后，他竟奇迹般地康复了。这场病加上他 3 岁时大弟弟的死亡使他萌生了要当一名医生的愿望，他要用这个生活目标去克服童年的苦恼和对死亡的恐惧。所以，尽管他很喜欢音乐，也对许多艺术门类有很深的造诣，他还是选择了心理医生的职业，他的许多个体心理学的观点都可以追溯到童年时的这一遭遇。

阿德勒 5 岁时上小学，9 岁时进入弗洛伊德 14 年前上过的中学。刚上中学的时候，由于他数学不好而被老师视为差等生，老师因此看不起他，并建议他的父亲让他去当一名制鞋的工人。当然，他的父亲拒绝这样做，但这事也刺激了好强的阿德勒，促使他努力学习，在数学上有了很大进步。偶然的一个机会，他解决了一道连老师也感到头疼的数学题，成了班上的优等生，更增强了他的自信心。阿德勒后来经常提到这件事，在不无自豪的同时，也启示人们：人的潜力是没有局限的，更不是天生注定的，只要肯去挖掘，每个人都有成功和飞跃的机会，这也是阿德勒个体心理学的一个重要原则。

中学毕业后，阿德勒如愿以偿，进入维也纳医学院，系统学习了有关心理学、哲学的知识，并受到良好的医学训练。1895 年，阿德勒获医学博士学位。毕业后，他先在维也纳医学院实习了一段时间。1896 年的 4 月到 9 月，他应征服役，在奥地利军队的一所医院工作。1897 年到 1898 年，他又回到母校深造。在这期间，他和来自俄国的留学生罗莎结婚。

在行医期间，阿德勒曾就公共卫生问题写过几篇文章，这是同他早期的兴趣，即社会民主运动相一致的。就在这一时期，阿德勒读到了弗洛伊德的《梦的解析》一书，他写了一篇捍卫弗洛伊德所论观点的论文。基于这一原因，1902 年弗洛伊德邀请阿德勒加入维也纳精神分析协会。

1910 年，阿德勒当选为维也纳精神分析协会主席。但是，阿德勒不赞同弗洛伊德的性决定论，强调社会文化因素在人格形成和发展中的决定作用。阿德勒与弗洛伊德的分歧日渐显露。1911 年，阿德勒辞去了精神分析研究协会主席的职位，并退出该协会，另组非精神分析协会，1913 年更名为个体心理学学会。

1917 年，阿德勒发表引起很大争议的文章《器官缺陷及其心理补偿的研究》(Study of Organ Inferiority and Its Psychical Compensation)，标志着他与弗洛伊德的分歧已经明显化了。阿德勒在这篇文章中首次引入了"自卑情结"的概念。他认为，由于身体的缺陷或其他原因引起的自卑，一方面可能毁掉一个人，使人自暴自弃或引发精神病，但另一方面，自卑也能激发人的雄心，使人发愤图强，以超于常人的努力和汗水补偿生理上的缺陷，从而成为不平凡的人物。

随后，阿德勒更体会到：不管有无器官上的缺陷，儿童的自卑感总是一种普遍存在事实；因为他们身体弱小，必须依赖成人生活，而且一举一动都要受成人的控制。当儿童们利用这种自卑感作为逃避他们能够做的事情的借口时，他们便会发展出神经病的倾向。如果这种自卑感在以后的生活中继续存在下去，它便会构成"自卑情结"。因此，自卑感并不是变态的象征，而是个人在追求优越地位时一种正常的发展过程。

1917 年，阿德勒在其《神经病的形成》(The Neurotic Constitution)中提出他的新心理学。新心理学包含了他的大多数主要概念。1918 年，他提出了"社会兴趣"这一概念。社会兴趣，同克服自卑感一起，成为阿德勒最重要的概念——心理健康的标准。在心理病理学的个案里，阿德勒把这些人称为生活失败者，他们的社会兴趣倾向未能得到适当的发展。这些人追求社会上无用的个人权力，反对健康的、社会上的有用的目标。心理治疗师通过鼓励、证实患者的错误，以及增强其社会兴趣来提高患者的自我尊重。治疗师的工作是帮助患者认知重组，并习得社会上更有用的行为，特别是早期回忆和出生顺序，也包括梦，都被用来促使患者了解自己的生活风格。

20 世纪 20 年代，阿德勒对预防发生了很大兴趣。他任教于维也纳教育学院，参与了维也纳教育学院的儿童指导师培训；他在公立学校建立了众多的儿童指导中心。此后，他到欧美各国演讲，受到了热烈欢迎。1926 年，阿德勒成为哥伦比亚大学的客座教授。1932 年，他成为长岛医学心理教授。1934 年，他定居纽约，次年创办《国际个体心理学杂志》。1937 年 5 月 28 日，阿德勒因心脏病逝世于苏格兰的阿伯登。

阿德勒的心理整体论、主观目的论和社会文化定向，不仅为新精神分析社会文化学派奠定思想基础，并且为人本主义心理学的产生提供前提条件。至 20 世纪 20 年代，其个体心理学在实践中取得的成功，对于西方心理学的发展有较大影响。阿德勒著有《理解人性》（*Understanding Human Nature*）、《个体心理学的实践与理论》（*The Practice and Theory of Individual Psychology*）、《生活的科学》（*The Science of Living*）、《生活对你应有的意义》（*What Life Would Mean to You*，中译本名《自卑与超越》或者《超越自卑》）、《儿童教育》（*The Education of Children*）以及《社会兴趣：人类的挑战》（*Social Interests：A Challenge to Mankind*）等。

二、阿德勒个体心理学理论

阿德勒是现代著名的精神分析学者，也是个体心理学的创始者。个体心理学，按照阿德勒的解释，是指试图理解作为一个有机整体的个体的经验和行为的科学。他坚信人所有的行为都是由个体对生活的基本态度所引起的，他对改进大多数人的生活感兴趣也是因为这个原因。阿德勒的"个体心理学"并非强调个别差异的心理学。他所指的个体是一个与社会、与他人不可分割的有机整体，一个有自己独特目的、寻求人生意义、追求未来理想的和谐整体。阿德勒的个体心理学理论强调个体应在正确理解生活意义的基础上，进行积极的心理补偿，学会合作之道，培养健康的社会兴趣，从而不断超越自我，实现自身和社会的和谐发展。

个体心理学从人的整体性和能动性出发，认为每个人都有自己追求的目标，追求目标实现的动力都是为了克服自卑感，借助补偿作用获得优越感。在补偿的过程中，个体形成了独特的生活风格，生活风格又制约着个体进一步的补偿作用，个体在追求优越的同时，自身的社会兴趣也逐渐发展起来。阿德勒的个体心理学的影响十分广泛，不仅在传统心理咨询领域获得了极大的成功，而且在一定程度上改变了人们对教育，尤其是家庭教育的看法。

(一)人性观与基本观点

1. 对人的基本看法

阿德勒❶强调人的整体观，认为人是不可分割的一个整体，人也只有就整体来看才能加以了解。人是有责任心、创造力、统一的社会的人，其行为是有目的的，并指向目标。阿德勒认为从出生之后，每一个人都

---

❶ Adler，A.，"The Feeling of Inferiority and the Striving for Recognition，" *Proceedings of the Royal Society of Medicine*，1927，pp. 1881-1886.

会积极地从过去的经验中选择资料建立对自己、对生活的看法，或主观的信条系统，形成生活风格。生活风格一旦建立之后，就成为个人行为的最高指导原则。个体的生活方式反映了个体面对生活挑战时，其思维、感受和行为的独特性。强烈的自卑感和社会兴趣的减少，可能导致生活方式出现问题，进而导致个体功能发挥失常。阿德勒认为人的生存永远离不开社会、人际关系、工作与性。虽然这些行为环境会决定一个人的生活风格，但生活风格也会决定一个人与生活环境的交往方式与内容。一个人会因为持有错误的生活风格而产生错误的看法、目标、学习及价值观念。这些观念很自然地导致挫折、泄气、失望，或失去生活的勇气。

2. 基本观点

①以追求优越为统一人格的核心和总目标。认为追求优越是人生命中的基本事实。这种天生的内驱力将人格汇成一个总目标，使人力图成为一个没有缺陷的"完善的人"。

②以器官缺陷（后扩展到心理、社会方面）的自卑与补偿为人格发展的动力。认为人总是有缺陷的，有缺陷就会自卑。自卑既能摧毁一个人，也能使人奋发上进，尽最大努力去补偿，以取得优越。

③以生活风格与创造性自我为个人定型化的行为模式。认为生活风格在四五岁时已在家庭环境中形成，其中个体在家庭中的出生次序和家庭氛围有较大作用。而创造性自我是人格塑造中一种有意识的主动力量。

④以社会兴趣为个体形成关心社会、公共意识的精神的标志。认为人具有一种为他人、为社会的自然倾向，有无社会兴趣是衡量个体是否健康的主要标准。社会兴趣的水平决定个体生活意义的大小和对社会贡献的程度。

（二）自卑与补偿

1. 自卑

自卑是个体心理学中一个最基本的概念。阿德勒认为，当个体面对困难情景时，一种无法达到目标的无力感与无助感，对自己所具备的条件、作为和表现感到不满和失望，对自我存在的价值感到缺乏重要性，对适应环境生活缺乏安全感，对自己想做的事情不敢肯定，这就是自卑感。

2. 自卑的形成

阿德勒认为自卑的形成来源于幼年时期的无能，他认为自卑始于婴儿时期。在这个阶段，婴儿需要成人的保护与管束，婴儿必须要依靠成人的帮助才能够生存下来。例如，吃奶或者玩玩具都需要成人的帮助。因此，成人在婴儿心目中是伟大的、无所不能的，而自己却是渺小的、无助的。即，在最初与他人交往的过程中，婴儿就体验到了自卑与无能。随着年龄的增长，个体发现了自己对目标追求过程中的力不从心，这种体会加重了个体的自卑感。

3. 自卑的影响

阿德勒认为自卑感是人格发展的动力。他认为自卑感并不是变态的，是人类因为无法解决所面临的问题时的一种情感体验。自卑对个体人格发展的影响具有两面性。积极影响表现在，如果个体能在自卑的影响下，把自卑感表现为前进的动力，就能补偿其缺陷并获得成功。但是，当个体不能恰当地处理问题，因自卑而逃避，并形成了不敢面对现实的习惯，进而导致对社会、对世界的敌对态度时，也就是说当这种自卑感转化为内在的心理倾向——自卑情结时，那么这种自卑情结就会产生消极影响，阻碍个体人格的发展。

4. 自卑的补偿

每个人都有不同程度的自卑感，而优越感即自卑感的补偿。一个健康、正常的人，当他的努力在某方面受到阻挠时，他就能在另一方面找到新门路，争取优越感。例如，人类是所有动物中最弱小的，所以人类需要比其他生物更多的团结与合作。但是有些人却制定了错误的目标，使用错误的方法来追求优越感，将他们的努力转向生活中无用的一面，真正的问题却被遮掩起来或摒除不谈。例如，缺乏勇气的人，因为不觉得自己强壮，所以他们总是逃避困难，通过避免战斗，他们得到一种比本身更强壮与聪明的感觉，这种优越感是他们用来逃避自卑感的方法。人类追求优越感是永远不会停止的，因为我们永远不会满足于自己的成就而止步不前。

(三)追求优越

1. 虚构目的论

阿德勒提出了虚构目的论(fictional finalism)，认为一个人所做的每一件事都会与最终的虚构目标相联系。例如，"具有重要的地位，才能够被接纳""一旦有足够的钱，我就会十分幸福"等，这些假设反映出个体追求安全感的自我观念，这就是奋斗的目标。按照阿德勒虚构目的论的观点，这种虚构目标能够指导个体的行为，目标在个体前进的方向上具有重要的引导作用。阿德勒指出了未来对个人前进和奋斗的作用，但是他也同时认为个体的过去经验、现今处境和未来发展方向都会影响个体的目标的形成。

2. 追求优越

阿德勒认为人的全部心理表现都是由目标引导的，那么人发展的目标到底是什么呢？阿德勒认为人所追求的目标就是一种优越。

追求优越(striving for superiority)是对完美或优越的永无止境的追求。阿德勒认为，人具有寻求优越的动机，总是力图从低劣的位置上升到优越的位置，从失败到成功，从自卑到优越和完美。阿德勒认为，每个人奋力追求的目标就是优越，是"生命的基本事实"。阿德勒所指的"优越"一词并非比别人优越，而是发挥出个人的潜能，使自己的能力由低变高、由负转正。我们借助追求能力、精熟，以及完美来克服无助感。例如，我们将自己的短处转为优点，或在某方面追求突出以补偿另方面的缺陷。在寻求增强能力的独特方式中，就逐渐形成我们每个人的个体性。

阿德勒区分了追求优越的两种不同方法。一种是追求一种优越、完善的社会，使每个人都获得益处。另一种是只追求个人优越，很少关心他人，其行为往往受过度夸张的自卑感驱使，这时，个体产生了优越情结。具有优越情结的人之所以表现优越感，其用意是掩饰自己的缺点，他们往往表现出专横跋扈、自卑、缺乏社会兴趣、不被他人喜欢的特点。

3. 追求优越的体现

在人的生活中，总会遇到三类问题：与他人之间的关系问题——社交；与职业有关的问题——职业；与爱有关的问题——婚恋问题。而人的追求目标也无外乎这三个领域。在社交问题上，对自尊与优越的追求是个体生活的基本目标；在职业方面，能够使兴趣与职业相适应，能在职业中发挥潜能是个体的基本目标；在婚恋问题上，阿德勒认为在平等的基础上发展出能让自己和他人幸福的能力是个体的目标。

(四)创造性自我

1. 创造性自我的概念

创造性自我(creative self)是人格的自由成分。它使得个体能在可供选择的生活风格和虚构目标之间，自由选择对自己最有效、最适合的组合。从这个概念中，我们能够看到阿德勒对人的意识的强调。阿德勒认为，人是有意识的个体，可以选择自己的生活道路，决定自己的命运，每个人都可以自由地选择环境和遗传作用的影响，按照自己独特的方式把它们组合起来，加以创造，形成自己的生活态度。

2. 创造性自我的内涵

创造性自我是阿德勒人格理论中最重要的一个方面。是按照自己的创造性，构建出来的独特的生活风格，是人格塑造过程中的个体的有意识的主动力量，是人格直接参与自己的命运、并决定自己与外界的关系。阿德勒的创造性自我重视自我，也提高了意识的地位，体现了人生的主动性原则。

(五)生活风格

1. 生活风格的概念

生活风格，也称为生活方式，是指个体在环境中所表现的独特的生活形态与方式；是人在追求优越过程中，解决生活环境问题的独特方式，即个体追求优越的手段。它是一种标识生活存在的独特的方式，是自我作为一个整体在社会生活中寻求表现的一种独特方式。人追求优越的方式主要来自童年的经验

2. 生活风格的影响因素

阿德勒认为生活风格是在儿童时代初期形成的。每一个儿童形成什么样的生活风格有赖于他的家庭环境和幼年的经验。生活风格的影响因素主要包括儿童所处的家庭环境、儿童的生活条件及周围的社会环境。儿童所处的环境不同，儿童便会形成不同的生活风格，其中家庭环境对于个体的生活风格的形成尤为重要。生活风格是由成长性自我发展并建立起来的，大多数形成于4～5岁，儿童利用由遗传得到的条件和环境中获得的印象，加以修正并配合追求优越的目标，塑造成自己所特有的特质。

生活风格基本在四五岁时形成，但是随后仍然会有所发展，这种发展主要是通过模仿获得的。从5岁以后，主要包括学校学习和职业社会两个阶段。当儿童离开家庭进入学校学习的时候，他就会面临挑战，儿童要接受考察，看一看已经形成的生活风格是否能适应学校生活。阿德勒提出，学校是家庭的延续。学校生活对生活风格的发展有着重要的作用。因此，当儿童的生活风格出现问题时，学校和教师的纠正对儿童形成健康的生活风格有着重要的影响。

3. 生活风格的内容

生活风格的内容包括：①自我概念（我是什么样的人，好的，坏的，聪明的，笨的，有能力的、缺少能力的）；②自我理想（我应该是第一，最好的，最糟糕的等）；③关于物质世界和社会环境的看法（生活……激动人心的，令人困惑，危险的，人是……值得信任的，关心人的，竞争性的等）；④一系列伦理观念（个体的是非观）。

4. 生活风格的类型

1935年，阿德勒根据个人的社会兴趣的程度，把人划分为四种类型：社会利益型、支配型、索取型和逃避型。这四类又可以归为两类生活风格。

（1）健康的生活风格（healthy style of life）

阿德勒把完美的追求作为生活风格的正常发展，他所说的完美指的

是与社会利益的结合，即健康的生活风格。健康的生活风格可以使人逐步达到完美并与人协调相处，为社会发展做出贡献。社会利益型的个体就是具有健康生活风格的人，他们有正确的社会兴趣，试图用有益于社会的方式来解决问题。

（2）错误的生活风格（mistaken style of life）

当个人的追求与社会目标相抵触时，这时的生活风格就是错误的生活风格。错误的生活风格包括三类：第一类是统治型，这种人倾向于支配和统治别人；第二类是依赖型，这种人希望从别人那里获得一切；第三类是回避型，这种人采用回避矛盾的方法获得人生的胜利，常以碌碌无为的方式避免失败。

5. 生活风格与自卑

阿德勒认为生活风格包含着一整套的行为方式，借助这套行为方式，就可以补偿他真实的或想象的自卑。这套行为方式由一些习得的行为模式和遗传的情绪反应构成。概括起来包括四个方面：①习惯，阿德勒称为性格特质（character traits），如嫉妒、猜疑、报复、懒惰等；②情绪反应；③情结，如补偿情结、救世主情结等；④体式语言（organ dialect）。例如，尿床就是儿童表达一种敌意或者引起注意的行为方式❶。

6. 了解生活风格的途径

每个儿童最初的生活环境都是家庭，出生顺序即是儿童的最初基本生活环境。儿童首先得找出其在这个顺序中的地位，从而获得家庭环境中的归属。进而，儿童更在社会范围内有所归属，具有意义成为一个人，并得到相应的认可和重视。这些认知和评价会影响儿童一个发展方向的生活风格。

（1）出生顺序

阿德勒指出人的出生顺序及在家庭中所处的地位，对一个人有极大的影响。哥哥、姐姐喜欢向弟弟、妹妹发号施令，甚至仗势欺人；弟弟、妹妹则对父母特别恭顺，以博得他们的欢心。他集中研究了长子、次子、幼子和独子。发现长子常为弟妹的出生深感不安，他们大都轻视别人，犯罪者、精神病患者、酗酒者以头一胎较多。次子大都雄心勃勃，有远大的抱负，不墨守成规，一般比较干练、果断。幼子处于全家人溺爱的地位，往往缺乏通过自己的努力获得成功的勇气。独子常常是逗人喜爱的，他们在生活中可能为了吸引别人而形成优雅的举止，但在缺乏良好教育方法的情况下，也会产生相反的后果。

---

❶ 罗继才：《欧美心理学史》，武汉，华中师范大学出版社，2002。

（2）早期记忆

阿德勒认为人的早期记忆可以显示出其生活风格的根源，从中可以看出他是被从小惯大的还是长期被忽视的；他愿意与什么样的人合作以及合作到什么程度；他曾与什么样的人合作以及合作到什么程度；他曾遇到过什么样的麻烦以及他是怎样对待它们的。无论对待成人还是孩子，都应在听了他的抱怨之后，询问他早期的记忆，然后将这些记忆同他所提供的其他事实相印证。比如，有人在回忆时可能犹豫不决，拖泥带水，由此便可断定事实上他的童年是不愉快的，对这种人必须加以引导和暗示，以获得我们所需要的东西。

（3）梦的分析

阿德勒认为意识和潜意识共同构成一个统一的整体，因此，梦能够显示一个人的生活风格。

（六）社会兴趣

阿德勒认为人不是单纯的生物，而是一种社会动物。他认为个体在追求个人目标或优越的同时，也发展着自身的社会兴趣，社会兴趣不完全是天生的，而是一种先天的潜能，是一个人一生中必须有意识培养和发展的潜能。

1. 社会兴趣的概念

阿德勒认为每个人都有一种关心他人与社会的潜能，这种潜能不仅指对自己的亲人、朋友的情感，而且这种情感的发展可能扩及全人类甚至整个宇宙。阿德勒把这种潜能称为社会兴趣，也称为社会情感。

阿德勒从研究个人的自卑感出发，经过对人的生理、心理和社会方面的研究，最终把个体与社会结合起来，强调人类社会对人格发展的重要性。如前所述，按照阿德勒的观点，每个人在一生中必须解决三个重大问题：社会任务、职业任务以及爱情和婚姻任务。所有这些问题都需要一个充分发展的社会兴趣。在探讨社会生活对个体人生的意义时，他指出，生活的意义不是为了个人的优越而奋斗，而是为了满足人类和谐友好的生活，以及建立美好社会的需要，也就是"对人类全体发生兴趣"。

2. 社会兴趣的特点

①社会兴趣是一种先天的潜能，而不是人的本能。阿德勒认为社会兴趣只有在适宜的社会生活环境中才能发展成熟。在社会兴趣的培养和发展中，家庭教育有着关键的作用。阿德勒认为决定一个人是否具有社会兴趣的主要因素是母亲，儿童碰到的最初的、主要的社会环境是与母亲接触。正是母子早期的互动，从根本上决定儿童今后是否能以一种健康的态度对待他人。当个体进入学校和社会以后，社会兴趣是决定学习

和事业发展方向的关键因素。

②社会兴趣具有广度和深度。从广度上来讲，社会兴趣泛指一切与人有关系的对象。从深度上来讲，社会兴趣对生活风格具有指导作用。

③社会兴趣是个人对自卑感的一种最根本的补偿，它使每一个人都能更好地为社会贡献力量，在为社会服务的工作中感到自己的价值。

3. 社会兴趣的类别

人们通常会在社会生活中遇到三类问题。

①社会活动。人在社会生活中需要与他人交往，建立友谊关系是每一个正常人适应生活最一般的方式。

②职业选择。每个人都期望自己成为对社会有价值的人，每个人都期望能找到实现自己社会价值、对社会有所贡献的工作。

③爱情婚姻。幸福美满的家庭生活是每个人都努力追求的，但这也是出问题最多的一个方面。

4. 社会兴趣的发展

个体各个生命阶段中的重要他人，会影响其社会适应能力的发展。早期发展具有影响力的人依序是母亲、父亲、同胞手足与教师。母亲是孩子最初人际接触与合作的对象，社会兴趣也由此开始，儿童所学习而得到的能力会扩展到家庭以外的社交圈，母亲也可能会是孩子发展社会兴趣的绊脚石。父亲也与儿童建立合作关系，并强化母子间初步建立的关系，弥补儿童无法从母亲那里获得的部分。兄弟姊妹能激发个人的合作态度并将其扩展到与其他儿童的合作上。

如果儿童无法与家人建立良好的合作关系，这时就需要教师帮助儿童进行修正和调整。早期因不良家庭教养而产生的不适应行为，也可以通过学校教育得到改正。在个体后期发展中，对社会兴趣有影响的人依次为朋友、伴侣、工作伙伴。个人的那些会鼓励和支持他的朋友，为他提供了追求兴趣和参与互利活动的机会，对某些人而言，朋友提供或替代了一个像家庭般的人际网络。伴侣间的亲密关系能丰富一个人的社会情感。如果在工作当中，个人与合作度高、富有创造力、会鼓励他人的同事（工作伙伴）一起做有意义的工作，那么个人就会体验到自己对团体的贡献是重要的。

5. 社会兴趣与心理健康

阿德勒把社会兴趣等同于认同感性同理心，是心理健康的一项指标。一个心理健康的人，往往有这样一些特点：有浓厚的社会兴趣，懂得互助合作，有健康的生活风格和正确的解决问题的方法。阿德勒认为，从自然的观点看，人是一种天生非常柔弱的动物，离开社会的保护，人类生命就不可能进化。因此，作为一种社会存在，为了保证自己的继续生存，每个人都必须在适应社会环境的过程中发展自己的精神器官。在这个过程中，健康的人就发展出了社会兴趣或者社会感。

如果一个人没有社会兴趣，这个人的生活将是不幸的。他认为"在所有人类的过失中，在神经症和心理变态中，在犯罪、自杀、酗酒、吸毒和性倒错中……都可以看到社会兴趣的极大丧失。"在这些心理出现问题的个体身上，能够看到他们赋予生活的意义，是一种属于个人的意义，他们的兴趣也只停留在自己身上。

阿德勒认为，生活的意义在于奉献、对别人发生兴趣以及互助合作，如果他不能辨认人类的重要性是依他们对别人生活所做的贡献而定，那么他就很容易孕育出错误的意义，也就容易出现心理问题。

那么，什么样的人容易出现心理问题呢？阿德勒指出，来自幼年时期的三种不佳状态，是导致个体社会兴趣丧失、产生心理问题的重要原因有以下几个。

①身体有缺陷的儿童。阿德勒认为，身体缺陷是自卑感产生的主要原因。身体缺陷的儿童常因为别人无法了解他们的困难，变得只对自己有兴趣，进而成为失败者。另一些人则是滥用自己的弱点，强迫别人接受自己的支配。

②受到骄纵的儿童。由于父母或他人的宠爱和骄纵，儿童养成以自我为中心的习惯，什么事情都会从自己的利益出发，不会处理自己与他人和社会的关系。所以当他进入一个众人不是以他为中心，而且别人也不关注他的感觉的情境的时候，他就会觉得世界亏待了他。在这类儿童身上，经常会出现很强的挫折感，很难适应社会生活。当他们长大后，如果别人不再对他们诣媚或顺服，他们往往觉得社会对他们充满敌意，而想要施以报复，此时如果施以处罚，只会更加强他们"别人都反对我"的信念。

③被忽视的儿童。被忽视的儿童在自己成长的过程中，因为发现自己的价值受到他人的忽视，因此他们从不知爱与信任感为何物。因为社会曾对他冷漠，他就误以为社会永远是冷漠的，所以他不但怀疑别人，也不能信任自己，他们往往对他人、对社会充满敌意，也毫无兴趣。当他面临生活问题时，他总会高估其中的困难，而低估自己应付困难的能力及旁人的善意与帮助。

三、阿德勒个体心理学在咨询中的运用——阿德勒疗法

(一)咨询原理

阿德勒认为心理问题都是由于错误的生活风格导致的。生活风格的

错误之所以产生，是由于人们过于追求个人的权力与优越，而缺乏足够的社会兴趣。当个体缺乏社会兴趣而面临无法解决的困难的时候，心理上就会出现失调。尤其是当个体受到失败的威胁时，一些症状就"可以用来保护他的自尊心，并为他的那种错误的、自我中心的生活风格找借口"❶。阿德勒认为可以通过提高来访者的社会兴趣来达到咨询的目的。在咨询过程中，咨询师向来访者揭示人性的需要，通过各种方式鼓励来访者在应付生活问题时，做出有意义的选择❷。

(二)咨询假设

阿德勒的心理咨询模式体现了个体心理学对人的基本假设和看法：

①人是可以改变的；

②人不了解自己，心理咨询就是一个让人了解自己的过程；

③咨询师要与来访者保持合作；

④揭示症状和行为的目的是咨询的关键；

⑤咨询师的陈述应该传达一种相信人的内在力量的感觉；

⑥咨询师应当促进人的归属感；

⑦大部分的心理咨询是帮人改正错误的社会价值观；

⑧通过咨询能够为善良的行为和有效的应对策略提供一个模式。

(三)咨询特点

由于阿德勒强调人的意识性、选择性，指出克服自卑、追求优越与社会兴趣是心理健康的标准。因此，阿德勒设定的咨询目标就是重新组织来访者的认知，帮助来访者表现出更多的符合社会要求的行为。阿德勒强调自尊、同情和平等的重要性，这一点与罗杰斯的来访者中心疗法类似。阿德勒重视在咨询过程中与来访者的分析和探讨，把对来访者的分析解释和评价看作一种积极的咨询过程，认为可以通过这种方式帮助来访者顿悟和重新认识自我。

(四)咨询目标

阿德勒不认为来访者是需要咨询的患者，咨询的目标在于再教育。因此，需要给来访者提供信息、教育、指导和鼓励，以全新的方式去看待自己、别人和生活，帮助来访者重建自信。具体的目标包括❸：

---

❶ Ansbacher，H. L.，"Suicide as Communication：Adler's Concept and Current Applications," *Journal of Individual Psychology*，1969，25(2)，pp.174-180.

❷ 沈德灿：《精神分析心理学》，杭州，浙江教育出版社，2005。

❸ Mosak，H. H.，"Drugless Psychotherapy with Schizophrenics," *Individual Psychology：Journal of Adlerian Theory，Research & Practice*，1995，51(1)，pp.61-66.

①培养社会兴趣；

②协助来访者克服挫折感与自卑感；

③调整来访者的观点与目标，即改变来访者的生活风格；

④调整错误的动机；

⑤帮助来访者感受自己与别人是平等的；

⑥帮助来访者成为对社会有贡献的人。

(五)咨询过程

建立社会兴趣咨询的过程包括四个环节❶：建立适当的咨询关系、探索来访者的心理动力(分析与评鉴)、鼓励来访者了解自己(洞察)以及引导来访者做新的决定(引导与再教育)。

1. 建立咨询关系

阿德勒认为良好的咨询关系应该是平等的关系，建立在合作、互信、尊重、与目标一致的基础上。来访者不是被动的接受者，而是应主动地投入咨询关系中，并从合作关系中学会对自己的行动负责。咨询关系是改变来访者的起点，如果这当中缺乏互信与融洽的关系，那么来访者不容易改变其生活方式。

咨询关系建立在深入的关心、投入与友谊的基础上，咨询师是来访者在需要时能依赖的朋友，双方是合作关系，一起为来访者的利益而努力。

建立良好关系的非常有效的方法是使用各种支持与鼓励，帮助来访者去察觉自己的优势和自己的潜力。在最起初的阶段里，咨询师可以通过倾听、反应、尊重、相信对方能够改变及真诚等方式，和来访者建立起咨询关系。来访者普遍缺乏自我价值意识，自尊心低落，对于适应生活的能力缺乏信心。此时，咨询师所提供的支持可以去除其绝望与沮丧感。对许多人而言，可能因此第一次体验到别人对他真正的关怀。鼓励包括协助来访者发挥其潜能及化缺点为优点。例如，将固执与强硬化为果断与整合。

为了建立与维持良好的咨询关系，波尔斯与葛律弗斯❷建议第一次会谈应该提出如下的问题：

为什么你来找我？

你以前如何处理你的问题？

---

❶ Corey，G. *Theory and practice of group counseling*，Thomson Learning，1995.

❷ Powers，R. L. & Griffith，J.，*Understanding Life-style：The Psycho-clarity Process*，Chicago，IL，US，Americas Institute of Adlerian Studies，1987.

如果没有这些困扰，你的生活会如何不同？

你期望我们之间的合作应有什么样的成绩？（或如果摆脱这些困境，你会做些什么？）

2. 探索来访者内心动力

在这个阶段，咨询师要帮助来访者了解和决定自己的生活风格，并了解此种生活方式对自己生活中各项功能的影响，以此进行初步的评估。刚进行咨询时，咨询师需要帮助来访者拓宽视野，重新去看待这个世界。

咨询师需要帮助来访者把过去、现在，以及未来的行为串联起来，并密切注意来访者的感觉、动机、信念与目标，帮助来访者了解自己对生活方式的感受。

那么，咨询师如何才能了解来访者的生活方式呢？可以通过三种途径(出生顺序、早期记忆和梦的分析)来对来访者的生活方式进行评价和鉴定，找出这些错误的想法与解释，使来访者能察觉这些负面的想法及造成的影响。在这个过程中，咨询师就像是"心理探索者"，因为咨询师会和对方一起探索过去、现在、与未来，会帮助来访者探讨有哪些成长的选择，并找出最有利于自己未来的途径。

(1)出生顺序

莫索克与舒尔曼❶曾设计出一份问卷，探讨来访者在家里的心理地位以及跟家人间的互动情形。问题包括：谁是家中最被喜欢的小孩？你的父母与子女的关系怎么样？他们以什么样的方式表达？你与父母亲的关系怎么样？你跟家中的哪个人差别最大？这些差别在哪些方面？哪个孩子最像父亲、母亲？体现在哪些方面？你最像谁？体现在哪些方面？你是什么类型的小孩？

同时，咨询师也要了解来访者进行咨询的理由，以及他对生活中基本任务达成情形的满意程度。这些能够帮助咨询师了解来访者的自我知觉情形及影响。

(2)早期记忆

阿德勒认为每个人都有数以百万计的记忆，在这么多记忆中，来访者能够记住的一定会投射出他的基本信念，或者甚至对生活的错误看法。对早期记忆的了解包括来访者对过去事件产生的感觉与想法。这些事件必须是来访者能清晰回想起来的，阿德勒学派认为人们只会记住与目前

---

❶ Shulman, B. H. & Mosak, H. H., *Life Style Inventory*, London, Routledge, 1988.

观点一致的过去事件，所以这些幼年经验对于了解其生活方式，了解其信念与基本的歪曲的认知，是重要的线索。早期回忆也会帮助来访者了解自己如何去看待自己，如何去看待这个世界，以及了解生活目标、动机、信念与价值观。

相应问题包括：我想知道在你七八岁之前曾发生过的特殊事件；告诉我你曾有过哪些深刻的记忆，而且这些记忆不是长大后别人告诉你的。我很想知道你幼年时期发生过的一些事件，而且是九岁前的事情。告诉我发生了什么，哪些情节令你印象深刻，以及当时你的感受或想法是什么。当时你有哪些感受呢？

这种方式可以引导来访者进行许多回忆，在咨询过程中，最少要来访者回忆 3 个事件。当然，在具体的咨询过程中到底要来访者回忆几个事件，还要和具体的情况联系。

（3）梦的分析

阿德勒认为梦投射了来访者的想法与心情，因此可用来探索来访者的内心动力。阿德勒疗法对梦的分析重点放在童年时期的梦及重复出现的梦。梦可能是未来行为的序幕。梦把问题浮至表面，所以可以成为咨询的内容。但是，梦又是有目的、独特的，所以想要了解梦的意义，就必须要了解来访者的个性。了解来访者的个性，也是评价来访者生活方式的一条重要途径。

在上述的三方面工作都完成之后，就要对资料进行整理、归纳和解释。评价生活风格是为了找出来访者的基本错误，这份摘要可以给来访者看，并在咨询中加以讨论。

在随后的咨询中咨询师要鼓励来访者检查自己的错误认知，向自己的错误观念挑战，并把自己的优点与才华详细做记录。"鼓励过程"是阿德勒疗法最突出的特点，鼓励的技术在咨询的每个阶段都会用到。咨询者要抓住来访者所提供的每个机会，进行鼓励，来访者会慢慢接受自己的优势和长处，认清自己有能力做不同的选择，并能够加以执行。

3. 鼓励来访者了解自己

阿德勒疗法虽然注重支持和鼓励，但是也强调来访者洞察的重要性，咨询者会鼓励来访者发展出洞察力，以便察觉错误的目标与自我挫败的行为。解释是促进洞察的非常重要的技术，解释的重点要放在来访者此时此地的行为及意图中的期望。解释与生活方式有密切关系，咨询者在评价完来访者的生活方式之后，要通过解释使来访者察觉到自己的生活方式、目标与意图，以及其目前的行为等。通常，解释的重点是放在行为及其结果上，而不是行为产生的原因。

害阿德勒疗法的假设是，没有人能知道另一个人内心世界的真相，因此只能冒险去猜测。所以他们在做解释时，会以开放式的语句来进行。例如，"我有个感想跟你分享……""我觉得情形似乎是……""情况会不会是这样……"这样的解释方式不会令来访者出现防备，并能够自在地讨论。通过这样的方式和过程，来访者最后能够了解自己在哪些地方出了问题，情况是怎样产生的，以及应该如何去弥补。

4. 引导来访者做新的决定

这是咨询的最后一个阶段，在这个阶段中，咨询者要通过引导与再教育，帮助来访者自我努力、重新定向，将对自己的了解转化为行动。帮助来访者正视自己的优点和资源，鼓励他们认识到面临生活问题时自己有新的选择，以及自己做出选择的勇气。

在这个过程中，来访者需要调整自己的目标。在咨询者的鼓励下，让他们感受到自己"彷佛"已经成为他们想成为的人，这样才能打破自我设限的假设。但是，来访者有时还会想要重复旧的行为模式。因此，咨询师需要获得来访者的承诺和保证，即，当来访者意识到自己想要重复旧有行为模式的时候，来访者自己要停止下来，只有这样，洞察才能转化为行动。

这个阶段是解决问题与做决定的阶段。咨询师和来访者要一起思考有哪些可能的改变方案以及各方案的结果，也要评估各方案能否达成来访者的目标，同时，也要考虑方案的具体的行动。

这个阶段常用的技术包括直接法、欲擒故纵法、仿佛法、泼冷水法、把持自己、触钮法、避开陷阱、设定任务与承诺、中止与总结、忠告及沉默等。

由于阿德勒疗法的咨询模式是成长模式，不是医疗模式，所以可以应用在各种不同的领域，包括：儿童辅导中心、亲子咨询、婚姻咨询、家庭咨询、团体咨询、儿童与青少年个别咨询、文化冲突等。

四、阿德勒个体心理学在教育中的运用

阿德勒在《儿童的人格教育》❶一书中指出，儿童的教育要注意以下几个方面。

①发展积极的自我观：教育者要给予孩子持续的信任，发展他的自信，过多的批评会造成怯懦和不自信；给予自由和机会，促进孩子自立，教育者过于展示优越感会滋生他的依赖心理；树立榜样，鼓励他自我要

---

❶ 阿德勒：《儿童人格教育》，彭正梅、彭莉莉译，上海，上海人民出版社，2005。

求，自我创造，阻止他沉溺于自我，裹足不前；鼓励他认可自己的性别和异性，不要显示或暗示排斥自己的性别和异性。

②发展积极的困难观：鼓励他努力克服障碍，提供适当的挑战，塑造他的勇气和自信，不要提出过高的要求，也不要提出过低的要求；允许和支持他创新尝试，不要把孩子视为被操纵的木偶；倡导和展示坚韧、恒心，做事追求完美，不要显示出没有耐心或办事拖拉。

③发展积极的他人观：鼓励他培养一种人类的关爱感，不要向孩子灌输偏见和冷漠；鼓励合作和与人共享的愿望，不要挑起恶性竞争；教会孩子理解和体察他人，不要培养他的自私和自我中心；帮助孩子对自己公平的份额满意，不要容忍贪婪和自私；鼓励帮助他人，不要成为剥削者和暴君；展现自己乐于奉献，不要在孩子身上播种会使他成为一个索取的人的种子。

④发展积极的异性观：让孩子深刻地认可异性，不要通过言行来贬损异性；全面理解异性和与异性的亲近感，不要创造无知或距离；促进热情、信任和友善，不要播种敌意和不信任。

(一)家庭教育

1. 家庭教育的重要性

个体心理学强调家庭教育的重要性❶阿德勒指出，人从出生之后，就要接受家庭教育。阿德勒认为父母对儿童进行早期教育有其不可替代的作用，因为一个人的生活风格在 4 岁或 5 岁时就形成并固定下来，这会对以后的生活产生很大的影响。因此，父母只有从早期便开始训练儿童，才能使他们形成对社交、职业和爱情的正确态度，形成自信、乐观、勇于探索等良好个性特征以及善于与人合作的能力。

2. 母亲与父亲的区别

(1)母亲

家庭对于个体的成长有着极为重要的影响。最早的影响来自母亲，母亲通过言传身教，在孩子遗传的基础上，充分发挥孩子的潜能，调整训练孩子的行为模式、想法和观点，使孩子发展良好的社会能力，形成积极的生活风格，促进孩子人格的健康发展。

阿德勒指出母亲要对孩子施加良好的影响，培养出具有合作能力的儿童，应该注意避免两个问题。第一，不应该认为自己的地位是低下的。如果母亲认为对孩子的兴趣是一种低下的工作，她便无法学会孩子需要

---

❶ 刘红：《阿德勒的家庭教育思想及其借鉴意义》，载《贵州教育学院学报(社会科学版)》，2005，3(16)。

的技巧、关心、了解和同情，她生活的目标会阻止她和孩子进行亲密的联系，她也不会设法扩展孩子和别人的联系，并教导他们和其他人平等地合作。第二，不应该过分强调母亲和孩子的关系。阿德勒认为和母亲发生关联的，有她的孩子、丈夫以及围绕她的整个生活。母亲的角色是双重的，她必须给予孩子自己是一个可信赖的人的最初感觉，然后她必须帮助孩子把这种信任和友谊扩展到父亲及其他人。否则，假使母亲只考虑和孩子的联系，她难免会宠坏他们，使他们很难形成独立性以及和别人合作的能力。

（2）父亲

阿德勒提出在家庭生活中，父亲同样也是对孩子成长有非常重要影响的人，父亲通过自己的实际行动证明自己的能力。最开始，父亲和孩子的关系不够亲密，他的影响较晚才产生效果，而且非常大。父亲要想发挥在培养孩子合作能力方面的作用，他必须证明自己对妻子、对孩子以及对社会是负责的，他必须以良好的方式应付生活的三个问题：社交、职业和爱情。另外，父亲不能成为体罚孩子的执行者。阿德勒指出不能以友善方式进行的教育便是错误的教育。但是，家庭体罚的现象依然存在，而且责任经常落在父亲身上，这不仅会强化母亲在孩子心目中的弱者地位，而且破坏了父子之间的关系，影响了孩子与父亲的合作能力。

3. 教养方式与家庭氛围

父母的教养方式是阿德勒反复强调的一个问题。他认为对孩子溺爱和忽视最不利于他们合作能力的形成和发展。被溺爱的孩子多会期待别人把他的愿望当法律看，他不必努力便可获得成功；他还会认为与众不同是他的权利。结果，当他进入一个不是以他为中心的情境，而别人也不以体贴其感觉为主要目的时，他就会若有所失地觉得世界亏待了他。他一直被训练成只取不予，这使他丧失了独立性和自信心，也不知道该怎样与他人合作。被忽视的孩子则从不知爱与合作为何物，他们构建了一种没有把合作问题考虑在内的生活模式。当他面临生活问题时，他总会高估其中的困难，而低估自己应付问题的能力和他人的帮助及善意，他不知道能用对别人有利的行为来赢得感情和尊重。因此，他不怕怀疑别人，也不相信自己。

阿德勒还指出父母在培养孩子合作能力的过程中要注意以下情况。首先，营造美满的婚姻生活。对孩子而言，婚姻不美满的情境是危险的。如果他的母亲觉得自己的力量不足以把父亲留在家里，她就希望完完全全地拥有孩子。也许父母双方都会为个人的利益把孩子当作争执的焦点。他们都希望孩子依附在自己身上，爱自己超过爱对方。在这种气氛包围下的儿童，是不可能训练出合作之道的。其次，父母必须合力协商有关孩子教育的每件事情，使孩子觉得父母是平等的、合作的，这样他们就会对与他人的互助、合作有良好的准备。最后，父母不应该在家庭中过分强调自己的成功，也不应在孩子面前抱怨生活艰难、世道险恶，这会使孩子泄气、自卑，或是产生对社会、对他人歪曲的看法，不利于社会兴趣的形成和发展。

(二)学校教育

1. 学校教育的重要性

阿德勒强调学校教育的作用，认为学校是家庭的延伸。阿德勒热衷于把他的理念应用在教育上，认为学校教育可以纠正儿童的错误，帮助儿童发展出积极的生活方式。在矫正儿童的基本错误的方法中，他特别重视提高社会兴趣与维护心理健康。他指出在学校生活中，教师能够帮助儿童发展社会兴趣、培养合作意识、发挥个人潜能，促进个性的健康发展。

2. 关注儿童的社会兴趣

在学生刚入学的时候，大多数已经有了一定的思想准备。但是当他们走入新的学校环境中时，他们可能会表现出对新的学校生活的不适应，缺乏信心。通过孩子对学校这个新环境的反应，教师可以判断出他们的合作能力和兴趣范围，可以判断出他对哪些学科感兴趣，判断出他是否对别人说话感兴趣、是否对所有一切都感兴趣。要确定这些方面的情况，教师需要研究儿童的态度、举止、眼神和倾听别人说话的方式，需要研究他是否以友好的方式接近老师，还是远远地躲避老师等。

3. 保持科学的教育观念，帮助儿童健康发展

(1)教师要保持良好的态度

阿德勒认为学生是否专注于自己的学业，在很大程度上取决于他对教师的兴趣。促使并保持学生的专注，发现学生是否专注或是否能够专注，这是教师教学艺术的一个部分。有许多学生不能专注于自己的学业。他们一般是那些被宠坏的孩子，一下子被学校里这么多的陌生人吓坏了。如若教师又较为严厉一点，这些孩子就会表现出似乎记忆力欠缺。但是那些被教师指责为记忆力欠缺的学生，却能对学业之外的事情过目不忘。

对于这些在学校里难以适应、成绩不佳和考试不及格的孩子，批评或责备是没有用的。相反，批评和责备只能让他们相信，他们不适合上学，并对上学产生悲观消极的态度。但是如果这种孩子一旦获得教师宠爱，他们通常都会成为好学生。

因此，教师要对学生有爱心，当学生出现错误或问题的时候，教师应该保持和蔼的态度，帮助他们认识到自己的问题，并且帮助学生建立

信心，努力奋斗，克服困难。

（2）教师的评价方式要全面完整

在多数学校里面，教师都非常关注学生的考试成绩。阿德勒指出，虽然这种测试有时也有价值，但是对儿童的评价方式不应该只局限于此，而是要完整地评价孩子的真正的能力，尤其是对成绩较差的孩子，不能凭借测试的结果就得出绝对化的结论。教师在评价的时候应该要考虑到学生的其他特点，并且在未来的教学中应该尽量帮助学生找到正确的方法来提高他们的分数。

（3）教师的教学方法要灵活多变，教学内容要丰富有趣

阿德勒认为学习科目的教学应该富有趣味，并与实际生活相连。例如，数学（算术和几何）的教学应该与建筑的风格和结构、居住其中的人等联系起来。也可以把有些科目结合在一起来教。例如，把对某一植物的教学和这一植物的历史、所生长国家的气候等结合起来教学。教师通过这种方式，不仅激发了那些对这一学科本无兴趣的学生的兴趣，而且还使这些学生能以融会贯通的方法处理事情。

（4）形成良好的班级氛围，培养学生的合作意识

在学校读书的孩子都感到自己处于一种竞争之中。阿德勒指出教师应该注意把竞争和个人的野心限制在一定的程度，引导和帮助学生形成良好的合作意识。这种合作意识的培养和形成可以通过班级管理的方式进行，让学生们观察班级里的情况，提出意见，然后自主进行管理。

五、结语

阿德勒的个体心理学，对弗洛伊德的理论中的压抑、婴儿性爱，以及注重潜意识的观点提出质疑。他强调意识和自我的重要性，强调社会因素对个体的影响，是精神分析学派内部第一个反对弗洛伊德的心理学理论体系的人。个体心理学是生物定向的本我心理学转向社会文化定向的自我心理学。

阿德勒的心理整体论、主观目的论和社会文化定向，不仅为新精神分析社会文化学派奠定思想基础，而且为人本主义心理学的产生提供前提条件。至20世纪20年代，其个体心理学在实践中取得的成功，令各国同行瞩目。虽然受到一些批判，但是阿德勒个体心理学的影响却是巨大的。许多著名心理学家，如罗杰斯、勒温、马斯洛等都对他与他的观点表示了好感。1970年，马斯洛曾说："在我看来，阿德勒一年比一年显得正确。随着事实的积累，这些事实对他关于人的形象的看法给予越

来越强有力的支持。"事实上，阿德勒被认为是人本主义心理学的先驱之一。

而在阿德勒去世后，他的追随者迅速把他的个体心理学思想加以继承和发展，使之闻名于世。目前，在欧美已经有按照阿德勒的个体心理学体系培训学员的机构共 30 余家；阿德勒理论研究组织共 100 多个。在美国、德国、瑞士、奥地利等国家甚至建立了全国性的阿德勒研究学会。目前，个体心理学出版的主要刊物是《个体心理学杂志》(*The Journal of Individual Psychology*) ❶。

总结阿德勒一生的工作，他的贡献主要概括为如下几点。

①强调人的社会性和社会因素，提高了自我的地位。

②提出了出生顺序对个体生活风格的重要影响。

③最早提出了创造性自我的概念。

④提出人格的独特性。

⑤指出意识是人格的中心。

⑥创设了人本主义的人性理论：人能够主宰自己的命运，不必受命运支配。

⑦早于认知疗法风行之前，指出应该要通过改变来访者的信念，感情和习惯去改善他们的心理问题。

⑧建立了成长性的咨询模式。

⑨许多基本思想都被其他心理学派所采用，如家庭系统疗法、格式塔疗法、个体中心疗法、存在主义疗法以及咨询的后现代主义流派。

⑩是心理学史上第一个沿着社会科学方向发展的心理学体系。

---

❶　叶浩生：《心理学史》，北京，高等教育出版社，2005。

第十四章　迈克尔·路特^❶

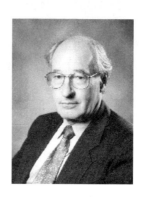

[印象小记]

　　迈克尔·路特（Michael Rutter，1933—　　），英国发展变态心理学家，被称为"儿童精神病学之父"。路特在 1987 年当选为英国皇家学会院士，1992 年被授予爵士爵位，并且是欧洲科学院和医学科学研究院的创始人之一。路特担任过儿童发展研究学会（SRCD）的主席。1995 年，路特获美国心理学会颁发的"杰出科学贡献奖"。路特是 20 世纪最著名的心理学家之一，在 20 世纪最杰出的 100 位心理学家排名中，他排名第 68。

[名篇选译]

母爱剥夺，1972—1978：新发现、新概念、新取向^❷

　　【摘要】论文简短回顾了 1972 年以来母爱剥夺领域的研究，并充分讨论了最近新产生的或近来重新被提起的话题所得出的新成果。包括社会

---

❶　本章作者为侯瑞鹤（中国人民大学）。

❷　论文翻译自 Rutter, M. ，"Maternal Deprivation，1972—1978：New Findings，New Concepts，New approaches，"*Child Development*，1979（50），pp. 283-305. （说明：因为本论文是文献综述性质，所以引用文献量约 5000 英文字的篇幅，基于此种考虑，本文所列参考文献只有 Bowbly 和 Rutter 两位与本文关系重大的研究者的文献。如参考其他文献，请参考原文。）译者为各节标题添加了序号。

关系的发展和联结过程、发展关键期、童年经历和养育行为之间的关系以及对儿童成人后养育行为的影响，并探讨了为什么许多儿童并没有因为母爱剥夺或处境不利而受到伤害的可能原因。

本文题目所指的母爱剥夺实际上用词并不恰当，因为主要关注的既不是母亲，也不是一般意义上的剥夺。然而，母爱剥夺的题目也是合适的，因为四分之一个世纪之前，该领域研究的先驱们❶已经确立了这个概念，近来的研究也同样沿用这个概念。

1972 年，路特❷回顾了相关的研究，指出，鲍尔比认为的早年经验对儿童发展有严重而持续的影响，而这种观点与 1951 年的研究发现却是矛盾的。然而，同样的证据还发现，术语母爱剥夺涵盖了不同范围的实验，并且彼此结果差异很大。

1972 年文献回顾所总结的机制，没有叙述鲍尔比在世界卫生组织报告中提出的观点或安斯沃斯在 10 年后重新对母爱剥夺进行的有见地评价。然而，存在几个不一致的地方❸，其中某些结果与预期结果相比要矛盾得多。

第一，最初强调的分离效应并不准确❹❺。反社会行为和破裂的家庭相关，并非因此导致的分离所引起的，而是家庭的不和谐最终导致了破裂。情感的心理困扰不是因为关系的破裂，而是因为没有形成最初的人际联结。智力低下是因为缺少相应的经验，而不是分离。

第二，与鲍尔比赋予母亲特别的重要性不同的是，实验结果发现，母婴之间的联结在类型和质量上与儿童与其他人之间的联结并无不同。

第三，文献回顾发现，母爱剥夺领域研究中近来最重要的发展是儿童对剥夺反应的个体差异。所有的结果都表明，仍然有许多儿童并未受到剥夺所带来的恶劣影响，对这些儿童拥有如此免疫力的探索可能会是

❶ Bowlby，J.，"*Maternal Care and Mental Health*，"Geneva，World Health Organization，1951.

❷ Rutter，M.，*Maternal Deprivation Reassessed*，Harmondsworth，Middlesex，Penguin，1972.

❸ Rutter，M.，"Dimensions of Parenthood：Some Myths and Some Suggestions，"in Department of Health and Social Security Report，*The Family in Society*：*Dimensions of Parenthood*，London，HMSO，1974.

❹ Rutter，M.，"Parent-child Separation：Psychological Effects on the Children，"*Journal of Child Psychology and Psychiatry*，1971(12)，pp. 233-260.

❺ Rutter，M.，"Separation Experiences：A New Look at an Old Topic，"*Journal of Pediatrics*，1979，95(1)，pp. 147-154.

一个尤其富有成效的研究领域。

本文主要总结路特1972年提出的模式在多大程度被证实，以及新发展出来的概念和观点。

一、综合症状表现

下面开始介绍一下四个主要的症状，以及它们之间的因果机制。

深度忧伤综合征(acute distress syndrome)。首先，许多医院或孤儿院养育的孩子表现出深度的忧伤。1972年，亨得(Hinde)和罗伯逊提出的如下观点受到较多的关注，即症状主要源于对婴儿依恋行为的干扰，而不是分离所致，他们的研究工作也主要集中于该领域。

简单地说，罗伯逊发现与父母分离的孩子，在另外一个家庭(而非机构)被抚养，虽然会受到分离的影响，但并没有在医院或是婴儿看护所里的儿童悲伤反应强烈。亨得和他的同事考察了幼崽猕猴的分离体验，发现幼崽与母亲分离后重逢的情绪混乱主要源于母子关系的紧张。显然，从以上相关研究中可以得出，尽管分离是深度忧伤的一个非常重要的因素，然而并非是导致该症状的主要原因。另一方面，也有许多研究证据[1]表明深度的忧伤与依恋的过程有关。更可能的是，忧伤与对依恋行为的某种干扰有关，要么是因为分离破坏了已经存在的联结(注意，分离与破坏联结不是同义词)，要么是因为分离情境使依恋行为变得困难。

行为紊乱——第二个症状即行为紊乱或是反社会问题。路特早期的研究表示，行为紊乱与没有离婚或分居的家庭冲突强度相关。另外，父母离婚与青少年犯罪相关，而父母去世却没有影响。所以，似乎最关键的因素是困扰的家庭关系，而非分离本身。

进一步的研究也证实了这个观点[2]。

有一点似乎很明确，家庭冲突以及分离是强大的破坏性因素。但也要强调家庭冲突只是青少年犯罪的很多影响因素的其中之一[3]。

---

[1] Rutter, M., "Protective Factors in Children's Responses to Stress and Disadvantage,"in Kent M. W. & Rolf J. E. (eds.), *Primary Prevention of Psychopathology*, *vol. 3*, *Promoting Social Competence and Coping in Children*, Hanover, N. H., University Press of New England, 1979.

[2] Rutter, M., Cox, A., Tupling, C. et al., "Attainment and Adjustment in Two Geographical Areas,"*British Journal of Psychiatry*, 1975(126), pp. 493-509.

[3] Rutter, M. & Madge, N., *Cycles of Disadvantage: a Review of Research*, London, Heinemann, 1976.

智力迟钝（intellectual retardation）。智力迟钝是第三个表现。1972年路特指出，作为环境因素，知觉和语言经验在智力发展中起着重要的作用。虽然母亲在发展的其他方面有重要影响，但与认知发展却关联不大。

对于母亲抚养和人际关系对儿童智力发展的评估，可以通过对这些人际环境方面偏离常态的儿童进行研究。芭芭拉·台柴特❶对在孤儿院抚养的 0 到 8 岁儿童进行的研究发现，这些儿童拥有正常的智力水平，他们的韦氏量表智商平均分为 99，来自普通家庭儿童的对照组智商平均分为 110。然而，正如下文讨论到的，正常家庭环境的缺失对儿童的心理社会发展有负面影响，但是，对他们智力发展却没有什么影响。

显然，缺少母爱、标准智商测验得分达到一般水平的儿童，他们在其他方面的经验却是充足的。这明显意味着家庭关系的连续性并非智力发展的核心因素，但是却对社会发展有重要影响。从某种程度上而言，智力发展和社会发展主要影响源是不同的。

智力发展受到知觉、语言经验的影响这一观点，得到很多自然实验或非自然实验的证实。

情感淡漠精神症状（affectionless psychopathy）——第四个症状即情感淡漠，在过去的 6 年中，很少研究把其作为直接主题，所以在路特1972 年的综述中，针对该主题本身也没有更多相关的研究结果。但对该症状提供基础的社会关系发展或依恋关系异常方面的认识仍有重要的进展。因此，相关的细节讨论就变得很有必要。

二、社会关系的发展

鲍尔比❷❸提出了依恋理论，强调儿童与母亲早期情感联结的质量对后期社会关系具有重要预测作用。有充足的证据表明，婴儿在 6～12个月期间，通常与特定的某个抚养人发展出依恋关系。除此之外，还有其他因素影响着依恋关系的发展❹。婴儿因为焦虑、恐惧、疾病以及饥

❶ 译者注：Barbara Tizard 是前文 Jack Tizard 的妻子。

❷ Bowlby, J., *Attachment and Loss*, *vol.*1：*Attachment*, London, Hogarth, 1969.

❸ Bowlby, J., *Attachment and Loss*, *vol.*2：*Separation*, *Anxiety and Anger*, London, Hogarth, 1973.

❹ Rutter, M., "Attachment and the Development of Social Relationships,"in Rutter M. (ed.), *Scientific Foundations of Developmental Psychiatry*, London, Heinemann Medical, 1979.

饿均会增加其寻找依恋对象的倾向。依恋关系可能是针对给其带来安抚的特定抚养人所建立的，然而，父亲对婴儿的反应仍然是很重要的。依恋关系通常与积极主动和婴儿互动以及对其反应非常敏感的人建立，而且，以上这些类似的养育品质通常形成安全的而非矛盾的依恋关系，正如安斯沃斯所认为的，反应敏感性在任何安全人际关系中都是一个好的品质。

这些几乎普遍的结论可能会被大多数研究者接受，但仍然存在五个具有争议的、不确定的领域：反应敏感性（sensitive responsiveness）；鲍尔比的单变性概念（notion of monotropy）；各种依恋行为的区分；早期联结与后期社会关系；依恋发展的过程。

反应敏感性（sensitive responsiveness）。该概念反映了一个观念的根本转变，即从把养育看成对婴儿所做的事情到把养育看成一个婴儿互动的过程——即在父母与婴儿之间的积极对话，许多研究都支持了该结论。

大家所共认的养育涉及互动，并且对婴儿的线索和信号反应的敏感性，但是，如果想要对其进行连续研究则显得很困难。研究发现，对婴儿哭声的及时反应可以有效地减少当时和出生后第一年的啼哭。然而，这些解释遇到了一些问题，有研究发现相反的结果，即对婴儿啼哭的快速反应会增加其随后的啼哭。然而，事实上婴儿的啼哭有好多种，或许是养育者区分不同哭声的能力和恰当准确的反应能力才是最重要的因素。

显然，虽然对于反应敏感性没有足够的概念或测量方法，但我们仍可以做些工作。反应敏感性可能不仅指对于婴儿不同线索的区别能力，还包括对不同的线索做出适当的反应，同时从婴儿的回馈中得到快乐，以及引发互动的行为等。

单变性。很多研究显示，大多数儿童会发展出多重依恋。然而，这些依恋是否有相同的意义，一直存在争议。鲍尔比提出，儿童对于某一对象的特殊依恋具有天生的倾向，而这个主要的依恋关系与其他辅助养育者的依恋关系是不同的。然而，该陈述涉及两种相当不同的观点。第一个观点是，几种依恋关系重要性不同，而且是不可以随意互换的，这得到一些研究的支持，研究发现存在一个主要的依恋关系，一直强于其他依恋关系，即使在孤儿院里，儿童通常也拥有其喜欢的成人。第二个观点是，第一个或者主要的依恋关系与其他次级依恋关系是不同的。但很多研究发现，事实并非如此。这个观点可以通过两种不同方式来验证是否正确：第一，即使依恋关系的强度不同，依恋的功能和作用等依恋质量是否一致；第二，考察主要依恋对象与次要依恋对象之间的强度差异，是否大于第二级与第三级依恋。

依恋行为。早期著述中对依恋的观点有一个隐含的假设，即依恋是一个一元概念。然而，目前看来，显然并非如此。依恋不是一种个性品质，而是具有几个不同特征的人格结构。

首先，依恋行为与长期联结的区别。婴儿有从其他人寻求依恋的一般倾向。联结的概念暗示着有选择的依恋，这种依恋持续的时间长，而且即使依恋对象不在身边时依然在内心有联结。这种区分的重要性体现在两者的过程不一样，或者说依恋对象对婴儿的反应影响着依恋关系的质量和功能，而且是婴儿后期发展的关联因素。比如，婴儿可能向一个柔软的物体寻求依恋，但这与能够对婴儿积极回应的成人之间的依恋对婴儿的影响是不一样的。

其次，是要区分安全联结与不安全联结。联结的一个特征是使婴儿在陌生情境中因为联结的存在而感到安全。联结的一个显在目标是给儿童提供关系的安全感，减少与依恋对象分离时的黏滞等相关行为。研究发现，对母亲反应敏感的儿童比对母亲反应不敏感甚至对母亲无回应的儿童，对母子分离后的重逢有更积极的回应等相关行为，并且在分离时更少哭闹，以上这些表明是一种较安全的依恋关系。一个安全型的儿童更可能安全地依恋其他人，虽然儿童与其双亲之间的关系受到很多变量的影响，然而在可感知的程度上，安全的品质对于关系是非常重要的。

另一个问题是，依恋概念在何种程度上包含儿童所有的积极社会互动。然而，证据显示却并非如此。尤其是，焦虑的作用清楚地将依恋与其他社会互动形式区分开。社会游戏被焦虑所阻止，依恋将得到强化。拉姆发现，当儿童和父母在一起时，陌生人进来会阻止社会互动性质的游戏，但是强化了依恋行为。儿童可能喜欢与同伴或陌生人玩耍，但是更喜欢从父母那寻求安慰。玩耍和依恋有很大程度的重叠，但是他们却显示出不同的特征。儿童玩耍的方式与陌生人交往的方式，同其与父母互动方式非常不同。除非在父母缺失条件下养育的儿童，同伴互动之间是较少看到黏滞与拥抱行为的。这同样适用于猴子与同伴之间的互动。如果父母缺失，同伴关系将作为依恋关系的替代，但是，充分社会发展的目标可能较难实现。

拉姆的研究同样显示，父亲—孩子互动与母亲—孩子互动不同。父亲倾向于在照看上花更少的时间，而更可能与孩子玩较多身体接触以及不一般的游戏，婴儿可能会更喜欢。

总之，这些发现表明，任何一种关系都涉及依恋或游戏双方的互动。总的说来，前者更多是亲子关系的特征，后者更多是同伴关系的特征，不过二者仍有交叉。进一步的研究有必要梳理社会互动的不同维度。

早期联结以及后期的社会关系。接下来的内容是关于早期联结导致的社会关系发展。通常认为早期联结是后期社会发展的基础❶，然而，极少数的研究证据质疑了这一结论的正确性，最近由芭芭拉·台柴特和彭妮·逊克逊(Penny Dixon)对英国儿童所做的研究提供了重要的证据，首次填补了这个领域的空白，两个研究均是以孤儿院拥有多个照顾者的儿童为样本。

台柴特所做的追踪研究中对 2 岁和 4 岁的儿童研究结果与先前研究结果比较一致，而对追踪到 8 岁儿童的研究结果与先前结果不一致。不到一半的机构抚养儿童被认为是与其照顾者有很好的依恋关系，并比其他儿童更倾向于寻找情感支持，上学后差异更加显著。相对于对照组，机构抚养的儿童更多寻求注意，不安静，不服从以及不受欢迎。

逊克逊也对从小在机构抚养儿童的学校行为进行研究。她的访谈和调查问卷结果与台柴特的发现很相似。机构抚养的儿童表现出较多的接近老师和同伴的行为，但是他们的社会交往较少成功，因为他们较多以一种他人无法接受的方式来行动，如在上课时大声喊叫以及忽视老师的指令。除此之外，机构抚养儿童在教室中还表现出较多逃避任务的行为。

在学校中不当的社会行为可能是儿童在婴儿阶段相对缺少选择性联结(每个儿童成长过程都会经历 50 到 80 个看护人)有关。另外，也有显示，社交困难可能是基因遗传的结果。

台柴特的结论对于婴儿过度依恋和混乱依恋行为之间的连续性来说比较重要，即从 4 岁时寻求注意和不加选择的友谊，到儿童中期与成人和同伴之间的破坏性关系。有趣的是，扰乱的关系还与儿童在操作任务时的异常行为有关——意味着作业具有社会和认知成分。另外，两个研究中的儿童被试均有正常的智商。

虽然失调的关系模式随着儿童的成长而改变，然而，早期的联结与后期的社会发展仍然相关。

联结的过程。争议的第五个地方是依恋和联结发展的过程。该内容吸引了很多理论家的注意，并且对于依恋行为有很多完全不同的解释，一些解释尽管在历史上是重要的，但是却有大量的研究不支持，因而逐渐不再受关注。

鲍尔比和安斯沃斯均认为婴儿天生就有一种生物倾向性，即以接近

---

❶ Rutter, M., "Early Sources of Security and Competence,"in Bruner J. S. & Garton A. (eds.), *Human Growth and Development*, London, Oxford University Press, 1978.

母亲的行为方式行动。依据他们的观点，依恋是父母对婴儿敏感期的先天行为进行敏感回应的结果。从这个角度而言，依恋是在质上是与依赖不同的一种特殊现象。

相反，格维茨在他的文章《依恋、依赖以及刺激控制的差别》(Attachment，Dependence，and a Distinction in Terms of Stimulus Control)论文中提到，这两个发展都是不同强化的结果，区别仅仅是在依恋产生的过程中，积极的刺激控制被限定在一个特定的人而不是一系列的物。另一方面，研究者提出了临近条件作用过程，该过程并不取决于依恋对象的特点，从而，依恋的形成是因为依恋对象与依恋者临近的原因。除此之外，还有研究者提出了有些不同的条件作用模型，有的研究者认为儿童的情绪状态起着核心作用。

理论学家在好几个重要的议题上观点均一致。首先，很明显联结的过程涉及婴儿与父母之间的互惠性互动，互动中双方均扮演着积极的角色。其次，成熟和环境因素对于联结形成的时间都起着重要的作用。最后，显然依恋关系的发展是某种社会学习的结果，另外，差异强化在儿童形成社会互动模式的过程中起着重要作用。

争论主要集中于联结与其他形式的社会学习质的差别程度有多大，以及后天或者先天倾向的重要性。这里需要解释 5 个主要的结果，并且也对所有的依恋理论提出了问题。

第一，联结提供安全基地的作用——即因为依恋对象的存在，就更可能促使婴儿离开和探索。

第二，一个一致的观察结果是，即使面对虐待和严重的惩罚，依恋仍然会发展。行为理论可能准确预测，紧张、压力会促进依恋行为，但鲍尔比强调父母恰当回应的重要性似乎并不能用行为理论进行解释。

第三，有研究发现依恋对象可以是非生命物。例如，对猴子的研究和对人类行为的观察，似乎存在一定程度的冲突。没有社会交往的猴子可能容易发展对布料替代物的依恋，但是，机构抚养的儿童(他们表现出受损的依恋)却并非这样。

第四，有必要说明这样一个结果，即尽管焦虑阻止了玩耍，但却强化了依恋。这点用鲍尔比—安斯沃斯的理论可以预测。婴儿在两种情境中反应非常不同的这种现象，可以用社会学习理论的术语来解释，另一方面，用强化理论的术语来解释为什么依恋效应可以应用于非生命物体时显然有些困难。

第五，还有一些观察表明，各种依恋形式并非是相同效果的。尤其有必要解释猴子对布料替代物的依恋并不能像婴儿对父母或同伴依恋通常所起的作用那样，即促进儿童后期正常的社会关系。安全和不安全的依恋同样需要解释，而依恋对象对婴儿的回应质量是至关重要的。作为大多数理论的主要组成部分，社会学习可为许多研究结果提供适当的解释，然而相应地用印刻论却无从解释。

显然，没有一个理论可以完全解释所有的现象，仍然需要新理论的发展。正如习性学所提出的，许多物种中出现的依恋现象当然表明依恋具有先天遗传倾向。同样，正如几乎所有理论所表明的那样，社会学习对联结形成过程和亲子关系特点起着重要的影响作用。除此之外，几个主要的问题仍然需要提供更加令人满意的答案。

三、关键期

下面要讨论的是6年前曾经提出的关键期和早年经验的重要性。最近有关这个主题的一本重要著作中，有研究者提出，成长的所有阶段都很重要，相对其他阶段而言，早期阶段的发展只是早期而已。该观点受到强烈的攻击。显然需要梳理相关的研究，但是，这个主题包含的内容太多，我打算围绕发展的两个方面，即智力和社会化进行探讨。

在这两个例子中，争论的主要内容是早期经验的决定性作用：①很多障碍都可在个体童年早期找到根源；②对于长期的疾病，在儿童后期进行干预治疗常常不成功；③儿童的智商和人格特征与成年人地位的相关在其人生的前半段增速较快，而在后半段变化很小。

以上三个论点都不能令人满意。首先，关键期只能在环境发生重大变化时才能进行研究。社会心理的不利地位一般是持续的，并且发展的连续性很可能被持续的剥夺所影响。其次，2岁时、2岁后的剥夺引起的环境变化与12岁时、12岁以后的剥夺引起的环境变化影响，根本不具有可比性。不过，无论如何，这些效应之间的比较提供了一个关键期检测的方法。最后，儿童后期治疗性的干预大部分讨论的是对不利环境的适应——几乎不可能完全改变其外部环境。因此，考虑到以上，我们还是需要把焦点集中在对不同年龄时的环境变化进行直接的研究。

智力发展。有关智力和语言发展的第一个问题是，在儿童中后期有利于成长的环境变化是否对儿童的发展起到主要作用。大部分证据表明的确如此。在此不再赘述。第二个问题是，良好的早年经历是否可以保护儿童，使其远离后期不利处境的有害影响。证据表明并非如此。如果儿童后来一直处在不利环境中，学前期的教育成果只起到有效或短期的效应。第三个问题是，童年早期的有利环境相比童年后期的有利环境是否有更大的积极作用。关于这点的证据还很有限，但也表明可能是这样的。

这些争论还没有完全结束。然而，清晰的一点是，童年早期和晚期的环境变化对儿童的智力发展同等重要。是否童年早期有更大的影响效应这一观点尚无定论，然而，如果事实确实如此，那也只是相对的差异，而并非因为发展的关键期有质的差异。

社会化。以上很多相似的问题同样适用于社会性发展。对较晚被收养儿童的研究表明，在儿童中期、后期的有利环境同样可以促进社会化及行为的显著提升。

另一点也很清楚，早期的良好家庭环境并不能使其免受后期心理社会压力所带来的伤害。例如，成年后面临亲人死亡或其他丧失与抑郁的关系。心理社会性发展受到童年生活任何阶段环境变化的影响。

还有三个关键的问题仍待解决。第一个问题是，环境对儿童早期的影响比对儿童后期的影响是否要大。事实上，这并不是一个特别明智的问题，因为很可能因为不同的应激事件而有不同的答案。第二个问题是，正常的发展过程是否必须要在儿童早期经历一定的事情。对此，研究结果仍然存在矛盾，然而，对于早期最佳社会化存在敏感期这一论点，现有的证据是一致的。第三个问题是，儿童早期激烈、短暂的应激是否会对心理发展造成长期的影响。对研究结果进行回顾，或许可以得出结论，即早期偶尔的应激事件几乎不可能导致长期的问题，而多次激烈的应激事件却可能导致长期的问题，另外，当多次激烈应激事件发生于长期不利环境的背景下，最有可能对儿童造成长期的伤害。

四、代际传递

1972 年，我所进行的综述中根本没有提到但最近作为重要议题被提出来的一个内容，处境不利在代际间的传递，即这一代的剥夺是否会导致下一代的问题。这是一个很庞大的问题，最近也得到了广泛的综述，在这里就不多讨论。

个体的童年经历和其作为父母的养育行为。然而，需要提及一个特殊的问题：个体的童年经历和其成年后对子女养育行为之间的关联。一些研究发现，在不快乐或破碎家庭环境成长的个体，以后有私生子、青少年时期怀孕、拥有不快乐婚姻以及离婚的概率更大。较多研究均支持了上述观点。

此外，许多调查显示，殴打孩子的父母通常自己有一个相对恶劣的成长环境，诸如与忽视、拒绝或暴力有关的环境。这一点得到了来自许多国家研究结果的支持，包括英国、爱尔兰以及美国。尽管对于童年经历与后期养育行为之间的重要关系还需要进一步研究考察两者相关的强度以及相关心理机制，但二者之间的重要关系是确定无疑的。

谈到二者之间的相关，有三个重要研究需要提及。第一个是，考察个体童年经历与其养育婴儿行为模式之间关系的研究，研究者发现在破碎家庭长大的妇女更可能让其两个月的婴儿自己喝奶，有过剥夺经历的妈妈更可能在生完孩子后一年内再怀孕。第二个研究考察了破碎家庭成长经历妇女的养育模式，通过访谈法和使用复杂技术观察母婴之间的互动，研究者发现，童年处境不利的妇女更少与其 4 个月大的婴儿互动，也更少把其当作一个有权利的个体来看待。

第三个研究是昆顿的研究，其更多关注的是可能导致成人后养育问题的童年经历的性质。他将带孩子到看护中心两次的父母与相似社会地位的普通人群的成长背景进行了比较，发现童年期有长期不利经历的父母，通常有明显的精神问题，他们在童年期通常不能脱离压力性的环境。有两个至关重要的因素——他们在十几岁时是令人烦忧的孩子；成年后与来自相似成长经历的人结婚或同居。研究提出需要进一步考察是哪些因素决定了父母养育孩子的方式。

五、父母之道

多年以来，教师们经常鼓励父母以这样或那样的方式与儿童相处，但很少有人关注影响父母行为的因素。这里有 5 个重要的变量。

第一，正如前文所提到的，父母自己的童年经历是非常重要的因素。

第二，研究发现，新生儿阶段的一些事件可能会影响到后期的养育（parenting），在新生儿时与孩子分开的母亲，在随后几个月的养育中，对母亲的角色不能很好地胜任并且缺乏自信，早期的身体接触提升了日后的人际能力。然而，长期效应的研究结果并不一致。

第三，对父母养育行为的影响来自儿童本身。相当多的研究表明，父母与儿童谈话的方式，受到儿童自身语言技巧的影响。

第四，父母养育行为的影响因素来自养育经验。一些研究表明，相对于第一个孩子，父母对第二个孩子的反应有所不同，对于第二个孩子，父母通常更放松，养育行为更一致，并且较少采用惩罚方式。

第五，相对广泛的社会环境。对养育 10 岁儿童的普通家庭进行研究

❶发现，居住在市中心的工人阶级女性中，婚姻冲突和母亲抑郁更加常见。低社会地位的妇女养育孩子的特殊压力，已经被布朗（Brown）以及他的同事所证实。

六、不易受伤害

本文最后讨论的一个内容是，不易受伤害或称免于伤害的能力（invulnerability），或者为什么一些儿童在面对剥夺或不利处境时没有被击垮。

所有对处于剥夺或不利环境儿童的研究都指出，儿童对环境反应的变异很大。甚至来自最糟糕家庭或者有过最具压力经历的一些个体，不但没有受伤害，似乎还发展出了稳定、健康的人格。基于观察和已有的研究，保护因素或许可以从以下五个方面进行讨论：应激多样性、境况改变、儿童自身的因素、家庭因素以及家庭外因素。

应激多样性。第一个惊人的发现是，单一孤立的慢性应激并不会带来可预见的精神疾病风险。对普通家庭的 10 岁儿童的研究**❷**确定了六种应激的家庭变量，当这些变量单独出现时，没有一个因素与儿童的紊乱有关，然而，当两个变量同时发生时，风险增加了 4 倍，当三个或四个变量同时发生时，风险增加了好几倍。显然，慢性应激的结合不仅仅只是加法效应，而是存在交互效应，因此，几种应激同时出现的风险远远大于这些单个应激风险的总和。

一个应激源的出现增加了其他应激带来的损害。例如，研究发现，来自长期剥夺体验家庭的儿童更可能受反复去医院的消极影响。这也同样适用于生物和社会因素的交互作用，一个应激事件（生物的或社会的）的发生事实上增加了其他应激出现的可能性，因此，经受剥夺体验家庭的儿童反复去医院的可能性增加两倍。一个慢性应激的出现增加了其他多种应激出现的概率，这是一个重要的问题，待后文再论。

境况的变化。下一个议题涉及家庭境况变化的影响。随着家庭中压力性因素的减少或消失，在多大程度上可以使儿童好转。改善的家庭环境对处于儿童中后期的个体带来的益处，在考察关键期时已经探讨过。

---

❶ Rutter, M. & Quinton, D., "Psychiatric Disorder-ecological Factors and Concepts of Causation," in H. McGurk(Ed.), *Ecological Factors in Human Development*, Amsterdam, North-Holland, 1977.

❷ Rutter, M., Yule, B., Quinton, D. et al, "Attainment and Adjustment in Two Geographical Areas, Ⅲ: Some Factors Accounting for Area Differences," *British Journal of Psychiatry*, 1975(126), pp. 520-533.

研究已发现，家庭环境的好转与儿童精神风险的显著降低相关联。

儿童自身的因素。儿童自身因素在面对剥夺或者不利处境时的反应很重要，包括儿童的性别、气质以及遗传背景。众所周知，比起女性，男性更容易受到身体刺激或伤害的影响❶。显然，一定程度上，男性的这种弱点同样表现在面对心理社会应激时的反应。不过，明显的脑损伤给男女带来的伤害性是一样的❷❸。

儿童的气质也非常重要。采用先前研究者们所使用的访谈法进行研究，发现表现出低调节能力、低柔韧性、消极情绪以及过分谦卑的儿童，最有可能发展出精神障碍。

遗传—环境的交互作用。婚姻冲突带来的影响常常表现在父母有长期人格障碍的儿童身上。然而，在有关收养的研究中，常将遗传与非遗传因素分开。例如，有研究者采用交叉养育的研究发现，儿童期有犯罪行为的个体，通常其生父和养父均有犯罪记录，而只有生父有犯罪记录，其犯罪概率有较低程度的提升，而只有养父有犯罪记录的个体，其犯罪概率几乎不受影响，以上意味着遗传因素使儿童面对恶劣环境时更易受影响，但是对于没有相关遗传易感性的儿童几乎没有影响。

家庭因素。直到现在，几乎所有的家庭研究都围绕着家庭什么地方出了问题，而几乎没有关注家庭的积极或保护因素。研究发现，儿童与父母其中一位的良好关系可以保护其在冲突家庭里少受影响。相对于与父母双方关系均不好、成长在冲突家庭环境的儿童，前者较少出现行为紊乱。

至今，这些发现只是提供了一些零星的线索。无论如何，相关的机制还未解释清楚，也可能差异较大。然而重要的是，最糟糕的家庭环境也似乎有一些好的因素，可以平衡严重的非适应性和破坏性影响。

家庭以外的因素。最后要谈的是家庭以外的保护性因素。首先，学校教育的影响。在伦敦所做的研究发现，在帮助儿童正常发展，并且减

394

❶ Rutter，M.，"Sex Differences in Children's Responses to Family Stress,"in Anthony E. & Koupernik C. (eds.)，*The Child in His Family*，New York，Wiley，1970.

❷ Rutter，M.，"Brain Damage Syndromes in Childhood：Concepts and Findings,"*Journal of Child Psychology and Psychiatry*，1977(18)，pp. 1-21.

❸ Rutter，M.，Graham，P. & Yule，W.，*A Neuropsychiatric Study in Childhood*，(Clinics in Developmental Medicine，Nos. 35-36.)London，Spastics International Medical Publishers/Heinemann，1971.

少情绪或行为问题方面，一些学校比另外一些学校做得更成功❶。来自处境不利家庭的儿童如果能够上较好的学校，就可能较少产生各种问题。显然，在某种程度上，在学校的积极经历能够减轻来自家庭的消极经历。

当谈到家庭之外的相关因素时，其中最显著的就是生活或居住的地区环境。生活在城市中心地区的儿童比生活在小城镇和农村的孩子，出现精神问题的比率要高很多，该结果也得到了对挪威首都奥斯陆的研究结果的支持。

总之，关于为什么儿童可以免于剥夺造成的伤害这个问题，有一点需要明确，即使在最糟糕的环境中，很多改善或保护因素可以帮助儿童正常发展。迄今为止，这些保护因素方面的知识还非常有限，然而，随着相关领域研究和知识的增加，一定会有非常重要的政策性、预防性和治疗性的措施出台。

七、结论

过去的六年，持续积累的证据表明，剥夺和不利处境对儿童心理发展有重要影响。

发展关键期的老话题以及早期经历的重要性也得到重新提及与验证。证据表明，每个年龄阶段的经历都有影响力。然而，最初几年的经历可能对联结的形成和社会化发展有特殊的影响。

过去六年中，还出现了新的议题。尤其可能影响我们思考和影响实际政策的有：①父母—儿童互动的性质和父母—儿童关系发展的过程；②关注童年经历和其作为父母的养育行为之间的关系；③肯定家庭外因素的重要性(生态环境对家庭功能的影响以及学校生活体验对儿童发展的重要性)；④试图研究儿童对伤害的免疫力，以及使儿童在不利环境下依旧正常发展的保护性因素。母爱剥夺这一领域将继续成为有丰富新发现、新概念和新方法的源泉。

[思想评述]

一、心理学家生平

路特 1933 年出生于黎巴嫩，1936 年随父母回到英国，1940—1944

---

❶ Rutter，M.，"Prospective Studies to Investigate Behavioral Change,"in Strauss J. S.，Babigian H. M. & Roff M.（eds.），*The Origins and Course of Psychopathology*，New York，Plenum，1977.

年在美国度过了战乱的年代。他1955年毕业于伯明翰大学医学院。在校期间，尼尔·奥康纳(Neil O'Connor)、布特·赫墨林(Beate Hermelin)，以及杰克·台柴特(Jack Tizard)等人对他产生了重要影响。他本来没有打算研究儿童精神病学方向，但当时英国的精神病学泰斗奥布里·刘易斯(Aubrey Lewis)认为他应该向这个方向发展，于是他接受了这个建议。在获得神经病学、儿科和心脏病学的硕士学位以后，他在伦敦的莫兹利医院(Maudsley Hospital)接受了精神病学的训练，于1961年获得了资格认证，然后去纽约的爱因斯坦医学院进行了为期一年的研究。回国后，路特加入了医学研究委员会的社会精神病学分会，1966年在伦敦被指定为精神病学会的高级讲师。1973年，他成为儿童精神病学教授，并且成为儿童和青少年精神病学的系主任。

路特的研究跨度非常广，包含了早期在怀特岛和伦敦地区进行的流行病学研究、长期的纵向研究、学校效能调查、社会心理学的风险调节测验、访谈技术的研究，以及定量研究和分子遗传学，涉及DNA研究、神经影像学、家庭及学校的影响、基因、阅读障碍、生物和社会因素之间的交互作用、压力等方面。他的临床研究的重心包含了孤独症、精神障碍、抑郁、反社会行为、阅读困难、剥夺综合征，以及多动症等。

到目前为止，路特出版了38本专著，并发表了400多篇论文。其最有影响力的著作之一是《母爱剥夺再评估》(*Maternal Deprivation Reassessed*，1972)，在其中，他提出了儿童通常会发展出多重依恋，而非是对单独某一个人的选择性依恋。该书被New Society评价为"儿童保育领域的经典"。他在书中对约翰·鲍尔比1951年提出的母爱剥夺假设进行了评估。鲍尔比提出"婴儿和幼儿应当与其母亲(或母亲的永久替代者)之间建立一种温暖、亲密和连续的关系，并从中获得满足和愉悦"。如果不这样做的话，可能会对精神健康产生重大且不可逆的影响。这一理论非常具有影响力，但同时也存在争议。路特对于这一理论的发展做出了重大的贡献。他在1972年、1979年和1981年发表和出版的论文和专著给出了决定性的实验证据，更新了鲍尔比早年关于母爱剥夺的理论。1989年，路特领导了英国和罗马尼亚被收养者研究小组，跟踪研究了许多在十几岁时被送到西方家庭收养的孤儿，对于影响儿童发展的早期剥夺进行了一系列的研究，包括依恋及新关系的发展，得到了乐观的结果。他揭示了这一领域里许多的社会和心理机制，并且提出鲍尔比的理论只是部分正确。路特突出了机构抚育当中的剥夺，并且提出反社会行为与家庭不和而非母爱剥夺有关。这些关于母爱剥夺假设的进展的重要性在于将母爱剥夺重新定位为一个重要但非决定性的因素，为儿童的抚育提供了参考。

路特在 1987 年当选为英国皇家学会院士，1992 年被授予爵士爵位，并且是欧洲科学院（Academia Europaea）和医学科学研究院（Academy of Medical Sciences）的创始人之一。他是美国医学学会外籍成员，并且现在是儿童发展研究学会（Society for Research into Child Development）的主席。他于 1995 年获得 Castilla del Pino 奖，1997 年获得了赫尔穆特—霍顿基金奖（Helmut Horten Foundation prize），2000 年获得 Ruane 奖。他拥有莱顿大学、卢万（Louvain）大学、伯明翰大学、爱丁堡大学、芝加哥大学、明尼苏达大学、根特（Ghent）大学、于韦斯屈莱（大学）、沃里克大学以及东安格利亚大学的名誉博士学位。

1984 年，路特创立了医学研究委员会（Medical Research Council）儿童精神病学分会，并且于 1984 年至 1987 年担任该会的荣誉主席。十年之后，即 1994 年，他又创立了精神病学会下的社会、遗传和发展精神病学研究中心（Social，Genetic and Developmental Psychiatry Research Centre），并在 1994 年至 1998 年担任该中心的名誉主席。这一中心的目标在于消除"自然（基因）"和"教养（环境）"之间的隔阂，证明他们在复杂的人类行为如儿童抑郁和多动症等的形成过程中具有交互作用。

路特从 1974 年到 1994 年担任《孤独症和发展障碍》期刊（*Journal of Autism and Developmental Disorders*）的欧洲编辑，并且从 1999 年到 2004 年担任维康基金会的副主席，而且自 1992 年以来一直担任纳菲尔德基金会的托管人。如今，他在伦敦皇家学院精神病学院担任发展精神病学教授，同时还是伦敦莫兹利医院的精神病顾问医生。莫兹利医院的迈克尔·路特儿童与青少年研究中心就是以他的名字命名的。

路特被称为"儿童精神病学之父"，也是英国第一个儿童精神科咨询师。他为儿童精神病学在医学和生物心理学领域打下坚实的基础做出了卓越贡献。

二、母爱剥夺——关系和依恋

从迈克尔·路特的生平中我们可以看出，路特所做的研究涉及的领域非常广，然而，从宏观而言，其研究的思路主要是解答先天和教养之间的关系这一古老的问题。具体到问题和内容，虽然涉及非常广泛，但是其中心议题主要围绕儿童的心理健康展开研究，本文通过梳理其相关思想，主要结合其具有里程碑式的思想和研究，从关注环境——母爱剥夺对儿童心理社会发展的影响，到遗传的作用——基因与孤独症的关系，到关注环境与遗传交互作用的具体机制展开评述。

在对其思想进行评述之前，有必要先强调一下作为一名科学工作者，撇开他对儿童工作的热忱和天才的思想，路特对待研究善于质疑（自己和他人），并且不盲从权威的科学精神，笔者认为是奠定其儿童精神病学之父或者更贴切而言是现代儿童精神病学之父的重要基础，我们也将从对其思想的评述中随处可见这种科学精神贯穿其中。

（一）依恋关系的缺失与剥夺

母爱剥夺的相关研究，是路特早期所研究的重要领域，而且由于采用纵向的研究范式，其时间跨度也很长，形成了其关于儿童成长的心理环境的重要研究范式和观点。路特于 1972 年出版了其著作《母爱剥夺再评估》，这本书后来重版多次，路特也根据最新的研究结果，不断地修正相关的研究和思想。在书中，他指出儿童依恋理论的提出者鲍尔比或许对母爱剥夺的概念过于简单化了，鲍尔比认为母爱剥夺是指儿童与一个依恋的人分离，失去了依恋对象以及没有发展出对他人的依恋。路特认为，这些依恋的性质，每种都有他不同的效应，尤其不同的是，路特在缺失（privation）和剥夺（deprivation）之间作了区分，如果儿童根本未能形成依恋关系，这是依恋的缺失，而剥夺是指依恋关系的失去或受损害，即，是曾经拥有过以后的失去。相对而言，依恋的缺失却是从未拥有过，通常有以下两种原因：一是儿童有许多不同的养育者（鲍尔比对于青少年偷窃的研究中的被试多是此种类型）；二是家庭不和阻碍了儿童和成人建立依恋关系。依恋关系缺失的儿童当与家庭成员分离时不会表现出忧伤。

路特发现一个有趣的结果，对于儿童精神问题的风险因素而言，父母离婚和父母去世具有相同的效应，然而，事实是父母离婚对儿童造成的负面影响远远大于父母去世。死亡是永久的分离，但是，死亡一般不涉及家庭冲突与不和，而这一点显然是对儿童影响的重要因素。基于此观点，或许我们可以假设儿童与其生活在冲突严重的家庭中，离婚或许比维持破碎的婚姻对儿童的发展更有益处。在笔者对大学生心理咨询的过程中，也经常会遇到一些来访者谈到父母不幸福的婚姻时，不希望父母以保护自己为借口，感觉离婚可能更减轻孩子游走于父母之间冲突的心理压力，甚至有的学生明确向父母表示，希望父母结束不幸福的婚姻选择离婚。这一点，或许可以动摇婚姻不和的父母的养育信念，真正从孩子的心理需要出发，采取相对可行的方法，以减少孩子的精神压力。

路特根据其所做的依恋关系缺失调查，提出了以下观点。儿童期依恋关系的缺失可能导致了最初的黏滞、依赖行为，寻求注意和不加选择地建立友谊等行为。然后，随着儿童逐渐成长，表现出无法遵守规则，建立持久的人际关系或者拥有负罪感。路特还发现了反社会行为的证据，情感障碍，以及语言、智力和体格发育的紊乱。出现上述问题并非如鲍尔比所声称是缺失与母亲的依恋关系所导致，而是由于缺少依恋关系通常所能提供的智力刺激和社会经验所致。另外，这些问题可能在儿童后期发展过程中，由于正确的养育方式而得到弥补。

在上述所提到的鲍尔比研究中，44 名偷窃青少年中的许多被试在儿童期有经常搬家的经历，可能从来未能形成依恋关系。这意味着他们正在遭受依恋关系缺失而非剥夺的痛苦，路特认为这种情况对儿童来说更加有害。该思想引发了关于缺失效应重要的长期研究❶，推进了该领域研究的深入。

路特关于以上母爱剥夺的研究思想在 1979 年的综述中总结道："第一，鲍尔比最初强调的分离效应并不准确❷。反社会行为和破裂的家庭相关，并非因此导致的分离所引起的，而是家庭的不和最终导致了破裂。情感的心理困扰不是因为关系的断裂，而是因为没有形成最初的人际联结。智力低下是因为缺少相应的经验，而不是分离。第二，与鲍尔比赋予母亲特别的重要性不同的是，路特通过研究发现，母婴之间的联结在类型和质量上与儿童与其他人之间的联结并无不同。第三，20 世纪 70 年代所做的文献回顾❸发现，母爱剥夺领域研究中最重要的发展是儿童对剥夺反应的个体差异❹。所有的结果都表明，许多儿童并未受到剥夺所带来的恶劣影响，对这些儿童拥有如此免疫力的探索可能会是一个尤其富有成效的研究领域。"与以上观点相印证，1989 年，路特领导了英国和罗马尼亚被收养者研究小组，跟踪研究了许多十几岁时被送到西方家庭中收养的孤儿，对于影响儿童发展的早期剥夺进行了一系列的研究，包括依恋及新关系的发展，得到了乐观的结果。他揭示了这一领域里许多的社会和心理机制。

依恋关系的研究主要围绕环境对儿童发展的影响，路特在吸收和理解鲍尔比依恋思想的基础上，对依恋关系进行了更细致入微的研究和描

❶ Hodges，J. & Tizard，B.，"Social and Family Relationships of Ex－institutional Adolescents,"*Child Psychology & Psychiatry & Allied Disciplines*，1989，30 (1)，pp. 77-97.

❷ Rutter，M.，"Maternal Deprivation，1972—1978：New Findings，New Concepts，New Approaches," *Child Development*，1979(50)，pp. 283-305.

❸ Rutter，M.，"Parent-child Separation：Psychological Effects on the Children," *Journal of Child Psychology and Psychiatry*，1971(12)，pp. 233-260.

❹ Rutter，M.，*Maternal Deprivation Reassessed*，Harmondsworth，Middlesex，Penguin，1972.

述。尤其在实验方法上采用了更科学的方法，路特提出，仅仅通过相关或关联不可以进行因果推论，但是，在因果实验的设计面前，路特遇到了儿童心理学工作遇到的共同难题，由于伦理或实际的限制，很多风险变量无法操练，因此，路特将大量的时间投身于与儿童的接触，采用自然实验的方式发现可以得出因果推论的方法，正因为此，作为一个临床工作者对儿童的了解，与对细节或例外结果的关注，在弥补鲍尔比提出的依恋关系基础之上，往前更迈进了一大步。

(二)依恋关系的丧失——应对、心理弹性、遗传因素和保护因素

路特除了在研究依恋关系的形成过程对儿童发展的影响之外，也着力考察了当面临依恋关系的丧失时，儿童的心理行为反应以及相应的机制。我们现在已经很明确，人类对急性的应激反应和反社会行为可能有两种相当不同的行为机制，因为我们是社会动物，通常用抑郁来应对丧失，这一点对于婴儿和年龄已高的老人均是如此。关系对我们人类是如此重要，以至于当面临所爱的人的拒绝或者死去时，我们感受到强大的压力。除此常识，路特强调需要开始理解人类的某些遗传因素也参与了这个过程。

在谈到依恋关系丧失时个体面对压力的反应机制，路特在接受由牛津大学药理学系支持的由理查德·托马斯(Richard Thomas)进行的访谈中，总结了其相关研究思想，从三方面生动地进行了解释。第一，个体需要考虑应对，也就是说，我们要么有身体上的应对，要么有心理上的应对。比如，有经验的跳伞员和经历第一次跳伞的人在面对跳伞时的神经内分泌反应差异是很大的，有经验的跳伞员已经调整，他们的身体系统也已调整，以使自身在面对与第一次跳伞时同样的压力情境下却不再感到相似的压力。除此之外，还有许多其他相似的例子。路特❶认为儿童的应对行为包括问题解决和情绪调整两种。儿童无论出现任何行为或症状，其实都是用来解决困境与调整情绪的方法，虽然这些方法中有许多属于偏差行为或不良适应行为。

第二种机制或者相关机制是指许多心理弹性研究关注的避免压力和逆境，或者用某种方式减少压力所带来的影响，从一般意义上来理解显然上述思路是合理的。然而，如果我们从生物学意义上进行思考，那么上文的思路显然是错误的，如果你想要保护儿童不受病毒的传染，你不会把儿童放置完全安全的茧中，或者阻止他们接触任何病毒或细菌。相

---

❶ Rutter, M., "Prevention of Children's Psychosocial Disorders: Myth and Substance," *Peditrics*, 1982, 70(6), pp. 883-894.

反，你要使儿童接触，只是以一种儿童可以应对的方式使其显露于某种情境，通常会产生自然免疫，当然，你可以通过接种疫苗获得。因此，相对应的心理层面亦是如此：为了使儿童能够成功地应对生活中出现的各种苦难，我们能做些什么呢？因为挑战与压力——那是成长中的一部分，儿童必须学会去应对，我们所能采取的唯一方法是通过暴露，使儿童处于真实的危险中，只不过这种危险控制在儿童可以处理和应对的程度。这方面的思想和研究使心理弹性形成一个到目前为止产出颇丰的一个领域。

第三种机制涉及遗传因素。已有研究发现，当人类面对急性应激时的反应，遗传因素在环境对人影响的易感性方面起着重要的作用。因此，需要寻找涉及压力应对时的遗传路径，要么是增加风险，要么是增加保护性。因此，心理弹性是一个实在的现象，然而，考虑这个问题时，必须了解相关的生物研究。现在，人们了解较少的是神经内分泌因素的调节作用：神经内分泌的效应无疑是很重要的，但是，能否解释相应的行为效应这一点，我们并不知道太多，这是需要进一步研究的领域。相对于依恋关系的研究，遗传因素在路特关于孤独症的研究中涉及较多，尤其在遗传与环境交互作用机制方面，通过实验提出了有见地的思想。

路特提出的儿童面对依恋关系丧失时可能的应对机制，不仅具有重要的理论意义和对儿童教育发展的现实指导意义，重要的是，可能会给面对处境不利儿童工作者带来力量和希望，因为儿童所经历的这些苦难，或许可以看成儿童生长所经历的磨难，而不只是悲惨的不幸与无力的怜惜，这种信念可能同样会传递给处境不利儿童，从而提升其自身的心理弹性。以上机制中，尤其是心理弹性的提出，催生了大量相关的研究，而心理弹性也是现代积极心理学的核心概念。

除以上所提到的三种面对压力时可能的机制，不利处境儿童发展得依然较好，这一与通常研究假设例外的情况，使路特开始关注儿童成长中的保护性因素，即那些使儿童免于受到伤害、减少伤害或者修复所受伤害的因素。

路特在综述中提出❶，所有对处于剥夺或不利环境儿童的研究都指出，儿童对不利环境反应的变异很大，甚至来自最糟糕家庭或者有过最具压力经历的一些个体，不但没有受伤害，似乎还发展出了稳定、健康

❶ Rutter，M.，"Maternal Deprivation，1972—1978：New Findings，New Concepts，New approaches，" *Child Development*，1979(50)，pp. 283-305.

的人格。基于观察和已有的研究，保护因素或许可以从儿童面对应激的性质、儿童生活境况改变、儿童自身的因素、家庭内因素以及诸如学校等家庭外因素五个方面考察。这些保护性因素的提出，对于早期剥夺儿童后期的治疗工作提供了理论上的指导，尤其对研究处境不利儿童具有重要的现实意义，这一点对于研究我国经济快速发展过程中所带来的儿童青少年社会问题尤其重要，大量的留守儿童显然处在一个相对不完整的家庭，父母不在身边，养育者的变更把留守儿童置于处境不利地位，而在客观现实无法改变的条件下，考察和研究其成长中的保护因素并应用于实际，对于留守儿童的教育发展可能更现实和可行。

不过，路特同时也强调，为了了解与加强心理弹性与保护机制，我们必须考虑到家庭与政治、经济、社会以及种族情境的互动，以及个人与家庭因而出现的衰败或兴盛❶。考虑到以上，我们在理解这些思想和使用这些概念时也要谨慎，不要把心理弹性和家庭保护因素错用，以免延续社会不公义。为什么谈到这一点，因为在心理学起步较晚的中国，我们面临着从过分看重环境到过分看重个人和家庭能力的危险，把成功失败看成是个人与家庭的能力或缺陷问题。如果主要靠鼓励处境不利儿童的心理弹性或家庭保护因素来战胜逆境是不够的，我们必须同时努力改变这些儿童所面临的不利处境。

或许是路特医学和神经病学的特殊背景，使他关注到了别的研究者可能较少关注的社会行为遗传因素，并且尝试对机制进行研究，这一点尤其体现在其对孤独症儿童的研究中。

三、孤独症的研究和思想

(一)孤独症的发病机理：遗传因素的作用

20 世纪 60 年代，人们对孤独症的一个主要观点是，孤独症是儿童精神分裂反应，但并未有统一的认识。但基本上认为，孤独症是一种情感性的而非躯体性障碍，原因是较糟糕的父母抚养方式和其他心理因素导致了该疾病的发生。这一描述在当时颇具代表性和影响力。其后果是灾难性地增加了父母对拥有一个他们无法理解其行为的孩子的不安心情，破坏了他们可能存有的能帮助孩子的信心。

---

❶ Rutter, M., "Psychosocial Resilience and Protective Mechanisms," *American Journal of Orthopsychiatry*, 1987, 57(3), pp. 316-331.

这种观点直到 1977 年路特与其同事❶所发表的研究，使人们开始认识到孤独症遗传因素的重要性。该研究对象是 21 对英国双生子，其中 10 对是异卵双生（基因相似性与普通兄弟姐妹一样），用严格诊断标准，每对双生子至少一个是孤独症，结果发现，没有一对异卵双生是同时发病的，也就是说，异卵双生同时发病概率是 0。早期研究也发现了这种兄弟姐妹同时发病概率几乎为 0 的现象，因为遗传类疾病总是期待出现在同一个家庭里，这可能也是人们未对孤独症的遗传因素给予重视的原因。

另外，还有一个重要原因是孤独症患者通常不结婚也不育后代，因此直系的遗传证据几乎也没有。其实，就连路特自己在 20 世纪 60 年代中期也曾经引用了当时著名遗传学者的观点，得出了遗传在孤独症中几乎不起什么作用的结论，而推论依据是在兄弟姐妹中同时发病的概率为 5％以下。这篇论文还曾经公开发表，但发表以后，路特开始质疑了自己的观点，5％的概率是相当低，但是真正的核心不应该关注很低的绝对概率，而是相对于当时普通人群万分之四的发病率，非常高的相对概率，显然，遗传因素非常重要。这一点路特从科学研究中得出了支持证据，1977 年研究中的 11 对是同卵双生（基因 100％相似），他们中有 4 对，即 36％被同时诊断为孤独症。

尽管该双生子研究的样本很小，但是两类双生子发病概率统计学上是具有显著意义的，另外，研究设计非常精细，因此对孤独症领域的研究具有巨大的影响，该研究成为孤独症领域中引用率最高的论文之一。后续的许多研究都支持了遗传因素的影响作用，后来，1995 年路特与同事又做的双生子追踪研究中，样本量是原来的两倍，其中 1977 年的研究对象也包括在内，只有这篇论文被引用的次数超过了 1977 年的研究，但是，作为具有里程碑意义的研究，还是非 1977 年的研究莫属。

另外，基于路特与其同事的研究工作以及后来的验证性研究，孤独症从作为一个环境影响的心理问题逐渐被理解为重要的遗传性精神疾病之一。结果，在 20 世纪 80 年代促进了分子遗传学研究，而孤独症则是研究者们首先关注的几个领域之一。

另外，该研究也逐渐扭转了大众对孤独症的看法，尤其是对孤独症儿童父母的看法，至少使孤独症儿童的父母尤其是母亲，减轻了养育的心理压力，从而使他们在对自己的养育能力方面减少挫折感，恢复养育孩子的信心。

❶ Folstein，S.，Rutter，M.，"Infantile Autism: A Genetic Study of 21 Twin Pairs," *Journal of Child Psychology and Psychiatry*，1977(18)，pp. 297-321.

（二）孤独症的诊断

《中国精神障碍分类及诊断标准》（CCMD-3）中对儿童孤独症的诊断标准简述如下：是一种广泛性发育障碍的亚型，以男孩多见，起病于婴幼儿期，主要为不同程度的人际交往障碍、兴趣狭窄和行为方式刻板。约有四分之三的患儿伴有明显的精神发育迟滞，部分患儿在一般性智力落后的背景下具有某方面较好的能力。症状标准有人际交往存在质的损害，言语交流存在质的损害，主要为语言运用功能的损害；兴趣狭窄和活动刻板、重复，坚持环境和生活方式不变等。

回溯孤独症的诊断史，正如上文所言，由于路特与其同事的研究工作，孤独症的病因诊断，到 20 世纪七八十年代，随着人们对孤独症的社会性关注和宣传，人们对孤独症的注意与研究开始走向繁荣。此期，人们基本上摒弃了孤独症所谓"父母抚养方式不当"的病因假说。无论是孤独症生物学病因探讨还是临床实战的识别与描述，无论是相关症状群的分型还是研究与其他精神障碍的联系，均提示了对孤独症研究的一个全新时代即将到来。这时孤独症诊断分类的一个重要研究成果就是明确了孤独症与精神分裂症的区别，将孤独症从精神分裂症的框框里解脱出来。

另外，路特 1977 年的双生子研究，一个最重要的发现是涉及孤独症的诊断，预见了孤独症谱系障碍（Autism Spectrum Disorders，ASD）的概念，其症状是社交及沟通上的广泛性异常、异常局限性的兴趣、高度重复性的行为，原文中写道，"遗传因素将可能适用于一个广泛性障碍，而不仅仅是孤独症本身"。事实上，路特及其同事对参加实验的 42 名儿童进行了细致的评估，包括社会、情绪、认知以及语言功能。最令人振奋的发现是，遗传因素对孤独症谱系障碍的影响效应比对孤独症的影响效应更大：同卵双生子的相似性竟高达 82%，异卵双生子的相似性仅有 10%。因此，路特与其同事认为，孤独症是与遗传因素相关联的广泛性认知障碍。这些发现也在后续的追踪研究中得到证实，即孤独症谱系的广泛性诊断，以及同卵双生子 82%、异卵双生 10% 的症状相似性。路特及其同事的研究工作表明：孤独症的行为如果被认为是从出生到童年早期的发育障碍所致更为合情合理，孤独症是一种躯体性的、与父母抚育方式无任何关联的发育障碍。

孤独症的严重程度诊断。路特把家族中孤独症发病概率增加称为广泛表型（broader phenotype），意即与孤独症相似的异常表现，只是要轻得多的类型。然而，广泛表型虽然在多方面均与孤独症相似，但是，在以下两方面有差异：广泛表型与癫痫无关，也与心理发展延迟无关。那么问题就是，存在的证据表明广泛表型是因为与孤独症相同的遗传因素导致的，为什么一些个体表现严重，而另外一些个体却只表现出轻微的症状。路特假设了两种可能性，一是遗传易感水平不同，如果个体有较多种遗传基因，就可能表现得较重，相反，表现得较轻。二是双击(two-hit)机制，易感倾向非常广泛，但是，在发展过程中，其他因素使个体超越了这个极限而表现出严重的孤独症。其实，这不仅仅是孤独症研究的争论，也同样是精神分裂症领域的争论。因为所谓的精神分裂的前期症状比精神分裂本身更普遍，如错觉、幻觉、思维障碍等。然而，是什么刺激使个体表现出严重的症状，路特假设一定有某些未被认识的刺激因素在起作用。

然而，令人沮丧的是，至今未识别出一个基因。为什么如此困难？在医学领域有一个规律，称为遗传异型，也就是说，在一个人身上表现出的特殊基因模式与另一个人身上表现出的基因模式不一样。因此，遗传因素一定和环境风险因素具有交互作用，共同影响着基因的表达，而人们却无法轻易操纵这些变量。不过，可喜的是，路特在遗传与环境交互作用研究方面已初步对上述问题进行了解答。这也是路特非常有创造性的研究领域，也是他对科学研究的重要贡献之一。

四、遗传和环境的交互作用

(一)遗传和环境交互作用观点的提出

路特于2006年出版了名为《基因和行为：自然—教养的交互说明》(*Genes and Behavior*：*Nature-Nurture Interplay Explained*)的著作。在这部书中集中反映了路特遗传与环境交互作用的观点。该书主要解释了基因是怎样影响行为的，以及在理解各种行为特点和精神障碍的因果路径中的重要性。路特对行为遗传学、精神病遗传学以及环境对风险的调节效应研究等许多领域进行了清晰而又易懂的描述，尤其是对基本假设、方法的优点和不足之处的细致考虑，以及对研究结果的谨慎解释。路特解释了基因是如何影响行为的，同时，也指出了纯粹遗传解释的局限。路特论点的核心是基因和环境永远不可能完全分开。

(二)基因和环境交互作用的一般机制

路特认为，几乎没有例外，人的特点和障碍、体格和精神都是基因和环境多因素影响的结果。一方面，这意味着对所有的行为而言，遗传因素尽管可能不一定是占支配地位的，却是普遍的。这一点不仅对于障碍性行为，而且对于普通人的心理特性，包括气质和认知特点，甚至犯罪或离婚这样的行为也同样适用；另一方面，许多遗传影响效应的例子也通过与环境的各种交互而起作用。因此一些遗传行为会在某种程度上暴露于环境的风险因素之下，即所谓的遗传—环境相关。例如，父母有遗传因素的反社会行为，可能破坏家庭功能，反过来，它又把孩子置于形成反社会行为的风险环境中。换句话说，父母的基因通过环境的影响机制增加了孩子的风险。还有其他的遗传—环境相互作用形式，通过个体部分由遗传影响的行为可能直接地影响到环境中的风险因素或者通过激发风险行为影响诸如家庭成员等其他人。

基因和环境相互接触的主要途径是通过所谓的遗传—环境的交互作用，这说明了基因为什么影响一个人对环境风险的易感性。例如，大量不断增加的证据表明，羟色胺载体基因译码变异可能会在某种程度上调节诸如生活压力和童年受虐待经历等导致的抑郁症的发病情况。路特认为，这种遗传—环境的交互作用非常普遍，我们必须在研究中考虑进去。

因此，基因不是决定性的，它们不会以任何直接的方式，导致诸如孤独症和精神分裂症等行为或者精神障碍。基因作用于行为的效应是间接的，很大程度上是通过环境的调节而产生的。目前的挑战是更普遍地描绘遗传—环境的交互作用，以及开始确定生化的、细胞的以及认知的因果路径，而其恰是精神和特定行为型的调节过程。无疑这是一个科学理解精神障碍的最有希望的途径，但是，实现这样一个目标，需要越来越多学科的共同合作，尤其是遗传学者与社会心理研究者，不仅仅是说着相同的语言，还要共同工作。

(三)未来的机遇与挑战

显然，这是一个很有挑战性的工程，不仅是因为这个问题是如此复杂和目前对此理解的无知，而是因为在该领域，存在两种非常极端的观点，一种是遗传的作用，另一种是环境的作用。大部分研究者已经意识到理解行为障碍易感性个体差异的钥匙，来自理解遗传变异和环境的交互效应，但是发生行为遗传学和社会心理学研究者的战争依然持续着，即不同学派从不同理论和方法视角来研究被试，说着不同的语言，显然相同的术语实际上却描述着不同的概念。尽管双方彼此有着许多误解，令人欣慰的是，还有部分研究者希望搭建这座桥梁。所以，需要一位不仅了解遗传学，还要精通心理社会和发展方面的研究者来做这个整合工作，而迈克尔·路特因其丰富的跨学科的研究背景，以及强有力的分析方法承担起了该工作。

遗传与环境的相关与交互作用观点的提出，不仅为理解个体差异的来源迈出了重要的一步，还为简单的遗传和环境的系数拓展了新信息，与此同时带动了行为遗传学研究方法的发展。一是研究范式呈现多样化。一方面加强了收养研究的力度，使收养研究与双生子研究在行为遗传学中拥有同样重要的地位；另一方面使这两类研究也成为确定遗传与环境交互作用的重要研究范式。二是由于统计技术的发展与完善，研究方法开始由双生子研究、收养研究拓展到更为复杂的谱系研究中，谱系研究可以为遗传与环境的相互作用过程提供更为完备的信息。

从发展心理学的角度来看，未来或许可以关注这样两个方面的发展问题。一是在发展过程中，遗传与环境的变异是否会发生变化。比如，就认知能力来说，随着发展，遗传的作用不断加强。共同的家庭环境对童年期的个体是非常重要的，但到青春期以后它的影响可能逐渐变小。二是在个体发展的过程中，遗传与环境的作用在每个年龄阶段是如何持续与变迁的。例如，有关研究也发现在认知发展方面，从童年期到成人期的令人吃惊的发展连续性。对这些问题的关注，不仅对发展心理学，对儿童精神病学也具有重要的理论意义和实践价值。

第十五章　莱昂纳德·伯科维茨^❶

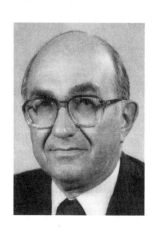

［印象小记］

　　莱昂纳德·伯科维茨（Leonard Berkowitz，1926—2016），美国社会心理学家。伯科维茨一生都致力于对情绪状态尤其是愤怒的形成、发展和调节的分析研究，因对攻击行为的研究而著名，同时他还从事对助人行为的研究，出版多部专著，发表学术论文 170 多篇。伯科维茨于 1988 年获得美国心理学会颁发的"杰出科学贡献奖"。伯科维茨是 20 世纪最著名的心理学家之一，在 20 世纪最杰出的 100 位心理学家排名中，他排名第 76。

［名篇选译］

愤怒与攻击的形成和调节：认知—新联想主义的分析^❷

　　大多数人，包括心理学家和非心理学家，都认为人们在被激怒的时

❶　本章作者为张国华(温州医科大学)。

❷　该文翻译自 Berkowitz, L., "On the Formation and Regulation of Anger and Aggression: A Cognitive Neo-associationistic Analysis," *American Psychologist*, 1990, 45(4), pp. 494-503. 译者为各节标题添加了序号。

候会去攻击一个可能的目标。一个广泛认同的假设是，感知到威胁或某人被故意虐待，或仅仅因为遇到某些挫折就能引发愤怒和攻击，愤怒出现，攻击随之产生。然而，攻击的起源可能比通常假设的要复杂得多。越来越多的证据表明，攻击也能够由许多人类造成的、并非故意或不公平的不愉快事件引发。腐烂变质的气味、高温、暴露于令人痛苦的冰水，以及令人恶心的场景都能提高指向他人的敌意或攻击，即使该个体不应为这种不愉快事件而受责备，攻击也不能缓和事态的消极状态❶❷❸。那种认为令人厌恶的事件也能够造成激怒、烦恼乃至愤怒的观点是不够深刻的。通常，当人们感觉不好或被一些令人不快的事件折磨时，他们会说自己被激怒或惹恼了，有时甚至很愤怒。

这些观察发现可以作为本文分析的出发点。认知—新联想主义模型的核心观点是消极情感是愤怒和攻击的基本来源。当然，认知也会明显影响愤怒感觉的形成。然而，认知过程不需要单纯通过传统的情绪认知—评价—归因模式起作用。比如，将雷文瑟❹的理论构想（他的见解对我的理论建立影响深刻）与维纳❺的归因理论进行比较。在本文中，我将提出愤怒不仅受连接消极情感的关联联结（associative linkages）和与攻击有关的观念、记忆和表达—运动神经反应的共同影响，同时受人们关于愤怒本质的图式的影响。

在开始分析之前，先就一些概念做简要介绍。首先，"愤怒"一词可以从许多不同的方面来理解——类似于感觉或表达—运动神经反应或生理反应，或是一整套行为或所有这些方面的综合。比如，艾威里尔❻把愤怒视为一种包含上述各种不同成分的综合征。我认为愤怒只是一种感

---

❶ Anderson，C. A.，"Temperature and Aggression：Ubiquitous Effects of Heat on Occurrence of Human Violence,"*Psychological Bulletin*，1989(106)，pp. 74-96.

❷ Berkowitz，L.，"Aversively Stimulated Aggression：Some Parallels and Differences in Research with Animals and Humans,"*American Psychologist*，1983(38)，pp. 1135-1144.

❸ Berkowitz，L.，"Frustration-aggression Hypothesis：Examination and Reformulation,"*Psychological Bulletin*，1989(106)，pp. 59-73.

❹ Leventhal，H.，"A Perceptual-motor Theory of Emotion,"in Berkowitz L. (ed)，*Advances in Experimental Social Psychology*，New York，Academic Press，1984，vol. 17，pp. 117-182.

❺ Weiner，B.，"An Attributional Theory of Achievement Motivation and Emotion,"*Psychological Review*，1985(92)，pp. 548-573.

❻ Averill，J.，*Anger and Aggression：An Essay on Emotion*，New York，Springer-Verlag，1982.

觉，或者更一般地，是一种体验。许多心理学家，从詹姆斯❶到雷文瑟，在情绪研究中都强调情绪体验。但此定义回避了"什么是情绪"的问题，而且也不认为这种我们感兴趣的情感具有许多心理学家所坚持的情绪必须具备的特性。

关于这一点，有些批评者可能争论说，目前的构想只处理了激怒和烦恼这样的弥散性情感而非聚焦于愤怒。我的回答是，尽管激怒、愤怒和烦恼之间确实存在某些差别，但我们并不知道这些差别都是非常重要的，并导致完全不同的后果。事实上，在本文概述的这些研究中，许多暴露于令人厌恶的实验处理的被试都多少会感觉到有些愤怒以及被激怒和烦恼(尽管水平不同)，而且这些自我报告的激怒、烦恼和愤怒常高度相关。总而言之，这些情感的不同之处仅在于体验到的强度不同而已，尽管其中某些具体细节可能受对这些情感的数量和性质的想法的影响。此外，在我和我的学生开展的研究中，对这些情感的测量倾向于与外显行为联系起来。与鲍尔❷一致，我们有充分的理由在分析中把激怒、烦恼和愤怒看作同一类别的情感，而我用"愤怒"一词来指代它们三者。

其次，这里提出的构想基本上只是对愤怒体验的心理(而非神经或生理)过程的微观分析。该模型集中探讨可能会对产生这种体验起作用的细节，而无法解释导致愤怒感觉的人际间关系，尽管这种人际关系是日常生活中大部分愤怒体验的来源❸。限于篇幅，本文无法对与目前分析有关的所有问题进行仔细和全面的检验，仅能从表面上略微分析其中的部分问题。虽然存在诸多不足之处，此处提出的认知—新联想主义模型还是对理解愤怒和攻击有颇多助益的。最起码，该模型指出了挫折、消极评价和不愉快的环境条件共同引发了愤怒和攻击，以及为什么如此不同的厌恶事件引起了愤怒和攻击。该模型也有助于解释许多表面看似不同的观察结果，而这些结果无法用目前的理论来解释。忧伤、悲痛和抑郁与愤怒存在许多不同之处；它们之间的差异实在太大。但是毫不奇怪，当没有人该为某事受到谴责时，悲伤、忧郁和抑郁的人也会表现出愤怒甚至攻击。任何真正意义上对愤怒和攻击的综合分析都应该能够从理论上解释为什么会出现这种现象。

---

❶ James，W.，*The Principles of Psychology*，New York，Holt，1890，vol. 2.

❷ Bower，G. & Cohen，P.，"Emotional Influences in Memory and Thinking：Data and Theory,"in Clark M. & Fiske S.（eds.），*Affect and Cognition*，Hillsdaie，NJ，Erlbaum，1982，pp. 291-331.

❸ Scherer，K. R. & Tannenbaum，P. H.，"Emotional Experiences in Everyday Life：A Survey Approach,"*Motivation and Emotion*，1986(10)，pp. 295-314.

然而，本构想还不止于此，它对一般意义上的情绪分析也具有重要意义。在最广泛的水平上，该模型试图将相对集中于自动的和无意识过程的概念与其他强调更高级认知概念如评价和归因理论综合起来。更具体地说，在这种融合的思路下，该模型使我们能够将经典的詹姆斯—兰格理论❶的基本原理与新近的当代认知取向观点结合起来。

一、认知是否是必需的

前面已经提到，许多令人不愉快的事件能够引发攻击性反应：浸没在冰水中，暴露于高温环境中，闻到腐烂气味，看到有违道德的场景等。所有这些条件都是令人厌恶的，而且都能引发消极情感。令人不快的感觉产生攻击倾向，以及与之伴随的愤怒感觉。然而，这里的一个主要问题是，这些反应是否仅仅因为消极情感的影响。更具体地说，也许有人会问，在体验到愤怒之前，遭受痛苦的个体是否也必须具有某种对厌恶事件或其结果的信念？

(一)没有理论上假设为必不可少的信念的愤怒

几乎每种重视愤怒起源的认知观点都主张某种信念是必需的(尽管持这种立场的理论家在是否应该把这些信念叫作评价或归因时未达成一致)。在此仅举两个例子，维纳❷认为人们不会被令人不快的情境激怒，除非这些事件被归因为某人蓄意的或可控制的不端行为，而拉扎鲁斯等人❸则坚称个体必须视消极事件为对幸福感的威胁。目前的模型接受两者之间弱相关的假设：即对某种评价或归因的信念能够强化或弱化愤怒体验。当人们在达成重要目标时受到阻碍，而这种阻碍被归因为其他人存心的不当行为时，挫折是令人烦恼的，但不重要的努力受到挫败而且被视为仅仅是出于意外时，则不那么令人烦恼了。问题是，坚持两者之间强相关的认知分析认为这些信念是必需的，令人厌恶的事件将引发愤怒。

与此相反，有研究证据表明，当消极事件被认为不是对个人的威胁或不能归咎于某人的不当行为时，愤怒也可能产生。早期研究和日常生活中对愤怒唤起的自然观察以及非实验研究都发现这种现象。艾威里尔

❶ James，W.，*The Principles of Psychology*，New York，Holt，1890，vol. 2.

❷ Weiner，B，"An Attributional Theory of Achievement Motivation and Emotion，" *Psychological Review*，1985(92)，pp. 548-573.

❸ Lazarus，R. S.，Averill，J. R. & Opton，E. M.，Jr.，"Toward a Cognitive Theory of Emotions，"in Arnold M. (ed.)，*Feelings and Emotions*，New York，Academic Press，1970.

的研究是相对较近的例证，可以引用的其他类似研究可以追溯到 50 年前甚至更早。在艾威里尔的研究中，部分社区居民和大学生被试报告说，他们在得到想要的东西而被他人阻挠时变得愤怒，即使这些人是按照社会规则行动或遇上不可避免的消极事件。

斯坦因和莱文❶也按照这个思路进行了一些有趣的观察研究。他们请学前儿童、一年级学生和大学生描述不同事件中主人公会体验到哪种情绪。斯坦因和莱文发现，尽管被试最有可能认为被故意伤害的主人公是愤怒的，但是当消极事件仅仅出于偶然或由自然力量而非人为因素造成时，60%的被试还是认为受害者可能会感到愤怒。在这些被试看来，令人厌恶的事件导致愤怒不是必然受人为控制或故意针对受害人的。

如果因果归因不一定总是涉及愤怒的产生，那么需要其他种类的信念吗？理论家提出了几种假设，通常都与对自身威胁或伤害的期望或与对未来事件的预感有关。比如，根据斯坦因和莱文的观点，愤怒最初产生于"始于希望，终于失望"。但对于某些补救可能性的信念只影响愤怒体验的强度而不影响其产生。塞利格曼的习得性无助理论❷告诉我们，对想要的东西只抱很小希望的人们可能变得消极甚至抑郁。他们感觉到的强烈抑郁可能是掩饰愤怒的表现。然而，即使对某些事态可能恢复抱很小期望的时候，愤怒也可能产生。

(二)伴随着悲伤或抑郁的愤怒

有证据支持这种观点，即在日常生活中愤怒经常与悲伤和抑郁融合在一起。事实上，悲伤与愤怒的关系可能比通常认为的更为密切。特迈和伊扎德❸最近注意到："诱发悲伤的情境或条件经常诱发愤怒"，除此之外，"婴儿在疼痛和分离的反应中经常表现出悲伤和愤怒"。同样，人们用面部表情表现悲伤时也经常表现出愤怒。

有关哀痛和丧亲的心理学文献也证实了悲伤和愤怒的联系。那些哀悼亲人离去的人报告的愤怒在这类文献中也有体现，罗森布拉特、杰克逊和沃尔什❹对此评论道："对丧失亲人的人们来说，出现愤怒情绪甚至卷

---

❶ Stein, N. L. & Levine, L. J., "The Causal Organization of Emotional Knowledge: A Developmental Study,"*Cognition and Emotion*, 1989(3), pp. 343-378.

❷ Seligman, M. E. P., *Helplessness*, San Francisco, Freeman, 1975.

❸ Termine, N. T. & Izard, C. E, "Infants' Responses to Their Mothers' Expressions of Joy and Sadness,"*Developmental Psychology*, 1988(24), pp. 223-229.

❹ Rosenblatt, P. C., Jackson, D. A. & Walsh, R. P., "Coping with Anger and Aggression in Mourning,"*Journal of Death and Dying*, 1972(3), pp. 271-283.

入暴力行为并非罕见"。在大部分例子中，哀悼者都无法将亲人的死亡归咎于某人的罪行甚至人为因素，他们的亲人也不可能回到自己身边。他们依然还是会愤怒。在此举一个丧亲者愤怒的例子，迈耶斯和皮特❶在一篇文章里描述了教区学校的年轻学生在两名同学死于两个相互独立的事故后是如何表现出攻击性的发泄行为，而教师在想到学生的死亡时不仅体验到内疚和悲伤，还有愤怒。

抑郁和愤怒关联的研究更令人印象深刻。临床研究文献中充斥着大量有关抑郁者经常表现出敌意和愤怒的报告，不论是儿童还是成人。此外，精神分析理论家通常把抑郁看作由愤怒造成的❷，有些研究者证明，通过实验诱发抑郁感觉也能够产生敌意和愤怒❸❹。很有可能，抑郁心境本身导致了愤怒感觉和敌意倾向。

二、关于愤怒形成的认知—新联想主义模型

为解释这些观察结果，我们❺之前提出了一个理论模型试图解释清楚最初的消极情感和作为结果的愤怒感觉之间的关系。与其他新近构想❻一样，我们假设关联网络(associative networks)将特定种类的情感连接特殊的思维和记忆，以及特定种类的表达—肌肉运动和生理反应。与其他分析一致，认知—新联想主义模型主张关联网络中任何成分的激活都倾向于激活模型中的其他成分。此外，该模型还有一些独到之处。

最明显的是，根据认知—新联想主义模型，消极情感与跟愤怒有关的情感、观念和记忆以及攻击倾向之间存在关联。因为这些联结，人们在感觉不好的时候——无论是牙痛、觉得热、闻到腐朽的气味还是令人

---

❶ Meyers，J. & Pitt，N. W.，"A Consultation Approach to Help a School Cope with the Bereavement Process，"*Professional Psychology*，1976(7)，pp. 559-564.

❷ Abraham，K.，*Selected Papers on Psychoanalysis*，New York，Basic Books，1960.

❸ Lauth，B.，Arnkelsson，G. et al.，"Some Factors Influencing the Effect of Depressed Mood on Anger and Overt Hostility toward Another，"*Journal of Research in Personality*，1989(23)，pp. 70-84.

❹ Miller，I. & Norman，W.，"Learned Helplessness in Humans：A Review and Attribution Theory Model，"*Psychological Bulletin*，1979(86)，pp. 93-118.

❺ Berkowitz，L. & Heimer，K.，"On the Construction of the Anger Experience：Aversive Events and Negative Priming in the Formation of Feelings，"in Berkowitz L.(ed.)，*Advances in Experimental Social Psychology*，New York：Academic Press，1989，pp. 1-37.

❻ Lang，P.，"A Bio-informational Theory of Emotional Imagery，"*Psychophysiology*，1979(16)，pp. 495-512.

不快的噪声、或仅仅是非常难过或抑郁——更有可能愤怒，具有敌意观念和记忆，更有可能表现出攻击倾向。更具体地说，据此构想，令人厌恶的事件引发的消极情感至少自动地同时引起了两种反应：与从令人讨厌的刺激中逃跑有关的身体改变、感觉、观念和记忆，以及与攻击有关的身体改变、感觉、思维和记忆。各种各样的因素——遗传的、学习的和情境的——都有可能决定这两种反应类型的相对强度。

基本的恐惧体验可以假定为来自个体最初对与逃跑相关联反应的意识和前意识，而意识到与攻击有关的感觉、思维、记忆和表现——肌肉运动反应从理论上来说引发了基本的愤怒体验。换句话说，从这个角度来看，基本的恐惧和愤怒体验本身并不引发恐惧和攻击性行为，而是与消极情感唤起的愤怒和攻击性肌肉运动倾向平行。

令人不愉快的事件发生时，人们并不总是报告愤怒或害怕。他们可能描述焦虑、抑郁、嫉妒、内疚或其他感觉，但很少提到愤怒。我之所以这么说并不只是为了否认这些感觉。被消极情感折磨的人们在遭遇厌恶的刺激后，可能确实不会有意识地感觉到任何愤怒，因为有其他情绪状态出现并控制了他们的注意力。认知—新联想主义模型主张，其他相对复杂的情绪体验通常产生于对消极事件的基本的、主要的反应之后。如果情绪的产生需要一系列阶段，该模型假定相对自动化的关联过程最初占据主导地位，并支配最初的原始反应。认知理论家假设的复杂思维类型除了最初将事故评估为令人不悦外，从理论上来说在早期阶段只起很小的作用。然而，短暂的时间过后，其他更高级的认知过程开始运转，尤其是开始思考发生了什么以及可能的后果。

在后面几个阶段，受到影响的人们开始进行评估和因果归因，并考虑在特殊情境下哪些感觉和行为是合适的。这种额外的想法导致了对早期基本体验的分化、强化、抑制或修饰。如果受到折磨的人们的唤醒水平很低，比如，他们可能认为此刻自己很生气或烦闷而非愤怒。或者如认知—归因理论假设的，受到折磨的人们可能会相信他们是悲伤而不是愤怒，因为他们相信个体在这种特殊情境下不会感到愤怒。他们甚至会产生相对复杂的情绪体验，如焦虑、蔑视、嫉妒、内疚甚至抑郁。我们认为，后面这些更发达的情绪体验，在本质上由各种可获得的感觉、观念和记忆输入构成，受个体关于究竟什么是具体情绪的原型概念指导。

认知—新联想主义模型的另一重要假设是，更高级的认知过程并不总是参与管理愤怒体验的全过程。被厌恶刺激的个体可能需要更广泛和更深入地思考接收到的各种信息❶。然而，一旦更高级的认知过程卷入，他们会考虑情绪唤起的原因，采取任何行动的可能后果，想要实现的目标，感受到的感觉，以及相应的观念和记忆。

三、支持该模型的研究

我的分析的关键假设是，任何种类的消极情感首先激活与愤怒有关的感觉、行动倾向和思维以及记忆。已经发表的一些研究支持了我的观点。其中一项是巴伦❷的研究。该研究表明，在经历与实验无关的、令人愉快的体验后，被唤起的被试对于使他们遭受折磨的人怀有更少的敌意。有可能是令人愉快的感觉减少了消极情感产生的攻击倾向。在另一项实验中，鲁尔、泰勒和多布斯❸发现，令人厌恶的事件倾向于提高与攻击有关的思维，尽管提供给被试的那些令人不悦的刺激是社会规则所允许的。在该研究中，相对于在较舒适温度下的控制组被试，暴露于在科学上合理却让人很不舒适的高温下的被试，在构思与情绪有关的故事时使用了更多的敌意观念。

(一)最近的研究发现

蒙泰斯等人❹在威斯康星大学开展的研究也取得了一些与我的有关联合网络连接消极情感、与攻击有关的感觉和思维的观点相一致的结果。按此思路开展的第一项实验研究，探讨了对引起身体不适和令人不快事件的思维是否激活了与攻击有关的感觉和观念。其中一组被试想象在某种情况下受到挫折(在赴一个重要约会时遇到堵车)，另一组被试想象身处某种特殊的焦虑—激怒情境(晚上独自待在空荡荡的办公楼里停止在楼层中间的电梯中)，最后一组被试想象中性情境(在食品店购物)。我们假定，对两种厌恶事件的思考会启动被试与消极情感有关的观念和记忆，而这反过来会激活与愤怒有关的感觉和思维。同时我们也相信，想象受到挫折的被试会有更多的与愤怒有关的感觉和观念，因为令人受挫的事

❶ Showers, C. & Cantor, N., "Social Cognition: A Look at Motivated Strate-gies,"*Annual Review of Psychology*, 1985(36), pp. 275-305.

❷ Baron, R., "Reducing Organizational Conflict: An Incompatible Response Ap-proach,"*Journal of Applied Psychology*, 1984(69), pp. 272-279.

❸ Rule, B. G., Taylor, B. & Dobbs, A. R., "Priming Effects of Heat on Aggres-sive Thoughts,"*Social Cognition*, 1987(5), pp. 131-143.

❹ Monteith, M., Berkowitz, L., Kruglanski, A. & Blair, C., "The Influence of Physical Discomfort on Experienced Anger and Anger-related Ideas, Judg-ments, and Memories,"Unpublished Manuscript, 1990.

件经常与愤怒和攻击相联系。最后，我们也期望身体不适产生的消极情感会增强这种影响。

设计检验该推论的实验首先确认了生理不适的差异。在六分钟的实验过程中，男性和女性被试伸直非优势手臂，静止放在桌上（低不适组）或向外伸出而没有支撑（高不适组）。被试将手臂放在指定位置三分钟后，实验者让被试想象自己身处之前描述过的情境以及在那种场合会有什么感受。三分钟后任务结束，手臂仍旧放在原位，在一系列心境项目上评定现在的感觉。

根据被试讲述的故事录音中明确提及的愤怒和恐惧感受数量进行编码。结果如表 15-1，低不适组的结果表明，事故对被试的情绪思维的影响达到了预期效果。讲述焦虑故事的被试表达了最多的与恐惧有关的观念，而讲述挫折事件的被试表达了最多数量的与愤怒有关的观念。高不适组被试的研究结果则更有趣。如表 15-1 所示，高不适组被试在挫折情境下具有最高水平的与愤怒有关的思维，显著高于高不适组的焦虑和中性情境（尽管挫折情境的平均分并不显著高于低不适组的挫折情境）。另一个如我们预期的结果是，那些高不适组的被试想象焦虑唤起事件时产生的与愤怒有关的观念确实多于中性情境中的被试。尤其值得注意的是，在对焦虑唤起事件的反应中，高身体不适产生的影响对愤怒的表达与对恐惧的表达之间的差异。相对于高不适组，低不适组被试与恐惧有关的思维数量显著减少，而与愤怒有关的思维则显著增加。

表 15-1　不适组和事件想象对愤怒和恐惧情感的影响

情感报告	低不适组情境			高不适组情境		
	挫折	焦虑	中性	挫折	焦虑	中性
愤怒	3.6	1.0	0.3	4.0	2.1	0.4
恐惧	3.0	5.8	0.3	3.4	3.1	0.4

注：表中报告的分数是被试在假定情境中想象事件时明显提到愤怒或恐惧情感的平均次数。尽管实验者鼓励被试谈论 3 分钟，但大部分被试在整个过程中谈论的还是相对较少。数据来自"身体不适对体验愤怒和与愤怒有关的观念的影响"，Monteith M.，Berkowitz L.，Kruglanski A. & Blair C.（1990），未发表手稿。

综合上述研究结果，发现身体不适倾向于激活与愤怒有关的观念和感觉。而且，与文中呈现的联合网络模型一致，令人不快的情境会增加与愤怒有关的观念。最后，如我们所预期的，暴露于不舒适和不愉快情境的被试——尤其是暴露于挫折的高不适组——报告的愤怒水平最高并且提到最多与愤怒有关的观念。

在另一个实验中，蒙泰斯等人证明身体不适能够影响记忆以及思维和感觉。在前实验阶段，每位女性被试对三位目标人物的态度进行评定：分别是她们的母亲、男朋友和中性个体（某个她知道但关系不密切的人）。几周后，她们来到实验室并被安置在低不适组或高不适组，使用之前的手臂伸直程序。在拉丁方设计中改变呈现顺序，要求被试回忆与其中一个目标人物有关的重要事件，讲述三分钟有关这个人在特定情境中的事情。最后，她们的手臂放置在相同的位置，在相同的项目上对这个人进行评定。另外两个目标人物也依此程序重复实验。

结果表明，对身体不适的操纵显著影响了被试的激怒、烦恼和愤怒。更重要的是，身体不适也影响了被试对她们与目标人物关系的回忆以及态度的表达。假定消极情感会提高与敌意有关记忆的可得性，包括对冲突的记忆，对女性被试讲述的故事按照明确提及记得的事件中的目标人物进行编码。身体不适对回忆影响的主效应显著，如表 15-2 所示。然而，表 15-2 同样揭示，回忆的显著增加主要在于她们回忆与男朋友和中性个体的冲突关系，而非与她们母亲有关的任何冲突的记忆。

表 15-2　不适水平对回忆冲突和表达判断的影响

被试反应	低不适条件			高不适条件		
	母亲	男朋友	中性个体	母亲	男朋友	中性个体
冲突陈述	0.9	0.7	0.3	1.2	2.1	1.3
消极判断	7.6	9.5	8.1	7.4	10.7	11.3

注：回忆冲突分数是指在特定事件中与目标人物的冲突次数。消极判断平均数使用协方差分析进行了校正。数据来自"身体不适对体验愤怒和与愤怒有关的观念的影响"，Monteith M.，Berkowitz L.，Kruglanski A. & Blair C.（1990），未发表手稿。

身体不适的水平也影响她们表达对目标人物的判断。使用协方差分析控制被试对每个目标人物的初始态度（在前实验阶段已经进行评定），发现高不适组被试对中性个体陈述的观点明显更加苛刻，对母亲和男朋友的评价则没有差异。当然，也可能不舒适组的被试不愿意明确说出任何与两位重要他人的消极方面（每种条件下的校正平均数见表 15-2）。

（二）早期的研究发现

综观上述两个实验，消极情感倾向于启动与愤怒有关的思维，进而应用于在情绪上相关的情境并引发对模糊目标的不适当判断。我和我的同事在威斯康星大学实验室开展的其他研究也表明，消极情感和与攻击有关观念的结合增强了与愤怒有关的感觉。在大部分此类实验中，被试暴露于轻微疼痛或非常疼痛的生理处理，与此同时，要求被试写一段假定能够启动一些或较多与攻击有关观念的短文（这些短文试图证明在训练某人时使用惩罚的正当性）。实验结束后被试立即对他们的感觉进行评定，那些给予疼痛处理的被试写了更多与攻击有关的主题，倾向于报告最强烈的激怒、烦恼和愤怒感觉。

上述结果得到威斯康星大学早期实验❶的支持。我们探讨了严酷的自然条件的影响，被试将一只手臂放置在室温或冰冷刺骨的水中，通过评估共同参加实验的同学的工作来对他们实施奖励或惩罚。因为攻击包括对他人的故意伤害，我们通过事先告诉其中一半被试无论给予什么惩罚都会影响被试的表现，启动了他们与攻击有关的观念。实施任何惩罚都会使被试受到故意伤害，所以他们认为自己的行为具有攻击性。结果，这些想法激活了其他与攻击有关的观念和感觉。相比之下，另一半被试在实验前被告知，他们给予的任何惩罚都会对实验被试起帮助（激励他们做得更好），因此他们可能会更少地想到攻击。

相关结果见表 15-3。手臂放在冷水中的被试——惩罚伤害条件——倾向于对被试产生相对的惩罚，而且把自己评定为具有最强的激怒和烦恼（没有评定愤怒）。总之，这个实验与伯科维茨和海默（Heimer）后来报告的实验一样，都表明与攻击有关的思维连同消极情感引发了相当高水平的与愤怒有关的感觉和攻击性行为。

表 15-3　不舒适水温对与愤怒有关的情感和敌意行为的影响

	水温			
	非常冷		常温	
	惩罚的作用			
	伤害	帮助	伤害	帮助
水温不舒适度	7.6	7.7	4.4	4.3
激怒的—烦恼的	6.5	5.6	3.8	4.4
奖赏—惩罚次数	20.3	25.3	35.2	26.2

注：9 级评定量表，从 1（完全不）到 9（完全）。奖赏—惩罚次数测量，分数越低被评价为越敌意。数据来自"身体疼痛和刺激攻击的目标"，Berkowitz L.，Coehran S. & Embree M.，*Journal of Personality and Social Psychology*，1981(40)，pp. 687-700。

四、愤怒体验的身体反应

在任何情绪—身体反应的各种成分和观念、记忆以及感觉的联合假

---

❶ Berkowitz, L., Coehran, S. & Embree, M., "Physical Pain and the Goal of Aversively Stimulated Aggression," *Journal of Personality and Social Psychology*, 1987(40), pp. 687-700.

设中，与詹姆斯、伊扎德❶和汤姆金斯❷一致，认知—新联想主义模型表明，特殊的身体反应有助于情绪体验。特定的表达—运动神经反应可能在一定程度激发该联结网络中的其他成分。越来越多的研究支持这一论断❸❹❺，尽管也存在相反的证据❻。与其他对躯体反馈效应的理解不同❼❽❾，认知—新联想主义模型认为这种影响发生于自动的、联结的水平，无须以自我知觉作为调节。然而，应该意识到，必需的肌肉反应通常不会导致强烈的情绪感觉，因为任何给定的情绪网络都有大量不同成分，而其他成分并没有在身体反应中全面运作。

（一）高级认知过程与愤怒

强调联想过程并不意味着认知过程不会干扰愤怒体验。根据我的分析，愤怒感觉由相对高水平的信息加工和较低水平的联想，尤其是在最初的、基本的情绪反应之后形成。在较高水平，认知加工比归因的引入和对发展体验的期望相关更大。认知也能够影响有助于形成体验的身体反应的方式。

原型指导的"输入"综合：一些理论家指出，大多数人都对各种主要

❶ Izard，C.，*Human Emotions*，New York，Plenum Press，1977.

❷ Tomkins，S. S.，*Affect*，*Imagery*，*Consciousness*：vol. 1，*The positive affects*，Oxford，England Springer，1962.

❸ Adelmann，P. K. & Zajonc，R. B.，"Facial Efference and the Experience of Emotion,"*Annual Review of Psychology*，1989(40)，pp. 249-280.

❹ Ekman，P. & Oster，H.，"Facial Expressions of Emotion,"*Annual Review of Psychology*，1979，30，pp. 527-554.

❺ Leventhal，H. & Tomarken，A. J.，"Emotion：Today's Problems,"*Annual Review of Psychology*，2003(37)，pp. 565-610.

❻ Tourangeau，R. & Ellsworth，P. C.，"The Role of Facial Response in the Experience of Emotion,"*Journal of Personality and Social Psychology*，1979(37)，pp. 1519-1531.

❼ Buck，R. "Nonverbal Behavior and the Theory of Emotion：The Facial Feedback Hypothesis,"*Journal of Personality and Social Psychology*，1980(38)，pp. 811-824.

❽ Laird，J. D.，"Self-attribution of Emotion：The Effects of Expressive Behavior on the Quality of Emotional Experience,"*Journal of Personality and Social Psychology*，1974(29)，pp. 475-486.

❾ Riskind，J. H. & Gotay，C. C.，"Physical Posture：Could it Have Regulatory or Feedback Effects on Motivation and Emotion？"*Motivation and Emotion*，1982(6)，pp. 273-298.

情绪具有明确概念，而这些情绪图式在许多方面与其他原型相似❶。根据认知—新联想主义模型，一旦高级认知加工开始操作这些原型，也就决定了各种输入（感觉、思维、记忆等）的结合形成随后的情绪体验。这时候，愤怒与悲伤或其他消极情绪的区别变得更加明显。根据某些研究，愤怒和悲伤的主要区别与感觉到的肌肉紧张水平有关。例如，谢弗及其同事发现，紧握拳头与愤怒原型有关，而悲伤典型地伴随着静止、昏睡和低能量水平。乔和我❷在一项问卷调查中证实了这种差异。

我们也推论，如果愤怒体验的结构是由愤怒原形引导的，紧握拳头有可能增强暴露于愤怒—激活事件个体的愤怒感觉，但不会增加悲伤—激活事件个体的悲伤。为检验这个假设，我们要求女大学生回忆并谈论某个事件——愤怒、悲伤、高兴或中性——与此同时，要求她们紧握轻量级（1 kg力量）或更多力量（7 kg）的测力计。四分钟后停止回忆，继续挤压测力计，在一系列形容词量表上评定她们的感觉。对两种测量评定的因素分析很有意思，其中一种与愤怒有关，其他的则更能说明悲伤和抑郁（见表 15-4）。

表 15-4　肌肉紧张和回忆事件对情感的影响

情感指标	回忆事件的性质							
	愤怒		悲伤		快乐		中性	
	诱发的肌肉紧张							
	高	低	高	低	高	低	高	低
愤怒	5.7	5.3	4.6	4.4	3.5	2.3	3.3	3.4
悲伤/抑郁	4.0	3.8	4.3	5.4	2.7	2.2	2.8	2.6
焦虑	3.0	2.6	3.3	3.4	2.1	2.3	2.4	2.3

注：每个指标都具有较高的内部一致性水平。表中报告的平均数均为校正平均数。对每个指标，分数越高表明报告的情感越高。数据来自"原型指导的肌肉紧张对体验愤怒和悲伤的影响"，Jo, E. & Berkowitz, L. (1990)，未发表手稿。

使用多元回归分析探讨哪种测量能显著预测两种情绪指标，结果进一步验证了该模型。愤怒指标的分数受被试在描述情绪事件时表达的与愤怒有关的观念，以及她们在挤压测力计时感觉到的肌肉紧张度的显著影响。对悲伤/抑郁指标的分析得到不同结果。感觉测量的分数受到被试

❶ Shaver, P., Schwartz, J., Kirson, D. & O'Connor, C., "Emotion Knowledge: Further Exploration of a Prototype Approach," *Journal of Personality and Social Psychology*, 1987(52), pp. 1061-1086.

❷ Jo, E. & Berkowitz, L., The Prototypically-guided Influence of Muscular Tension on Experienced Anger and Sadness, Unpublished Manuscript., 1990.

谈论情绪事件时表达的愤怒和悲伤观念数量的显著影响，而感觉到的肌肉紧张强度影响不显著。因此，与模型非常一致，被试感觉到的肌肉紧张决定了愤怒体验，但不决定悲伤/抑郁体验。

修订詹姆斯—兰格理论。上述结果明显与詹姆斯—兰格理论对于情绪的核心观点相一致。与这一众所周知的经典理论一道，过去二十年对表达—肌肉反馈的研究以及目前研究发现都表明，肌肉运动变化对情绪感觉起作用。然而，现在我们已经能够超越这些概念。根据现有分析，表达—肌肉反馈至少通过两种方式影响情绪体验：①通过一种相对自动化的方式激活特殊情绪网络的其他成分；②某些思维和注意投入感觉后，有计划地结合其他感觉和观念并将其输入结构性知觉经验中去。

五、情绪效应的调节

认知—新联想主义模型超越了情绪体验的发展并解释了情绪唤醒对行为的影响。总体来看，在情绪唤起的时候人们说的和做的也受到联想和认知过程的影响。这一观察结果尤其适用于解释消极情感的行为后果。通常情况下，尽管我们在感觉糟糕时倾向于对他人表现出敌意或攻击，但敌意和攻击性并不总是明显的。我们并不朝某人大喊大叫，而是经常采取非攻击性的方式，因为我们更多地考虑如何改善心境或逃离不开心的情境，而非攻击一个可得的目标，并且有时候我们可能什么事情都不想做。消极情感产生的愤怒感觉和攻击倾向并不必然强于其他感觉和倾向，这种情况经常出现并经常受到其他反应的掩饰。

对惩罚的意识明显抑制了厌恶刺激导致的攻击。更有趣的是，由于自我调节机制在前意识水平的运作，我们有时也会隐瞒并且倾向于不表现出敌意或攻击。只是目前并不完全清楚哪些因素参与到了这种自我调节过程以及究竟是什么激活了这个自我调节机制。无论如何，在我们实验室开展的五个单独的实验研究使我确信，糟糕心境的自我调节效应是一种相当可靠的现象，有可能发生在注意集中于令人不快的感觉时❶。

我的理解是，当人们意识到适度的消极情感是注意的结果时，多少会觉得奇怪或困惑，促进了较高水平的认知活动。他们会思考引起感觉的可能原因，甚至考虑该采取哪些最好的方式来行动。然后，这些思考将引导其行为。否则，缺少意识生成的高水平认知活动，消极心境引起的敌意和攻击倾向受到约束的可能性更小，可能以严酷的方式公开表达

---

❶ Berkowilz, L. & Troceoli, B. T., "Feelings, Direction of Attention, and Expressed Evaluations of Others," Cognition and Emotion, 1990, 4(4).

对目标人物的不满情绪。

限于篇幅，不允许全面描述我们对这个问题的各项研究。通常我们使用男性和女性被试，让他（她）们暴露于多样的厌恶实验处理，在不同的测量上表现出消极判断。基于这个思路的最新实验，再次使用伸直手臂程序产生身体不适的差异，然后要求一半被试（女大学生）评定当时的感觉以使其高度关注自己的感觉。另一半被试给予相等长度的分心任务。任务完成后，所有被试听一段由求职者录制的自传体陈述，要求她们对求职者进行判断，所有这些均在她们的手臂置于某个特殊位置时完成。该研究的主要因变量是被试对申请者具有的不被社会认可的人格特质数量的归因。

方差分析表明，不适水平与注意方向（Discomfort Level×Direction of Attention）间存在显著的交互作用。如表15-5所示，注意从感觉转移的不适组被试表达了对目标人物最多的消极判断。有趣的是，注意自己感觉的其他不适组被试表达了最少的消极判断，她们似乎更努力地阻止消极心境影响其判断。对预测消极判断测量分数进行的多重回归分析也支持上述结果。与ANOVA结果一致，感觉注意控制与被试报告的感觉不适的交互作用显著，再次表明集中注意消极感觉对感觉不愉快的评价表达起调节作用。

表 15-5 不适水平和注意方向对求职者不良特质平均数量归因的影响

低不适组		高不适组	
注意	分心	注意	分心
11.3	11.4	8.1	13.4

注：分数越高对求职者不受欢迎特质的判断越多。数据来自"情感、注意方向和对他人评估的表达"，Berkowilz, L. & Troceoli, B., 1990，实验2，未发表手稿。

来自临床心理学的相关观察结果。上述研究结果与许多临床心理学家报告的观察结果是一致的。尽管我无法在这里回顾这些研究文献，值得指出的是，布雷温❶最近的理论分析似乎与此分析关系密切。在尝试用认知心理学的概念来解释临床问题时，布雷温指出："意识到讨厌的或令人不快的情绪（可能）触发大量特定的子程序（subroutines），始于对记忆和其他可得信息资源的仔细搜索，对体验的标注或分类，寻找可能的原因，评估未来严重性，并进一步搜寻形成适当的应对选项。"

---

❶ Brewin, C. R., "Cognitive Change Processes in Psychotherapy", *Psychological Review*, 1989(96), pp. 379-394.

我在前述的威斯康星实验中已经提到，通过思考有关社会标准诱发被试对感觉的意识产生了"适当的应对选项"，他们不会允许其糟糕心境导致对目标人物公开的苛刻评价。

六、结论

尽管本文呈现的模型聚焦于消极情感与愤怒和攻击之间关系的一小部分研究资料，我们还是可以从相关研究中得出一般性结论。基本上，我认为遭受痛苦不能使人变得高贵。遭受痛苦或经历不愉快体验促进性格的改进，这样的个体是与众不同的。宗教有时通过提醒人们悲伤能使人变得更好来试着安慰我们，但对人类敏锐的观察者知道得更多。英国小说家萨默塞特·毛姆❶曾经谈论道："遭受痛苦使性格变得高贵这种说法是不真实的，痛苦只能使人变得心胸狭窄，并且怀恨在心。"感觉糟糕时，人们非常有可能感到愤怒，产生敌意思维和记忆，以及攻击倾向。

尽管痛苦和磨难非常普遍且不可避免地令人不悦，但还是存在一些希望的理由。首先，人们经常接近那些正在经历相同不愉快处境的人，与他们分享忧愁。我们不清楚为什么会发生这种事情，但身处不幸的人们爱着其他同样身处不幸的人的倾向似乎限制了消极情感的不良影响，更重要的是，更高水平的认知过程能够化解相对原始的联想过程产生的不利影响。遭受苦恼的人们能够约束敌意和攻击倾向，也许因为他们意识到了自己的感觉，因为很明显，责备或攻击他人都是错误的。总的来说，是思考而非遭受痛苦让我们变得更好。

[思想评述]

一、心理学家生平

莱昂纳德·伯科维茨是一位美国社会心理学家，出生于 1926 年 8 月 11 日，在纽约完成小学和中学教育，并于纽约大学毕业。1948 年 2 月，伯科维茨在密歇根大学开始他的研究工作，本打算专门从事工业心理学。然而，一个决策协商（decision-making conferences）研究项目为他提供了一个研究助理职务，同时，因为受到社会心理学家汇集密歇根大学新建的团体动力学研究中心和调查研究中心的激励，他很快转入社会心理学。尽管当时社会心理学领域由泰德·纽科姆（Ted Newcomb）领导的联合心理学和社会学的计划已经开始，并且吸引了不少优秀研究生参与，但出

❶ Maugham，S. W.，*The Moon and Six Pence*，Salem，NH，Ayers，1977.

于对普通心理学的浓厚兴趣，伯科维茨还是决定攻读心理学系的社会心理学学位，这个决定在现在看来是相当明智的。随着该研究项目得到持续的经费支持，使他关于协商领导力的博士论文具备现成可用的研究数据，他于 1951 年 6 月完成了博士论文，导师为丹·卡茨（Dan Katz）教授。

伯科维茨出于对团体行为的持续兴趣，以及希望将社会心理学应用到"现实世界"情境，再加上当时未找到合适的学术职位，所以毕业后，他去了位于圣安东尼奥的美国空军人力资源研究中心（HHRC）的职员研究实验室（Crew Research Laboratory）。这次的应用研究经验，尤其是 HRRC 限制研究者探索自己感兴趣的理论问题，使伯科维茨决心开展学术研究。1955 年，他获得了威斯康星大学心理系助理教授的职位，于是前往那里任职，从那时起一直是该系的成员，直到 1993 年退休后仍担任该系的名誉教授。

初到威斯康星大学任教，好运就光顾了伯科维茨。1956 年，他被分配去教授社会心理学专业的一门高级本科课程，这门课程允许他讨论其他课程没有涉及过的研究主题。其中一个主题就是攻击。他有关这个主题的课程讲义汇总了当时的大部分研究文献，成为后来一篇发表在《心理学公报》（*Psychological Bulletin*）上的文章的基础，并成为 1962 年出版的一部专著的基础。这本著作是回顾人类攻击领域的量化研究的两本现代著作中的一本（另一本是 Arnold Buss 于 1961 年出版的著作）。然而，对伯科维茨职业生涯更重要的是，他的课程讲义以及他提出的研究问题促使他向国立精神卫生研究所（NIMH）申请研究基金并且获得了成功，此后连续 17 年资助他的攻击实验研究。

伯科维茨的大部分研究始终贯穿着一个主题，尤其是在最初几年：通过煽动具有攻击倾向的人更猛烈地攻击目标人物，或者限制个体实施攻击行为的条件，环境中的某些特征能够以自动化的方式引发攻击。对该主题的探索使伯科维茨开始研究武器的出现和目标人物的特征对攻击的影响，以及观看电影和电视暴力对攻击的影响。然而，后来他的研究兴趣更多转移到对攻击行为的内部心理过程的揭示。其中一个例子是他对大众传播媒体对认知启动影响的解释，另一个是检验消极情感对攻击的影响。

尽管伯科维茨对攻击及人性"黑暗面"的研究兴趣持续多年，他也几乎是最先研究更积极的、亲社会行为的社会心理学家之一。这一研究思路起源于他早期对团体动力学的兴趣。在研究团体成员互相依赖的影响时，他注意到被试经常为依赖于自己的其他人努力工作，即使不能从努力中得到直接的益处。这个观察（大约在 1957 年）产生了一个研究计划，也就是研究什么时候以及为什么人们会产生动机去帮助那些需要帮助的人，该研究项目多年来一直得到美国国家自然科学基金（National Science Foundation）的资助。

另一件幸运的事情发生在 1960 年。当时学术出版社（Academic Press）的心理学主编请伯科维茨编辑一套即将出版的精装书，这套丛书后来命名为《实验社会心理学进展》（*Advances in Experimental Social Psychology*）。第一卷于 1962 年出版，后来陆续出版了 21 卷，直到 1987 年他决定退出编辑工作。实验社会心理学进展系列丛书的出版现在已经固定下来，它很好地服务了社会心理学和其他社会科学学科，并促进了编辑们对该领域了解的广度和深度。

1993 年，伯科维茨退休。之后，他担任威斯康星大学麦迪逊分校心理学系的维拉斯研究讲座名誉教授（Vilas Research Professor Emeritus）。退休后他仍然致力于对情绪状态尤其是愤怒的形成、操作和调节的研究，直到他于 2016 年 1 月 3 日去世。

伯科维茨一生都致力于对情绪状态尤其是愤怒的形成、发展和调节的研究，因对攻击行为的研究而著名，同时他还从事对助人行为的研究。他提出了攻击行为的认知—新联想主义模型（Cognitive Neo-associationistic Model），解释了挫折—攻击假说（Frustration-Aggression Hypothesis）无法解释的现象。伯科维茨在学术生涯中取得了丰硕的研究成果，学术著作颇多，出版多部专著，发表学术论文 170 多篇。其代表性著作有《实验社会心理学研究进展》（*Advances in Experimental Social Psychology*）、《攻击的社会心理学分析》（*Aggression：A Social Psychological Analysis*）、《情绪的原因与结果》（*Causes and Consequences of Feelings*），以及《攻击行为的原因、结果和控制》（*Aggression：Its Causes，Consequences，and Control*）等。

伯科维茨于 1988 年获得美国心理学会（APA）颁发的杰出科学贡献奖。获奖理由是："他所从事的是将实验心理学与社会心理学从理论和方法论上进行结合的综合性工作。他关于攻击行为产生的原因及其目标的系统研究范围广泛、阐述精确，对理论和实践产生了重大影响。他的天赋在于将问题带进实验室时不失去其本质，这点也在他有关亲社会行为、团体生产力等有关的研究中得到证明。他主编的《实验社会心理学进展》对社会心理学成为一门实验科学具有积极的促进作用。"此外，他还获得1989 年实验社会心理学会颁发的杰出科学家奖以及美国心理协会颁发的詹姆斯·麦基恩·卡特尔会员奖（James McKeen Cattell Fellow Award）。

二、对攻击行为的研究

伯科维茨一生致力于对情绪状态尤其是愤怒的形成、发展和调节的研究分析，因对人类攻击行为的研究而著名，同时他还研究人性的其他方面，如助人行为。以下我们就其比较有影响力的理论观点和主要研究思路进行述评。首先是他对攻击行为的研究，主要包括对传统的挫折—攻击假说的修正，提出"武器效应"，并开展了相关的实证研究，以及媒体暴力对攻击性影响的理论和实证研究，其次是对愤怒情感形成和调节的研究，包括提出认知—新联想主义模型，以及对愤怒情感的形成和调节的分析。与此同时，他还开展了对助人行为的研究，探讨了助人行为的影响因素和条件。

攻击历来是社会心理学家研究的重要问题。安德森和布希曼在一篇很有影响力的文章中，将人类攻击定义为针对他人的、直接导致目标受到伤害的任何行为❶。有必要指出的是，应该为攻击行为负责的人必须相信他的行为会伤害目标人物，而且目标人物努力避免受到伤害。攻击可以划分为两种类型：敌意性攻击和工具性攻击。过去，敌意性攻击被认为是由愤怒激发的自发的、轻率的行为，其决定性动机是伤害目标人物，有时称为情感性、冲动性或反应性攻击。工具性攻击是为达到某种目的而采取的有意手段，并非为了伤害受害者，是主动行为而不是反应性行为。

在《攻击的原因、结果及控制》一书中，伯科维茨广泛讨论了社会心理学领域的人类攻击行为，检验了与促进愤怒和攻击的条件和环境有关的行为研究结果。他强调攻击具有多种形式和原因，区分了工具性攻击（在某种程度上攻击者得益）和情绪性攻击（主要是冲动或表达性攻击）。他指出，两种攻击具有不同的原因和目标，有效控制的方法也不同。尽管现有研究对促进故意的工具性攻击的条件给予了极大关注，但他表示许多攻击其实是高度情绪化的行为。在该书中，他还总结了行为科学家已经了解的攻击性人格的本质，以及暴力和反社会行为倾向的家庭及童年经历背景。此外，他也报告了大众传播媒体对暴力的影响。在讨论影响虐待儿童、夫妻冲突和谋杀的因素时，伯科维茨认为童年经历、挫折、贫困、个人及社会压力，以及外部事件和情境使人产生的敌意观念等因素非常重要。同时他还检验了生物学因素的影

❶ Anderson，C. A. & Bushman，B. J.，"Human Aggression，" *Annual Review of Psychology*，2002，53(1)，27-51.

426

响，如遗传、荷尔蒙和酒精对攻击倾向的促进作用。伯科维茨还回顾了使用惩罚和法律控制（如死刑和枪械管制法）对社会上的攻击破坏行为的影响，讨论了如何减少社会破坏性行为这一现实问题。他阐述了各种减少攻击和愤怒的心理程序的有效性，包括宣泄法、工具性训练以及认知和愤怒控制技术。总的来说，他对人类攻击的实证研究和理论阐述，有助于人们更好的理解破坏性行为产生的原因、增加攻击行为的条件、以及有效减少社会暴力的方法。

(一)修正挫折—攻击假说

伯科维茨对多拉德等人❶提出的挫折—攻击假说（Frustration-Aggression Hypothesis）进行了检验。挫折—攻击假说最初的理论构想主要是预期实现的目标在受到阻挠时会产生敌意性（情绪性）攻击。甚至当个体没有执意或者力图要亲自实现该目标时，挫折也能够导致攻击倾向。尽管该假说受到一些研究的质疑，但还是有不少研究支持该假说的核心观点。依照最初的理论分析，解释和归因在部分程度上解释了攻击行为的产生，同时令人不快的阻挠在攻击行为的产生过程中也起到重要作用。伯科维茨在对多拉德等人的模型进行修正时，保留了挫折在某种程度上产生攻击性倾向的观点，因为挫折确实唤起了消极情绪。在"挫折—攻击假说：检验及重构"❷一文中，他回顾了有关厌恶事件导致攻击性结果的研究证据，并提出了自己在这个问题上的观点。

伯科维茨认为，经典的挫折—攻击假说部分解释了挫折对攻击的影响，但他同时指出，那些反应主要是敌意性（情绪性或表达性的）攻击而非工具性攻击。其次，挫折涉及未达到预期的满足而非仅仅是剥夺。人们在获得有吸引力的目标时受到阻碍将导致公开的攻击行为。目前比较流行的观点认为，只有武断的、非法的或指向个人的干扰引起攻击，与此相反，当阻挠是社会所认可的或不指向个人时，攻击也会偶尔表现出来。相对那些看似为社会认可的干扰，在达到目标时被不合理地强加某些障碍，更可能产生攻击性反应，尽管前者也能激起攻击反应。多拉德等人所在的耶鲁大学团队对个体在思维过程影响目标受到阻碍时的反应给予了足够的注意力。人们在受到挫折时的评价和归因可能在相当程度

---

❶ Dollard, J., Miller, N.E., Doob, L.W., Mowrer, O.H. & Sears, R.R., *Frustration and aggression*, New Haven, CT, US, Yale University Press, 1939.

❷ Berkowitz, L., "The Frustration-aggression Hypothesis：Examination and Reformulation," *Psychological Bulletin*, 1989, 106, pp.59-73.

上通过多拉德及其同事讨论过的激发和抑制过程起作用。相对于意外因素的干扰，人们在达到目标时被他人故意和错误地阻挠，会更强烈地鼓动起来去袭击给他们带来挫折的人，即使这种阻挠是为社会所认可时，也有可能激发攻击性反应。

伯科维茨在坚持多拉德等人核心观点基本正确的基础上，对该理论构想进行了修正。在他看来，挫折就是各种厌恶刺激和事件，挫折导致攻击只是因为挫折引发了消极情感。在达成诱人的目标时遭遇预料之外的失败比预料之中的失败更让人感到不快，前者更高的不愉快程度有可能造成更强烈的攻击倾向。同样，在没有得到自己想要的东西时，遭受挫折的人们的评价和归因可能决定了他们感觉自己有多糟糕，在体验到强烈的消极情感时具有最强烈的攻击倾向。

伯科维茨在论证挫折和攻击之间的关系时，引用了大量新近的研究来证明厌恶事件经常引起相对高水平的攻击，并且挫折和厌恶刺激之间存在相互平行的关系。当然，前文提到的修正观点在某种程度上只是一种常识，但它至少在一个极为重要的方面超越了常识：即修正后的挫折—攻击假说认为任何种类的消极情感，如悲伤、抑郁以及焦虑应激性，在其他更高级认知过程开始操作前将引起攻击倾向和原始的愤怒体验。但并没有研究能够证明这一点，因此，伯科维茨认为修正后的理论假设需要进一步的研究来加以检验。

（二）关于武器效应的研究

通常，在人们准备做出攻击性行动时，刺激条件与攻击的联系能够诱发攻击性反应。伯科维茨与学生进行的实验验证了这个假设❶。实验过程是，100 位来自威斯康星大学的男性大学生接受了被假定为来自实验同伴的 1 次到 7 次不等的电击，然后有机会电击这个人。一种实验条件是，桌上的电击按钮旁边放着一把来复枪和左轮手枪。告诉被试这些武器属于或者不属于目标人物。在另一种条件下，桌上的电击按钮旁没有东西。在控制组条件下，桌上的电击按钮旁放着一个羽毛球拍。结果表明，当向被强烈唤起的被试呈现武器时，他们给予了最大数量的电击（7 次电击）。很明显，手枪引发了被试强烈的攻击反应。这个实验告诉我们，社会暴力事件与环境中存在刺激暴力事件的"武器"有关。后来，人们把武器增强攻击行为的现象称为"武器效应"。

该研究发表后，引发了广泛的讨论，褒贬不一。其中比较有影响的

---

❶ Berkowitz, L. & Lepage, A., "Weapons as Aggression-eliciting Stimuli," *Journal of Personality and Social Psychology*, 1967, 7, pp. 202-207.

观点来自斐吉和斯凯尔特❶，他们对实验结果指出了质疑。他们认为，伯科维茨实验中的人为因素（experimental artifacts）可能影响被试在武器出现时的反应：评价顾忌（evaluation apprehension）和需求线索（demand cues）。上述人为产物是被试受焦虑激发而要求表现出自己良好的一面（看上去心理"健康"或"正常"），评价顾忌限制了被试对目标人物电击的数量。此外，需求线索可能提示被试实验者想要他惩罚实验同谋的次数。斐吉和斯凯尔特声称，被试明显具有配合实验者的动机，所以他们经常做出他们认为主试想要他们做的事情。对需求线索的顺从可能要求更多电击，导致对实验同谋的频繁惩罚。

对此，伯科维茨进行了回应。他认为，"意识到实验变量本身并不能证明被试知道研究假设或具有证实研究假设的动机，并且与伯科维茨的经典条件作用模型一致，有迹象表明武器的存在自动影响了被试的行为"。此外，斐吉和斯凯尔特的论据与许多重要事实不符。一个主要问题是，他们提出的证据的相关属性：被试在行动后可能已经建立起了手枪影响他们行为的观念，至少部分是因为实验后的访谈让他们具有这种观念。已有研究检验了需求特征（demand-characteristic）观念，并指出只有很少的证据表明被试具有动机去证实实验者的假设，如果被试在实验中能够进行自由评价并且不担心主试不赞成评价的话，被试不太可能按照实验者的意图去实施电击。伯科维茨综合大量的实验数据后指出，许多被试的反应与主试的要求是对立的，可能是因为评估顾忌但也明显是因为对抗过程（reactance processes）。那种认为被试具有顺从的内在需求特征的观点似乎被夸大了。

(三)对媒体暴力的研究

自从电视、电影和广播以及后来的电子游戏等大众传播媒体出现以来，大众媒体传播的暴力内容对观众尤其是青少年攻击行为的影响，一时成为学术界的研究热点问题。伯科维茨曾以大学生为研究对象进行了一系列试验。在这些实验中，实验对象观看暴力节目或非暴力节目，被挑衅或未被挑衅。结果发现，观看暴力节目比观看非暴力节目的被试在被挑衅时具有更强的攻击性。此外，伯科威茨和他的助手还在公共机构里对少年犯进行了一系列实地调查。这些研究评估了那些被指定连续数周观看媒介暴力内容的男孩在身体和语言上的攻击性，并与其他未观看

---

❶ Page，M. M. & Scheidt，R. J.，"The Elusive Weapons Effect：Demand Awareness，Evaluation Apprehension，and Slightly Sophisticated Subjects，"*Journal of Personality and Social Psychology*，1971，20(3)，pp. 304-318.

暴力节目的男孩的攻击性程度做了比较。研究结果与实验结果趋于一致：观看媒介暴力内容的男孩更有可能实施攻击行为。

伯科维茨总结道，对暴力电视、电影、电子游戏和音乐的大量研究表明，媒体暴力增加了攻击和暴力行为的可能性，不论即时还是长期性的影响。媒体暴力对轻微形式的攻击影响大于严重形式的攻击，但与其他暴力危险因素或医学界认为重要的医学因素（如阿司匹林对心脏病的影响）的影响相比，对严重形式攻击的影响也是重大的。这方面的研究数量庞大，研究方法、被试取样和媒体种类各异，总体结论却趋于一致。最明显的证据来自研究最为广泛的电视和电影暴力。此外，日渐增多的电子游戏研究也取得了类似的结论。

短期暴露增加了身体和言语攻击行为、攻击思维和攻击性情绪的可能性。最近大规模的纵向研究提供了童年期经常暴露于暴力媒体与以后生活中的攻击存在关联的证据，包括身体攻击和虐待配偶。因为极端的暴力犯罪行为（如强奸、故意伤害和杀人）相对较少，因此需要更大规模的追踪研究，来更准确地评估童年期经常暴露于媒体暴力能够在多大程度上增加极端暴力的危险性。很多理论都向我们描绘了为什么以及什么时候暴露于媒体暴力能够增加攻击和暴力。媒体暴力通过启动现存的攻击脚本和认知、增加生理唤醒和引发自动模仿观察行为的倾向，在短期内增加了攻击行为。媒体暴力的长期性影响则通过某种学习过程获得持久（且自动获得）的攻击脚本、解释性图式和对社会行为的攻击支持信念，以及减少个体对暴力的正常消极情绪反应（如脱敏）。此外，观众的某些特征（如对攻击性角色的认同）、社会环境（如父母影响）和媒体内容（如罪犯的吸引力）也都能够影响媒体暴力影响攻击的程度，但研究结果间还存在矛盾。

也有研究提供了一些预防性的干预方法（如父母对儿童媒体使用的监督、理解和控制）。然而，研究表明没有人对媒体暴力是完全免疫的。此外，许多儿童和青少年花费过多时间在暴力媒体上。尽管我们很清楚减少暴露在媒体暴力上的时间可能降低攻击和暴力，但究竟哪些干预措施能够减少暴露目前还不十分清楚。部分研究文献认为，逆态度和以父母为中介的干预可能产生功效，但媒介素养干预却不成功。

伯科维茨认为，虽然围绕媒体暴力是否增加攻击和暴力的科学争论从根本上来说已经结束，但依然有一些重要问题没有得到解答。今后需要进行实验室和现场研究来更好地理解媒体暴力影响的潜在心理过程，这样能够最终促进更有效干预措施的出现。此外，需要开展一些大规模的纵向追踪研究来详细说明媒体暴力对几种严重暴力行为的影响程度。

他同时认为，在给儿童和青少年提供更健康的媒体内容时会遭遇到更大的社会挑战，事实也证明在这么做的时候困难重重且代价高昂，尤其在科学、新闻、公共政策和娱乐界未能如实向大众介绍有关媒体暴力对儿童和青少年的不良影响时，这种想法更加难以施行。

三、愤怒的形成和调节

愤怒是一种十分普遍的情绪状态，许多人都有过愤怒情绪体验。考察了从第一次世界大战以来的大量研究后，艾威里尔❶总结道："任何地方的绝大多数人都报告了从轻微到中等程度、从一周几次到一天几次的愤怒"。也许是因为这种情绪如此普遍，以致对该术语的具体界定经常发生变化，应该如何以及何时管理这种情感状态也存在不同甚至相反的文化信念。

伯科维茨认为，愤怒是一种与伤害某个目标有关的相对特殊的感情、认知和生理反应的综合征。这种观点与将其他情感状态看作特殊生理模式、行为倾向和认知系列或网络的构想相吻合。尽管人们通常明确将愤怒看作一种情绪体验，与试图伤害目标的身体或言语攻击行为分开，伯科维茨还是认为愤怒水平、敌对态度和攻击（以及某种生理模式）通常存在中等程度的正相关，尤其是在愤怒、敌意和攻击由明显令人不快的情境引发时更为明显。当然，事实上攻击能够作为一种工具性行为而发生，只需要一点愤怒即可，但是情感激发的攻击通常与强烈的愤怒体验有关。一般而言，通常我们对由情感引发的攻击的测量近似于感觉到的愤怒强度的指标。对于哪些因素导致愤怒，相关文献取得了相当一致的看法：人们在达成重要目标时受到外部因素阻碍会变得愤怒。

（一）认知—新联想主义模型

为了解释原有攻击理论无法解释的现象，伯科维茨提出了认知新联想主义模型（Cognitive Neo-association Model）。该理论模型认为，令人不愉快的事件产生的消极影响通常激发了各种与战斗或逃跑反应（fight or flight response）有关的思维、表达运动神经反应、记忆以及生理反应。这种关联增强了与战斗反应有关的基本愤怒情绪或与逃跑反应有关的恐惧情绪。引起消极情感的厌恶事件包括挫折、挑衅、噪声、令人不舒服的温度以及令人讨厌的气味。此外，认知联想主义认为攻击、情绪和行为倾向在个体记忆里相互联合。该理论认为，厌恶事件通过消极情感增

❶ Ave'rill, J., *Anger and Aggression: An Essay on Emotion*, New York, Springer-Verlag, 1982.

强攻击性倾向。

伯克维茨在对传统的攻击线索理论（Aggressive Cue Theory）进行修正的基础上，建立了认知新联想主义模型。修正后的模型集中探讨了挫折—攻击联结（frustration-aggression link）的情绪和认知过程，减少了对攻击线索的强调。根据认知新联想主义模型，某种攻击性厌恶刺激或挫折通过消极情感激发攻击性反应❶。作为最终结果的战斗或逃跑反应也包括在该模型中。导致人们战斗或逃跑完全取决于个体如何从认知上评价情境。一旦个体对情境进行评价，并认为感觉和反应适合情境，他们就会对情绪本身进行分化、强化、抑制或修饰。

根据伯克维茨的观点❷，如果遭受折磨的个体唤醒水平很低，比如，他们可能在受到挑衅时认为自己是激怒或烦忧而非愤怒，也可能体验到与恐惧有关的感觉。这完全取决于个体对情境的评价。应该指出的是，低唤醒水平可以假定为是对攻击的关注减少而非攻击倾向降低的信号❸。该模型尤其适合解释敌意性攻击，但相同的启动和扩散激活过程也与其他类型的攻击有关❹。认知新联想主义模型为理解攻击带来一个新的视角。有些理论家认为，评价能够自动发生且超出焦点意识（focal awareness）的范围❺。

尽管认知是不可见的，但它确实在评价情境时内在地发生了，这意味着之前建立的任何理论模型最终都必须进行修正以包含认知成分。在试图理解攻击及其涉及的所有因素时，认知是个重要因素。根据伯克维茨的观点❻，在最初的自动反应后，是认知而非最初的评价在本质上影响随后的情绪反应和体验。这意味着评价过程的随后几个阶段开始产生

---

❶ Baron, R. A. & Richardson, D. R., *Human aggression*, New York, Springer, 2004.

❷ Berkowitz, L., "On the Formation and Regulation of Anger and Aggression: A Cognitive Neo-associationistic Analysis," *American Psychologist*, 1990（45）, pp. 494-503.

❸ Berkowitz, L., "Some Effects of Thoughts on the Anti-and Pro-social Influences of Media Events: A Cognitive Neo-associationistic Analysis," *Psychological Bulletin*, 1984（95）, pp. 410-427.

❹ Anderson, C. A. & Bushman, B. J., "Human Aggression," *Annual Review of Psychology*, 2002, 53(1), pp. 27-51.

❺ Smith, C. A. & Kirby, L. D. "Appraisal as a Pervasive Determinant of Anger," *Emotion*, 2004, 4(2), pp. 133-138.

❻ Berkowitz, L., "Frustrations, Appraisals, and Aversively Stimulated Aggression," *Aggressive Behavior*, 1988, 14(1), pp. 3-11.

作用。人们对不愉快的体验做出因果性归因，考虑自己感觉的是否真实，最后努力控制他们的感觉和行动。

　　现实生活中的许多例子可以用认知新联想主义模型来解释，从极端形式到简单形式的攻击。比如，儿童在校园游戏时将伙伴从自行车上推落下来，对这种行为可能产生什么样的反应，取决于儿童如何评价当时的情境。首先，可以肯定的是该事件的发生导致了不愉快的情绪体验。儿童将伙伴从自行车上推落下来是事件，不愉快体验是摔落地上导致的疼痛。紧接着，消极情感开始伴随认知参与活动，消极情感导致思维与愤怒或恐惧产生关联。人与人之间是有差异的，不是每个人都会以同样的方式来评价情境。上述例子适用于认知新联想主义模型的各个部分。如果儿童的特征是倾向于体验到恐惧，那么儿童将逃离情境而不表现出攻击性行为。但如果儿童的特征是倾向于体验到愤怒，将做出攻击性行动。

　　伯科维茨指出，人们接受的如何表现出适当行为和想法的教育在日常生活中通过周围的人得以强化。如果某位具有攻击性的个体受到推挤，他们会自动地做出攻击性反应，除非他们学会如何从不同的角度评价情境。为了学会如何评价情境，个体必须停止行动进行思考。因为当个体停下来思考并恰当地评估问题时，他们能够瞥见后果，并基于自己做出的决定进行战斗或从情境中逃跑。如果个体不停下来进行思考，他们可能做出冲动反应。被强烈唤醒的人可能认为他们行动的后果是值得的，他们从攻击行为得到的感觉满足是别人可能得不到的，但那仅仅发生在个体意识到他们认知的时候。伯科维茨认为，认知—新联想主义模型能够用来预防任何攻击行为。这就是为什么认知—新联想主义模型进行适当地修正以包含了认知，这是有意义的。像上述例子中的儿童，他所具有的认知可能最终决定是直接走开还是以攻击性行动进行报复。

　　伯科维茨❶还使用认知—新联想主义模型分析了反社会和亲社会思维对重大新闻事件的影响。对大众传播媒体影响的分析，特别是对反社会行为的影响，大部分都强调观察学习和去抑制过程的作用。基于新近的记忆概念以及启动效应和扩散激活观念的运用，他强调大众媒介传播能够让观众的观念和想法转变成公开的行为。大众媒体对反社会和亲社

---

❶ Berkowitz，L.，" Some Effects of Thoughts on the Anti- and Pro-social Influences of Media Events：A Cognitive Neo-associationistic Analysis," *Psychological Bulletin*，1984(95)，pp. 410-427.

会行为影响的研究表明，媒体能够激活在语义上与观察到的事件相联系的思维。与思维成分有关的扩散激活通常会高估社会行为（可能通过易获得性偏误原理）甚至反社会行为，导致对这类行为的漠视。伯科维茨检验了许多影响思维激活并可能导致外显行为的因素，包括观察者暴露于传播媒体时本身就具有的观念，对目击行为是否恰当、有益或在道德上是否正当的解释，可得目标的性质，以及描述的事件是否被定义为真实或虚构。

（二）愤怒情绪的发展和调节

众所周知，人的情绪情感经常影响记忆、思维和行为，对这些方面的系统研究目前相对较少。伯科维茨在《情感的原因和结果》一书中系统总结了过去几十年里的研究成果。该书着眼于好的和坏的情感是如何产生的，以及它们如何影响思维和行动。除此之外，还阐述了心境影响判断和记忆的方式，检验了情绪唤醒如何影响目击者证词的准确性，童年期创伤是否会受到压抑，以及人们的情感对有说服力的沟通的敏感性会产生何种影响。

伯科维茨❶对愤怒的影响因素进行了系统阐述。有关愤怒唤起主要决定因素的研究表明，对愤怒来源的评估只影响愤怒的强度。对身体疼痛或其他身体不适以及社会压力对愤怒影响的研究表明，令人厌恶的刺激是产生愤怒的主要原因。此外，相关实验研究也表明，与愤怒有关的肌肉运动也能导致与愤怒有关的感觉、记忆、认知和自动反应。因此，伯科维茨在相关研究的基础上提出了自己的观点。他认为，厌恶刺激自动唤起了与攻击有关的一系列感觉、观念和行为倾向（以及与恐惧有关的症状）。一方面，遭受折磨的人们可能责备使他们受难的目标；另一方面，明显令人不快的情境可能降低被试对引发愤怒情境的忍受阈限。遭受折磨的人们可能准备以愤怒的方式评估他人的行为。伯科维茨进一步分析说，尽管某些强烈的消极情感产生以后，个体不用认知评估就能够唤起愤怒，但在最初反应后进行的评估毫无疑问也将影响个体随后的情绪体验，而且特殊刺激能够自动诱发愤怒并不意味着愤怒情绪占优势地位，愤怒经常与其他消极情绪，如与恐惧混合在一起。某些特定的刺激能够影响刺激的意义并决定情绪的影响作用，但刺激的意义是恒定的，并将唤起与之相连接的行为反应。同时，他还鼓励情绪理论家拓宽研究方法和分析思路，更加细致地分析影响愤怒的各种因素。

---

❶ Berkowitz，L. & Harmon-Jones，E.，"Toward an Understanding of the Determinants of Anger.，"*Emotion*，2004，4(2)，pp.107-130.

伯科维茨提出的认知新联想主义模型认为，特殊感觉、观念、记忆和表达—运动神经反应在情绪状态网络（emotion-state network）中相互联系。通过聚集注意激活其中任何成分都可能激活网络中的其他成分。就愤怒而言，任何不愉快感觉都倾向于激活基本的愤怒感觉以及与攻击有关的观念、记忆和表达—运动神经反应，因为生物因素决定的联结连接了消极情感与这些成分。伯科维茨认为，对于愤怒情绪的调节，人们在感觉糟糕的时候倾向于对他人表现出敌意或攻击，但这种敌意情绪和攻击性并不总是明显的。人们在情绪不佳时经常采取非攻击性的方式，而不是对其他人大喊大叫，因为此时人们更多的是考虑如何改善心境或逃离不开心的情境，而不是去对一个可得的目标实施攻击行动，而且有的时候我们也可能什么都不做。正如前面指出的，消极情感产生的愤怒情绪和攻击倾向并不一定强于其他感觉和倾向，这种情况经常出现，并经常受到其他反应的掩饰。伯科维茨强调，更高级水平的认知过程能够化解相对原始的联想过程产生的不利影响。如果人们能够意识到自己的情绪状态的话，是完全有能力对敌意和攻击倾向进行自我约束和控制的。此外，对惩罚的意识也明显抑制了厌恶刺激导致的攻击。对于情绪调节，伯科维茨认为这种自我调节机制是在前意识水平发生作用的，因此人们有时也会隐瞒并且倾向于不表现出敌意或攻击，同时他也指出目前并不完全清楚哪些因素参与了自我调节过程，以及激活这个自我调节机制的因素是什么。可以肯定，个体对消极情绪的自我调节效应是一种相当可靠的现象，人们完全有能力对愤怒情绪进行自我调节和控制。

四、对助人行为的研究

如前文所述，伯科维茨于 20 世纪 50 年代后期开始研究助人行为。集中探讨了影响助人行为的因素，包括对求助者失败的归因、助人者与求助者的相依性、助人者的态度和动机以及助人情境等。

首先，关于对求助者失败的归因。在哪种条件下，成功者会愿意帮助不成功的人呢？这个问题的部分答案可以从史考布勒、马修斯[1]以及

---

[1] Schopler，J. & Matthews，M. W.，"The Influence of the Perceived Causal Locus of Partner's Dependence on the Use of Interpersonal Power," *Journal of Personality and Social Psychology*，1965，2(4)，pp. 609-612.

伯科维茨❶的实验结果中找到。在实验中，伯科维茨对求助者依赖助人者的原因做了系统改变，以产生这一印象，即求助者需要帮助是因为某些内部原因（他的懒惰或他在实验中被选来假装具有依赖性）或某些无法控制的外部原因（实验者的错误或实验程序的约束）。实验结果表明，相对于内部或性格因素，求助者的依赖被归因为外部因素时被试提供了更多的帮助。该研究结果可以从感知到的"理应获得"他人帮助或请求帮助的合理性来解释。

其次，关于助人者与求助者的相依性。助人者与求助者之间的关系也会影响助人行为。伊克斯、基德和伯科维茨❷做了两个实验来研究被试的成功和求助者（实验者的同谋）的相依性对被试提供货币帮助的影响。在实验1中，被试因为自己的能力或机遇而在一项任务上取得成功，而实验者的同谋因为相同原因在任务上失败，失败者向成功者请求金钱上的帮助。结果，成功者只在求助者的失败被归因为能力不够时提供货币帮助。实验2对实验1的范式进行了修改，被试成功与求助者失败的原因相互独立。此时，当潜在帮助者的成功被归因为内部（能力）因素时观察到最多的帮助，而在求助者的依赖性被视为外部和超过控制的原因时被试提供的帮助最少。

再次，关于助人者的态度和动机。助人态度和动机与助人行为之间也存在密切关系。基德和伯科维茨❸做了两个实验来检验认知失调对助人的影响。两个实验都采用经过修改的标准、失调唤起和逆态度（counterattitudinal）角色扮演范式，被试为女大学生。实验1中的一半被试，在态度不一致（或态度一致）和有机会帮助一位事故受害者之间插入心境提升体验。研究表明，女性被试在态度不一致而未受到积极体验干预的条件下最可能表现助人行为。实验2重复了实验1的基本结果，但没有发现强迫被试关注认知失调能够增加助人行为。被试减少对自己原先态度的意识可能减少助人行为的假设没有得到验证，有理由怀疑实验1提出的干预心境体验对助人的影响作用。

❶ Berkowitz, L., "Resistance to Improper Dependency Relationships," *Journal of Experimental Social Psychology*, 1969, 5(3), pp. 283-294.

❷ Ickes, W. J., Kidd, R. F. & Berkowitz, L., "Attributional Determinants of Monetary Help-giving," *Journal of Personality*, 1976, 44(1), pp. 163-178.

❸ Kidd, R., F. & Berkowitz, L., "Effect of Dissonance Arousal on Helpfulness," *Journal of Personality and Social Psychology*, 1976, 33(5), pp. 613-622.

伯科维茨❶的研究表明，逆态度和亲态度（proattitudinal）两种条件对被试帮助事故受害者的动机产生了不同的影响。由于该实验主要考虑的是态度不一致唤醒对助人的影响，因此在分析其他条件之前，他们首先考虑了逆态度组中哪些因素发挥了作用。该研究证实了基德和伯科维茨❷之前的研究结果。该研究及以前研究都发现，被诱发采取公众立场而非原来态度的被试在随后更有可能帮助身处困境的人。此外，该研究还表明自我提升体验，如心境提升体验，在令人烦恼的逆态度承诺后减少了不一致造成的助人动机。该研究在两方面超越了原有的研究。该实验结果扩展了之前提到的有关愉快情境下不一致动机减少助人行为的研究发现的普遍性。基德和伯科维茨❸的研究表明，逆态度组被试的助人动机在他们听到幽默录音磁带时减少了。而在该研究中，被试由于态度失调产生的提供帮助的想法通过接收到的自我提升信息而减少了。因此，该研究进一步证实，可能存在许多态度不一致减少助人行为的路径。

最后，关于助人情境。人们在不同情境下帮助他人的意愿是不同的，是否提供帮助取决于当前的情境。在某些情况下，人们会很快为处于困境中的人提供帮助，在其他情况下则不会。伯科维茨对助人情境进行了研究，他在一项研究❹中考察了两种影响助人的情境条件：心境和自我意识。尽管当时已经有不少证据表明这两个因素可能影响助人动机，但对其是否能增加或抑制助人动机则不完全清楚。该研究使用女性被试做了两个实验，研究心境和对自我关注的注意（self-focused attention）对助人意愿的影响。在实验1中，诱发被试积极、消极或中性情绪以及两种高度自我意识（通过镜像程序或论文写作）和一种低自我意识条件。实验2使用不同技术诱发上述三种情绪，并通过镜像程序评定对自我的注意水平。在两个实验中，自我意识并没有与心境产生显著的交互作用从而影响被试自我报告的感觉，尽管结果表明，实验2条件下的自我关注强化了消极心境。此外，在两个实验中自我意识与积极心境共同作用增加

❶ Dietrich M.，D. & Berkowitz，L.，"Alleviation of Dissonance by Engaging in Prosocial Behavior or Receiving Ego-Enhancing Feedback."*Journal of Social Behavior and Personality*，1997，12(2)，pp. 557-566.

❷ Kidd，R.，F. & Berkowitz，L.，"Effect of Dissonance Arousal on Helpfulness."*Journal of Personality and Social Psychology*，1976，33(5)，pp. 613-622.

❸ Kidd，R.，F. & Berkowitz，L.，"Effect of Dissonance Arousal on Helpfulness."*Journal of Personality and Social Psychology*，1976，33(5)，pp. 613-622.

❹ Berkowitz，L.，"Mood，Self-awareness，and the Willingness to Help，"*Journal of Personality and Social Psychology*，1987(52)，pp. 721-729.

了被试帮助求助者的努力，而自我关注和消极心境的联合则减弱了被试助人的努力。同样在实验 2 中，快乐组被试的自我意识提高了对自我的积极观念，而消极心境组被试的自我意识则增加了消极自我观念。多层回归分析表明，有关自我的积极和消极观念显著预测了被试为求助者工作的数量，而心境指标的预测作用不显著。

五、结语

伯科维茨一生都致力于对情绪状态尤其是愤怒的形成、发展和调节的分析，因对攻击行为的研究而著名，同时还从事对助人行为的研究。他将实验心理学与社会心理学结合起来，实证研究和理论分析紧密联系，相得益彰。总的来说，他的研究体现出以下几个特点。

首先，十分重视实验研究。作为一位社会心理学家，他的分析和讨论自始至终都基于实验室实验和"现实情境"的现场研究，其研究分析都建立在坚实的实证研究基础上。

其次，克服了传统的社会心理学家不重视理论的缺陷，对理论发展做出了突出的贡献。伯科维茨的理论分析往往具有独到之处。比如，他在实证研究的基础上对传统的挫折—攻击假说进行修正，使之包含认知因素，提出了认知—新联想主义模型，解释了某些挫折—攻击假说无法解释的现象，并提出了著名的"武器效应"理论，这些理论的提出都是对实证研究的升华和提高。

最后，关注社会现实，对日常社会生活中的重要问题进行研究。不论是攻击行为、"武器效应"，还是媒体暴力，以及愤怒情绪，这些研究主题都与人们的日常生活密切相关，充分体现了伯科维茨作为一位社会心理学家对现实社会问题的关注。而且，不论是对攻击行为的研究还是愤怒情绪的分析，他都试图提出有效的干预和控制方法，在这点上更是难能可贵。

第十六章　厄尔文·詹尼斯 ❶

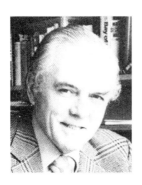

[印象小记]

　　厄尔文·詹尼斯（Irving Janis，1918—1990），美国社会心理学家。詹尼斯致力于政策制定的心理学分析、危机管理等方面，其关于群体决策中群体所犯的系统错误的"群体思维"的理论极有影响。詹尼斯获得过美国科学促进协会的社会心理学奖、美国心理学会颁发的杰出科学贡献奖。詹尼斯是20世纪最著名的心理学家之一，在20世纪最杰出的100位心理学家排名中，他排名第79。

[名篇选译]

社会支持在坚持艰难决策中的作用 ❷

　　十多年前，一些具有重要理论及现实意义的临床心理现象引起了我的兴趣。作为探讨这些现象的成果之一，我提出了一个理论模型，并进行了一系列研究来考察影响社会支持作用的因素。本文将对这些研究进行阐述。

　　现象之一与社区诊所帮助人们戒断暴饮暴食、吸烟成瘾、药物滥用

---

❶　本章作者为郑璞（加拿大多伦多大学）。

❷　该文翻译自 Janis，I. L.，"The Role of Social Support in Adherence to Stressful Decisions，"*American Psychologist*，1983(38)，pp. 143-160. 译者为各节标题添加了序号，文中略有删节。

或习惯性社会反应(如过度默许或习惯性攻击)有关。大多数人在接受每周约一小时的咨询帮助后就能在家、工作单位以及其他社交场合表现出良好的自制力。只要还有尚未完成的疗程存在，他们就能够一直维持这种理想的状态。近年来，很多社区诊所进行的研究都记述了这一现象❶❷❸❹❺❻。有研究者❼对重度烟瘾治疗效果的相关文献进行了综述，发现：如同海洛因成瘾和重度酗酒者一样，许多烟瘾患者一开始能够依照医生的建议进行戒烟，然而在戒烟后一到两个月内其复吸率非常高。最近，有研究者❽回顾了重度烟瘾治疗的相关研究，同样发现：在戒烟者初到诊所时，对其进行的相关治疗效果很好，然而，随着时间的推移，越来越多的戒烟者出现倒退的现象。

临床咨询师似乎认为这种现象是理所当然的，这可能是由于他们已经屡见不鲜了。然而，这里存在着一些值得注意的问题：是什么让大量患者在每周仅和咨询师见面一小时的情况下就能在余下的时间里控制住自己的不良行为？为什么这么多人在离开咨询师的帮助后就难以坚持下去？

我所关注的第二个现象和现象一之间存在着紧密的联系。这种现象

❶ Atthowe, J., "Behavior Innovation and Persistence," *American Psychologist*, 1973 (28), pp. 34-41.

❷ Henderson, J. B., Hall, S. M. & Upton, H. L., "Changing Self-Destructive Behaviors," in Stone, J. C., Cohen. F. & Adler. N. E., *Health Psychology*, San Francisco：Jossey-Bass，1979.

❸ Leventhal，H. & Cleary，P. D.，"The Smoking Problem：A Review of The Research and Theory in Behavioral Risk Modification," *Psychological Bulletin*, 1980 (88)，pp. 370-405.

❹ Lichtenstein，E. & Danaher，B. G.，"Modification of Smoking Behavior：A Critical Analysis of Theory, Research, and Practice," in Hersen, M., Eisler, R. M., & Miller, P. M., *Progress in Behavior Modification*, New York，Academic Press，1976.

❺ Sackett，D. L. & Haynesg，R. B.，*Compliance with Therapeutic Regimens*, Baltimore, Md：Jonhns Hopkins University Press, 1976.

❻ Shewchuk, L. A., "Special Report：Smoking Cessation Programs of the American Health Foundation," *Preventive Medicine*, 1976(5)，pp. 454-474.

❼ Hunt, W. A. & Matarazzo, J. D., "Three Years Later：Recent Developments in the Experimental Modification of Smoking Behavior," *Journal of Abnormal Psychology*, 1973(81)，pp. 107-114.

❽ Leventhal，H. & Cleary，P. D.，"The Smoking Problem：A Review of the Research and Theory in Behavioral Risk Modification," *Psychological Bulletin*, 1980 (88). pp. 370-405.

在由于职业选择、婚姻问题、健康问题或其他与个人困境相关的咨询案例中非常常见。这一问题同样引人注目并令人费解，尤其是对坚信基于正确行为改变理论的方法会比其他方法更为有效的心理学家而言。

这一现象是：当对各式各样的治疗方法进行系统评估时，通常人们会发现，几乎所有的方法都能在某种程度上发挥作用，然而，在治疗效果的持久性方面，大家却都不相上下。有研究者❶在对职业规划咨询研究进行的综述中如此评论这一现象："我们没有发现不同的治疗方法在效果上存在什么差异，这表明我们对这一领域的理解存在缺失。"他们总结道，尽管不同的咨询师所使用的干预手段各不相同，最终发挥作用的是所有方法中共通的成分。

霍兰德（Holland）和他的同事指出，所有类型的咨询服务都有一个共同的特点，也是其主要的组成部分，就是给顾客提供社会支持。无论是在职业生涯咨询还是婚姻咨询、健康咨询、心理治疗或是其他为客户的私人问题提供帮助的领域，社会支持这一组成部分都是至关重要的。在客户缺乏足够的动力去进行一项艰难或充满压力的行动（例如，处于职业中期的职员完成一项艰难的训练课程以求获得职业生涯的突破时，过度肥胖的个体难以坚持节食时，长期成瘾者希望戒除尼古丁、酒精或其他药物时，以及慢性病患者尝试坚持按医嘱行事）时，社会支持的作用尤为显著。许多研究者认为，社会支持在激励和维持行为改变方面至关重要。我希望关于社会支持的研究能够同时为第一个现象提供答案。

尽管目前心理学、社会学以及其他行为科学关于社会影响的研究文献已经汗牛充栋，对于社会支持发挥作用的时机、机制以及原因，我们仍然所知甚少。社会支持的广泛影响也为健康心理学的研究提出了一系列有趣的问题❷❸❹。在近期对相关文献进行的综述中，朱迪斯·罗丹

❶ Holland, J. L., Magoon, T. M. & Spokane, A. R., "Counseling Psychology: Career Interventions, Research, and Theory," *Annual Review of Psychology*, 1981 (32), pp. 279-305.

❷ Caplan, G. & Killilea, M, *Support Systems and Mutual Help*, New York, Grune & Stratton, 1976.

❸ Leigh, H. & Reiser, M. F, *The Patient: Biological, Psychological, and Social Dimensions of Medical Practice*, New York, Plenum Medical Book Company, 1980.

❹ Rodin, J. & Janis, I. L., "The Social Influence of Physicians and Other Health Care Practitioners as Agents of Change," in H. S. Friedman & M. R. DiMatteo, *Interpersonal Issues in Health Care*, New York, Academic Press, 1982.

❶总结道："社会支持能够使个体更加从容地应对、适应危机或环境改变带来的潜在负面影响，从而起到缓冲作用。"她引用了一系列实证研究说明，和没有社会支持的个体相比，拥有家庭或人际网络中重要他人，或是卫生保健系统中专业人士支持的个体，通常斗志更高，身体疾病更少，寿命也更长。一些研究则建议，在促进和维持大范围人群的健康状况方面，加强社会支持的方案比减少暴露于应激源或是病菌的方案更具可行性。

一、不能坚持遵循医嘱或公众健康建议

和其他领域一样，卫生保健的专家经常会为自己的正确建议被前来寻求帮助的患者束之高阁而郁闷不已❷。无论是通过"医嘱"还是强烈推荐的方式传达给患者，到了执行环节这些建议往往会大打折扣❸❹❺。例如，一项对顶级医院病人进行的追踪研究表明，约一半病人没有按照医嘱服药❻。另一项研究综述则表明，视症状的不同，病人不遵医嘱的比例为 15％到 93％❼❽。

这一医嘱和患者行为存在巨大差距的状况近来随着健康咨询师这

---

❶ Rodin，J.，"Applications to social problems," in Lindzey G. & Aronson E.，*The Handbook of Social Psychology* (3rd ed.)，Reading，Mass，Addision—Wesley，1986，vol. 3.

❷ Kasl，S. V.，"Issues in Patient Adherence to Health Care Regimens,"*Journal of Human Stress*，1975(1)，pp. 5-18.

❸ Kirscht，J. P. & Rosenstock，I. M.，"Patients' Problems in Following Recommendations of Health Experts,"in Stone，G. C.，Cohen，F. & Adler，N. E.，*Health Psychology*，San Francisco，Jossey-Bass，1979.

❹ Sackett，D. L.，"The Magnitude of Compliance and Noncompliance,"in Sackett，D. L. & Haynes，R. B.，*Compliance with Therapeutic Regimens*，Baltimore，Md.，Johns Hopkins University Press，1976.

❺ Stone，G. C.，"Patient Compliance and the Role of the Expert,"*Journal of Social Issue*，1979(55)，pp. 34-59.

❻ Sackett，D. L.，"The Magnitude of Compliance and Noncompliance,"in Sackett，D. L. & Haynes，R. B.，*Compliance with Therapeutic Regimens*，Baltimore，Md.，Johns Hopkins University Press，1976.

❼ Davis，M. S.，"Variations in Patients' Compliance with Doctor's Orders：Analysis of Congruence between Survey Responses and Results of Empirical Investigations，*Journal of Medical Education*，1966(41)，pp. 1037.

❽ Sackett，D. L. & Haynes，R. B.，*Compliance with Therapeutic Regimens*，Baltimore，Md.，Jonhns Hopkins University Press，1976.

一职业的诞生得到了一定程度的改善。医院和诊所开始聘用一些经过专业训练的心理学家、社会工作者和护士作为患者的健康咨询师以解决患者不遵医嘱的问题。同时，这些健康咨询师还可以帮助健康人群采取预防措施。和其他医生一样，在患者遭受急慢性疾病的折磨或是存在患病风险时，健康咨询师能够，并且时常发挥职业社会支持提供者的作用。

二、咨询关系的关键期

关于社会影响的基本知识正在逐渐积累。增进人们对提供专业社会支持的原因及效果理解的时机已经成熟。这有助于将咨询从一种艺术向更科学的方向转化。为了填补咨询关系中社会支持领域的一些空白，我在耶鲁大学发起并进行了一项研究。在唐纳德·奎兰（Donald Quinlan）和一些研究生的协助下，最近我完成的一部专著，对研究项目的成果做了报告。研究包含了23个有控制的现场实验，这些实验有助于理解通过和咨询师的言语交流，人们在何时、如何以及为何能够成功坚持执行艰难决策（如戒烟和坚持节食减肥）。在研究开始之前，我们建立了一个关于咨询关系关键期的基本理论框架，并主要从这些关键期中寻找我们要考察的变量。

这一理论框架的构思部分源于先期社会及临床心理学工作者的工作，同时也源于我们自身的观察。为了了解更多关于职业咨询师对来访者施加影响（无论成功或是失败）的知识，我以专业咨询师的身份参与了许多个诊所的咨询工作，客户中有寻求婚姻问题帮助的、职业生涯规划的、戒烟的、节食的以及正在承受药物治疗的。在咨询期间，我每周见来访者一到两次，总共3到12小时。在对成功和失败案例进行对照后，我试着结合临床心理学和社会心理学中关于社会影响的研究文献，对临床观察中一些推断的可靠性进行评估。迄今，已有一系列研究系统地考察了重要他人或群体的社会支持是如何促进个体的行为改变的，根据现有的研究结果，我提出了一系列假设。这些假设与咨询关系的典型危机密切相关。在社会支持研究领域，社会心理学一直强调社会权力和积极社会强化的作用，而我假设中的变量可以作为这些理论中相关变量的补充。

表16-1呈现了理论分析得出的关键变量。尽管许多变量我们耳熟能详，在实际咨询治疗过程中却常常会被医生、护士、社会工作者、心理学家以及其他咨询执业人士所忽视。这些被忽视的变量很可能会成为决定来访者能否坚持的关键因素。

表 16-1　决定咨询师影响力的关键阶段以及 12 个关键变量

阶段 1： 建立影响力	鼓励采访者进行自我表露对不鼓励自我表露 对来访者的自我表露给予积极反馈(接受和理解)对给予中性或消极的反馈 利用来访者的自我表露帮助其进行认知重构对不进行认知重构
阶段 2： 使用影响力	直接给予来访者相关的行为建议对避免给予直接建议 诱发来访者关于坚持推荐行为的承诺对不诱发承诺 把规范归结为受来访者尊敬的团体的要求对没有这么做 有选择的给予积极反馈对给予无差别的接受或中性、消极的反馈 通过交流和训练建立个体责任感对不进行这类交流和训练
阶段 3：在咨询结束后维持影响力并促进内化	保证咨询结束后会继续维持对来访者的积极关注对不给予这种保证
	在面对面咨询结束后安排电话、信件其他方式的交流，以维持来访者对未来联系的希望对不进行安排 给予来访者维持个体责任感的提醒对不给予提醒 建立来访者在没有咨询师帮助下仍能成功的自信对不建立来访者自信

　　表 16-1 中一个关键因素是"影响力"，即成为"重要他人"，这也是社会权力的最重要基础之一。拥有影响力的个体能够引起他人态度、价值以及决策的改变，并且这种改变是发自内心的。当来访者认为咨询师不仅对他们有所帮助，并且和蔼可亲、令人尊敬、待人宽容时，咨询师就具有了对其行为的影响力。

　　我们的观察表明，在几乎所有的咨询帮助关系中都有三个关键阶段，包括影响力的获得、使用以及维持。如果这三个阶段的困难都能得到解决，采访者最可能从咨询师的帮助中获益。

(一)获得影响力

　　在第一个关键阶段，咨询师要消除来访者的戒心，并以重要他人的身份获得影响力。首先，咨询师需要克服来访者的不信任，这种不信任源于个体面对意图改变他们行为的人时产生的沉默、怀疑和防御倾向。来访者不仅会对咨询师的能力及可信度进行评估，同时也会评估咨询师给予他肯定、接受等社会奖励的意愿，这种社会奖励能够从根本上提升来访者的自尊[1][2]。通常，来访者会对反映咨询师能否给予他们积极关注并注重来访者利益的言语或非言语线索极为关注。一旦来访者确认咨询师能够为他们提供积极关注，他(她)的自尊就会得到提升。相应的，

---

[1]　Rogers，C. R.，*On Becoming a Person*，Boston，Houghton Mifflin，1961.

[2]　Truax，C. B. & Carkhuff，R. R.，*Toward Effective Counseling and Psychotherapy*，Chicago，Aldine，1969.

咨询师也获得了一定的影响力。

如果咨询师鼓励来访者对个人情感、遭遇的问题或是个人弱点进行自我表露并对这些表露表示理解和接受时，来访者的自尊得到了提升，这导致来访者对咨询师产生了依赖。在来访者心中，咨询师的形象会转变为一个温暖、通情达理的长辈，能够包容他们的缺点和错误。随后，咨询师能够帮助他们重新评估面临的困难，培养对自身积极的认知来对抗自我挫败的想法。

(二)使用影响力

在第二个关键阶段，咨询师开始使用他们获得的影响力。在咨询师开始以规范制定者的身份鼓励、敦促来访者开始困难的行动(如坚持节食)或是完成一项艰难的任务(如在进行职业生涯决策前收集充分的信息)时，在第一阶段所建立的依赖关系受到了损害。任何这一类的要求都表明，自此以后，理解和接纳不再是无条件的，而是以严格遵守条件为前提，这给联系的纽带造成了负面影响，导致刚刚建立起来的关系产生危机。但是，只有咨询师给出建议并引导来访者做出承诺，来访者才会改变行为，不至于从咨询关系中一无所获。如果咨询师没有直接或隐晦地提出要求，他与来访者的关系会在温馨、友好但是低效的情况中持续下去。这是爱心并不能解决问题的又一证明。

如果咨询师能够让来访者意识到，他所提的要求只限于很小的范围，并且，偶尔无心的违反并不会改变对他(她)的包容态度，这一危机极有可能被成功克服。如果作为规范制定者的咨询师能够做到对来访者违反规范的言行进行非胁迫式的批评，同时在其余时间，如来访者承认和当前任务无关的个人缺点或错误时给予积极反馈，他最可能维持对客户的驱动力。通过在大部分时候表现出一贯的包容，而对任务相关的行为偶尔表示宽容的方式，咨询师能够在来访者心中建立起自尊提升源的形象，这会极大地促进咨询的效率。咨询师也可以把这些规范归结为受来访者尊敬的团体的要求，这能够帮助来访者认同规则并促使其严格遵守。

通过持续提出少量要求，避免施加社会压力，给予来访者真诚的积极反馈，避免欺骗和伪装，咨询师能够维持自尊提升者的身份❶。当来访者决定给予咨询师这种身份时，他们不再是个失败主义者。随着建立的自信在咨询师的赞许中不断巩固，来访者们看到了广阔的自我提升前景，并发掘出潜在的力量。

---

❶ Rubin，Z.，*Liking and Loving*，New York，Holt，Rinehart & Winston，1973.

(三)咨询结束后维持影响力

在第三个关键阶段，由于直接联系的结束，来访者会对咨询师产生失望和怨恨，这导致咨询师对其的影响力受到威胁。在咨询即将按期结束时，来访者会希望将关系维持下去，因为他(她)需要咨询师的帮助来维持自尊水平。通常，来访者会把咨询师对他们帮助维持关系要求的拒绝解读为抛弃或是冷漠。如果咨询师的形象发生了这种不利的变化，来访者将不再坚持依照咨询师制定的规范行事，在联系结束后，对规范的内化也将停止。如果咨询师能够保证给予来访者持续关注，并逐步而不是突然地结束联系，这种分离的负面影响能减少到最小。为了预防在联系结束时可能发生的倒退或其他负面效果，来访者必须将咨询师给予的规范内化，从他人导向的动机向自主导向转变。关于这一过程的影响因素，目前还所知甚少，不过通过交流和训练增强个体责任感，进而促进规范的内化的方式似乎是可行的。这一意图可以在第二阶段就开始，来访者会在第三阶段对自己独自前行充满信心。咨询师也可以提醒来访者由于自主性和控制力的增强带来的未来的满足感，以此鼓励他们坚持完成艰难的决定。

三、成为一个可靠的提升者

前文所述的三个关键阶段假设，如果来访者能够对咨询师产生信任、尊重以及依恋的特殊态度，咨询工作的有效性能够得到提升。这种态度远比对陌生人的喜欢复杂[1][2]。

当一个健康咨询师成为一个强有力的规范制定者时，来访者会有何反应？在尼尔·米勒和巴里·德沃金(Barry Dworkin)进行的生理反馈训练中，我们可以看到一个鲜活的例子。这两位研究者试图通过言语赞扬帮助高血压患者控制自身的血压。一个年轻的妇女进行了为期10周的艰难训练，阶段性地将舒张压从平均97的危险水平下降到80左右，她是这样描述他的训练者的：

我总是对巴里·德沃金的鼓励和人格充满依赖。我认为他可以成为一个奥林匹克教练。他对我的状况了如指掌，只有我倾尽全力他才能满意，我不能欺骗他。我感觉我们是朋友也是个同盟——事实上仿佛是我

---

[1] Berscheid，E. & Walster，E.，*Interpersonal Attraction*（2nd ed.），Reading，Mass.：Addison-Wesley，1978.

[2] Byrne，D.，*The Attraction Paradigm*，New York，Academic Press，1971.

们两个人在降低我的血压。❶

当一个来访者将咨询师比作奥林匹克教练，她在传递这么一个观点：在她心中教练对待她如同对待一个奥林匹克体育明星。并不是每个咨询工作者能够成为所有来访者心中的奥林匹克教练。但是对于增进咨询关系关键成分的理解（如表 16-1 中的变量），能够让很多咨询师获得建立和维系有效关系的方法。

我们认为，这一理论框架中着重指出的 12 个变量适用于所有形式的心理治疗。但是，迄今为止能够在日常咨询工作中充分运用这 12 个影响因素的咨询师屈指可数。在目前出版的各种基于行为理论的、认知理论的以及心理动力学理论的咨询治疗指南中，这三个关键阶段受到的重视程度各不相同，大多数行为疗法重视阶段 2 的影响因素而忽略了阶段 1 和 3；罗杰斯人本主义咨询理念则给予阶段 1 和阶段 3 的部分内容很大的重视，阶段 2 往往被忽略掉；理性情绪疗法及其分支，如认知行为改变技术等，给予了阶段 1 和 2 中的相关变量极大的注意，然而却忽略了阶段 3。

与三个关键阶段以及咨询师作为可靠自尊提升源相关的这些理论观念能够被运用于其他领域。这些概念提供了一个可以被运用到其他二元关系（如学生和教师、下级和领导、同事、朋友、恋人或是配偶）、抑或是群体和其领导等关系中通用的框架。我认为，就本质而言，自尊动力（包含表 16-1 中总结的变量）在内聚型群体决策和日常咨询中的作用并无二致，尤其是在群体面临着巨大压力，迫切需要相互之间的社会支持时。这类群体包括最高等级的政策制定者，这部分在我关于群体思维的研究中有所涉猎❷。

四、通过伙伴关系提供社会支持

无论是对促进新研究的产生，还是对于重新理解以往的干预研究中一些中介变量的作用，表 16-1 所包含的理论框架都具有重要的启发价值。我将举例对后者进行简单的说明。关于"伙伴系统"有效性的研究就是一个很好的例子。

几十年来，匿名戒酒互助社以及锡南依戒毒机构的拥护者声称，伙

---

❶ Jonas，G.，"Profiles：Visceral Learning I，Dr. Neal E. Miller," New Yorker，1972(45)，pp. 34-57.

❷ Janis，I. L.，Groupthink：Psychological Studies of Policy Decisions and Fiascoes，Boston，Houghton Mifflin，1982.

伴系统在坚持戒断不良嗜好方面有重要作用❶❷。在我对戒烟以及减肥群体的观察中同样发现了建立伙伴关系的潜在价值。在咨询结束之前自发建立伙伴关系并每周通话数次的成员所报告的退步行为要少得多。

为了系统地证明伙伴关系的作用，从1970年开始，我和霍夫曼以30名重度烟瘾患者为对象，进行了10年的跟踪研究❸❹来考察在咨询师的引导下建立伙伴关系，并维持每天通话联络，是否会对他们的长期戒烟行为带来帮助，其效果令人印象深刻。研究发现，按照咨询师的安排，在五周中保持每周见面一次、每天通话的实验组（高接触）来访者，其戒烟的成功率远高于低接触组。在咨询结束1年和10年后进行的长期追踪访谈表明，被指派到高接触组的来访者在很长时期内戒除吸烟的成功率都显著高于其他来访者。

高接触伙伴关系满足了建立有效的帮助关系理论框架中的首要条件。戒烟伙伴之间相互表露私人信息，就如何对咨询师表露一样，这些信息大多和阻碍他们戒烟、产生戒断症状以及其他诱惑相关。而伙伴间的相互表露往往伴随着相互的理解，从而满足了获得影响力的第一个条件。在每周例行见面时，咨询师通过鼓励他们坚持戒烟来明确传达行为规范。而在每天的例行通话中，戒烟伙伴也会相互强调戒烟规范。对治疗期间的谈话录音的分析表明，相比之下，成功的伙伴更可能为获得的进步相互表扬；为倒退的行为相互批评，并对没有取得进步的借口提出质疑。这样，伙伴间相互作用在第一个阶段所获得的影响力，第二阶段的条件也得到了满足。

关于第三个阶段，戒烟伙伴在和咨询师的三人群体治疗结束后依然可以保持相互的联系，这也可以降低和咨询师分离带来的破坏性影响。追踪访谈的证据表明，在咨询结束后，戒烟伙伴间确实维持了平均一个月的相互联系。

由于伙伴间的联系在随后的时间里大幅降低，结束治疗1年以及10年后仍然有极高的戒烟成功率显然不能被直接归因为伙伴间彼此的直接

❶ Smith，P. L.，*Alcoholics Anonymous*，New York，A. A. World Service，1939.

❷ Yablonsky，L.，*Synanon*：*The Road Back*，New York，Macmillan，1967.

❸ Janis，I. L. & Hoffman，D.，"Facilitating Effects of Daily Contact between Partners Who Make a Decision to Cut Down on Smoking，"*Journal of Personality and Social Psychology*，1970(17)，pp. 25-35.

❹ Janis，I. L. & Hoffman，D.，"Effective Partnerships in a Clinic for Smokers，"in Janis I. L.，*Counseling on Personal Decisions*：*Theory and Research on Short-term Helping Relationships*，New Haven，Conn.，Yale University Press，1982.

社会支持，而最可能是缘于由咨询师引领的三人小组增加了对个体的驱动力，提高了规范被内化的程度。

我和卡拉·诺威尔于 1982 进行的一项概念验证型研究❶，证实了通过伙伴关系提供社会支持的有效性，这项研究以减肥诊所的 48 名女性为研究对象。被指定到高接触伙伴关系组（每天通话，维持三周）的来访者减去的体重显著较高，在治疗结束九周后进行的追踪访谈中也可以看出，高接触组被试的反弹也明显较晚。

在同期进行的另一项减肥实验中，我们偶然发现，如果不告诉减肥伙伴在组成小组之前，咨询师会对他们的背景和态度进行严格配对，其效果会成功很多。这一结果和根据相似性研究得出的期望相反，我们发现，向来访者透露分组依据信息存在的负面影响，这似乎是由于相似性信息会诱使来访者产生过度乐观的期望，并最终导致了失望。在随后的研究中，我们逐渐发现通过伙伴关系提供有效社会支持的其他重要条件。我和霍夫曼，以及和诺威尔合作进行的研究都表明，在治疗过程中，咨询师利用表 16-1 的变量建立高接触组能够带来治疗效果的提升。

五、关于咨询师—来访者关系的现场试验研究

为了考察理论分析推论出来的一些主要假设，我和同事进行了一系列关于短期咨询治疗效果的现场试验研究，获得了系统性的证据❷。在研究中，我们侧重于选择能有直接行为指标以测量干预效果的任务（如在减肥诊所中，测量被试减去的体重）。在每个实验中，我们谨慎地改变表 16-1 所列的 12 个变量中的一个，而维持其他可能影响因素不变。总体而言，研究的结果提供了支持性的证据，表明这 12 个变量对来访者的依从行为存在显著影响。然而，我们也有一些意想不到的发现，需要对原有的假设进行修改或重建。

当然，以咨询情境下自发寻求特定帮助的被试为对象进行总结存在一定的风险。对于其他种类的咨询治疗而言，这些研究的结果未必适用。此外，我们希望能为咨询师建立、使用以及维持其影响力提供一般性的指导方法，然而以自发来到诊所寻求帮助的来访者为样本未必能够代表总体的状况。因此，不管这些发现有多正确，它们只适用于一小类人群。

---

❶ Nowell，C. & Janis，I. L.，"Effective and Ineffective Partnerships in a Weight-reduction Clinic,"in Janis I. L.（ed.），*Counseling on Personal Decisions：Theory and Research on Short-term Helping Relationships*，New Haven, Conn.，Yale University Press，1982.

❷ Janis I. L.，（ed.），*Counseling on personal decisions：Theory and research on short-term helping relationships*，New Haven, Conn.，Yale University Press，1982.

尽管如此，这一小类人所包含的基数可能也非常庞大。

我们大多数的研究关注咨询师—来访者关系中第一个关键阶段的变量，即考察在什么条件下咨询师建立起其对来访者的影响力。我们假定表3中规定的前两个条件是必须的。首先，我将对积极反馈的效果进行回顾，因为考察积极反馈的影响比建立不同程度的自我表露的影响要简单得多。我们在耶鲁减肥诊所进行了两个考察积极反馈效果的现场试验。实验一的被试是64名妇女❶，实验二是验证性质的❷，被试为44名妇女。在两个实验中，我们都使用了标准访谈，能够诱发所有被试中等程度的自我表露。随后，被试被随机分为三个小组，并给予不同的反馈：①持续的积极反馈；②持续的中性反馈；③以积极反馈为主，伴随着一次轻微消极反馈。结果表明，在三种反馈中，给予一贯积极反馈的被试对咨询师的态度最为积极，通过两个月后体重下降程度来看，来访者对其建议的依从程度也最高。（研究有一个意外的发现，即在特定情境下，中性反馈的效果最好，我将在后面对这一问题进行讨论。）

皮特·张的博士论文研究❸也验证了持续积极反馈的良好效果。这项研究在爱德华·康纳利（Edward Conelley）的指导下，在南加州大学一个模仿耶鲁模式的减肥诊所中进行。

耶鲁减肥诊所另一项以80位肥胖妇女为被试的研究为积极反馈能够促进依从性这一假设提供了进一步的支持。在这项勒斯·格林博士论文的研究❹中率先介绍了身体接近性这一新变量。格林发现，在访谈时，如果来访者的座椅到咨询师的距离为2英尺（1英尺约为0.3米）的正常水

---

❶ Dowds，M. M.，Fr.，Janis，I. L. & Conolley，E. "Effects of Acceptance by the Counselor," in Janis I. L. (ed.)，*Counseling on Personal decisions：Theory and Research on Short-term Helping Relationships*，New Haven，Conn.，Yale University Press，1982.

❷ Conolley，E.，Janis，I. L. & Dowds，M. M.，"Effects of Variations in the Type of Feedback Given by the Counselor," in Janis I. L. (ed.)，"Counseling on Personal decisions：Theory and Research on Short-term Helping Relationships," New Haven，Conn.，Yale University Press，1982.

❸ Chang，P.，*The Effects of Quality of Self-disclosure on Reactions to Interviewer Feedback*，Unpublished Doctoral Dissertation，University of Southern California，1977.

❹ Greene，L. R.，"Effects of the Counselor's Verbal Feedback，Interpersonal Distance and Client's Field Dependence," in Janis I. L. (ed.)，*Counseling on Personal Decisions：Theory and Research on Short-term Helping Relationships*，New Haven，Conn.，Yale University Press，1982.

平时，积极的反馈能够诱发出理想的效果，5周后来访者的体重显著降低。然而，如果来访者的座椅到咨询师的距离相对较远(5英尺，这显然会被认为是退缩和疏远的标志)时，积极言语反馈的效果就消失了。这些结果和耶鲁诊所其他研究的一些发现相一致：只有咨询师在谈话过程中持续使用积极反馈，同时避免有任何让顾客认为是退缩或是批评的言行，其反馈才能收到良好的效果。

耶鲁大学威廉·穆里根的博士论文❶同样发现积极反馈存在条件限制。在红十字会呼吁大学生参与献血的活动期间，他进行了两项研究。在一个以40名男性为被试的实验中，穆里根发现，和给予中性回馈相比，在献血前的访谈中持续给予积极反馈能够促进学生的依从行为，更多的学生参与献血。然而，这一结果存在一个先决条件：访谈诱发的自我表露和当前决策冲突无关。在第二个实验中，穆里根找了另外40名男性作为被试，并且在访谈中增加了询问其是否愿意献血这一额外问题，这给了被试表达他们不情愿的机会，最终导致实验结果完全相反。这些发现表明，尽管对被试的自我表露给予积极反馈通常比中性反馈有效，但是如果它强化了和推荐者建议相左的决策，其效果会适得其反。尽管咨询师会很谨慎地避免这一情况发生，在咨询过程中，他们还是可能会无意识的对来访者的拒绝行为表现出理解和同情。

在我刚才引用的研究中，积极反馈都是通过对客户的自我表露表示理解的形式给出的。例如，一个妇女报告了一个案例来表明她缺乏自控能力，咨询师通常会给予理解和接受，如"可以理解在那时你多么自责并希望得到改变"。另一种给予积极反馈的形式是在来访者开始执行艰难任务时，咨询师可以对来访者的行为表示赞许，并表示他或她相信来访者拥有克服困难所需要的一切品质。亚瑟·史密斯在他的博士论文实验❷中使用了这种提高自尊的手段。

当时的情境是这样的，在纽黑文市小学教师周末工作坊上，40名算术教师接受指导，学习新的教学方法。在指导过程中，咨询师随机给予

❶ Mulligan，W. L.，"Effects of Self-disclosure and Interviewer Feedback：A Field Experiment during a Red Cross Blood Donation Campaign,"in Janis I. L. (ed.)，*Counseling on Personal Decisions*：*Theory and Research on Short-term Helping Relationships*，New Haven，Conn.，Yale University Press，1982.

❷ Smith，A. D.，"Effects of Self-esteem Enhancement on Teachers' Acceptance of Innovation in a Classroom Setting,"in Janis I. L. (ed.)，*Counseling on Personal Decisions*：*Theory and Research on Short-term Helping Relationships*，New Haven，Conn.，Yale University Press，1982.

一半教师关于他们专业能力的积极反馈。两周后的暗地观察发现，和接受同样多的指导与训练的对照组相比，得到积极反馈的教师使用新教学方法的频率要高得多。

以上 7 个现场实验基本证明了由表 16-1 第 3 个关键变量推导出的假设，但是需要进行一些补充：即在咨询师诱发来访者中等程度自我表露的情况下，如果他给予来访者的自我表露以持续且可信的积极反馈、且没有表现对与规范相反的行为的积极态度，来访者的依从性会上升。

关于阶段 1 的另一个关键变量，我们在实验中试图验证如下问题：在来访者得到持续积极反馈的情况下，其自我表露程度是否与咨询效果成正比？社会语言学家指出，不管谈话的主题有多么微不足道，每次言语交流都必然会导致一定程度的自我表露❶。当然，在最初的谈话中，来访者自我表露的程度会存在明显差别，这主要取决于咨询师所问的问题。

在耶鲁减肥诊所中，我们通常会进行自我表露程度很低的常规访谈。这种访谈只涉及食物偏好、饮食习惯以及与日常生活相关的问题。而在高自我表露访谈中，我们会询问很多私密问题，如当前、过去快乐或悲伤的事件、身体映象、性生活、关于错误行为的内疚感、内心的渴望以及其他通常不会和家人或密友提及的，只有深层心理学才会关注的问题。中等程度的自我表露则介于这两者之间，其问题通常包括关于个人的优缺点、烦恼、抱负等类似问题，这类问题会和好朋友和亲戚坦诚交流，但通常不会告诉陌生人。在一系列研究中，我们通过改变咨询师的问题来诱发不同程度的自我表露，同时保持咨询师的人格、访谈的长度、给出的建议以及其他任何我们认为可能对结果产生影响的因素。对来访者回答进行的系统分析表明，我们试图诱发中等和较低程度自我表露的来访者，以及较高和中等自我表露的来访者，在自我表露的数量和程度上都存在着显著的差异。

在三个现场实验中，我们考察了从阶段 1 推导出来的假设：在咨询之初，和诱发较低程度自我表露相比，诱发中等程度的自我表露在增强来访者依从性方面效果更好（在咨询师表现出接纳等积极反馈并没有表现出冷漠、拒绝或敌意的情况下）。

---

❶ Labov, W. & Fanshel, D., *Therapeutic Discourse*, New York, Academic Press, 1977.

第一个实验由玛丽·艾伦·科尔顿和我❶在耶鲁减肥诊所进行，被试是 80 名女性。尽管实验的结果并不非常明确，我们倾向于认为其还是支持了原假设。在咨询师对来访者的言论给予持续积极反馈的情况下，和中等自我表露且填制平衡表（能够诱发被试对减肥正反两方面可能带来后果的自我表露）的被试相比，低自我表露被试表现出的依从行为更少，其体重减轻程度也显著较低。

另两个实验由奎兰、弗吉尼亚·巴尔斯和我❷在耶鲁减肥诊所进行，被试都是 72 名女性。这两个实验为自我表露假设提供了更为明确的证据（同样存在条件限制，下文详谈）。穆里根对男大学生献血行为的研究同样表明，诱发中等程度自我表露比较低自我表露更为有效。穆里根的研究排除了关于第一个关键阶段的理论分析只适用于存在自我控制缺陷的人群的可能性，因而其验证性结果令人印象深刻。

另外的现场研究并不支持自我表露越多越好的观点。在两个减肥研究中——一个由奎兰和我❸进行，被试为 54 名妇女；另一个由约翰·雷斯金德和我❹进行，被试为 74 位妇女——表明，诱发较高自我表露的被试，其依从性显著低于诱发了中等自我表露的被试。在这些研究中，高自我表露访谈涉及一系列私密的信息。比如，个体的缺点和弱点，这些信息几乎不会透露给他人，哪怕是最亲密的朋友。这类似于深层心理学家在治疗暴饮暴食、抽烟、酗酒等行为时所使用的深层访谈技术。研究发现，如果没有后续的心理治疗，这种深层访谈在改变来访者行为方面

❶ Colten，M. E. & Janis，I. L.，"Effects of Moderate Self-disclosure and the Balance-sheet Procedure,"in Janis I. L.（Ed.），*Counseling on Personal Decisions*：*Theory and Research on Short-term Helping Relationships*，New Haven，Conn.，Yale University Press，1982.

❷ Quinlan，D. M.，Janis，I. L. & Bales，V.，"Effects of Moderate Self-disclosure and Amount of Contact with the Counselor,"in Janis I. L.（Ed.），*Counseling on Personal Decisions*：*Theory and Research on Short-term Helping Relationships*，New Haven，Conn，Yale University Press，1982.

❸ Quinlan，D. M. & Janis，I. L.，"Unfavorable Effects of High Levels of Self-disclosure,"in Janis I. L.（Ed.），*Counseling on Personal Decisions*：*Theory and Research on Short-term Helping Relationships*，New Haven，Conn.，Yale University Press，1982.

❹ Riskind，J. H. & Janis，I. L.，"Effects of High Self-disclosure and Approval Training Procedures"，in Janis I. L.（Ed.），*Counseling on Personal Decisions*：*Theory and Research on Short-term Helping Relationships*，New Haven，Conn.，Yale University Press，1982.

效果远逊于中度访谈。

由于一系列研究表明，中度自我表露较低自我表露有效，而另一些研究表明高自我表露效果较中度自我表露低，可以由此推出，自我表露水平与来访者依从性之间并不存在线性关系。可以推测，自我表露水平和依从性的函数曲线应该是倒 U 形的，如同很多其他同时具有促进和抑制效果的变量一样。这一结果有待进一步的研究进行系统考察。

是什么导致了高自我表露的不利影响？不同类型自我表露研究中所测量表及小样本追踪研究的结果都给出了一致的答案。在随后的一项研究中，我们在诱发 18 位来访者高度和中度自我表露后随即对其进行访谈。访谈发现了两个不利的影响因素。首先，很多信息表明，在高自我表露情境下，即使咨询师给予了很多积极的评价与理解，来访者仍然有些士气低落。在回顾了所有的个人弱点后，一些来访者报告对于自身以及治疗过程的不满意，同时他们的自信也开始动摇。在这种情况下，来访者对于自己能够执行困难任务（如坚持低卡路里饮食习惯）的信心降到极低。换而言之，在最初访谈中诱发高自我表露会降低来访者的自尊，即使咨询师持续给予积极反馈也于事无补。

第二个不利效应表现得更为间接和隐晦，即来访者对于是否和咨询师建立起依赖关系的心理冲突相对上升。例如，一些来访者似乎显示出过分卷入的倾向，他们希望咨询师能够给予他们更多的时间和更直接的建议，不仅是对于当前问题的，也包括高自我表露中涉及的其他问题（如婚姻问题）。

而中度或低自我表露的来访者则不同，他们更少将咨询师看作溺爱的父母或是引导他们解决所有问题的救星。在最初阶段的咨询结束后，他们能更平静地接受和咨询师友好且务实的关系，不会为得到的帮助较少而感觉不满。他们认为咨询师能够产生共情，给予他们真诚的帮助，并很好地完成自身的工作；他们也更不期望沉迷于类似父母角色所产生的温情中。

表 16-1 的第三个变量是帮助深入洞悉并进行认知重评，这不是建立有效咨询帮助关系的必要条件，但是我们预期它能够通过提高咨询师的影响力最终达到增强依从性的结果。兰格、沃尔弗和我❶进行的一项研究为认知重评存在积极作用提供了支持。在研究中，咨询师对即将进行

---

❶ Langer, E. J., Janis, I. L. & Wolfer, J., "Reduction of Psychological Stress in Surgical Patients," *Journal of Experimental Social Psychology*, 1975（11），pp. 155-166.

外科手术的病人进行一个简短的术前访谈，讨论他们的个人感受以及对于即将到来的手术的恐惧。每个病人都得到一些关于接受治疗获得良好效果的案例（例如，健康状况的改进，医院提供的照料和关注，短暂远离外界压力的假期）。随后，病人被要求想象和自己有关的积极结果。最后，咨询师建议病人每次为手术可能的消极后果而感到不安时就开始想象积极的结果。他们鼓励病人将积极的结果想象得尽可能真实，以强调建议的内容并非是让他们欺骗自己。设计这一指导语的目的是为了促进乐观情绪并意识到所做选择的预期收益要高于损失。

实验结果支持了如下预测：为病人提供认知重评策略能够降低手术前后的心理压力，并减少决策后的后悔感受。进行过重评干预的病人无论是在术前护士对病人的压力评估还是在术后病人抱怨的频率和强度（通过镇痛剂、镇静剂使用程度衡量）上都要低很多。然而，这一结果也存在着一些混淆的地方，即认知重评的积极效果是由于和心理学家建立起更强有力的支持关系导致的（变量3），还是通过改变病人的内在机制，如自信心的上升造成的（变量12）。

此后进行的一系列研究也对认知重评策略的有效性进行了支持，但是其解释同样存在混淆不清的地方。其中肯德尔等人的研究发现❶，对于不得不进行心脏导管插入手术的病人，进行认知重评能够获得很好的效果。研究通过自评和他评（外科医生和医技人员）对手术期间的心理压力进行评定。在另一项有控制的现场研究表明，鼓励病人进行积极自我对话能够有效缓解和降低紧张性头疼的发病频率、持续时间和强度❷。类似的重评干预措施，包括积极自我谈话已经被认知行为改变技术的支持者应用到慢性焦虑、愤怒、疼痛的治疗中。

接下来让我们关注表16-1第二阶段的变量，即支持性的咨询关系对促进个体坚持困难决策的影响。首先是变量4，关于来访者提出明确的建议对其行为的影响，目前我们还只有间接的证据。例如，一项组成伙伴关系的重度烟瘾患者戒烟的研究。这项以20个吸烟者为被试的补充研究发现，在咨询师只给来访者指派了伙伴，随后停止直接联系的情况下，伙伴关系只在最初的一个月内有短暂的效果，随后在所有的案例中都出

❶ Kendall, P., Williams, L., Pechacek, T. R et al., "The Palo Alto Medical Psychology Project: Cognitive-behavioral Patient Education Interventions in Catheterization Procedures,"Unpublished Manuscript, University of Minnesota, 1977.
❷ Holroyd, K. A., Andrasik, F. & Westbrook, T., "Cognitive Control of Tension Headache,"*Cognitive Therapy and Research*, 1977(1), pp. 121-133.

现了倒退。当咨询师主持 5 次每周例会，并在会上明确给出反对吸烟的建议（表 16-1 变量 4）后，同样类型被试的吸烟行为在一年后以及十年后都表现出显著且持续的降低❶。

詹姆斯·米勒和我在耶鲁大学进行的研究❷也发现了类似的现象。研究表明，如果没有被给予直接的规范要求，学生组成伙伴的效果可能会适得其反。伙伴关系并没有让学生提供相互支持并降低为选择到耶鲁大学而后悔，反而影响了学生的士气和对大学生活的适应，导致他们倾向于中途辍学。

关于变量 5（承诺），先前其他研究者的研究反复证明，承诺对坚持执行艰难决定有积极作用。这些研究包括查尔斯·基斯勒❸和其他社会心理学家的研究以及临床心理学家关于如何有效引导来访者起草并签署书面合同的研究❹。

关于承诺的研究表明，如果给予一个人对不同选择进行深入思考的机会，随后让其对尊敬的人，如医生或减肥诊所的健康咨询师宣布他的决定，那么为了避免可预期的咨询师或自身的责难，个体会锚定于该决策❺❻。有研究者的研究表明，咨询师的三个简单策略能够有效帮助重度烟瘾患者戒烟——引起关于承诺的声明，提醒戒烟者承诺的内容以及指导来访者行自我监控。这种频繁的提醒使得承诺具有凸显性。实践表明，这三者的简单组合的效果不逊于戒烟诊所精心设计的治疗方案。

❶ Janis, I. L. & Hoffman, D., "Effective Partnerships in a Clinic for Smokers," in Janis I. L. (ed.), *Counseling on Personal Decisions: Theory and Research on Short-term Helping Relationships*, New Haven, Conn., Yale University Press, 1982.

❷ Miller, J. C. & Janis, I. L., "Dyadic Interaction and Adaptation to the Stresses of College Life," *Journal of Consulting Psychology*, 1973(20), pp. 258-264.

❸ Kiesler, C. A., *The Psychology of Commitment*, New York, Academic Press, 1971.

❹ Cormier, W. H. & Cormier, L., S., *Interviewing Strategies for Helpers: A Guide to Assessment, Treatment and Evaluation*, Monterey, Calif., Brooks/Cole, 1979.

❺ Janis, I. L. & Mann, L., *Decision Making: A Psychological Analysis of Conflict, Choice, and Commitment*, New York, Free Press, 1977.

❻ Mcfall, R. M. & Hammen, C. L., "Motivation, Structure, and Self-monitoring: Role of Nonspecific Factors in Smoking Reduction," *Journal of Consulting and Clinical Psychology*, 1971(37), pp. 80-86.

关于诱发承诺积极效果的发现改变了现代心理学中关于自我控制的观念。早期的心理学家认为，自我控制，如坚持戒烟或节食，几乎完全由个体的特质，如自我坚忍性以及冲动控制所决定的，类似于普通人认为的这些行为只和是否具有意志力有关。但是，如同堪福尔和卡洛里❶所强调的，关于自我控制现象的研究证据表明，自我控制应该是环境变量和个人特质共同作用的结果。情境或环境的决定因素包括能够影响决策者所感知到的承诺明确程度以及选择自主程度（自由选择）的变量，这两者都能通过建立个体责任意识来促进随后的自我控制行为（变量 8 和变量 11）。

前文的分析和临床研究中让被试签署正式协议与能够增强其遵守可能性的结果相一致。例如，斯特克尔和斯维恩❷发现，如果能够帮助高度紧张的来访者制定每个阶段可行的步骤（如改变饮食结构）并以合同的形式写下来，他们对规范的遵守程度显著较高。

表 16-1 的阶段 2 其余变量以及阶段 3 的变量的研究工作仍在进行中。对于其中一些变量，目前已经获得了零散的发现，并且为将来系统的考察提供了依据和保证。从现有研究中一些出人意料的发现来看，我们获得了一些新的启示，尤其是关于自尊建立在改进来访者自我控制能力过程中的中介作用尤其值得重视。例如，我们减肥诊所的跟踪访谈似乎支持戴维森和瓦林斯❸研究的结论，即当个体将行为改变的原因归因于自身而不是外界时，他们更可能维持这种改变。我注意到，减肥诊所一些最为成功的来访者通过一系列步骤将他人导向驱动转变为自身导向驱动。首先，他们开始感觉在咨询师的帮助下他们能够坚持节食。在节食的第一周内，他们进入第二个步骤，开始感到"在大多数时候我能自己完成，只要你仍然可以给我一些支持和鼓励。"第三个步骤开始于他们减去一些体重并意识到事实上他们基本是靠自己的力量完成这一任务的。他们就开始感觉，"一开始我需要你的帮助，现在我可以自己来完成，只要其他人能给我一点点支持。"最终，当他们意识到自己能够控制饮食时就进入了最后一个步骤，他们会感到"我能够完全依靠自己来完成这一任

❶ Kanfer，F. H. & Karoly，P.，"Self-control：A Behavioristic Excursion Into the Lion's Den，"*Behavior Therapy*，1972(3)，pp. 398-416.

❷ Stekel，S. & Swain，M.，"The Use of Written Contracts to Increase Adherence，"*Hospitals*，1977(51)，pp. 81-84.

❸ Davison，G. C. & Valins，S.，"Maintenance of Self-attributed and Drug-attributed Behavior Change，"*Journal of Personality and Social Psychology*，1969(11)，pp. 25-33.

务，并且我已经证明了我可以。"在克服倒退诱惑最成功的来访者中，最终形成自我信赖的态度占据了绝大多数。

我认为，如果咨询师能够为来访者关于个体责任的自我对话提供逐步的指导，这一从依赖向自我信赖转变的步骤能够为很多来访者带来帮助（变量8和变量11）。在最初的咨询中，咨询师可以就依赖问题做一次坦率的陈述，在描述上述步骤后设定自我信赖的最终目标。随后，在适当的时机鼓励来访者尝试着进入下一个步骤。在来访者成功减去部分体重后，咨询师可以鼓励其进行包含自我依赖这一最终态度的自我对话。关于这一过程的研究最近已经开始进行。

六、总结

上文简述的一系列现场研究，旨在验证就建立有效帮助关系的理论分析所推导出的一些假设，这些研究的发现似乎和大量临床观察不谋而合。在此我不得不提出一个多少有些令人泄气的问题：在追寻我们的最初目标——将咨询的艺术转化为咨询的科学的道路上，我们已经走了多远？我的答案是：一段路，但是并不远。之前我曾经提到，在我们对短期咨询的研究中，我的同事和我试图在构建可靠的理论构思和在临床观察中获得系统性证据支持两条道路上齐头并进。事实表明，我们基于对成功和失败咨询案例的观察总结而得出来的理论模型，对短期咨询研究的变量选择有很好的指导意义。第一阶段，即如何建立起有效地咨询师—来访者关系所涉及的关键变量，在一系列现场研究中得到了很好的验证。关于第二阶段，变量5（承诺）已经得到了很多研究者的系统研究，并被证实确实有效。对于第二阶段的其余变量以及第三阶段的所有变量，我们目前还只有零散的证据，但是这些证据足以表明，对这些变量进行系统研究是可行的。在我最近一本专著中，我对这一理论框架下的相关研究进行了详细的介绍，在这里，我认为有必要引用这一专著的总结段作为我对研究现状的最终评论：

志在探索咨询关系的同道们，就如同致力于研究其他人类行为问题的心理学家一样，显然不得不接受蜗牛般进步的事实。我们系统地考察最有希望的假设、使用现有最好的研究方法，意图获得咨询科学的某些进步。让我们扪心自问：我们能否满足于这个缓慢积累真理的过程，期望获得咨询研究的更快突破呢？如果答案是"否"，我们需要成为自己的咨询师，建立必胜的希望以及自信。

一、心理学家生平

厄尔文·詹尼斯是美国著名的社会心理学家，1918 年 5 月 26 日出生于纽约水牛城一个商人家庭。在决定成为一名心理学家前，詹尼斯似乎在向着艺术评论家的方向发展。他的父母是现代艺术品收藏家，而他的叔叔，西德尼·詹尼斯（Sidney Janis），是纽约一个艺术画廊的所有者，并在现代艺术界小有名气。在家庭氛围的熏陶下，詹尼斯从小就表现出对艺术的热爱，在 16 岁那年，他因为时常逃学去图书馆、艺术画廊而险些被学校开除，在詹尼斯口若悬河地论证了去奥尔布赖特艺术馆参观的收获远比在教室听课大之后，学校奇迹般地收回了开除的决定。事后，詹尼斯才知道这是因为他们学校即将迎来年度春季音乐会，而他是交响乐团里不可或缺的大提琴手。

高中毕业后，詹尼斯进入了芝加哥大学，在这里他开始接触心理学，并邂逅玛娇丽·格拉汉姆（Marjorie Graham），他们很快结为了夫妻。詹尼斯曾经这样深情地写道：“我一生最为重要的事件发生于 1939 年 9 月，我和玛娇丽结为夫妻，玛娇丽是我最好的爱人，我最好的朋友，我最好的批评家，也是我所有作品最好的编辑。”他们一生相敬如宾，白头偕老，并拥有两个聪慧的女儿。

1939 年，詹尼斯顺利获得芝加哥大学的理学士学位，并留校进行了一年的研究工作。1940 年，詹尼斯进入了哥伦比亚大学，在奥托·克林伯格（Otto Kelineberg）的影响下开始了心理学研究。第二次世界大战爆发后，詹尼斯接受了政府的安排，和哈罗德·拉斯维尔（Harold Lass-well）一起使用系统内容分析法对法西斯的政治宣传进行深入分析。入伍后，詹尼斯被著名社会学家萨缪尔·斯托弗（Samuel Stouffer）、卡尔·霍夫兰（Carl Hovland）招募，成为军队心理学家，进行了一系列关于军队士气影响因素的研究。在斯托弗和霍夫兰的教导下，詹尼斯获得了大量调查与现场研究的经验，为他之后的学术生涯打下了坚实的基础。战后，他和斯托弗等人对这些研究进行了系统的总结，合著了《美国军人》（*The American Soldier*）一书，被认为是行为理论应用到实际中的经典案例。战后，詹尼斯回到了哥伦比亚大学，完成了关于精神病人电休克疗法的认知和情绪效果的论文。

1947 年秋，詹尼斯被霍夫兰招募到耶鲁大学心理学系，这是他心目中“最为理想的工作场所”，他的同事中有罗伯特·阿贝尔森（Robert

Abelson)、杰克·布莱姆(Jack Brehm)、威廉·麦奎尔(William Mcguiro)、哈罗德·凯利(Harold Kelley)、米尔顿·罗森博格(Milton Rosenberg)、菲利普·津巴多(Philip Zimbardo)等诸多后来名震美国心理学界的人物。詹尼斯非常享受在耶鲁的工作,并在这里一直工作到1985年退休。进入耶鲁之初,詹尼斯和霍夫兰的团队一起,设计实施了一系列最初的关于"态度改变"的实验,考察诉诸恐惧对说服的影响、个体可说服性的个体差异、角色扮演对态度内化的影响等。这些实验影响了该领域随后三十年的研究。到了50年代中期,詹尼斯开始关注心理压力这一领域,他以即将进行外科手术的病人为考察对象,进行了一系列的个案和实验研究,并于1958年出版了《心理压力:关于外科手术病人的心理和行为研究》(*Psychological Stress: Psychological and Behavior Studies of Surgical Patients*)。

随后,詹尼斯开始关注决策行为。最初,他关注的对象是日常行为决策,如节食,戒烟等。他在这一领域研究了约20年,最终的结果在他和里昂·曼(Leon Mann)合著的《决策:关于冲突、选择和承诺的心理分析》(*Decision Making: A Psychological Analysis of Conflict, Choice, and Commitment*, 1977)一书中得到系统的总结。在书中,他提出了一个冲突模型,对个体在压力情境下如何决策进行了描述,期望通过研究增强个体在单独情境和在群体中的理性决策能力。

随后,詹尼斯将决策行为推向群体领域,开始关注政府或是大型组织的决策行为,并发表了一系列具有很高知名度和影响力的成果,如《群体思维的受害者:外交决策与惨败的心理分析》(*Victims of Groupthink: A Psychological Study of Foreign-Policy Decisions and Fiascoes*, 1977),1982年改编并扩写成《群体思维:外交决策与惨败的心理分析》(*Groupthink: Psychological Studies of Policy Decisions and Fiascoes*)。

1986年,詹尼斯从耶鲁大学退休,并被加州大学伯克利分校聘任为名誉教授,在随后的日子里,詹尼斯依然笔耕不辍,出版了他最后一部著作《关键决策:政策制定和危机管理的领导能力》(*Crucial Decisions: Leadership in Policymaking and Crisis Management*, 1989);在去世的前一周,他还完成了和他妻子合著的书《欣赏艺术》(*Enjoying Art*)。

1990年11月15日,詹尼斯因肺癌逝世于加利福尼亚的圣罗莎,享年72岁。

詹尼斯的一生获得了几乎所有可以获得的荣誉,如富尔布莱特研究奖、古根海姆奖、美国精神病学协会颁发的奖项、社会问题的心理研究学会颁发的勒温纪念奖、国际政治心理学学会颁发的奖项、美国科学促进协会的社会心理学奖、美国心理学会颁发的杰出科学贡献奖、实验社会心理学学会颁发的年度杰出科学家奖等。在 2000 年由杂志《普通心理学评论》评选的 20 世纪最著名的 100 位心理学家排名中，詹尼斯排名第79，这也是对他一生皓首穷经最好的肯定。

二、决策冲突模型提出的背景

提起厄尔文·詹尼斯，人们总是冠以"团体思维"创立者的美誉，这是对詹尼斯在团体动力学领域所做贡献的充分肯定。事实上，"团体思维"研究只是詹尼斯关于心理压力以及决策的理论在团体层面的扩展。在涉足团体动力学研究之前，詹尼斯一直在以临床心理学家的身份进行心理健康工作。他的心理健康研究紧紧围绕三个方面进行。第一，心理压力，即在面临战争或是外科手术等可能带来创伤和疼痛的事件时个体感受的心理压力；第二，决策冲突的应对，即探讨帮助个体维持适当水平的心理压力，做出最优选择的策略；第三，变化促进者(change agents)的社会影响，即探讨咨询师如何才能有效促进个体的行为改变。他希望通过这些研究能够帮助个体降低不必要的心理压力，更加从容幸福地生活。最后，詹尼斯还把研究的成果推广到国家外交策略的制定方面，希望通过对高压力下理性决策行为的研究，减少错误决策，促进世界的和平。本文以决策冲突理论为例，对詹尼斯的心理健康理论和思想进行介绍。

决策冲突模型是詹尼斯最重要的贡献之一，也是詹尼斯整个理论体系的基石之一，具有很高的理论价值和实践意义。鉴于国内对其推介不多，下文将对这一理论模型及衍生的咨询干预策略进行系统阐述。

决策冲突模型是詹尼斯在对个体的决策行为进行深入分析的基础上产生的，它主要研究个体在不同的决策情境下的不同应对方式、与应对方式相对应的心理压力状况，以及这种心理压力对其最终决策质量的影响。

在詹尼斯提出冲突模型之前，个体的决策已经是一个热门领域，涌现了诸如主观期望效用模型、健康信念模型等一系列的理性决策理论。这些理论将"人能够理性地做出决策"作为其理论前提和基础，考察个体在不同情境下如何做出最优决策。

同时，一些心理学家开始关注决策对个体心理行为产生的影响。研究者发现❶，需要做出重要决策时，个体的心理压力会激发一系列焦虑

❶ Mann，L.，Janis，I. L. & Chaplin，R. "Effects of Anticipation of Forthcoming Information on Predecisional Processes," *Journal of Personality & Social Psychology*，1969，11(1)，pp. 10-16.

反应，使个体产生诸如烦躁、易怒、失眠、食欲不振以及其他症状，如果不能将心理压力维持在一个适当水平，会严重影响个体的身心健康。

詹尼斯在咨询工作中发现，个体这种心理压力往往有两个来源。首先，决策者需要考虑任何一个备选方案可能会带来的物质和社会资源的损失；其次，一旦决策失误，其作为"胜任的决策者"的名声以及自尊都会受到威胁。这些压力导致了决策者时常会进退维谷，投鼠忌器，可能造成的损失越大，决策者感受到的心理压力也就越大。同时，詹尼斯发现，这种心理压力本身又是个体产生非理性决策行为的一个主要原因，尤其是在决策者急切地试图摆脱心理压力时。因此，詹尼斯提出，传统的理性决策理论将个体的心理状况排除在理论视角之外是不适当的，决策的主体是人，脱离人本身的状态谈决策，即使理论本身具有再高的学术价值，其结果距离实际生活以及在咨询工作中应用都差之甚远。

在这一思路的指引下，詹尼斯提出了决策冲突模型，其目的在于①考察个体不同心理状态对其决策行为存在的影响；②探讨在什么心理状态下个体能够做出最优决策。为了和传统的决策理论进行区分，詹尼斯参照阿贝尔森(Abelson)的"热认知"概念，将决策行为分为"冷决策"和"热决策"。所谓的"冷决策"，是指不会唤起个体太多情绪反应的决策行为。在冷决策过程中，备择选项的心理效用通常很低，并很容易进行计算。例如，个体在午餐吃牛肉或是鱼肉之间做出选择就是冷决策。而决策冲突模型研究的对象，"热决策"，则是"个体就高自我卷入的事件做出的决策"❶，热决策的内容往往与决策者自身的健康、发展、安全等方面息息相关，能够唤起个体强烈的情绪反应，导致其在决策时面临着巨大的心理压力。个体在配偶选择、职业生涯规划，乃至是否接受外科手术等问题上做出选择通常属于热决策。

三、决策冲突模型的内容

在分析大量相关文献的基础上，结合自身临床观察，詹尼斯提出三个决定决策者行为的重要条件：①个体是否意识到做出任一选择都会存在严重风险；②是否存在寻找到更优选择的希望；③确定在决策之前是否有足够的时间来调查分析以找出更优选择。詹尼斯认为，根据这三个

---

❶ Janis, I. L. & Mann, L., "Emergency Decision Making: a Theoretical Analysis of Responses to Disaster Warnings," *Journal of Human Stress*, 1977, 3 (2), pp. 35-48.

条件的不同，决策者会产生不同程度的心理压力，并采取不同应对方式，由此，他建立了詹尼斯—曼决策冲突模型（见图 16-1）。

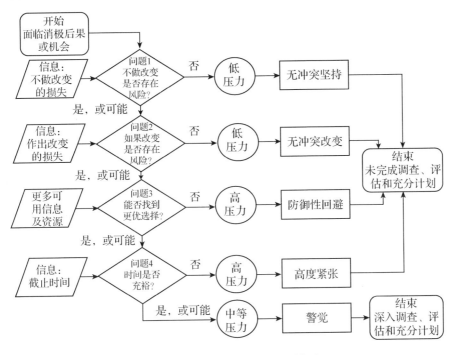

图 16-1　詹尼斯—曼决策冲突模型

这一模型认为，个体在应对风险时主要的行为模式有以下五种。

①无冲突坚持。在这种模式下，个体自满于既有的对策，认为继续原有的行为方式不存在大的风险，因而个体选择坚持原有的行为。采用这种应对方式时个体感受到很低的心理压力。

②无冲突改变。在这种模式下，决策者意识到如果不改变原有的行为会存在较大风险，所以他毫不犹豫地接受最为容易的降低风险方法，或是他人极力推荐的建议，改变自身原有的行为方式。这种方式的心理压力也很低。

③防御性回避。在无论选择坚持还是改变都会存在较大风险时，决策者就会感受到冲突，心理压力也骤然增加。他们会评估寻找到更好解决方式的可能性，如果不能，他们通常会采取防御性回避策略。如将决策行为向后拖延，将决策的责任推脱给他人，或是将一厢情愿的想法合理化，而选择性地忽视与风险相关的信息。

④高度紧张。在这一阶段，决策者认识到，无论选择坚持还是改变都存在风险，在对问题进行充分调查评估的基础上寻找到更好的解决方

式是可能的，然而剩余的时间不足以完成这个流程时，就会产生高度紧张的状态，在极端情况下，高度紧张类似于恐慌。

⑤警觉。在这种情况下，决策者意识到简单选择改变或是坚持都有风险，但是他们认为自己拥有充裕的时间寻找到满意的解决方案。在这种情况下，决策者会对面临的问题进行仔细调查，并尽可能客观地评估每个方案的得失，在考虑周详之后做出决策。

那么，什么样的决策才是最优的决策方案呢？詹尼斯提出了如下 7 个标准：

①仔细考虑所有可能的备择方案；

②全面考虑所要达到的目标的每个方面以及每个备选方案的价值；

③仔细权衡每个备择方案各自可能带来的积极和消极后果；

④密切关注和备择方案有关的信息；

⑤充分解读与面临问题相关的新信息与专业观点，即使这些信息与自身最初的偏好无关；

⑥在最终决策之前，重新审视包括最初觉得不能接受的方案在内的所有备择方案的积极和消极后果；

⑦制订执行既定选择的细节条目，并制订各种可能风险发生时的应对计划。

以这 7 个标准为准绳，詹尼斯对所有五种应对模式进行了分析，其结果见表 16-2：

表 16-2　五种应对方式的决策前行为特点(Janis & Mann，1976)

应对模式	仔细考虑备择方案	全面评估目标价值	仔细权衡备择方案		全面收集相关信息	客观解读新信息	重新评估所有方案	制订执行方案及风险应对计划
			原有应对方式	新应对方式				
无冲突坚持	−	−	−	−	−	+	−	−
无冲突改变	−	−	+	−	−	+	−	−
防御性回避	−	−	−	−	−	−	−	−
高度紧张	−	−	±	±	±	±	−	−
警觉	+	+	+	+	+	+	+	+

注：＋表示决策者能够达到标准

　　－表示决策者不能达到标准

　　±表示决策者的表现波动，时而达到标准，时而不能。

詹尼斯认为，每种应对模式都有其优缺点，适合不同的决策环境。在五种应对模式中，无冲突坚持和无冲突改变能够节省时间、减少因决策而付出的努力、同时也减少心理折磨，通常适用于常规事件的决策。然而，如果决策者使用这两种方法应对重要决策时，其决策结果往往存在很大的缺陷，类似地，防御性回避策略以及高度紧张策略在有些情况下是适应性的，但是这些策略会降低个体规避严重风险的机会。因此，这四种应对方式都不完美，通常会导致决策之后的悔恨懊恼行为。而第五种应对方式，即警觉，通常能够产生高质量的决策。

四、基于决策冲突模型的干预策略

作为一个临床心理学工作者，如何帮助个体尽可能地做出理性决策，避免其在决策过程中承受不必要的心理压力，并减少决策后后悔的可能性，是詹尼斯最为关注的问题。在提出决策冲突模型后，他针对各种应对方式进行了大量有控制的现场研究，尝试各种咨询手段，以寻求行之有效的干预策略。詹尼斯将干预方案分为改变其原有决策方式的干预方案以及提升其决策质量的干预方案两种，下文简要介绍詹尼斯认为最为实用的几种干预技术。

(一)改变原有决策方式的方案

1. 情绪角色扮演技术

情绪角色扮演(emotional role-playing)是詹尼斯运用的一项心理剧技术，即让个体扮演某个角色，通过特定的实验刺激使其经历强烈的情绪唤起，进而改变其决策行为。例如，在1965年的一项研究中，詹尼斯以14名女性烟瘾患者为被试，使用了情绪角色扮演技术。在实验中，被试被要求扮演刚被医生告知罹患肺癌的病人。结果发现，和控制组相比，由逼真的场景引发的高度恐惧和警觉能够显著改变被试对于吸烟的态度和行为。

詹尼斯认为，决定角色扮演技术成败的关键因素是对个体体验到的情绪唤起强度的控制。一方面，这个刺激要唤起足够的焦虑，促使个体对原有的决策方式进行反思；另一方面，给其造成的心理压力不能过大，否则很容易引发防御性回避或是高度紧张策略。

2. 警惕合理化技术

警惕合理化技术(awareness of rationalization)主要针对采用防御性回避应对方式的个体。在临床实践过程中，詹尼斯发现，通过苏格拉底式对话、提供得失的具体信息、纠正对剩余时间的低估倾向等方式可以有效提升处于无冲突坚持、无冲突改变以及高度紧张状态顾客的决策质量。而处于防御性回避的个体则不同，为了避免再度唤起冲突产生的心理压力，他们往往会有选择的接受有利的相关信息，将自身的行为合理化。

为了解决这一问题，詹尼斯开发了"警惕合理化"技术，其具体流程如下：在使用该技术前，咨询师先向来访者强调"坦率地承认自己想法和感觉"的重要性，随后，给予来访者一系列的陈述，即通常使用的将自身行为合理化的借口（例如，"抽烟会导致肺癌的证据还不充分""如果我停止吸烟，我的体重会增长很快"等)，询问来访者有没有觉察到自己也存在使用某个借口的倾向。最后，咨询师通过录音和电影对每种合理化的借口进行批驳。研究发现，虽然"警惕合理化"技术不能直接起到治疗的效果，但是，引导来访者发现自身存在的合理化倾向能够有助于减少其对外界警告信息的抗拒，为进一步的治疗打下基础。

(二)改进决策质量的策略

1. 决策平衡表技术

决策平衡表技术(balance sheeting)由来已久，主要是通过让决策者对不同备择方案带来的后果进行客观分析，协助决策者在决策之前全面权衡得失。詹尼斯认为，如果没有系统的分析，哪怕是再细心的人也可能会忽视选择某些潜在的损失或对某些选择的收益抱有错误的期待。因而，他在临床研究的基础上对原有的平衡表技术进行了改进，将个体需要做出判断的效用分为四类：自身的得失、他人的得失、自我肯定或否定、他人的肯定或否定（见表 16-3）。

表 16-3　职业选择的决策平衡表(Janis & Mann，1976)

类型	备选			
	选择 1		选择 2	
	＋	－	＋	－
自身的得失 收入 工作难度 升迁机会 空闲时间 其他				
他人的得失 家庭收入 留给家庭的时间 …… 其他				

类型	备选			
	选择 1		选择 2	
	+	−	+	−
自我肯定或否定 贡献社会带来的自尊 是否是实现人生目标的机会 …… 其他				
他人的肯定或否定 父母 妻子(或丈夫) …… 其他				

詹尼斯在一系列研究中考察了平衡表技术的使用效果，发现这一技术能够有效降低决策之后的后悔程度并增强对既定决策的坚持性。

2. 结局心理剧技术

结局心理剧技术（outcome psychodrama）是詹尼斯通过一系列研究中逐步发展起来的一种干预策略。这一技术让来访者将自己投射到未来，来即兴表演做出每项选择之后未来可能发生的事件。为了能够更全面地考察选择潜在的风险和结果，这一过程往往会重复进行许多次。最初，詹尼斯将这项技术使用在遇到婚姻问题的来访者身上，让来访者表演离婚或维持现状的可能后果。结果表明，每个案例中，个体的决策都向着"警觉"的方向发展。同时，结局心理剧能够通过提供更多可能项目的方式提升决策平衡表的使用效果。

此外，詹尼斯还尝试了诸如苏格拉底式对话（socratic dialogue）策略、诱发认知失调（induced cognitive dissonance）策略等，给出了一系列针对不同类型来访者所使用干预策略的指导意见。

五、詹尼斯的贡献及评价

"生存还是死亡，这是一个问题"。长久以来，决策一直是一个困扰人类的重要问题。毋庸置疑，决策问题和人类的心理健康息息相关，无论是决策之前的心理压力，还是决策之后的坚持执行，抑或是决策失误的悔恨懊恼，都会对决策者的心理产生重大影响。如何做出高质量决策，不仅是管理学、经济学、运筹学所关注的对象，更是健康心理学家所面临的重要课题之一。在这一方面，詹尼斯的研究是开创性的，他将心理压力与决策行为结合，开拓了心理学研究的一个全新的领域，并为其后二十年的相关研究奠定了基础；他所提出决策冲突模型以及社会支持理论，在 30 多年后的今天看来仍有其独特的价值，给研究者以启发；他所创立和使用的很多咨询干预方法在当今仍然得到广泛应用，为受决策行为困扰的人们提供帮助；他用实验研究验证了经过专门训练的心理工作者在帮助病人坚持听从医嘱方面所起到的重要作用，给心理健康工作开辟了一个广阔的发展空间。

(一)詹尼斯的主要贡献

1. 临床工作方面

詹尼斯对心理健康领域发展所做的贡献是巨大的。首先，他毕生从事临床咨询工作，切实了解公众的心理健康问题，并有的放矢地寻找对策。他所开发、修订的心理咨询技术，如上文介绍的情绪角色扮演、警惕合理化、决策平衡表、苏格拉底式对话等，集合了诸如精神分析、格式塔、人本主义等学派的理论思想，在长期的实践工作中被证明是切实有效的态度、行为及决策改变方法，时至今日，仍然为世界各地的咨询师，乃至普通民众所广为使用，为帮助人们减少决策冲突的困扰、实现心理健康、过从容幸福的生活发挥着积极的作用。

2. 理论构建方面

难能可贵的是，作为一个临床工作者，詹尼斯从不忽视理论构建工作。在他看来，心理咨询工作不能只停留在经验积累和传播上，只有上升到理论高度，才能在更大范围内产生影响，为更多的人谋福祉。因而，其一生从未停止过理论的构建工作。现实生活的需要是詹尼斯所有理论的出发点和落脚点，正如他在《压力、态度和决策》(*Stress, Attitudes and Decisions*)一书前言中所说的："我认为，下面这个问题是对所有心理健康基础理论的一个考核标准，即这个理论能否促进干预措施的产生，以有效地帮助人们避免心理创伤、达成其目标或是改善他们的生活质量？在这一思想的指引下，无论是他的决策冲突理论、社会支持理论，还是关于心理创伤的理论体系，一经提出，随即就对临床心理健康工作乃至公众社会生活产生积极而巨大的影响。"

以他的主要研究领域，戒烟和减肥为例，在 20 世纪 70 年代，美国因心脑血管疾病和癌症的死亡率达到巅峰，政府在医学技术和设备上投入了大量的资金却收效甚微，公众对于这类疾病充满了恐慌和无助。随后的研究发现，民众不健康的生活方式，如吸烟、酗酒、不良饮食习惯等与其罹患心脑血管疾病、癌症之间存在着密切的联系。在这一背景下，詹尼斯将初具雏形的决策冲突理论运用到咨询工作中，协助民众做出理性的戒烟、减肥决策，并摸索出一整套通过提供社会支持促使其坚持既定决策的干预措施，并卓有成效地进行了推广。到20世纪70年代末期，美国心脑血管疾病及癌症的死亡率呈现明显下降的趋势，虽然这不能完全归因为詹尼斯的努力，但是可以肯定，詹尼斯作为一个健康心理学工作者，在这一过程中发挥了其应当发挥的社会作用。这些研究的开展和理论的提出，增进了人们对心理咨询的了解，扩大了咨询工作的社会影响，促进了心理健康职业的飞速发展。

3. 促进学科进步方面

值得注意的是，詹尼斯在促进心理健康咨询科学化过程中起了重要作用。他将"把心理咨询从一门艺术转化为一门科学"作为自己毕生追求的目标。

在具体工作中，詹尼斯着重强调心理健康理论研究必须要和实验研究相结合。他的大部分理论构思来源于临床工作中的观察和思考，然而，詹尼斯对现象学因果分析的可靠性存在深深的质疑。相对于许多同时代的心理学家，詹尼斯提出的理论并不多，他不能容忍通过几个个案的观察归纳就草率地归纳成理论的行为，每一个理论构思，他都会设计一系列精巧的实验对其进行严谨地验证、修改。正如他自己所言，"我最欣赏的是那些始于理论、终于理论，但两者并不相同的研究"，他一直强调，设计实验不能仅仅为了考察某一理论推导出来的假设的正确性，而要同时考察使这些假设成立的条件限制。毫不夸张地说，詹尼斯为数不多的理论，个个是"十年磨一剑"的产物。

在具体研究方法的选择上，詹尼斯从不掩饰自己对于有控制的现场实验(controlled field experiment)的偏爱，他认为这种方法如果使用得当，能够集实验室实验、社会调查等多种方法的优点于一身。对于干预方法，詹尼斯同样会设计实验对其进行系统研究，考察其适用的人群以及发生作用的条件。

由于这种严谨治学之风，詹尼斯的心理健康理论在产生深远影响的同时也很少受到其他学者的质疑和抨击，这在心理学发展史上都是不多见的。

4. 应用方面

詹尼斯指出："在基础研究和应用研究之间不该也不能划一条界线。"在严格验证自身理论，确信其蕴含着真理的成分之后，詹尼斯会将其充分运用到各个领域。

以决策冲突理论为例，詹尼斯用这一理论帮助了一系列受戒烟、减肥、婚姻冲突、择校、职业生涯规划等问题困扰的来访者，同时也运用在自身的生活与决策中。布鲁斯·拉赛特（Bruce Russet）曾经回忆："1972年，《冲突解决杂志》(*Journal of Conflict Resolution*)将编辑部搬到了耶鲁大学后，我们随即邀请詹尼斯担任编辑部的主席职位。我现在还能栩栩如生地回忆起他教科书般的决策过程，詹尼斯拒绝当场给出任何承诺，在随后的几天中，他如同进行一项研究般认真分析了接受或拒绝这一职务的理由，最终做出了接受的决定。"

在其生命的最后几年，詹尼斯将决策行为从个体的心理健康领域扩展到外交政策制定领域，考察国家领导集团在古巴导弹危机、核威胁等压力情境下的决策行为。第二次世界大战的经历使得詹尼斯对战争的残酷以及对军人、普通民众所造成的心理创伤有着深入的了解，他希望通过对以往错误行为的研究和分析，为之后的决策提供警示和参考，以避免不必要的国家冲突，促进世界和平。

(二)我们的观点

在我们看来，詹尼斯是心理学研究者的典范。在生活中，他谦逊有礼，温文尔雅，深具人格魅力；在学术上，他关注现实问题，注重理论建立，又能做到理论应用于实际。他把毕生精力贡献给所钟爱的心理学研究工作，以全人类健康、幸福、和平为最终目标。如果一定要挑出不足之处的话，我们认为，詹尼斯的心理健康理论建构稍显狭隘，他的理论大都是专门性的，直接针对需要研究的具体问题，并以解决该问题为理论构建的最终目的，较少表现出对人性的深入思考，也没有建立更为宏大的理论体系。这似乎不能称之为缺点，只能算是一种遗憾。

六、结语

最后，让我们用美国心理学会将1981年的杰出科学贡献奖授予詹尼斯时的评语作为对詹尼斯思想及贡献最为恰如其分的总结：

授予这个奖是由于他对于冲突的理解以及对冲突的解决所做的贡献。无论是在家庭中还是在实验室中，他开创性的实验以及细致的观察深入探讨了个体间及群体间的冲突。他关于说服以及决策的研究有着里程碑般的贡献。他在压力以及自我调整方面所做的开辟性研究是健康心理学的基石。他关于群体思维的分析剖析了群体决策的误区，并为政治制定提供了参考。他的成就不仅为心理学，也为其他社会科学提供了理论和实证基础。

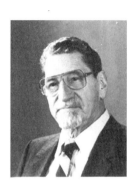

[印象小记]

　　理查德·拉扎鲁斯（Richard Lazarus，1922—2002），美国心理学家，是"情绪"与"应对"理论的现代代表人物之一。他针对情绪和应对开展了大量研究，指出了认知评价的重要性。拉扎鲁斯1969—1970年被授予古根海姆奖金，1989年美国心理学会授予他"杰出科学贡献奖"。拉扎鲁斯是20世纪最著名的心理学家之一，在20世纪最杰出的100位心理学家排名中，他排名第80。

[名篇选译]

应对的理论与研究：过去、现在和未来❷

一、前言

　　在纪念唐纳德·奥肯（Donald Oken）的这篇文章中，我重点介绍

---

❶　本章作者为董妍（中国人民大学）。

❷　该文翻译自 Lazarus R. S.，"Coping Theory and Research：Past，Present，and Future，"*Psychosomatic Medicine*，1993(55)：pp. 234-247. 译者为各节标题添加了序号。

应对（coping）在适应与健康理论和研究中的概念。我将重点比较应对的两种方法，一种是强调风格——也就是说，把应对当作一种人格特征；另外一种强调过程——也就是说，应激会随着时间推移而变化，并且会由产生应激之外的适应性情境所塑造，因此要付出努力去管理应激。

我开始会介绍风格和过程取向的应对，简要讨论它们的历史，详尽解释过程取向的原则，描述我自己从过程的角度所开展的应对测量、应对定义和应对功能方面的工作。接下来是对应对过程研究大量结果的汇总。这篇文章总结部分讨论了应对测量这一特殊问题，特别是应对风格和应对过程取向的局限性，以及如何处理这些问题。

在过去一二十年中，有大量的应对研究，因此我只能选择性地介绍一些。在这篇文章中，我忽略了大量应对出现以来关于编制的问题，在婴儿时期应对的认知和动机基础，以及关于应对过程是否、如何和为什么随着年龄而变化的大量文献。

二、应对的取向：风格与过程

虽然，对应对兴趣的迅速增长使应对这一概念正式出现在 20 世纪六七十年代，但是，应对的形式或另外一种应对的概念却伴随我们很长一段时间了。

如果我们认为，应对作为一种一般概念包括威胁我们心理健全的自我防御，那么，对防御有兴趣的精神分析很显然是应对的先驱。精神分析对防御的最早兴趣是，精神病理学作为一种管理威胁的典型方式所起的作用。一个强大的精神分析概念就是，精神病理学的每一种形式与特定的防御方式相联系，这极大影响了人格和临床心理学。例如，歇斯底里般的神经症是与压抑相联系的，强迫性神经症是与理智化和解脱相联系的，偏执狂是与投射相联系的等。

这种观点源于弗洛伊德理论假设中的三个发展变量：①儿童期心灵创伤出现的性心理发展阶段；②每一个特定阶段最初冲动和冲突的出现——例如，口唇依赖性，以肛门为中心的斗争是围绕内驱力的社会控制，生殖器和恋母情结的冲突而展开的；③每一阶段儿童的认知特征，这些可能形成了防御方式。

虽然，这个公式很理想化且具有潜力，但是发展阶段、冲动的满足和认知特征之间的密切联系不足以清晰地表明已经对这种观点提供了充足的支持。精神病理学的结构和特定防御之间的联系也有一点简洁以至于不能被广泛应用——它更是一个理想概念而非一个临床现实。在许多地方，性心理理论被假设更强调了其他的认知—动机过程——与精神分析自我心理学相关联——例如，能力和控制的发展，当然也包括防御。不管怎么样，性心理攻势已经失去了在临床研究和实践中的影响。

一些知名的作家，包括拉帕波特等正积极追求精神分析这种议题的变式，在其有影响的专著《诊断心理测试》中有很好地体现❶，以及斯切夫❷，霍尔兹曼和加德纳❸，威特金等❹，克莱因❺，夏皮罗❻，他们中的许多人是自我心理学和发展心理学的学者❼。早于我们年代的许多人非常钦佩他们的经典作品。

(一)作为具有层级风格的应对

门宁格❽和近来的哈恩❾、维兰特❿等人的工作中，根据新精神分析的构想对的知识应对采取了层级的取向。一些防御方式被认为是更健康

❶ Rapaport，D，Gill，M. & Schafer，R.，*Diagnostic Psychological Testing*，Chicago，Year Book Publishers，1945，vol. 1.

❷ Schafer，R，*Psychoanalytic Interpretation in Rorschach Testing*，New York，Grune & Stratton，1954.

❸ Holzman，P. S. & Gardner，R. W.，"Leveling and Repression,"*Journal of Abnormal & Social Psychology*，1959(59)，pp. 151-155.

❹ Witkin，H. A.，Dyk R. B.，Faterson，H. F. et al.，*Psychological Differentiation*，New York，Wiley，1962.

❺ Klein，G.，"Need and Regulation,"in Jones，M. R.(ed)，*Nebraska Symposium on Motivation*，Lincoln，University of Nebraska Press，1979.

❻ Shapiro，D.，*Neurotic Styles*，New York，Basic Books，1967.

❼ Sjoback，H.，*The Psychoanalytic Theory of Defensive Processes*，New York，Wiley，1973.

❽ Menninger，K，"Regulatory Devices of the Ego under Major Stress,"*International Journal of Psychoanalysis*，1945(35)，pp. 412-420.

❾ Haan，N.，"A Tripartite Model of Ego Functioning：Values and Clinical Research Applications,"*Journal of Nervous & Mental Disease*，1969(148)，pp. 14-30.

❿ Vaillant，G. E.，*Adaptation to Life*，Boston，Little，Brown，1977.

的或是更少退化的，而另外一些防御方式则被假设是应激或创伤所致。如哈恩提出了应对的三层结构，即最健康和先于适应过程而发展的防御，应对是神经质的过程，自我失调是最严重的退化，可能会产生精神病的适应过程。

在迈克尔里斯医院由罗伊·戈林克等领导的一个芝加哥的研究队伍❶——有时也包括唐纳德·奥肯——没有严格按照弗洛伊德精神分析法提出的关注生命中童年早期的构想，而更强调病人当下的情况。这个研究组也将应对和防御作为核心概念来看待。

分层的这种发展取向倾向于对应对进行特质测量。例如，比较"压抑"（在某些时候被称为"避免"或者"否认"）——"敏感化"（有些时候被称为"警觉"，"隔离"或"理智化"）。在一篇应对理论和测量的综述中，科恩❷引用了大量用这种比较方式进行测量的问卷，这种比较或者被认为是一种对立的维度或者被认为是单一连续的维度。她的介绍包括伯恩❸以及爱泼斯坦和梵兹❹发表的问卷，还有戈德斯坦❺编制的一个非问卷测量，即应对——避免句子完成测验。她也引用了两个罗夏墨迹测验的索引，一个是被加德纳等人引用的❻，另一个是被莱文和斯皮瓦克❼引用的，他们使用了与压抑——孤立相关的语言。最后，还介绍了两个多

❶ Grinker，R. R. & Spiegel，J. P.，*Men Under Stress*，New York，McGraw-Hill，1945.

❷ Cohen，F，"Measurement of Coping,"in Cooper，C. L. & Kasl，S. V.（eds），*Stress and Health：Issues in Research Methodology*，Chichester，England，Wiley，1987.

❸ Byrne，D.，"The Repression-sensitization Scale：Rationale，Reliability，and Validity,"*Journal of Personality*，1961(29)，pp. 334-349.

❹ Epstein，S. & Fenz，W. D.，"The Detection of Areas of Emotional Stress through Variations in Perceptual Threshold and Physiological Arousal,"*Journal of Experimental Research in Personality*，1967(2)，pp. 191-199.

❺ Goldstein，M.，"The Relationship Between Coping and Avoiding Behavior and Response to Fear-Arousing Propaganda,"*Journal of Abnormal Psychology*，1959(58)，pp. 247-252.

❻ Gardner，R. W.，Holzman，P. S.，Klein，G. S. et al，"Cognitive Control：A Study of Individual Consistencies in Cognitive Behavior,"*Psychologial Issues*，1959(1)，pp. 1-185.

❼ Levine M.，Spivack，G.，*The Rorschach Index of Repressive Style*，C. Thomas，1964.

维度的问卷：格莱瑟和艾海勒维奇❶编制的防御机制调查，以及约菲和纳迪奇❷编制的应对——防御测验。

不是所有进行应对方式研究所使用的测验都是标准化的，如上面引用的这些。许多采用了深度临床访谈的特定程序❸❹❺，也有其他研究者使用了扎根理论❻，这种方法在研究之前没有使用解释性的标准，但是会在研究中根据被试所说和所写的产生模型和假设❼。

(二)作为过程的应对

在 20 世纪 70 年代后期，应对的理论和研究有了许多新进展，主要表现在，放弃了比较取向强调特质或风格的分层观点，而以过程观来看待应对。按照过程观，应对会根据应对出现的情境随时间而改变。

应对策略的层级建立在这样一种先入为主的概念之上，即人们固有的健康或病理的应对是冒着混淆过程和结果的危险的，这已经被维拉特的其他令人印象深刻的纵向研究所证明。被试所使用的防御方式类型的诊断依赖于某些先前未知的观念，即他们使用应对策略的健康程度如何，这可能会影响后来对他们适应质量的评价。正如我们将看到的，过程取向的一个原则是过程和结果应该独立测量。

475

❶ Gleser，G.，Ihilevich，D.，"An Objective Instrument for Measuring Defense Mechanisms,"*Journal of Consulting Clinical Psychology*，1969(33)，pp. 51-60.

❷ Joffe，P. E. & Naditch，M.，"Paper and Pencil Measures of Coping and Defense Processes,"in Haan，N. (ed)，*Coping and Defending：Processes of Self-Environment Organization*，New York，Academic Press，1977.

❸ Oates，J. M.，*Acquisition of Esophageal Speech Following Laryngectomy*，*Dissertation*，La Trobe University，Bundoora，Australia，1988.

❹ Herbert，T. B.，Silver，R. C. & Ellard，J. H.，"Coping with an Abusive Relationship：I. How and Why Do Women Stay?"*Journal of Marriage and Family*，1991(53)，pp. 311-325.

❺ Zautra，A. J. & Wrabetz，A. B.，"Coping Success and Its Relationship to Psychological Distress for Older Adults,"*Journal of Dersonality and Social Psychology*，1991(61)，pp. 801-810.

❻ Glaser，B. & Strauss，A.，*The Discovery of Grounded Theory*，Chicago，Aldine，1967.

❼ Hallberg，L. R. & Carlsson，S. G.，"A Qualitative Study of Strategies for Managing a Hearing Impairment,"*British Journal of Audiology*，1991(25)，pp. 207-211.

　　我自己关于应对过程的研究起源于 20 世纪 60 年代在伯克利进行的应激电影和声带的研究❶❷❸❹❺❻。20 世纪 70 年代后期的每一年，都有许多研究者包括我自己在同样的理论框架下编制测验❼❽❾❿⓫⓬。有了这些前期的工作之后，其他问卷也被设计出来，以测量和研究作为过程的应对，并检验它的适应结果。这些版本的问卷与早期的研究也有

❶　Lazarus，R. S.，*Psychological Stress and the Coping Process*，New York，McGraw-Hill，1966.

❷　Lazarus，R. S.，"Emotions and Adaptation: Conceptual and Empirical Relations,"in Arnold，W. J.（ed），*Nebraska Symposium on Motivation*，Lincoln，NB，University of Nebraska Press，1968.

❸　Lazarus，R. S.，"The Stress and Coping Paradigm,"in Eisdorfer，C.，Cohen，D.，Kleinman，A. & Maxim，P.（eds），*Models for Clinical Psychopathology*，New York，Spectrum，1981，pp. 177-214.

❹　Lazarus，R. S. & Launier，R.，"Stress-related Transactions between Person and Environment,"in Pervin，L. A. & Lewis，M.（eds），*Perspectives in Interact Psychol*，New York，Plenum，1978，pp. 287-327.

❺　Lazarus，R. S. & Folkman，S.，*Stress，Appraisal and Coping*，New York，Springer，1984.

❻　Laux，L. & Weber，H.，"Presentation of Self in Coping with Anger and Anxiety: An Intentional Approach,"*Anxiety Research*，1991(3)，pp. 233-255.

❼　Billings，A. G. & Moos，R. H.，"The Role of Coping Responses and Social Resources in Attenuating the Impact of Stressful Life Events,"*Journal of Behavior Medicine*，pp. 139-157.

❽　Folkman，S. & Lazarus，R. S.，"An Analysis of Coping in a Middle-aged Community Sample,"Jorunal of Health and Social Behavior，1980(21)，pp. 219-239.

❾　Lazarus，R. S.，Folkman，S.，"Transactional Theory and Research on Emotions and Coping,"European *Journal of Personality*，1987(1)，pp. 141-169.

❿　Pearlin，L. I. & Schooler，C.，"The Structure of Coping,"*Journal of Health and Social Behavior*，1978(19)，pp. 2-21.

⓫　Pearlin，L. I.，Lieberman，M. A.，Menaghan，E. G. et al.，"The Stress Process,"*Journal of Health and Social Behavior*，1981(22)，pp. 337-356.

⓬　Stone，A. A. & Neale，J. M.，"New Measure of Daily Coping: Development and Preliminary Results,"*Journal of Personality and Social Psychology*，1984(46)，pp. 892-906.

很大的重复❶❷。

(三)过程取向的原则

以下是我的同事和我在过去几年阐明的元理论原则，我相信，这能够代表当前应对的过程取向。

第一，为了独立地检验应对结果的适应或不适应性，对应激导致应对的想法和行为必须与应对结果分别检验。我做出了情境化的假设——考虑到经验的支持——一个应对过程是好的还是坏的，适应性地来说，依赖于特定的人，遇到的问题类型，时间长或短，也依赖于所研究结果的形式，如士气、社会功能或胃部的健康。没有一个广泛意义上的好或坏的应对过程，虽然一些可能是比另外一些好。

这样，否认作为自我心理学中引起疾病的应对，可能在某种特定的环境中对适应是有用的，正如我在一些年前讨论过它的代价和结果一样❸。虽然对否认的定义和测量问题还没有全面分析——例如，否认在多大程度上与避免和幻觉有所不同——但是否认对胃部和心理健康的影响在最近已经引起了研究者很大的兴趣。这种研究兴趣也包括与其他健康问题相关的一些内容，如心脏病发作、手术、哮喘等其他疾病。

在这方面，对心脏病发作过程的观察表明，否认已经有不同的结果，这一过程包括：①症状刚刚出现并且患者必须解释决定做什么时；②在医院的后冠状动脉期；③出院之后。当个体在解释症状的时候出现否认是适得其反的，也是危险的——它通常会导致在最危险的时刻延迟获得帮助——然而，在后冠状动脉期住院治疗阶段否认是有用的，但是如果出院很长一段时间后，持续采用这种应对策略就会再次增加适得其反和危险的结果❹❺。我认为关于这种研究的全面回顾是非常值得做的事情。

❶ Kahana，E.，Kahana，B. & Young，R.，"Strategies of Coping and Postinstitutional Outcomes,"*Research on Aging*，1987(9)，pp. 182-199.

❷ Scheier，M. F.，Weintraub，J. K. & Carver，C. S.，"Coping with Stress：Divergent Strategies of Optimists and Pessimists,"*Journal of Personality and Social Psychology*，1986(51)，pp. 1257-1264.

❸ Lazarus，R. S.，"The Costs and Benefits of Denial,"in Breznitz，S. (ed)，*The Denial of Stress*，New York，International Universities Press，1983.

❹ Levenson，J. L.，Kay，R.，Monteferrante，J. et al.，"Dental Predicts Favorable Outcome in Unstable Angina Pectoris,"*Paychosomatic Medicine*，1984(46)，pp. 25-32.

❺ Levine J.，Warrenburg，S.，Kerns，R. et al.，"The Role of Denial in Recovery from Coronary Heart Disease,"*Psychosomatic Medicine*，1987(49)，pp. 109-117.

研究也表明，否认对于外科手术的几种适应性结果有有利的后果，如愈合率、轻微并发症和住院的时间❶。然而，这对于哮喘的作用是不同的。虽然当哮喘症状即将出现时，否认会导致更低水平的解释，但是，它也会使实际因哮喘住院治疗的可能性更大。另一方面，警觉性的应对可能导致有效的努力去减少哮喘发作，也就是说，会使用一个吸入器或采取其他的治疗手段，以至于采用这种应对方式的病人很少住院❷。

第二，如果一个人问病人在乳腺癌手术之后她们是怎样应对的，答案是容易被误导的，因为在任何时间，应对策略依赖于她们是否处理了一种或另一种疾病导致的多种危险。那么，一个人应对的对象是什么依赖于疾病出现的情境，而情境将随时间而改变，因为注意什么，怎样对待自己都会改变❸❹❺。

在任何时刻都对病人有威胁的是恶性肿瘤再次出现的可能性——当然，这依赖于是否接近病人按计划进行术后诊断检查的时间。如果是这样的话，再次出现的危险就可能是注意的中心。然而，在其他时间，再次出现肿瘤的想法可能就会被避免。或者，有关威胁的关注可能使自己不得不告诉配偶、朋友、父母或者孩子正在发生着什么。在疾病的这个阶段，也就是说，癌症是早期的或晚期的，强烈影响病人这一阶段的想法。一个晚期癌症患者可能会想是否继续或不继续令人衰弱的治疗，是否处理增长的死亡威胁❻等。

这里的原则是，应对的过程与癌症导致的不同威胁，或者任何一个

❶ Cohen，F. & Lazarus，R. S. ，"Active Coping Processes，Coping Dispositions，and Recovery from Surgery,"*Psychosomatic Medicine*，1973(35)，pp. 375-389.

❷ Staudenmayer，H. ，Kinsman，R. A. ，Dirks，J. F. et al. ，"Medical Outcome in Asthmatic Patients：Effects of Airways Hyperreactivity and Symptom-focused Anxiety,"*Psychosomatic Medicine*，1979(41)，pp. 109-118.

❸ Folkman，S. & Lazarus. R. S. ，"If It Changes It Must Be a Process：Study of E-motion and Coping During Three Stages of a College Examination,"*Journal of Personality and Social Psychology*，1985(48)，pp. 150-170.

❹ Folkman，S. & Lazarus，R. S. ，Dunkel-Schetter，C. et al. ，"The Dynamics a Stressful Encounter：Cognitive Appraisal，Coping，and Encounter Outcomes,"*Journal of Personality and Social Psychology*，1986(50)，pp. 992-1003.

❺ Folkman，S. ，Lazarus，R. S. ，Gruen，R. et al. ，"A：Appraisal，Coping，Health Status and Psychological Symptoms,"Journal of Personality and Social Psychology，1986(50)，pp. 572-579.

❻ Mendelsohn，G. A. ，"The Psychological Consequences of Cancer：A Study of Adaptation to Somatic Illness,"Cahiers d'Anthropologie，1979(2)，pp. 53-92.

复杂的心理应激源，无论是否以疾病为基础，都会随着不同适应的意义和不同的威胁要求而变化。因此，当研究病人这样应对疾病时，有必要详述病人即刻要出现的特定威胁，并且单独处理它们而不是扩大对整个疾病的注意焦点。

第三，在应对策略中最需要的是去描述一个人在应对应激事件时是如何想和做的。关于个体是如何应对的推论不是基于被研究的人所做出的，而是基于专业的观察者所做的。

这种类型的测量应该也能够随着时间而重复测量，并在研究设计中能够跨越不同的应激事件，这些事件包括个体内的，也包括个体间的。这能使研究者检验个体应对方式上的跨时间和跨应激事件的一致性和不一致性。

个体间和个体内研究的综合设计使我们把应对既看成状态的又是特质的，状态代表不稳定性（不稳定的状态）或改变，特质代表跨越不同条件的稳定性或一致性。如果我们强调应对跨越时间和事件的一致性，那么我们就采用特质的概念；如果我们强调情境的影响，那么应对具有时间和事件的不一致性，我们就采用状态或过程的概念。同样，一枚硬币有两面，两面通常是相等的。一致性越多，应对的特质性就越多；不一致性越多，应对的状态性（过程性）就越多。除非在同一个人身上检验了跨时间和跨应激事件的应对策略，否则特质—过程（状态）的议题不能用实验的方法来研究。

在某种程度上，这些考虑导致伯克利应激和应对项目组编制了应对方式问卷❶，无论是在访谈或者自我报告的研究中，这都是当代最广泛使用的技术。这种设计将应对看成可能是一个过程、情景化的，而不是将应对作为一种稳定的倾向来研究。我们的过程应对量表——和其他相似量表——用于测量对特定应激事件时的应对，要求被试去选择是否同意列表中的想法和行为。最复杂的版本是，在心理测量的理论和项目行为基础之上，用因素分析的方法产生了一套不同的应对策略。

应对方式问卷有八个因素。表 17-1 列举了每一个维度的样例项目。虽然其他研究者编制的量表与它不完全相同，但也有所重叠，并且在项目和概念标签的定义上也有所重叠。

第四，从过程的视角来看，应对被定义为，正在进行的认知和行为的努力，以管理特定的外部和/或内部要求，这些要求被评价为消耗或超

❶ Folkman，S. & Lazarus，R. S.，*Manual for the Ways of Coping Questionnaire*，Palo Alto，CA，Consulting Psychologists Press，1988.

过了个人的资源。这个定义可以被简化——虽然失去了一些信息——仅仅表述为应对是管理心理应激的认知和行为努力。从测量和研究的视角，这种类型的构想强调的是应对努力是独立于结果的，因此可以独立评价影响适应结果的应对作用。

需要注意的是，无论过程是适应性的还是非适应性的，成功的或不成功的，固定的或易变的，应对这一术语都可以使用。适应性指的是在改善适应性结果中应对的有效性。例如，士气、身体健康和社会功能。成功指的是与应对（或防御）相关的再评价被个体所相信的程度。固定的意味着在许多不同的情境下，个体已经获得了一种稳定的应对方式或防御；大多数的应对过程，包括防御，都可能是一种易变的，对情境敏感的方式去努力评价正在发生什么，这种评价方式是对现实情境的一种反映，却对将要发生的事情充满希望或保持乐观。例如，一个人可能没有成功否认威胁，会有这种内部语言，"我尝试告诉我自己我不会死，但是我不能坚持下去。"

表 17-1　应对方式问卷的样例项目

因素
对抗的应对
46. 站在我的立场，为我想要的而奋斗。
7. 试着去接近负责的人，去改变他或她的想法。
17. 我对引发问题的人表达愤怒。
2. 疏离
44. 轻视问题，拒绝用太严肃的态度来看待问题。
41. 不让应激接近我；拒绝想得太多。
21. 试着忘记整个事情。
3. 自我控制
14. 我试着保留自己的感受。
43. 使其他人不知道事情有多糟糕。
35. 我试着不要操之过急或仅凭我的第一直觉行事。
4. 寻求社会支持
8. 与其他人交流以了解更多的情况。
31. 与那些可以解决一些具体问题的人交流。
42. 我向我尊重的亲戚或朋友寻求建议。
5. 承担责任
9. 批评或责备自己。
29. 意识到是我自己导致了问题出现。
51. 我对自己做出承诺，下次事情会有所不同。
6. 逃避——避免

因素
58. 希望情况会消失或在某种程度上将要结束了。
11. 希望奇迹会发生。
40. 总体来说，避免与别人在一起。
7. 有计划的问题解决
49. 我知道必须做什么，所以我加倍努力去做事。
26. 我制订了一个行动计划，并去实施它。
39. 做些改变，事情会好转。
8. 积极的重新评价
23. 个人以一种好的方式改变或成长。
30. 当我从经验中走出来的时候比深陷其中更好一些。
36. 找到了新的信心。

第五，应对的过程理论强调应对至少有两种主要的功能❶，集中于问题的和集中于情绪的。这种区别已经被应对研究者所广泛赞同。集中于问题解决的应对功能是，通过作用于环境或个人而改变混乱的人与环境的关系。集中于情绪的应对功能是去改变应激与环境关系被关注的方式（如警觉或避免）或者事件发生的相对意义，尽管实际的关系情境并没有改变。后者包括一个更良性或更少威胁的重评，如否认和疏离。

改变事件发生的相对意义是非常强有力的——并被广泛使用——是调节应激和情绪的工具。例如，心爱的人做出诽谤性的评价，这将被认为是一种贬低。现在假设挑衅接受者非常希望避免这种感觉，并且避免表现带有潜在消极结果的愤怒。如果接受者能够为所爱的人找借口——他或她病了，筋疲力尽了，或者由于工作压力太大了——这将需要共情和宽容而不是愤怒——挑衅可以被忽视并且不需要感受和表达愤怒。

在过去的很长时间里我倾向于认为这种应对策略是一种压抑或否认的健康形式。这不是一种经常出现的威胁性的冲动被我们有意阻断，而是对发生的事件进行了重新评价，这会消除威胁。这样威胁性的冲动不再重要，不必再从我们的意识或行动中被阻断，做出这种意义上的改变是应对中一种健康和有力的方法。可能一些被我们称为压抑和否认的就

❶ Folkman，S. & Lazarus，R. S.，*Manual for the Ways of Coping Questionnaire*，Palo Alto，CA，Consulting Psychologists Press，1988.

是这种类型。

关于应对的两种功能，即集中于问题解决与集中于情绪，在西方价值观中有一种强烈的倾向相信前者而不信任后者。采取行动去面对问题而不是去重评关系的意义似乎更受欢迎。然而，有充足的证据表明，在某种条件下——特别是，那些做什么都不能改变情境的时候——当失败时，理智解决问题的努力达不到目的，甚至可能导致长期的悲痛；那么集中于情绪的努力将提供更好的应对选择❶。

三、过程应对研究的主要概括

我们对应对方式的研究和其他使用量表的研究者，具有相似观点和方法，并已经得到了许多重要并可以被重复的结论，概括如下。

第一，在每一种应激事件中，人们使用了大部分因素分析产生的应对策略❷。为什么会这样？因为应激事件是复杂的，也是花费时间的。然而，很难说某种程度上应对策略是与事件的特定因素相连——也就是说，威胁的内容、受到威胁的目标、先前的信念——或者与时间因素相连；例如，人们可能尝试一种策略，但是在结果反馈之后变成另外一种策略。是否应对策略依赖于特定威胁的内容或者是随着时间而试误，这个深刻的问题没有在研究中被强调。为了找到答案，需要微观发生法的研究设计。

第二，一些应对策略比另外一些应对策略更稳定，或者在不同的应激事件中，这些应对策略是更一致的。例如，在一项研究中，在五个月的时间内，每个月测量一次，我们发现在同样一些人身上有五种主要的应激事件❸❹。采用了自相关的方法评估了同样的人在不同事件中的应对稳定性情况。

---

❶ Collins, D. L., Baum, A. & Singer, J. E., "Coping with Chronic Stress at Three Mile Island: Psychological and Biochemical Evidance," *Health Psychology*, 1983(2), pp. 149-166.

❷ Folkman S. & Lazarus, R. S., "An Analysis of Coping in a Middle-aged Community Sample," *Journal of Health and Social Behavior*, 1980, 21, pp. 219-239.

❸ Folkman, S., Lazarus, R. S., Dunkel-Schetter, C. et al., "The Dynamics a Stressful Encounter: Cognitive Appraisal, Coping, and Encounter Outcomes," *Journal of Personality and Social Psychology*, 1986(50), pp. 992-1003.

❹ Folkman, S., Lazarus, R. S., Gruen R. et al., "Appraisal, Coping, Health Status and Psychological Symptoms," *Journal of Personality and Social Psychology*, 1986(50), pp. 572-579.

我们发现在不同的应激事件中有些应对策略是一致的，但是其他也是非常不一致的。例如，寻求社会支持是非常不一致的，然而积极的重评是中等程度稳定的——但是具有统计上的显著性。在结果上，如果假定个体在某个时间寻求社会支持，那么他们不太可能在另外一些时间上也去寻求社会支持。然而，如果假设一个人在某件事情上使用了积极重评的方式，那么他们可能在另外一个事件上也使用这一方法。这样，我们可以推论说，寻求社会支持是高度依赖于社会情境的，而积极重评在某种程度上是稳定的应对倾向。

同样，谢勒等人❶已经表明乐观或悲观倾向影响个体应对应激事件的方式，那么这涉及应对过程中的人格特质问题。更多这种类型的研究需要揭示不同应对策略受到社会情境、人格变量或者两者共同影响的程度。

第三，应对在任何一个既定的应激事件中也会随时间而改变。将应对看作过程是有实验证据的。一个大学考试不是一个单一事件，而是包含了一系列复杂阶段，这些阶段与先前老师对考试的特定安排有关。这些阶段包括考试来临之前的告示阶段，考试之后等待分数的阶段，分数出来之后的阶段。也有一个学生实际参加考试的阶段，但是没有实际去尝试直接研究考试这一阶段，因为学生不能与研究合作，这将干扰他们的成绩。

在这些不同的阶段，适应性的要求和有价值的信息是十分不同的。在对每一个阶段进行观察的准实验研究中，福尔克曼和拉扎鲁斯❷发现，在这些阶段，学生会显著地改变他们的情绪和应对方式。关于应对，选择信息和社会支持在考试前阶段出现十分频繁，但是在后期显著减少；疏离在等待阶段出现最为频繁，但是在其他阶段出现不多。

这样，如果考试已经被认为是一个单一应激事件，那么应对在不同阶段将被累加，那么，我们了解的东西可能有很大程度的失真。因此，分析随着时间的推移发生了什么，倾向于产生最无法解释和最容易被误解的结果。斯密斯和埃尔斯沃斯❸对大学考试中的评价、应对和情绪做

❶ Scheier，M. F.，Weintraub，J. K. & Carver，C. S.，"Coping with Stress: Divergent Strategies of Optimists and Pessimists,"*Journal of Personality and Social Psychology*，1986(51)，pp. 1257-1264.

❷ Folkman，S. & Lazarus，R. S.，"If It Changes It Must be a Process: Study of emotion and Coping during Three Stages of a College Examination,"*Journal of Personality and Social Psychology*，1985(48)，pp. 150-170.

❸ Smith，S. & Ellsworth，P. C.，"Patterns of Appraisal and Emotion Related to Taking an Exam,"*Journal of Personality and Social Psychology*，1987(52)，pp. 475-488.

了类似的观察，得到了同样的结果。

令我困惑的是，虽然我们测量应对的方法是受欢迎的，但是，很少有应对的研究关注应对一致性背后的理论逻辑，因问题改变，应对随情境和时间改变的重要依据等问题。甚至当我们使用这些工具、结果之间具有可比较性的时候也是如此。

第四，当应激条件被个人视为很难改变的时候，集中于情绪的应对会占有主要地位；当应激被评价为个体行为是可以控制的，集中于问题应对会占有主要地位❶❷。这不断重复的结果与二级评价是相联系的，二级评价必须做出应对的选择，使用应对的策略，同时，这使我们想起了明智地针对匿名酗酒者的警句格言："上帝赐予我勇气去改变那些我可以改变的，平静接受那些不能改变的，智者知道其中的差异"。

第五，应对是调节情绪结果的能力，也就是说，它改变了从事件开始到结束时的情绪状态。福尔克曼和拉扎鲁斯❸评价了被试在许多应激事件开始时和结束时的情绪状态，正如应对策略的作用所报告的，情绪发生了许多直接的改变。我们发现，一些应对策略，如计划性的问题解决和积极重评是与减少消极情绪、产生积极情绪相连的，而其他的应对策略，如对抗性的应对和疏离会产生相反的情绪改变，也就是说，情绪变得更加痛苦。

在另一项研究中，❹ 被试在一项多重选择量表上报告应激已经存在，或者：①没有解决或者变得更糟糕；②没有改变；③解决了但是不满意；④解决了但是需要改进；⑤解决了并且很满意。满意的结果被定义为，评价为解决了但是需要改进④或者满意解决了⑤。

每种应对策略和事件结果之间的关系见表 17-2。如表 17-2 所示，一些应对策略，如计划性的问题解决和积极重评是与满意结果显著相关的，然而，其他的策略，如对抗性的应对和疏离，虽然在统计上仅是接近显著，但是却与不满意的结果是相联系的。

---

❶ Folkman, S. & Lazarus, R. S. , "An Analysis of Coping in a Middle-aged Community Sample," *Journal of Personality and Social Behavior*, 1980(1), pp. 219-239.

❷ Lazarus, R. S. & Folkman. S. , "Transactional Theory and Research on Emotions and Coping," *European Journal of Personality*, 2010(1), pp. 141-169.

❸ Folkman, S. & Lazarus, R. S. , "Coping as a Mediator of Emotion," *Journal of Personality and Social Psychology*, 1988(54), pp. 466-475.

❹ Folkman, S. & Lazarus, R. S, Dunkel-Schetter, C. et al. , "The Dynamics a Stressful Encounter: Cognitive Appraisal, Coping, and Encounter Outcomes," *Journal of Personality and Social Psychology*, 1986(50), pp. 992-1003.

表 17-2　应对和事件结果之间的关系：个体内分析❶

测量变量	不满意的结果（M）	满意的结果（M）	F	p
1. 对抗应对	3.98	3.31	3.34	0.071
2. 疏离	3.35	2.78	3.38	0.069
3. 自我控制	5.98	5.36	2.53	0.115
4. 寻求社会支持	4.71	5.16	1.22	0.281
5. 承担责任	1.92	1.65	1.10	0.298
6. 逃避—避免	2.86	2.64	0.50	0.482
7. 计划性的问题解决	6.33	7.59	8.67	0.004
8. 积极重评	2.70	3.90	9.67	0.003

注：多元方差 $F_{(8,76)} = 4.64$，$p < 0.001$。

在这项研究中，由于研究设计采用的是要求被试在应激事件结束之后重构应激事件和应对策略的方法，因此，虽然这些结果与理论期望是一致的，但是这些结果不能证明应对的因果作用。然而，在一项前瞻性研究中，应对可以在应激事件出现之后、结果出现之前被测量，博尔格❷得到的结果强烈支持了这一假设，即应对对情绪具有因果关系的调节作用。

关于应对作为情绪的调节者，我可能会补充与上述条件不同的内容，例如，在考试应激研究中，我们已经讨论了，当学生没有事情可做，等待分数的时候❸，疏离是一种非常有用的应对策略，这说明，如果不考虑事件的背景，应对策略的适应性价值也可能会产生危险。一次又一次，我们发现一种应对策略在一种情境下或一个人身上产生了积极的效果，在其他情境或个体身上可能就不会产生。我们需要研究一些规则，即什么样的特定环境使应对策略可能会产生好的或坏的结果。

另外还有对想入非非（wish thinking）的说明，这种思维包含了一套项目，这些项目属于更广泛的逃避—避免应对维度。我们已经注意到逃避—避免可能有积极的适应价值，但是这可能从来没有在我们的研究中

❶ Folkman，S. & Lazarus，R. S.，Dunkel-Schetter，C. et al.，"The Dynamics a Stressful Encounter：Cognitive Appraisal，Coping，and Encounter Outcomes," *Journal of Social Psychology*，1986(50)，pp. 992-1003.

❷ Bolger，N.，"Coping as a Personality Process：A Prospective Study," *Journal of Personality and Social Psychology*，1990(59)，pp. 525-537.

❸ Folkman，S. & Lazarus，R. S.，"If It Changes It Must Be a Process. Study of Emotion and Coping during Three Stages of a College Examination," *Journal of Personality and Social Psychology*，1985(48)，pp. 150-170.

进行检验，也就是想入非非没有包括在逃避—避免的量表当中。最后，我们很容易认为我们已经发现了一个普遍不好的应对策略。毕竟，如果一个人的应对策略是梦想或希望，应激会自动消失，那么一般不会尝试对消极的人与环境之间的关系做什么。

然而，我不愿做这种概括，因为，正如否认一样，如果个体没有做什么，只是想入非非也不会有什么害处。仅仅当否认或想入非非阻止一个人试图尝试更建设性的策略时，情境化的原则应该能够改进这些具有消极结果的策略。我们需要更多的观察来解决这一问题。

第六，应对研究倾向于关注两个不同但相互关联的问题，即①影响应对策略选择的变量；②这些策略对适应结果的效应。关于结果，应对理论与效能相关联，这种效能指的是应对策略以及它的执行情况和应激事件的适应要求三者之间的切合性如何。这种切合性真正依赖于做出的评价，以及应激事件提供的应对方案的可行程度。

虽然使用应对过程量表已经报告了许多适应性结果的显著效应，但是这种对应对的概括有其缺点，因此，要求我们必须提供适应性效应的实验证据。在这一领域的许多研究中，这些结果倾向于建立在关于情绪伤痛或心理症状的自我报告基础上[1][2][3][4]。

在应对研究中适应的结果极大地依赖于自我报告的标准，正如我自己在前面提到的[5]，这在某种未知的程度上，前因和后果测量上的重叠增加了相关被混淆的可能性。这是一个长期困扰应激与健康研究的问题，

[1] Zautra，A. J. & Wrabetz，A. B.，"Coping Success and Its Relationship to Psychological Distress for Older Adults,"*Journal of Personality and Social Psychology*，1991(61)，pp. 801-810.

[2] Folkman，S. & Lazarus，R. S.，Dunkel-Schetter，C. et al.，"The Dynamics a Stressful Encounter：Cognitive Appraisal，Coping，and Encounter Outcomes," *Journal of Personality and Social Psychology*，1986(50)，pp. 992-1003.

[3] Holohan，C. & Moos，R. H.，"Life Stressors，Personal and Social Resources，and Depression：A 4-year Structural Model,"*Journal of Abnormal Psychology*，1991(100)，pp. 31-38.

[4] Solomon，Z.，Mikulincer，M. & Avitzur，E.，"Coping，Locus of Control，Social Support，and Combat-related Posttraumatic Stress Disorder：A Prospective Study,"*Journal of Personality and Social Psychology*，1988(55)，pp. 279-285.

[5] Folkman，S. & Lazarus，R. S.，"Coping as a Mediator of Emotion,"*Journal of Personality and Social Psychology*，1988(54)，pp. 466-475.

如多伦温德等人❶和拉扎鲁斯等❷的争论，也见拉扎鲁斯❸关于这一问题的讨论。

然而，也有一些值得注意的问题。我已经发现了印象最深刻的一项前瞻性研究——采用独立观察者判断适应结果——是一本未发表的学位论文❹，论文的贡献在于，预测癌症引发喉切除的病人，在如何快速和有效学习用假体学习说话过程中的个体差异。这对于许多人来说是一件非常困难、令人沮丧和有压力的过程，但是一些人却做得非常好，一些人却很差。不是手术损伤的客观严重性或是事前测量的人格特质预测了这些个体差异。而是个体如何评价和应对学习任务极大地预测了后来恢复的成功情况，这种恢复情况是被临床判断可靠地估计过的。

采用行为和生理标准开展多种方法研究是非常困难的，这也是自我报告方法被广泛使用的原因之一。我也不愿意通过贬低自我报告的价值来提升其他的方法，其他方法也有自己严重的问题。然而，多种方法的研究能够说明是否获得了应对和适应性结果之间的关系。例如，自我报告了情绪痛苦与机能失常，这或者是可以被不同研究方法所重复，或者仅仅是反映了方法上的差异。对应对和适应结果研究的概要回顾是有价值的，因为它强调了应对研究的重要原因，即应对在这些结果上的作用。

四、应对测量的一些特定问题

应对测量的风格和过程两种取向，问的问题不同，提供的答案类型也不同。应对风格强调的是人格的气质或特质，某种程度上在应对策略的选择上超出了情境和时间的影响。应对过程强调的是时间和情境对应对的影响，以及它们带来的变化。

风格和过程取向都有许多重要的局限性。我在这里将强调这些局限性的重要意义。我将不会仅从心理测量的视角来讲，因为测量是技术或

---

❶ Dohrenwend，B. S.，Dohrenwend，B. P.，Dodson，M. et al.，"Symptoms，Hassles，Social Supports and Life Events: Problem of Confounded Measures,"*Journal of Abnormal Psychology*，1984(93)，pp. 222-230.

❷ Lazarus，R. S.，DeLongis，A.，Folkman，S. et al.，"Stress and Adaptational Outcomes. The Problem of Confounded Measures,"*The American Psychologist*，1985(40)，pp. 770-785.

❸ Lazarus，R. S.，"Theory-based Stress Measurement; and Commentaries,"*Psychological Inquiry*，1990(1)，pp. 3-13.

❹ Oates，J.，*Acquisition of Esophageal Speech Following Laryngectomy*，Dissertation，La Trobe University，Bundoora，Australia，1988.

方法的问题，而不是策略或理论的，并且仅谈论这个问题有点狭隘，一般的读者可能会没有多少兴趣。一些学者已经关注了采用过程测量所带来的心理测量学问题❶❷。

(一)应对风格取向的局限性

应对风格的重点是出现在自我心理学理论视角下的，强调内部的心理动力而不是外部环境的因素。在 20 世纪 70 年代，重点转向了一段时间内的环境，特别是环境的变化或生活事件。然而，因为两种因素都是当前重点所强调的，人与环境被认为存在交互作用，人—环境的关系与它们之间特定关系的意义比起心理内部和环境的简单比较是更值得关注的。

例如，如果关心情绪与特质应对在对特定患者的治疗中是无效的，那么，主要的兴趣在于这些患者解释自我和世界的一致性方式，即，它们如何应对应激。可以推测这些患者经常采用的评价和应对过程使得他们出现了适应性的烦恼。这种患病的倾向导致了失调性的评价和应对过程，因此，设计的治疗目标是去改变看待世界的方式❸❹（文献 3，4 中讨论了心理治疗中的情绪特质和过程）。那么，在临床评价中需要去检验应对倾向或风格。

这种现象最严重的问题是，个体最终评价有关世界的宽泛方式经常是作为一个单一连续体或二分的维度。例如，压抑——敏感化。风格不能提供给我们否认这种应对方式的描述，以及在特定应激情境下所使用的特定应对策略。例如，当自尊受到威胁时，当人们感到不能胜任一项与社会尊重和自尊有关的任务时，当健康、技能和生存受到威胁时，当

---

❶ Stone，A. A. & Kennedy-Moore，E.，"Assessing Situational Coping：Conceptual and Methodological Considerations,"in Friedman，H.（ed），*Hostility*，*Coping*，*and Health*，Washington D. C.，American Psychological Association，1992，pp. 203-214.

❷ Folkman，S.，"Improving Coping Assessment：Reply to Stone，AA，Kennedy-Moore，E.，"in Friedman，H.（ed），*Hostility*，*Coping*，*and Health*，Washington D. C.，American Psychological Association，1992，pp. 215-223.

❸ Lazarus，R. S.，"Cognition and Emotion from the RET Viewpoint,"in Ellis，A.，Bernard，M. E. & DiGuiseppe，R.（eds），*Inside Rational-Emotive Therapy*，San Diego，Academic Press，1989，pp. 47-68.

❹ Lazarus，R. S.，"Constructs of the Mind in Health and Psychotherapy,"in Freeman，A.，Simon，K，Beutler，L. E.，Arkowitz，H.（eds），*Comprehensive Handbook of Cognitive Therapy*，New York，Plenum，1989，pp. 99-121.

有一个不可逆转的丧失时，当目标是获得他人的认可或喜爱但却被拒绝，或者缺少别人的喜爱时等，人们所做和所想有何不同？

总体上，广泛的应对方式更不能充分解释或预测在特定情境中，处理应激时的个体内变异。当面对所有人类都面临的各种形式的危害、威胁和挑战时，复杂的适应性努力在解释和预测中有很大作用，单维度的类型可能在说明这些问题时太有限了。即使采用多维度的测量，正如某种防御机制的测量❶，由于注意集中于一致性的应对风格上，因此，倾向于忽视环境条件引发的应对过程。

过程取向能够识别应对风格吗？解决这一问题可以运用两种有效的方法。首先，如果我们反复研究了在不同时间和在不同应激情境下的同样一些人，我们有可能获得个人在处理各种不同日常应激事件时选择更一致的应对策略的表面描述。这种类型的描述可以从有关疾病引发的应激中获得，例如，在前面引用过这样一个研究，即门德尔松在以过程为中心的方法中，研究了导致健康状态恶化的癌症所引发的应对策略问题。

然而，除了一个研究之外❷，几乎没有过程研究使用自下而上或归纳的方法概括了在不同种类的应激事件上的应对策略。这种方法总结出来的应对方式，来自在许多特殊应激事件下采用过程视角测量的许多特定的应对想法和行为。相对于传统的在单一评价情境基础上测量应对的方法而言，由于研究的缺乏，目前不可能知道这种方法是否是一个可行的替代方法。这种自下而上的方法也容许对不同个人的应对模式进行聚类分析，因此，可以将人们按照应对模式进行分类，也可以去检验这种模式随着时间和事件变化的稳定程度。

第二种方法由于易于管理而被广泛使用，它通过询问人们通常的应对方式而不是人们面对特定的威胁或者应激事件时的应对方式，来改变措辞以对应对进行测量。通过改变措辞的方式，应对的过程测量被转换成了一种方式的测量，这样就假设应对模式的报告是针对某些时候通常真发生了的应对，而不是构建一种合理的、但幻想比现实更多的应对。我们原来抽取大量实际的特定应激事件的研究，目的是为了避免被试的虚假回答。我们推测，如果被试必须回忆或者提取一个实际的事件以及

---

❶ Gleser，G. & Ihilevich，D.，"An Objective Instrument for Measuring Defense Mechanisms,"*Journal of Consulting and Clinical Psychology*，1969(33)，pp. 51-60.

❷ Folkman，S.，Lazarus，R. S.，Dunkel-Schetter，C. et al.，"The Dynamics a Stressful Encounter: Cognitive Appraisal，Coping，and Encounter Outcomes,"*Journal of Personality and Social Psychology*，1986(50)，pp. 992-1003.

采用的应对想法和行动，他们就有良好的机会在实际生活中践行那些报告过的想法或做法。

我认为这可能是一种坏的假设，当"通常"这个词在测量中被使用时，表明一个被试在任何一种特定事件中采用了什么实际应对方式，这是一种典型的特质或风格的测量程序。被试可能对他们将倾向于如何应对有一个模糊的印象之外一无所知，被试可能会受社会赞许性或者完美想法的影响，而不是受他们自己实际如何想和如何做的影响。这个问题也出现在主观幸福感的测量上，主观幸福感通常是一个较长时间范围内的，而不是一个特定的时刻或者环境下的，这导致被试估计整体幸福感的时候，仍或多或少不清楚其操作模式❶❷。

大量的研究者使用了以特质为中心的应对方式问卷，有时通过改变措辞去使它变成一种特质测量，并且有时甚至没有改变措辞，但是遵循了更可疑的假设，即在任何一个单一事件下的想法和做法是一个人在不同事件下的典型特征。

我也发现了一个有趣的研究案例，在这个研究中，作者通过安排反应形式，让被试评定赞同每一个的想法或行动作为自己特点的程度，将一个过程应对方式问卷改编成了一个特质量表。在其他例子中，研究者似乎已经误解了素质或特质取向与过程取向应对测量方面的差异❸（例如见，参考文献 3，文中批判了过程测量，由于它不是特质测量，而且也从来没有打算测量特质）。

(二)应对过程取向的局限性

虽然过程取向可能更好地包括了在各种需要应对的应激情境下特定的应对想法和行为，但是也有其局限性。最重要的一点就是测量中通常没有勾勒出一个完整的人，而一个人有着特定的目标等级和情境目的、信念系统和计划的生活方式以及社会联系。如果我们对于一个人在我们研究的特定情境下的应对想法和行动知道得更多，应对过程测量将更有意义和作用。

---

❶ Strack，F.，Argyle，M. & Schwarz，N.（eds），*Subjective Well-being*，Oxford，England，Pergamon，1991.

❷ Lazarus，R. S.，"From Psychological Stress to the Emotions：A History of Changing Outlooks,"in Rosenzweig，M. R.，Porter，L. W.（eds），*Annual Review of Psychology*，Palo Alto，CA.，Annual Reviews. Inc.，1993，vol. 44.

❸ Endler，N. S. & Parker，J，D.，"Multidimensional Assessment of Coping：A Critical Evaluation,"*Journal of Personality and Social Psychology*，1990(58)，pp. 844-854.

以上问题也出现在人格研究中最普遍的取向上，不论是实验的还是相关的研究，人格研究中也经常是得出许多人格变量的各自独立分数，而不是对整个人的整体描述。卡尔森❶在很多年前就提出了这个问题，但是这并没有成功地使人格评估远离将个人分割成若干独立特质的模式。这些特质不能相加，或者也不能综合起来，使我们看到一个活生生的以某种方式努力去适应世界和生活的人❷。

我上述所说的已经被布洛克（Block）在批评米契尔时雄辩地指出过，米契尔❸的观点是人格特质没有跨情境的广泛一致性。请允许我引用布洛克的说法❹：

"……我们相信确实有一个基本的连贯性，人格功能和人格发展都具有一个深层结构。当然，成人即时的环境情境也会影响行为是至关重要的，正如人格心理学家亨利·墨里❺、库尔特·勒温❻、罗伯特·怀特❼和其他学者所观察到的。但是，刺激情境不能单独存在，我们相信，对于理解行为来说，它是一种充分的基础。在遇到怜悯情境时，人类不是简单有效地线性反应系统。"

实际上，我所争论的不是在应对研究中需要极端情境化，而是努力去检验情境的影响以及个人和环境间的稳定关系，这是人们有可能会注意和选择的，或者在没有可能选择的时候必须处理的问题。我相信我们必须试图将过程应对的测量放入更大的个人生命以及与世界相关的框架内。一种取向并不能将应对的情境测量整合到整个个体中，这种取向一定是非常有局限的。也就是说，我相信，这是应对过程取向的最严重缺陷。

在这种取向中，人格方面最易于忽视的是动机，也就是说，它包括

❶ Carlson，R.，"Where is the Person in Personality Research?"*Psychological Bulletin*，1971(75)，pp. 203-219.

❷ Lazarus，R. S.，"Theory-based Stress Measurement,"*Psychological Inquiry*，1990(1)，pp. 3-13.

❸ Mischer，C.，*Personality and Assessment*，New York，Wiley，1968.

❹ Block，J.，"Studying Personality the Long Way,"in American Psychological Association Annual Meeting，San Francisco，1991.

❺ Murray，H. A，*Explorations in Personality*，New York，Oxford University Press，1938.

❻ Lewin，K.，"Behavior and Development as a Function of the Total Situation,"in Carmichael，L. (ed)，*Manual of Child Psychology*，New York，Wiley，1946.

❼ White，R. W.，"Motivation Reconsidered：The Concept of Competence,"*Psychological Review*，1959(66)，pp. 297-333.

总体目标和情境下的目的，后者调动和指导应对策略的选择。在一般和特定应激事件下，应对过程的动机是一个有趣且重要的议题，但在目前的理论和研究中却几乎全被忽略了。我将在下面的部分做更多的介绍。

五、应对研究的结论

把应对作为方式和作为过程进行研究的取向都是必要的，因为它们强调了问题的不同方面。这些观点相互补充，正如我前面所说的，特质和状态就好比同样一枚硬币的两面一样。在应对测量中，不论哪种观点，其本身的进展足以为我们寻找的情绪和适应提供充分的理解，或者有利于针对有效和无效的应对或应对者的临床研究。结合两种取向而不排斥彼此可能是一件有价值的事情。

以充分的次数去研究应对随时间和不同的应激源在同一个人身上的表现，并强调它的过程和特质方面，同时用这些结果去评定整个人，需要复杂的纵向研究设计。当前的体制和研究基金的条件不利于研究者按照自己的意愿，解决有关应激、应对和情绪的大胆理论和元理论所提供的激动人心的挑战。人作为一个世界上最复杂的生物体，在面临任何生物曾遇到过的、最复杂的适应环境情境时，这使得我们的努力似乎像苍白的影子一样。

从我的观点来看，我对于应对的最终讨论试图说明进一步研究应对的一些可能性。虽然具有多种可能性，但有两个可能性对我来说似乎特别重要也最有希望实现。这些必须去做：①在重大生活应激和危机中，人们必须应对特定的、威胁个人意义的事件；②应激和情绪的联系，以及后者测量的效用。

(一)威胁个人意义的事件

一种以评价为中心的取向强调，我们的注意力不仅关注环境的应激，而且也要关注这些应激是如何被个人所解释的。我确信威胁对个人的意义是个人必须应对的心理应激中最重要的方面，它指导了应对策略的选择❶。无论这种取向是以深度访谈还是以一种标准化问卷调查的方式来测量应对，为真正理解应对，要求我们瞄准一个特定应激情境的威胁意义，以及它们如何随着时间和情境而变化。对此怀疑者，我仅需要将其变成一个关于个人意义和应对之间联系的问题来看待，而不当成一种假设。

考虑到衰弱艾滋病患者的照顾者所承担的可怕任务，刚才所言便一

---

❶ Kleinman, A., *The Illness Narrative：Suffering, Healing and the Human Condition*, New York, Basic Books, 1988.

目了然，福尔克曼和切斯尼正在研究这个问题❶。他们注意到，通常最明显的应激源，如不得不清理临终病人的呕吐或尿失禁导致的血污，这种必须承担的繁重任务不是最严重的应激。此外，优雅和快活地做这些事情可能不仅容易缓解病人的痛苦，也能够强化照看者的控制感——这是他急需的——否则就会出现失控的局面。这些和其他的应激源也不必总是照看者最为关注的。看着心爱的人病情日益恶化和他即将逝去的前景倾向于更具有威胁性。

但是对于照顾者来说，在这种情境下，也可能有更糟糕的个人意义，也就是说，发生在心爱的人身上的事情，提供了一种照顾者本人将来命运可能会有的悲惨模式。如果照顾者是 HIV 阳性，那么他每天看到的悲惨场景大声向他传达着，当他病了或者向着他自己悲惨死亡不断接近的时候，什么即将发生在他身上。当然，虽然对那些 HIV 阴性照顾者而言，他们不能确定被这种无限期的病情放过了，但是这具有的威胁可能更小。

我们更喜欢将威胁定义为明显的环境应激破坏了更重要的任务，即需要去获得一种对威胁的正确观点，这种威胁是人们正在面对和必须以某种方式进行管理的。这些威胁——虽然有时可能与别人分享——可能也是十分私人的。他们产生于总的心理状况，这些心理状况包括个人在社会上和工作上的角色，以及重要生活目标和信念状况。问题是怎样识别个人必须应对的事情具有的威胁意义以及应对过程个体和集体的作用。同样的观点适用于任何个人生活危机的应对，这些危机通常是复杂和多变的。

我所说的指出了关键问题是需要一个评估威胁的全面量表，因为我们总是应对一些特定事情——正如我在前面讨论中所说的，应对情境作为一个过程——并且，从一件事情到另外一件事情，我们应对的方式也有所不同。如果应对不仅在口头上被认为是一种过程，那么为了了解一个人应对方式的意义，应该将更多的注意放在考虑威胁评估的工作上。

在 AIDS 照顾者的例子中，经常没有被说出的一个相关的议题是，即为了持续忠诚照顾他们的伴侣，需要大多数照顾者经常在一起，而不是远离这些重大而持续不断的应激。坚持到伴侣最坏的时候，这些忠诚的照看者可能是一个选择组，是什么使他们能够保持心理健康？知道这些非常有用。

---

❶ Folkman，S. & Chesney，M. A.，"Coping with Caregiving and Bereavement in the Context of AIDS,"Paper Presented at the American Psychological Association Centennial Meeting，1992.

回答这个问题不仅仅要看大多数不可改变的社会和人格特质，如一个支持的家庭、朋友、经济支持、自我力量、智力和技能，这些减缓了个人的脆弱性，帮助人们度过危机。因为我们通常对这些特质不能做什么，如果我们想学习如何帮助别人更好地应对，那么我们也必须检验他们实际是如何做的，告诉他们自己努力去应对。

最为重要的是，我们必须检验在短期或长期的应对中，应对模式是成功的还是失败的，以及以何种方式应对的。如果可以看得出来的话，我们也应该检查这些策略是如何在一起并且综合成个人总体应对方式的。我猜测，能够保持有用意义的——无论他们可能是什么——发生什么都是解决问题最重要的关键所在，这也适用于成功地应对哀伤❶。

(二)应激、情绪和应对

我最近提出❷❸最好将心理应激看作是情绪的一个子集。实际上，生气、焦虑、内疚、羞愧、难过、妒忌、嫉妒和厌恶，都是冲突引起的，也通常被认为是应激引起的情绪。情绪能够为人们如何看待那些适应性事件以及全部生活提供更丰富的信息资源，那么应激是一个多维的概念。也就是说，了解到一个人在适应性事件下会愤怒，而不是焦虑，会内疚而不是羞愧，会骄傲而不是嫉妒等，比只知道此人在承受应激，会获得更多的信息。

这是因为应激理论通常只根据心理动力学提供了两个分析类别，高和低，即使我们考虑到我所做的关于伤害、威胁和挑战之间的区别，仍有至少三个类别可以用来分析应对的心理动力。另一方面，有15种或者更多种类的情绪，每一个都有自己的特点，有自己的相关主题，它们为理解个人和情境提供了一种更为丰富的可能性。我们从要处理的每种情绪，环境本身以及接触的人中学习了不同的东西，这些情绪是我们与环境交互作用产生的。实际上，我建议在应对和心理应激的研究中也要测量情绪。

有良好的理论和研究为基础，我们相信，应对过程与我们在适应性

---

❶ Marris，P.，*Loss and Change*，Garden City，NY，Anchor Press，1975.

❷ Lazarus，R. S.，*Emotion and Adaptation*，New York，Oxford University Press，1991.

❸ Lazarus，R. S，"From Psychological Stress to the Emotions：A History of Changing Outlooks,"in Rosenzweig，M. R. & Porter，L. W.（eds），*Annual Review of Psychology*，Palo Alto，CA，Annual Reviews. Inc.，1993，vol. 44.

事件中产生的某种情绪和引发它的条件有特定联系。例如，在夫妻吵架中❶，丈夫和妻子在应对时可能会攻击对方以弥补他们受伤的自尊。愤怒的升级其目的是自我提升和自我防御（保护自我映象）。然而，在同一焦虑情境中，丈夫和妻子为了处理他们的威胁更可能会压制他们的愤怒。比起愤怒的事件，在焦虑中，丈夫和妻子更可能相互支持并建立信心。

当夫妻双方总体目标和情境意图不同时，这种应对的差异也会出现。双方主要关心修补自尊的伤害可能会通过攻击和辩解使愤怒升级；相比较而言，双方主要在意保持关系，则倾向于隐藏他们的愤怒，为对方的激怒找借口，因此会将事件重新评价为不会引起愤怒的事件。

除了前面这些观察到的情绪和应对之外，我们不知道接下来的情绪是什么，以及这些情绪塑造了何种应对。每一种情绪以及提供这种情绪的情境，导致不同的应对模式出现的可能性都很大。比起研究情绪和应对之间的函数关系，我不相信应对研究的其他领域更有希望超过我们的理解。

在过去，应对被认为属于决策的研究领域，其重点仅关注了它的认知过程。然而，它也同样属于动机和情绪的研究领域。人们可以很容易将应对视为一种目标，这种目标可以用垂直的手段——目的关系策略来完成，即用有限的手段去完成宽泛的目标。我相信，在应激事件中实现目标时，考虑具体的情绪、总体的目标（或目的）和情境意图（或手段），会利于我们理解应对策略选择和使用的基础。

困扰我的是，那么多过于简单的针对具体事件的应对研究将要发表，而此时实际上需要完成更多的研究设计。对于当前研究氛围的结果，我不能乐观地认为应对研究领域中的挑战性工作——即相对高费用的纵向研究——已经被充分强调了。

热点总是在变，但重要的问题没有被充分地深入研究，只是表面问题被再次重复。我希望我对此的观点是错误的，而希望对于这样一个有前景的理论和研究领域的努力——这对于研究适应的成功和失败非常重要——不再衰退或被放弃掉。

［思想评述］

一、心理学家生平

1922 年 3 月 3 日，理查德·拉扎鲁斯出生在美国纽约，1942 年毕业

---

❶ Laux，L. & Weber，H.，"Presentation of Self in Coping with Anger and Anxiety：An Intentional Approach,"*Anxiety Research*，1991(3)，pp.233-255.

于纽约城市大学，第二次世界大战期间在美国军队服役三年半的时间。1946 年从军队退役之后，他去询问纽约城市大学的知名教授加德纳·墨菲（Gardner Murphy）自己该去哪里读博士。实际上，在战争开始之前，拉扎鲁斯已经进入了哥伦比亚大学，那时他仍可以回到该学校，但是墨菲教授认为他的兴趣在于心理动力学，因此建议他去克拉克大学。然而，这所大学拒绝了拉扎鲁斯。当时匹斯堡大学的韦恩·丹尼斯（Wayne Dennis）正在努力建设一流的心理学系，所以，墨菲教授推荐他去这所学校。因此，从 1946 年起，拉扎鲁斯开始在匹斯堡大学读研究生。1948 年，拉扎鲁斯从该校获得了博士学位，随后在约翰斯霍普金斯大学（1948 年到 1953 年）和克拉克大学（1953 年到 1957 年）任职。1957 年，他开始在加州大学伯克利分校任职，领导开展临床心理学的研究项目。1991 年，拉扎鲁斯教授从加州大学伯克利分校退休。

拉扎鲁斯对心理学的发展有重要贡献。在他职业生涯早期，正当行为主义盛行，人们普遍认为有机体是通过联想、奖励或惩罚来进行简单学习的，但是他当时却认为认知非常重要。他用实验的方法考察了知觉中无意识的作用，就是被他称为"阈下知觉"（subception）的现象。这项研究的引用率很高，并且领先于那个时代很多年。他们的工作在某种程度上证明了情绪的无意识性质，而与此类似的研究直到 20 世纪 80 年代才由神经生理学家开展。

拉扎鲁斯最为著名的研究是关于情绪和应对的，但是在约翰霍普金斯大学期间，除了军事领域之外，他对情绪与应对研究几乎没有什么兴趣。到了 20 世纪 70 年代，他的专著《心理应激与应对过程》（*Psychological Stress and the Coping Process*）的学术影响力逐渐显露出来，这使他认识到情绪和应激不仅在军事上重要，对学术界亦有重要贡献。因此，这激发了他对情绪与应对的研究兴趣。1966 年出版的这本书最终成为行为科学中的经典著作，它对社会学、人类学、生理学和医学等都有深远的影响。

20 世纪 50 年代末期，在加州大学伯克利分校，拉扎鲁斯教授开展了一系列有影响的研究。这些研究采用动作影片去唤醒应激和情绪，通过改变电影影响被试的方式，让被试的自我防御机制起到不同的作用。例如，给大学生被试播放一部名为《创伤》（*Subincision*）的无声影片。该影片描绘了在澳大利亚石器时代的原始部落中，男孩在成人典礼中接受生殖器包皮环切手术的情景，共有 6 例这样的手术，手术原始、简陋，那些男孩显得无比痛苦，电影共持续 17 分钟。如果电影仅以事实的形式描述这一程序，被试所带来的情绪性反应有可能会少；而如果电影强调了主人公的疼痛，则被试的情绪性反应将被提高。在这些研究中，拉扎鲁斯发现影片的呈现方式影响了被试对电影中这一事件的评价，而这种评价会影响一个人的情绪和他们对情绪应激的应对。因此，在拉扎鲁斯的概念中，评价是非常重要的。这些实验促使拉扎鲁斯成立了伯克利大学应激和适应项目组，他用评价来解释应激是什么，以及应对包括什么。基于这个项目，他和他的学生福尔克曼（Folkman）出版了一本书《应激，评价和应对》(Stress, Appraisal, and Coping)(1984)，后来，这本书在心理学界被广泛阅读和引用。1999年，这本书出版了续集《应激和情绪：一种新的结合》(Stress and Emotion: A new Synthesis)。在这本书中，他强调应激可以视为情绪的一部分，日常生活事件和重大生活事件都可能是应激的来源，两者也是相关的，同时他也强调，无论是哪一种应激，个体的评价是十分重要的，即事件对个体的意义和影响是什么。

　　虽然拉扎鲁斯1991年从加州大学伯克利分校退休了，但是他的著作和研究并没有停止。他的13部著作中有5部都是在他退休之后完成的。1991年，他出版了《情绪与适应》，这本书被视为近代历史上情绪方面最重要的著作之一。在这本书中，他从理论和实验的角度说明了评价如何导致18种情绪的产生。他也说明了评价是怎样解释一个人情绪和行为意义的；一个单一的反应，如微笑，怎样体现在不同的情绪中；总体上不同的反应，如报复（retaliation）或被动攻击（passive aggressiveness），怎样表现在相同的情绪中。1994年，他与妻子伯尼斯（Bernice）合著出版了《激情和推理：理解我们的情绪》(Passion and Reason: Making Sense of our Emotions)一书。1997年，他出版了自己的文章汇编：《拉扎鲁斯五十年的研究和理论：历史和常见问题的分析》(Fifty Years of the Research and Theory of R. S. Lazarus: Analysis of Historical and Perennial Issues)。这本书介绍了他自己的思考，心理学的历史演变以及他对20世纪后半叶心理学的一些看法。1998年，他的自传《著名心理学家的生活和工作》(The Life and Work of an Eminent Psychologist)出版。2006年他最后一部著作《情绪的年老化》(Emotion in Aging)出版，这是他与妻子伯尼斯及其助手约瑟夫·坎波斯（Joseph Campos）教授合作完成的。同时，退休后，他也撰写了很多有影响的文章。虽然，他晚年批判性地评论了积极心理学，但是，在他去世之前，他还完成了"感谢"这一积极情绪的专题研究，而这种情绪在心理学中很少被研究或讨论。

　　拉扎鲁斯也很重视学术交流，他和妻子伯尼斯经常被邀请到国外大学访问；1963—1964年，他获得日本东京的早稻田大学的科研奖金，去该校进行了访问，1965—1976年，他经常去瑞典斯德哥尔摩的卡罗林斯卡研究所讲学和访问；1980年，他在海德堡大学做客座教授；1984年，他在珀斯的西澳大利亚大学做客座教授；1991年和1997年在丹麦的奥尔胡斯大学做客座教授。1975—1995年，他还被邀请去以色列做了多次演讲和报告。

拉扎鲁斯在他的职业生涯中获得了无数荣誉。例如，在1969—1970年他被授予古根海姆奖；1984年，加州心理学会对他的杰出贡献授予了特殊酬劳；1989年，美国心理学会授予他"杰出科学贡献奖"。拉扎鲁斯还非常荣耀地获得过两个荣誉博士学位，一个是1988年德国约翰尼斯·古腾堡大学授予的，另一个是1995年以色列海法大学授予的。在接受海法大学名誉博士学位之际，他提到，他的妻子伯尼斯对他事业的成功有很多帮助。由于他对心理学的突出贡献，拉扎鲁斯被认为是20世纪最著名的心理学家之一，在20世纪最杰出的心理学家排名中，他排名第80[1]。

2002年，年近80的拉扎鲁斯由于在家中不幸摔倒，于11月24日在美国加州去世。拉扎鲁斯教授一生共有150多篇的学术文章和20多本著作在全世界广为流传。

二、拉扎鲁斯的应对观

在我们适应应激的过程中应对起着关键的作用。拉扎鲁斯及其合作者开拓性地对应对开展了系统性的研究。正如上述译文所述，拉扎鲁斯认为，应对不仅可以作为特质来看待，更应该关注应对的过程研究取向。在系统研究基础上，拉扎鲁斯提出了认知评价理论。这一理论着重强调了认知评价在应对和情绪产生中的作用。因此，在情绪研究领域，拉扎鲁斯的理论也得到了较多心理学家的关注和支持，他的理论也被认为是情绪产生的认知理论的代表之一。

(一)过程取向的应激和应对概念

我们每个人都会遇到来自外界环境或个人内部的多种干扰，这种干扰有时超过了我们的负荷或者我们没有足够的资源和能量去适应的时候，就使我们处在一种应激的状态中。对于应激的概念有三种取向。第一种取向将应激视为挑战性的事件或环境，第二种取向将应激视为反应，第三种则将应激视为一个过程。过程取向主要以拉扎鲁斯为代表，他认为应激是一个过程，人是一个积极的行动者，能够通过行为、认知和情绪

---

[1] Haggbloom, S. J. et al., "The 100 Most Eminent Psychologists of the 20th Century," *Review of General Psychology*, 2002, 6(2), pp. 139-152.

状态来改变应激物的影响。在这一概念中，拉扎鲁斯认为应激的两个基本要素是"需要"和"适应"能力。其中"需要"又分为环境需要和内部需要。环境需要是指需要适应的外部环境；内部需要是指个体的计划、任务或目标、价值观和信念。如果这两种需要未满足，就会产生消极的结果。适应能力是指可以满足需要，避免因失败而带来消极后果的潜在能力。需要与适应能力之间的平衡与否，决定了人们是否会产生应激。可见，拉扎鲁斯认为，心理应激是由人和环境之间的特殊关系决定的。

按照拉扎鲁斯的观点，与应激相对应，应对是指个体不断改变着的认知和行为的努力，这种努力控制着（包括容忍、降低、回避等）那些被评价为超出个体适应能力的内部的或外部的需要。这个定义同样将应对也视为一个过程，强调在应激事件中人们的认知和行为随时间和事件发生的变化。同时，"控制"这个词在应对的定义中非常重要。它表明应对的结果可能是各种各样的，不一定必然导致问题的解决。应对的结果可能会，也应该力求做到纠正或控制发生的问题。但是，它们也可能仅仅是帮助个体改变了人们对威胁情境的认知，使人们容忍或接受带来的伤害或威胁，或者逃避这一应激性情境。应对过程不是一个单一的事件，因此，拉扎鲁斯将其视为一个不断的评价和再评价以转变个体和环境之间关系的动态的连续过程。

（二）应对过程中的认知评价

在应对过程中，拉扎鲁斯认为认知评价是一个重要的核心概念。认知评价主要是针对两个方面的因素：需要是否威胁个体身体或心理健康；资源对满足个体需要的有效性。这种评价是不断进行着的，有初级评价和次级评价之分。

1. 初级评价

当我们面临一个应激性事件时，我们首先要评估事件对个体健康的意义，这一过程被拉扎鲁斯称作初级评价。初级评价有三种结果。

①无关。刺激事件被评价为与个人的利害无关。这一评价过程立即结束。

②有益。情境被解释为对个人有保护的价值。这类评价表征为愉快、舒畅、兴奋、安宁等情绪。

③紧张（或应激）。情境被解释为会使人受伤害，产生失落、威胁或挑战的感觉。严重的紧张性评价表征为应激。他们可以是实际上的，包含着直接行动，如回避或攻击行为；也可以是观念上的。人为了改变与环境之间的关系，用这样的方法去接近或延续现存的良好条件，或去减少或排除存在的威胁。它们带来的冲动以及伴随而来的生理唤醒，形成

情绪的基本方面。评价的背景包括个体的生物成分和文化成分、个体的生活史和心理个性结构等诸多制约因素。

2. 次级评价

次级评价是初级评价的继续，当初级评价结果为紧张（或应激时），个体会认为需要去处理这些威胁或挑战，那么，再评价过程就出现了。再评价会估计采取行动的后果，考虑适宜的应对策略，选择有效的应对手段。

初级评价和次级评价是相互依存的，不可分割。例如，如果人们经过次级评价的过程，确信有某种应对策略能够成功地控制威胁，经受挑战，那么把事件评价为威胁的初级评价本身就会被改变。也就是说，如果一个人意识到潜在的威胁可以轻易地避免，那么这种威胁就再也不成为其威胁了。相反，如果次级评价所获的信息使人确认自己刚刚选择的应付策略不能解决面临的问题，那么威胁就会被极大地增强。

（三）过程应对的研究方法

拉扎鲁斯等人多次在不同文章中，对应激与应对的研究方法提出了自己的见解。综合来看，他们主要强调了如下四个方面的问题❶。

①强调自然性。他们认为，实验室研究有很大局限性。首先，实验室研究不可能研究整个应对过程，只能研究一个或几个过程。其次，适应的结果需要经过一定的时间才能出现，如对身体健康和精神状态的影响，就需要相隔一段时间，才能显现出来，但是，在实验室中可以支配被试的时间没有那么长。最后，由于道德方面的原因，也不能让被试经受日常生活中同样内容和强度的紧张刺激。

②强调过程。即强调在应激性事件中实际发生些什么，以及发生的事情是如何变化的。

③强调多水平的分析，即从社会、心理、生理这三个有关联的因素着手，进行研究。

④强调个体内与个体间相结合的研究方法。所谓个体内就是一个人的不同侧面，或同一个人在不同场合与环境下是如何活动的。而个体间的研究方法是指研究许多人的一般规律，即寻找适合于任何人的共同规律。

拉扎鲁斯在后来的研究中也谈了自己对采用问卷法来研究应对的看法，他认为问卷法是理解应对的一种最初方法，不能用它来揭开应对表象去识别目标和情境意图，特别是那些个体未知的部分。其学生福尔克

---

❶ 莫文彬：《应激与应付的认知现象学理论简介》，载《心理科学进展》，1991(1)。

曼深知导师的这些观点，因此，在他对应对的研究中就采用了其他的方法。比如，深度访谈法和观察法，也运用了纵向研究设计❶。这得到了拉扎鲁斯的好评。实际上，拉扎鲁斯在研究设计上也多次强调，要研究应对的过程，应多采用纵向研究、前瞻性设计研究，以及采用微观分析的方法。

三、拉扎鲁斯的情绪观

拉扎鲁斯的研究不仅为应对的研究提供了新的视角，而且，对情绪的研究有重要的影响。拉扎鲁斯曾说过："我难以相信，在研究心理现象或人与动物的适应行为时，能够避而不谈情绪的重要作用。那些忽视了这一点的理论和实践的心理学是落伍的，应该被淘汰。"在早年行为主义盛行的时候，拉扎鲁斯就能够认识到情绪的重要性，这是十分难能可贵的。

(一)拉扎鲁斯对情绪的基本看法

首先，拉扎鲁斯认为情绪是一种"反应综合征"(response syndrome)，不能将情绪单纯地归结为生理激活这个单一变量。情绪应该包括生理、认知和行为的成分，每种情绪都有它自身所独有的反应模式。

其次，拉扎鲁斯认为，情绪也不是一种动机或驱力。他认为，如果把情绪看作动机，将只会引导人们从动机去推测行为的适应或不适应性的情绪模式，而不去注意情绪反应的独特性质。与对应对的观点相一致，拉扎鲁斯认为个体对自身的遭遇或生活本身的评价是情绪体验的基础。可见，他同样强调了认知评价在情绪产生中的重要作用。

(二)拉扎鲁斯的情绪定义

拉扎鲁斯认为情绪是对意义的反应，这个反应是通过认知评价决定和完成的❷。他指出：

①情绪的发展来自环境信息；

②情绪依赖于短时的或持续的评价；

③情绪是一种生理心理反应的组织。

拉扎鲁斯也考虑到了生物学因素和文化因素对情绪的重要意义。他指出文化可以通过如下四条途径影响情绪❸：通过我们知觉情绪刺激的

❶ Folkman，S. & Greer，S.，"Promoting Psychological Well-being in the Face of Serious Illness：When Theory，Research and Practice Inform Each Other," *Psychooncology*，2000，9(1)：pp. 11-19.

❷ 孟昭兰：《情绪心理学》，北京，北京大学出版社，2005。

❸ Strongman：《情绪心理学——从日常生活到理论》，王力译，北京，轻工业出版社，2006。

方式、通过直接改变情绪表达、通过决定社会关系和判断、通过高度仪式化的行为（如悲痛）。

同时，拉扎鲁斯也强调，我们在对情绪进行解释时，完全可以从个体认知的角度来解决问题，不必去强调情绪是受了生物因素的影响还是文化因素的影响。按照情绪的定义，拉扎鲁斯列出了 15 种具体情绪及其核心主题（表 17-3）❶。

表 17-3　情绪及其核心主题

情绪	核心相关主题
发怒	对我及我的所有物的贬低或攻击
焦虑	面对不确定的存在条件
害怕	一种直接的、真实的、巨大的危险
内疚	道德上的违反
害羞	过错归结到自己
悲伤	体验到不可挽回的丧失
羡慕	想别人所有的东西
嫉妒	憎恨他人得到别人的爱，希望他失去进步
厌恶	从事或接近令人讨厌的物体、人或思想
高兴	向着一个真正的目标
骄傲	由于自己的成就得到别人承认或认同而使自我增强
放松	沮丧的情景得到改善
希望	怕坏的结果，想要更好的结果
爱	经常渴望的情感而不要回报
同情	被他人的遭遇所感动而愿帮助他

四、结语

作为心理学界著名的学者，拉扎鲁斯在其职业生涯中有超过 50 年的时间都是围绕应激、情绪和应对过程的研究展开的。早期的传统心理学和哲学把情绪和认知看作绝对对立和互相排斥的，但是拉扎鲁斯的认知评价理论纠正了这一错误观念。拉扎鲁斯认为情绪与认知是互倚与整合的关系，近年来这一看法得到了情绪神经科学研究的有力支持。例如，前额皮层长期被认为是产生认知，使心理活动得以表征的神经回路的重

---

❶　彭聃龄：《普通心理学（第三版）》，北京，北师大出版社，2004。

要组成部分。戈瑞等人❶使用功能磁共振成像证明，有些情绪信息加工与一些我们已知的特殊认知加工发生在前额皮层（PFC）的相同区域，前额皮层（PFC）可能是一个认知信息加工与情绪信息加工的重要集中地。因此，拉扎鲁斯的理论对心理学的发展产生了重要影响，他本人也被认为是应对这一研究领域的领导者。

无论是对应对领域还是情绪领域来说，拉扎鲁斯的认知评价理论都是迄今为止最为著名的认知理论之一。这一理论框架强调个体差异，强调与认知—动机相关的评价概念，以及以过程为中心的整体观❷。拉扎鲁斯以过程的取向来看待应对和情绪，将环境事件、认知、评价、情绪、应对看作人的社会行为的连续过程，实际上这更能充分体现心理发展的变化性和动态性。拉扎鲁斯认为自己研究取向的底线是关系的意义，即个体在人与环境中建构的关系意义。这种关系是对社会影响、物理环境和个人目标、有关自我和世界的信念以及资源进行评价的结果。从这一观点，我们可以看出，拉扎鲁斯虽然强调认知评价，但是他也强调了其他因素的影响。这与他对待应对的整体观是一致的。

除了上述对拉扎鲁斯理论的介绍之外，他在晚年提出的一些其他观点也值得我们关注和深思。

首先，他在一些文章中，提到了应对效能的评价问题。他认为，除了目前常用的主观幸福感之外，还应有其他的标准来衡量应对的效能，如行为指标、生理指标以及客观的健康检查的结果等。

其次，如前所述，拉扎鲁斯早年对精神动力学比较感兴趣，也接触过这方面的心理学家，如荣格等。因此，他在研究应对中，一直都很重视自我防御的概念，认为仅从意识层面研究应对是不充分的，在研究应激、应对和情绪时必须强调无意识加工和自我防御。这一观点后来得到了情绪研究者的重视，目前已有无意识情绪的相关研究。

最后，拉扎鲁斯晚年的时候，正是积极心理学兴起之时，他对积极心理学也做了较为中肯的评价。相对积极心理学来说，应对研究似乎多是消极的心理现象，因此，拉扎鲁斯似乎成了研究"消极心理学"的代表人物之一。在拉扎鲁斯逝世之前，杂志《心理学探究》（*Psychological Inquiry*）试图在积极心理学与应对等消极心理现象研究中建立一次沟通和

---

❶ Gray, J. R., Braver, T. S. & Raichle, M. E., "Integration of Emotion and Cognition in the Lateral Prefrontal Cortex," *PNAX*, 2002, 99(6), pp. 4115-4120.

❷ Lazarus, R. S., "Toward Better Research on Stress and Coping," *American Psychologist*, 2000, 55(6), pp. 665-673.

对话，该杂志曾邀请他撰写了一篇有关积极心理学评价性的文章，作为靶子文章，其他学者对他的文章进行了评价，他又对这些评价进行了回应。拉扎鲁斯去世后，这些文章发表在该杂志 2003 年第二期上。总体上，拉扎鲁斯认为积极心理学正如其他心理学研究思潮一样，总是会有些影响，但是也总是会被其他研究思潮所替代。积极心理或者积极情绪其实是与消极情绪不可分割的，不能把两者严格分割开来。他指出，积极情绪与消极情绪经常是相伴而生。比如，所谓的积极情绪"爱"与"希望"，有时在现实生活中也会经常伴随有消极的体验，而"愤怒"有时则会有积极的体验。例如，当一个人表达了愤怒的时候，他的自我或者社会自尊可能会得到修补。

虽然如此，拉扎鲁斯的理论也并不是完美无缺的。比如，拉扎鲁斯把情绪看作认知评价的功能或结果，情绪是由认知决定的。这是正确的，但又不可避免地忽略了情绪对认知和行动的意义与作用而走向了副现象论❶。此外，评价这一概念过于广泛而且太含糊，因此要评定个体的评价就显得困难❷。

综上所述，拉扎鲁斯作为应对研究的领军人物，他的逝世无疑对应对和情绪研究产生了一定影响。正如，我国学者孟昭兰教授对他的评价一样："他对情绪研究的卓越贡献，是心理学历史上非常重要的一部分。"当今，在积极心理学备受关注的背景下，拉扎鲁斯的研究及其思想仍然对应对的研究有指导意义和价值。此外，他对前沿的关注、他对同行研究的细致点评以及他对工作的热情都是值得我们学习的。

---

❶ 孟昭兰：《情绪心理学》，北京，北京大学出版社，2005。
❷ Strongman：《情绪心理学——从日常生活到理论》，王力译，北京，轻工业出版社，2006。

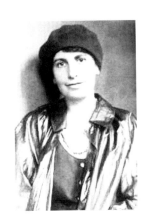

［印象小记］

　　安娜·弗洛伊德（Anna Freud，1895—1982），奥地利精神分析学家，儿童精神分析创始人之一，新精神分析学派的重要人物。她重视"自我"在人格发展中的功能，被后人认为是自我心理学的先驱。安娜是著名精神分析学家西格蒙德·弗洛伊德最小的女儿，也是唯一与父亲的事业有着紧密联系的孩子。安娜·弗洛伊德是 20 世纪最著名的心理学家之一，在 20 世纪最杰出的 100 位心理学家排名中，她排名第 99。

［名篇选译］

发展路线的概念❷

　　想要有效地回答家长们所提出的发展领域的问题，孤立儿童本我和自我二者的发展是行不通的。同样，要想实现临床分析和理论剖析的目

---

❶　本章作者为马晓辉（河北大学）。

❷　该文译自 Freud，A.，*Normality and Pathology in Childhood*：*Assessments of Development*，New York，International Universities Press，1965. 译者为各节标题添加了序号。

标，也必须结合二者的发展情况来进行分析。

迄今为止，在我们的精神分析理论中，发展的顺序是由儿童人格中特殊的、受限制的部分所决定的。从性驱力的发展过程来看，我们已经掌握了里比多阶段的发展顺序（口唇期、肛门期、前生殖器期、潜伏期、青春前期、生殖器期），尽管有部分重复的内容，但基本上这些阶段是随着个体年龄的增长而递次出现的。而对于顺序不太明确的攻击驱力发展而言，我们一般将特殊的攻击表达形式与特殊的里比多阶段联系起来考虑（如将抓咬、吐口水、吞食等与口唇欲望联系；将残酷的折磨、击打、踢腿、破坏等与肛门欲望联系）。通过对个体现实的感觉阶段和水平，以及道德发展过程中防御表现的分析，我们已经知道自我的发展顺序是按照某个标准进行的。心理学家可以通过不同年龄段的多种智力量表来考察和衡量个体的智力功能。

现有的发展量表仅涉及儿童人格中的部分内容，我们需要更多的测量手段来从整体上考察个体自我的发展状况。我们希望能够考察本我和自我之间的基本互动以及它们的不同发展水平，同样重要的是，还要了解二者随年龄变化的顺序、频率、规律，以及本我冲动发展和自我功能成长的顺序。只要能充分研究和了解个体人格的这两个部分，比如，本我方面的性欲阶段和攻击表现，以及自我方面的客体观点等，本我和自我二者之间的互动顺序就很容易确定。我们追踪了个体从婴儿期完全的情绪依赖状态发展到成年期相对成熟的性关系和客体关系，达到自我依赖的过程，发现有一条逐渐发展的路线为情绪的成长发展提供了不可缺少的基础。

虽然不容易确定，但类似的发展路线在个体人格的其他领域也有所体现。这种路线存在于儿童从依赖、非理性、本我和客体决定观点逐渐成长为自我掌控内外部世界的各方面。这些路线往往同时作用于本我和自我，促使各个过程的完成：使个体从婴儿被哺乳和断奶状态发展到成年人理性地进食；从被强迫进行如厕训练发展到能够自主控制排泄过程；从儿童期身体被母亲管理发展到青春期宣示独立和自主决定；从幼儿期的完全自我中心发展到能跟同辈人共情，形成成熟的友谊关系；从一开始玩耍自己和母亲的身体，进而通过玩耍过渡性客体❶发展到玩玩具、游戏、兴趣爱好，直到最终的工作形式。

---

❶ Winnicott，D. W.，"Transitional Objects and Transitional Phenomena；a Study of the First Not-Me Possession，"*International Journal of Psycho-Analysis*，1953（34），pp. 89-97.

无论儿童在以上提到的各个方面发展到了什么水平，均是本我冲动和自我—超我功能发展之间的互动，以及二者对于环境影响因素的反应产生的结果。这里提到的发展路线，不仅仅是理论层面的概念，从儿童发展历程的现实中来看，它们描绘出了一幅令人信服的关于儿童人格发展的图像。

一、发展路线范例一：从完全依赖到情绪独立和成熟的客体关系

这是一条最基本的发展路线，从一开始就吸引了儿童精神分析者的注意。这条路线描述了从新生儿彻底依赖于母亲的照顾，一直发展到年轻成年人情绪自主的过程。这个过程中每一阶段都可以从对儿童和成年人的分析，以及对婴儿的直接观察经验中得到证明。不同阶段可以粗略列为：

阶段1，个体生命的最早几个月，母婴之间是一种身体联系，婴儿还没有意识到母亲不是自己的一部分；

阶段2，建立与客体的部分依赖关系，儿童依然是自我为中心的，但已经开始意识到母亲的分离和她在满足自己的身体和情绪需要中的作用，此阶段重要的内在发展是在儿童的头脑中建立了母亲的表征；

阶段3，儿童建立了客体恒常性，使客体的内在意象得以保持，这一能力能暂时拉长儿童与母亲的分离时间，因为在跟母亲分离时，这个阶段的儿童可以用母亲的内在意象来代替她的实际存在；

阶段4，前俄狄浦斯阶段，这个阶段的个体自我充满了矛盾关系，其特征是依附、折磨、统辖和控制客体的自我态度；

阶段5，客体中心的俄狄浦斯阶段，其特征是占有异性父母，嫉妒同性父母并与其竞争；

阶段6，潜伏期，将里比多从父母转移到同龄人、社会群体、教师、领导、非个人的理想和升华的兴趣；

阶段7，前青春期，是"青春期叛乱"的序曲阶段，恢复为早期的态度和行为，特别是部分客体的矛盾类型；

阶段8，抗争的青春期，否认、颠倒、放松和丢弃与早期客体的联系，将里比多灌注于家庭之外的异性。

长期以来，精神分析领域对这些发展路线的细节已经达成了一些共识，对这些细节如何解决实践中问题的探讨也在逐年增加。例如，很久以来大家一直在讨论的关于儿童与母亲（或其他家庭成员）的分离问题，只要从发展路线角度的观点稍微思考一下，就能对其中的很多问题给出让人信服的解释。首先是生物学母婴联结（阶段1）的打破，无论这种分

离是出于什么原因，个体都会产生合理的分离焦虑❶；母亲不能再被充分信赖、不能给予足够的安慰(阶段 2)会导致个体化的失败❷，个体可能会出现依赖性抑郁❸，或者其他形式的剥夺表现❹，或者造成个体自我过早地发展❺，形成"错误自我"的结果。本我欲望无法得到满足与肛门期不合适的喜欢对象(阶段 4)会打破里比多和攻击性之间的平衡，提高个体的攻击性和破坏性水平❻。只有在完成了客体恒常性(阶段 3)之后，外部客体才可能被稳定的内部意象所代替；凭借内部意象，婴儿能够忍受与母亲暂时分离的时间会增长，客体恒常性也得到相应增长。即使我们仍然无法明确指出儿童能够忍受分离的实足年龄，但是根据发展路线的提示，这可能始于儿童的"词语爆发期"。

儿童从此路线发展中还能学到其他实践能力。

学步期(阶段 4)所形成的自我态度不是因为与母亲关系的破坏，而是俄狄浦斯时期矛盾情绪的结果。

从父母对儿童的影响来看，期待个体在前俄狄浦斯时期(阶段 4)就建立亲密的客体关系是不现实的，这是下一个阶段(阶段 5)才能完成的。

在里比多从父母转向同龄人群体(阶段 6)之前，儿童是不可能完全融入群体生活的。如果个体俄狄浦斯情结推迟，就会导致幼儿神经症产生，个体对群体的适应会受到阻碍，儿童会缺乏对别人的兴趣，形成学校恐怖症(全日制学校就读的儿童)，产生严重的想家症状(寄宿学校就读的儿童)，进而导致阶段 5 的延长。

---

❶ Bowlby, J., "Grief and Mourning in Infancy and Early Childhood," *Psychoanalytic Study of the Child*, 1960(15), pp. 9-52.

❷ Mahler, M. S., "On Child Psychosis and Schizophrenia: Autistic and Symbiotic Infantile Psychoses," *Psychoanalytic Study of the Child*, 1952(7), pp. 286-305.

❸ Spitz, R. A., "Anaclitic Depression: An Inquiry Into the Genesis of Psychiatric Condition in Early Childhood," *Psychoanalytic Study of the Child*, 1946(2), pp. 313-342.

❹ Alpert, A., "Reversibility of Pathological Fixations Associated with Maternal Deprivation in Infancy," *Psychoanalytic Study of the Child*, 1959(14), pp. 169-185.

❺ James, M., "Premature Ego Development. Some Observations on Disturbances in the First Three Months of Life," *International Journal of Psycho-analysis*, 1960(41), pp. 288-294.

❻ Freud, A., "Certain Types and Stages of Social Maladjustment," in Eissler K. R. (ed.), *Searchlights on Delinquency*, New York, International Universities Press, 1949, pp. 193-204.

潜伏期(阶段6)的儿童对于寄养的反应最强烈，这是因为寄养会严重破坏他们与父母的正常关系。所有的儿童，无论是关于自己可能被寄养的想法，还是真正发生了被寄养的事实，都会认为自己的家庭遭遇了"离奇的故事"。

儿童在俄狄浦斯阶段(阶段5)和潜伏期(阶段6)发展出来的升华等能力，在前青春期(阶段7)会再次丧失，这并不是因为个体发展和教育的失败，而是因为他们退行到了更早的水平(阶段2、3、4)。

从父母方面来看，阻止青春期(阶段8)的家庭联结松散或者抑制个体前生殖器期冲动，跟阻挠个体打破阶段1的生物学联结和对抗阶段1、2、3、4和阶段7的前生殖器期手淫冲动一样，都是难以实现的。

二、朝向身体独立的发展路线

个体的自我成长首先开始，这并不意味着身体比情绪和道德上更早从父母那里独立出来。恰恰相反，母亲对于婴儿身体的自恋式占有与早期儿童无法分辨内外部世界，只能凭借主观经验判断，以及与母亲融为一体的愿望是相对应的。因此，这个时候母亲的胸部、面孔、双手或头发可能会被婴儿认为(误认为)是自己的一部分，同时母亲对于婴儿的饥饿、疲惫、不舒服的关注也是跟婴儿一致的。虽然对于整个童年早期来说，儿童生活的主要内容基本上都是满足各种身体需要、冲动以及由此衍生的各种问题，但他们生活的质量却不是由自己决定的，而是受到周围环境的影响。唯一例外的是儿童的满足手淫欲望的活动从一开始便处于自己的掌控之中，因而这种活动为他们提供了一定的独立感。与之相反的是，饮食、睡觉、排泄、清洁身体、防止伤害发生和预防疾病等所有活动，从被他人控制到自己掌控的发展过程都是复杂和漫长的。

(一)从吮吸母乳到理性进食

儿童必须经过一条很长的发展路线才能达到这样一种状态，如控制自己的进食活动，在理性、有质有量地满足需要和食欲的基础上，还要考虑自己与食物提供者的关系、处理意识和潜意识层面的食物幻想等。这条路线有以下几个阶段。

第一阶段，母亲通过固定的时间表进行哺乳或者使用奶瓶喂养婴儿，这个阶段婴儿正常食欲的变化和肠胃不适以及母亲的哺乳焦虑态度均可能导致婴儿摄入食物困难；饥饿、等待喂奶、定量或者强迫喂奶等因素都会造成婴儿的需要无法得到满足，这会阻碍个体与食物建立积极的关系。吮吸快感可能会作为喂养行为的预兆、产物、替代或者障碍出现。

第二阶段，出于婴儿自身的需要或者母亲的意愿进行断奶。由母亲意愿进行的断奶，特别是生硬的断奶行为，会导致婴儿对口唇快感剥夺的抵抗，从而产生相反的后果。在喂食固体食物时可能会发生困难，因为婴儿有可能会欢迎新味道，也有可能会拒绝它。

第三阶段，儿童从被喂养到自己吃饭，使用或者不使用工具，"食物"和"母亲"两个概念仍然有重合。

第四阶段，儿童可以使用勺子、叉子等工具自己吃饭，从一开始不认同母亲对食物摄入量的要求发展为遵循固定的进食形式，如餐桌礼仪；饭桌上的表现可以看作母子关系中问题集中体现的战场；对于糖果的渴望可以看作是吮吸快感的阶段替代品；对食物的需求可以看成如厕训练的结果，如过度饮食可以看成儿童新获得的一种厌恶反应形式。

第五阶段，俄狄浦斯阶段，食物与母亲等同的观念逐渐消失，儿童对于饮食的不合理态度由幼儿期性欲所决定。

第六阶段，潜伏期的饮食性欲冲动逐渐消失，但是饮食快感仍然存在，甚至有所增长。对于食物的理性态度和饮食自我决定权的增长等早期经验决定了个体成年后的饮食习惯、口味、偏好，以及对于饮食的过度喜欢或者厌恶。

婴儿在阶段 2 对于变化（如断奶和引入新口味食物）的反应第一次反映了个体喜欢前进和探险（欢迎新经验出现）的倾向，或者顽固地依赖于现有快感（将每次变化看作威胁和剥夺）的倾向。无论哪一种倾向主导了喂食过程，我们一般认为这种倾向在其他发展路线方面也会发挥同样重要的作用。

儿童在第 1~4 阶段，一直存在将食物与母亲等同的观点，这为母亲将儿童对食物的拒绝视为对自己的拒绝提供了合理解释。这也解释了为什么处于这些阶段的儿童对于食物的拒绝或过分喜好问题可以被临时替代喂食的陌生人所解决。在母亲不在场的情况下，儿童可以没有障碍地在医院、托儿所等地吃饭或者被探访者喂食，但是这不能解决他们在家里的饮食困难问题。这还解释了为什么儿童经历了跟母亲分离的创伤后经常会拒绝饮食（拒绝母亲的替代品），或者过分贪食和暴饮暴食（将食物看作母爱的替代品）。

儿童在第 5 阶段的饮食障碍，一般跟外部客体无关，往往是由内部的结构性冲突引起的。这种障碍跟母亲是否在儿童饮食现场无关，因此可以考虑在诊断儿童饮食障碍时，使用这个标准进行判断。

儿童在经历了阶段 6 之后，当成熟的个体意识到进食的时间已到，之前与母亲的饮食战争形式消失，转而可能会被内心的不认同所替代，儿童可能在进食愿望和无法忍受特定食物之间摇摆不定，形成多种与食物和消化有关的神经症症状。

(二)从大小便不能控制到控制自如

如果个体在这条路线上的目标没有完成，对排泄器官的冲动进行过分控制、修正或转移，那么个体的本我、自我、超我和环境因素之间的冲突就会尤为严重。

第一个阶段中的婴儿对排泄行为完全没有控制，这个阶段的发生跟个体的成熟无关，而是由母亲定时的护理等环境因素决定的。这一阶段会从婴儿出生持续到其两三岁。

与第一阶段不同的是，第二阶段的发生是由于个体成熟的原因。这个阶段的主导因素是性欲区从口唇转向肛门部位。由于这种转变的发生，儿童开始强硬地反对他人对自己的干涉。由于这个阶段身体的排泄与里比多联系紧密，儿童可能将自己的排泄物当作献给母亲的代表爱的珍贵礼物；同时排泄也与攻击紧密联系，儿童可能将排泄认为是表达对客体关系的愤怒、生气和不满的武器。与这两种联系一致的是，学步期的个体对于外部世界的态度是矛盾的，在爱恨之间剧烈摇摆而不确定。这也与儿童自我对于身体内部的好奇态度、热衷于弄乱和建立秩序、保持和排空、囤积，以及控制、占有、破坏等行为是对应的。这个阶段的儿童所表现出的趋势是相当一致的，不同的事件随着母亲态度的变化而产生不同影响。如果母亲仍然成功地保持着哺乳期对于孩子需要的敏感性和对孩子的认同，她将合理地在环境清洁和孩子排泄对抗行为之间进行合理调整，这种情况下如厕训练将会太平无事地平稳地完成。相反，如果母亲由于训练方式、对于脏乱和无序的反应模式、拘泥，或者其他人格困扰等因素的影响，对儿童的排泄行为表现得过于严厉和不妥协，孩子将会为了保卫自己的权利而不受限制地排泄，来反抗母亲对于清洁和规律的要求，导致无法完成社会化对整洁的要求。

在第三个阶段，儿童通过认同过程接受了母亲和环境对于排泄控制的态度，这种态度完全成为他们自我和超我人格的一部分；从此之后，儿童与排泄的斗争由外部过程转为内部过程，并使自我防御机制成为自动化的抑制和反应模式，如对脏乱无序的厌恶、喜欢干净、讨厌弄脏的双手等压抑方式。对于肛门期欲望调整的结果会使得个体形成严格遵守时间、小心谨慎和可被信赖等人格特点，还可以形成喜欢节省、收集等行为。简言之，儿童这个阶段的经历对其前生殖器期的欲望调节和转移有重要的意义，如果各种限制均在正常范围内，这段经历会为个体发展出高品质的人格打下良好基础。

儿童在这个阶段获得的成就是在认同和内化基础上形成的，记住这一点非常重要，并且这些成就在俄狄浦斯情结完成之前就全部完成了。儿童对于前俄狄浦斯时期冲动的控制能力仍然是薄弱的，特别是第三阶段刚开始的时候，儿童的控制能力仍然依赖于客体（如母亲）及其与客体积极关系的稳定性。例如，在家里儿童已经被训练学会使用马桶或者厕所，但母亲不在场的条件下，陌生情境中的儿童仍然不能自主地使用不熟悉的马桶或厕所。如果儿童对母亲非常不满、跟母亲分离或者存在其他形式的客体关系丧失，可能不仅会丧失内化的清洁能力，并且将排泄当作攻击行为表现出来。二者结合将会导致"大小便失控"的意外事件出现。

只有发展到了第四阶段，儿童才能完全控制自己的膀胱和肛肠。这个阶段的发展结果是儿童对于排泄的关注跟他们的客体联结不再联系在一起，他们对于排泄能保持完全的中立态度，并最终形成自主的自我和超我❶。

（三）从对身体管理不负责任到负起责任

儿童在外界的帮助下才能满足自己生存所必需的物质条件，这段时间会持续多年。这个过程十分缓慢，这跟同样缓慢的另一过程是相对应的，即儿童逐渐学会管理自己的身体和保护自己不受伤害的过程。在良好的母亲关怀下成长的儿童很大程度上将身体管理和保护的任务交给了母亲，自己并不关心，或者十分轻率地将之作为与母亲斗争的武器。母亲关怀能力很差或者没有母亲照顾的儿童在健康方面会履行母亲的职责，自己照顾自己的身体。

在积极的发展路线上，同样可以粗略区分出如下几个连续的发展阶段。

第一个阶段是个体生命开始的前几个月，是个体的攻击驱力从自己的身体转向外部世界的一种改变。这是十分重要的一步，攻击力的转向限制了个体的咬伤、划伤等自我伤害行为。导致这种正常的进步的部分原因是儿童建立了疼痛感，部分原因是儿童对于母亲里比多贯注在自己身上的一种自恋型回应❷。

第二个阶段得益于个体自我发展而形成的能力，如组织外部世界、理解因果关系和根据现实原则控制危险愿望等能力。避免疼痛和对于身

---

❶ Hartmann, H., "Comments on the Psychoanalytic Theory of the Ego," *Revue Française de Psychanalyse*, 1950(31), pp. 339-366.

❷ Hoffer, W., "Development of the Body Ego," *Psychoanalytic Study of the Child*, 1950(5), pp. 18-23.

体的自恋，这些新获得的功能保护儿童远离外部危险，如火、水等。但是还有很多危险因素是儿童自己无法避免的，因此，这个阶段的儿童仍然需要在成年人的监护下才能保证安全。

发展到最后一个阶段，儿童能够自觉地认同卫生保健和医疗的要求。就避免食用不健康的食品和暴饮暴食、保持身体的整洁等问题而言，在这里我们并不清楚这些问题是因为个体口唇期和肛门期的本能转变，还是跟这条发展路线有关。这跟避免生病和按照医嘱吃药，以及机动调整和限制饮食之间是有差别的。当然，恐惧、内疚和阉割焦虑等情绪问题可能促使儿童小心对待自己的身体安全问题，但是在没有这些情绪的影响下，正常的儿童仍然不会很在乎自己的健康问题。根据母亲最常抱怨的问题来看，这个时期的儿童仍然会经常危及自己的健康，将身体问题留给母亲解决，由母亲来保护自己。直到青少年期结束之前，个体一直保持着这种态度，这可能是最开始"母亲—孩子共同体关系"的最后残留表现。

三、更多发展路线的例子

还有其他发展路线，如以下将提到的两条，精神分析师已经明确了这两条路线发展的每一步，并能毫不费劲地追踪整条路线的发展过程。

(一)从自我中心到建立友谊关系

这条路线描述的是儿童成长过程的一个特殊方面，可以分为以下几个阶段。

第一阶段，个体在客体世界呈现出利己的自恋，忽视别的儿童，或者只把其他儿童感知为自己与母亲关系的阻碍，将其视为家人关爱的竞争者。

第二阶段，个体将其他儿童视为非生命客体，如将其视为玩具一类的客体，只想根据自己的情绪掌控、摆布、搜寻或者抛弃他们，而不期望任何积极或者消极回应。

第三阶段，个体开始将其他儿童看作完成特定任务(玩耍、建设、破坏、恶作剧等活动)时的帮手，同伴关系只在完成任务需要时才会建立。

只有到了第四阶段，个体才能最终将其他儿童作为自己的伙伴和客体，才能喜欢、害怕那些他可以爱也可以恨、能认同、分享和尊重的儿童，并能与其竞争，建立友谊关系。

在前两个阶段里，无论年长的哥哥姐姐如何关爱和容忍，也无论母亲做出怎样的努力，蹒跚学步的儿童都不会改变其自私的特点；这个阶段儿童可以忍受群体生活，但意识不到群体生活能带来什么好处。第三阶段儿童的特点代表着最起码的社会化要求，因为这个阶段的个体需要被年长的哥哥姐姐接受进入家庭群体或者进入托儿所的同龄群体。但是只有发展到第四阶段，儿童才具备了建立和维持同伴、友谊和敌意关系的能力。

(二)从关注自己的身体到关注玩具，从游戏玩耍到投入工作

在个体还是婴幼儿的时候就开始了玩耍活动，这时玩耍作为满足性驱力的活动，涉及个体的嘴唇、手指、视觉和皮肤等部位的感受。这期间婴幼儿主要的玩耍对象是自己和母亲的身体(跟哺乳活动有关)，而且对自己和母亲之间没有区分。

个体对母亲和自己身体的注意转向柔软的物体，如尿布、枕头、小毯子和泰迪熊等，这些过渡性客体能够同时满足个体对自己和客体的欲望。

从过渡客体进一步发展到更具体的柔软玩具，儿童可以借助拥抱或者摔打这些无生命的玩具，以表达自己的愤怒和矛盾情绪。

可以抱着的玩具逐渐隐退，只在睡觉时出现，这时玩具仍然在促进儿童参与外部世界活动和入睡活动中起到重要作用。

但在白天，玩具逐渐被能够满足儿童自我活动和幻想生活的材料所代替，儿童玩耍这些物体的活动直接满足了他们的本能需求，或取代或升华了本能驱力的能量。

①玩具游戏为个体自我活动(如充满—排空、打开—关闭、装配物品、打乱秩序等)提供了机会，儿童对这些活动的兴趣取代了对自己身体和身体机能的关注。

②玩可以运动的玩具满足了个体能动性的需要。

③玩结构性材料玩具可以同时满足个体对于建设和破坏的需要。

④玩玩具的活动使得儿童可以展示自己的男性力量或者女性气质。例如，在游戏时，一个人进行角色扮演，扮演玩具的母亲或者父亲，在群体活动中扮演父亲或母亲的角色。

展示男子气也可以通过体育运动和惊险的活动来实现，在这样的活动中儿童可以展现并操控自己的身体，象征性地实现生殖器期的控制欲望。

⑤儿童通过游戏活动过程获得的驱力满足(直接满足或者替代性满足)逐渐被完成游戏后获得的快乐代替，这种快乐是任务完成、问题解决等学习过程中重要的心理动力。一些研究者认为这种快乐是个体获得成

功学业的先决条件❶。

在我们的理论构建过程中，这种取得成就必需的快乐是否与儿童的本能有关，仍然需要探讨。在现有的经验积累中，可以明确多种可改变因素对逐步发展的影响是积极的，如早期母婴关系中的模仿和认同、自我理想的影响、作为自我防御机制和适应的升华过程，以及成熟的内在渴望等。

这种成就快乐在较年幼的儿童身上已经有所体现，被认为是潜伏期的一种特殊能力。一家使用蒙台梭利（Montessori）教学法的托儿所选择特定的游戏物品让儿童自己玩耍，发现通过任务完成和独立解决问题的方式可以最大限度地提高他们的自尊和满足感，甚至可以看到尚未发展到学步期的儿童已经能够对这种活动做出积极反应。

他人在游戏中的帮助不能给儿童带来满足，这种来源于游戏的成就快乐跟他人的称赞和认可有更直接的关系。儿童在后来的发展中才能做到通过游戏的产品来获得满足，这可能是因为儿童能够通过游戏的产品获得自尊。

儿童还可以获得从游戏转向工作的能力，以及一系列其他能力。

①能够控制、抑制或者修正自己对物品的攻击性和破坏性冲动（不扔、不拆、不弄乱、不储藏等），而是积极地对待它们（建设、计划、学习、跟同伴分享等）。

②能够执行计划，能忍受暂时的挫折，获得延迟满足能力。

③能够把优先满足本能欲望升华为根据现实条件合理满足本能，从快乐原则上升为现实原则，这是个体潜伏期、青少年期和成年期工作能获得成功的必要条件。

这条从身体到玩具、从游戏到工作的发展路线的后期阶段，占主导地位的很多联合活动，如白日梦、游戏和爱好等活动对个体的人格发展有显著影响。

白日梦：当玩具和玩耍活动逐渐消失的时候，儿童先前借助于物质客体投入活动的愿望，可以通过能够意识到的白日梦形式来实现，个体的这种幻想活动可能会一直持续至青少年期，甚至青少年期之后仍然存在。

游戏：游戏始于个体在俄狄浦斯时期的群体活动（通过想象来扮演父亲或者母亲角色），儿童通过这种扮演游戏，发展出一些倾向（如攻击、

---

❶ Bühler, C., *From Birth to Maturity*, London, Kegan Paul, Trench & Trubner, 1935.

防御、竞争等)的符号化和高度形式化的表达能力。如果儿童受到一些不可改变的观念影响，而且也不会根据现实情况调整自己，不能忍受一定的挫折，他们就不能被任何儿童接受。从同伴关系的发展路线来看，在儿童发展到第三阶段之前，这个问题会一直存在。

游戏可能需要借助其他物品，在很多情况下儿童游戏所使用的物品都象征着生殖器官，如很多儿童都喜欢能够显示其男子气和攻击性的玩具。

在很多竞争性游戏中，儿童自己的身体和掌控身体的技能发挥着不可或缺的作用。

个体能否熟练完成游戏、从游戏中获得快乐，受到儿童人格发展的多个方面影响，如天资和动机能力的发展、身体条件和控制身体的能力、对于同伴关系和群体生活的接受能力、对于攻击性的控制能力等。相应地，这个领域的功能发展也有一系列的干扰因素：可能来自任何一个领域的发展困难和不足，也可能来自某一发展阶段决定的攻击性抑制等方面。

兴趣爱好：兴趣爱好是个体从游戏发展到工作路线中的过渡，同时具有游戏和工作的部分特点。兴趣爱好具有以下一些特征。

①个体的兴趣爱好是为了获得快乐，相对忽视外部压力。

②在一定程度上寻求欲望满足的替代形式，如将其升华为追求某种目标，但是设定的目标与欲望满足、性驱力和攻击驱力联系仍然很多。

③个体平衡了各种驱力和各种状态的能量，并通过这些能量来追求特定的目标。

通过以上提到的这些特点表明，兴趣爱好跟个体在必须面对困难和挫折时，在一段时间内根据现实条件不断调整并执行预定计划的行为类似。

个体的兴趣爱好最早出现在潜伏期，后来经过一些内容改变后，可能以一种特定的形式存在于个体的一生当中。

四、不同发展路线之间的一致性

如果详细地考察平均常态的概念，我们会发现不同的发展路线之间是非常一致的。从临床角度来说，这意味着人格发展的协调，一个发展到情绪路线特定阶段的儿童应该在身体发展路线、同伴关系路线以及游戏路线上均发展到了相应的水平。虽然现实世界中有很多相反的例子，但是我们仍然认为这种一致性是存在的。毫无疑问，的确有很多孩子在成长过程中表现出不符合这种一致性的特点。他们可能在某些路线上的发展水平很高，但在其他路线上的发展水平相对落后。

这种发展路线之间的不平衡会导致个体童年期的冲突，提示我们有必要更进一步调查产生这种不平衡的原因，特别是个体的先天条件和周围环境因素各自产生了多大程度的影响。

在这个过程中，我们的任务并不是孤立这两种因素的作用，而是要探查二者之间的相互作用。先天因素与环境因素之间的关系可能是这样的：

我们这里所提到的例子均是天生无残疾的正常儿童，他们在各种路线上的发展任务是其天生的责任。很明显，本我方面的先天能力有性欲和攻击驱力的逐渐成熟；自我方面的能力我们了解得还不够充分，可能的先天能力有组织、防御和结构化等。除此之外，我们必须关注环境因素的影响。根据对于年龄稍大的儿童和成年人的精神分析经验，我们已经发现父母的人格特点、父母的行为和理想、家庭的环境气氛、文化的影响等因素可能对个体发展产生重要影响。对于新生儿的观察分析发现，母亲的兴趣和偏好作为一种刺激因素能够影响婴儿发展。至少在生命刚开始的时候，婴儿在发展路线上的进步可能是来源于母亲的关爱和认可。例如，如果某些母亲在跟孩子进行交流时，更多地使用言语而不是使用身体接触，儿童的语言发展和早期词汇量的水平就会跟其他人不同。一些母亲不鼓励儿童的探险行为和身体活动，而是在儿童微笑的时候给予更多的亲密接触来鼓励这种行为，就会导致儿童过多使用微笑这种方式来回应周围的环境。我们尚不清楚个体早期生活中母亲哼唱歌曲对于儿童后来的音乐态度和音乐天赋有无影响。另一方面，母亲对于孩子的身体及身体能动性的发展不感兴趣，可能会导致儿童行动笨拙，肢体运动不协调等。

在对婴儿进行观察之前，精神分析的经验已经明确告诉我们，个体出生后两年内母亲的抑郁情绪跟儿童的抑郁症状有关。这些儿童可能将母亲的抑郁情绪整合进了自己的发展之中。

上面提到的这些告诉我们，人类成长过程中的发展倾向和偏好都是通过儿童与其第一个客体（母亲）形成情感联结而被刺激和唤起的。

不同发展路线之间的不平衡表现也不一定导致病理症状。适度的不平衡是不同个体之间存在差异的基础，从个体很小的时候起，这些差异就已经存在了。正是不同路线之间的不平衡，造成了我们需要考虑的五彩缤纷但又属正常的发展特点。

[思想评述]

一、心理学家生平

　　1895 年 12 月 3 日，安娜·弗洛伊德出生于奥地利维也纳，是弗洛伊德家六个孩子中最小的一个。在她出生之前的一年半时间里，父亲弗洛伊德一直困扰于一种无法确诊的疾病，这段时间里他对自己进行的分析记录中充满了抑郁情绪。1895 年 2 月得知夫人玛莎怀孕的消息时，弗洛伊德正准备接受一场手术。成年后的安娜一直认为如果当时有避孕的可能，自己是一定不会来到这个世界上的。安娜的这种想法，可能来源于她看到了弗洛伊德关于"文明社会对避孕的需要"内容的公开出版物。而且弗洛伊德写给朋友的信中显示，在安娜出世以前，弗洛伊德曾希望她是个男孩，因此安娜一直认为自己的出生是不受欢迎的。

　　也正是安娜出生的这一年，弗洛伊德开始了对自我的分析，同时出版了与布洛伊尔合著的《癔症研究》(*Studies on Hysteria*)，此书的出版被认为是精神分析理论的奠基和正式起点的标志。因此安娜认为自己跟精神分析是一对同时出生的"双胞胎"，一直在争夺父亲的注意力。直到 30 岁的时候，安娜作为专家在维也纳精神分析学会开办儿童精神分析讲座，她才终于与自己的竞争者——精神分析合为了一体。

　　安娜有三个哥哥和两个姐姐，但是她的童年并不愉快。她与母亲玛莎(Martha)的关系并不亲密，反而与家里雇佣的保姆有相对安全的依恋关系。安娜与最小的姐姐索菲(Sophie Freud)的关系最为紧张，作为家里最小的两个孩子，她们俩一直在争夺家中其他人的注意和宠爱。安娜和索菲互相嫉妒，彼此都认为对方更受欢迎。童年的这些经历可能是她后来特别关注儿童的内心感受的原因之一。

　　安娜童年期最崇拜和亲近的人是父亲弗洛伊德，父亲的关怀和安慰对她来说意义重大。安娜年幼的时候，家里人有时候出行并不带着她，她为此感到很伤心。她在回忆童年的文字中曾写道："我所有的家人都坐着小船离开了，他们却不愿意带上我，并不是因为船太小，坐不下其他人，更不是因为我年龄太小。但对于这些，我并不难过，因为爸爸回来抚慰我、表扬我。这令我很开心，而且比任何事都开心。"安娜小时候经常向父亲描述自己的梦境，弗洛伊德还把其中一些内容收录到《梦的解析》(*The Interpretation of Dreams*)一书之中。

　　读书之后的安娜成绩很好，特别擅长读写，喜欢幻想，她后来进入维也纳精神分析学会的敲门砖——《打败幻想和白日梦》(*The Relation of*

Beating Fantasies to a Daydream)中记录的就是她 8～10 岁的白日梦内容。安娜在学校学到的东西仅是她知识结构的一部分,她从 14 岁开始就被允许旁听弗洛伊德家里每周三举行的精神分析讨论会,虽然她只能坐在图书室一角的楼梯上,但是她无疑从父亲与同人交流的过程中受到了精神分析的启蒙。与此同时,她开始阅读父亲的著作,并尝试将内容翻译为英文。这些学习过程与她之后选择精神分析的道路也是分不开的。

1912 年安娜从维也纳的考泰季中学(Cottage Lyceum)毕业,没有选择继续进入大学深造。毕业后安娜深受抑郁症的困扰,因此被父亲送往国外休养,这段时间里她每天都会给弗洛伊德写信报告自己的身体状况和思想。1914 年,安娜在父亲朋友的陪伴下去英国游历,同时提高了自己的英文水平。但由于第一次世界大战爆发,她很快返回维也纳。之后安娜通过了考泰季中学的实习生考试,从 1915 年到 1917 年,她作为实习老师在学校教书;1917 年,她成为正式的老师,之后的三年里她一直在学校从事教学工作。这段时间里,她致力于改善被第一次世界大战剥夺了社会与经济地位的孩子们的生活。这一段经历奠定了她一生为儿童的健康成长而努力的学术与人生基调。

1920 年一场流感引起的肺结核使安娜最终放弃了教书的工作,此后她开始了正式的精神分析之旅。有资料显示,从 1918 年到 1922 年,安娜接受了父亲长达四年的心理分析。1923 年结束分析的安娜在维也纳精神分析学会上提交了报告——《打败幻想和白日梦》,并因此而被学会接受成为正式会员,获得精神分析执业师资格。

从 1923 年开始,安娜开始了她自己的儿童精神分析工作,两年后她开始在维也纳精神分析培训机构教授儿童精神分析的技术方法。1925 年到 1934 年,安娜担任国际精神分析学会的秘书工作,同时她也一直在继续儿童精神分析领域的研究。1926 年,她在维也纳精神分析学会作了一系列名为《儿童精神分析技术》的演讲,引起了听众的广泛兴趣,也奠定了她在儿童精神分析方面的先行者地位。1927—1928 年,她写成并出版《儿童精神分析技术导论》(Introduction to the Technic of Child Analysis),第一次系统地阐述了她的儿童心理学研究成果,在欧洲各国都引起了很大反响。1935 年,安娜成为维也纳精神分析培训机构的主任。

1936 年,安娜总结父亲对于防御机制的理论,同时并结合自己的工作实践出版了《自我与防御机制》(The Ego and the Mechanisms of Defence),作为送给父亲八十大寿的生日礼物。这部著作产生了极大的影响,被认为是自我心理学的奠基著作,体现了弗洛伊德作为理论先驱的地位,同时也包含了她自己从工作中观察和总结的自我心理学思想。

1938年，由于纳粹德国入侵奥地利，安娜陪同父亲逃离维也纳，流亡到英国伦敦定居。在伦敦，安娜继续自己的儿童精神分析工作，同时照顾罹患口腔癌的父亲，直到1939年秋，弗洛伊德病逝。后人对这段逃亡生涯评论道："正是安娜·弗洛伊德坚定地担任她父亲的秘书、密友、代表、同事及护士，使她成为他生活中最宝贵的财富、对抗死亡的盟友。"

1939年弗洛伊德去世后，安娜开始以伦敦为中心开展精神分析的实证与理论研究。其间，由于安娜所倡导的儿童精神分析理论和方法跟英国的梅兰妮·克莱因所领导的学派不同，学术的争论越来越激烈，最终导致1941—1944年的"论战式大讨论"（Controversial Discussions）。论战的结果并未使以二人为首的学派观点达成统一，而是导致儿童精神分析分裂为三派：以克莱因为首的"克莱因学派"、以安娜为首的"维也纳学派"以及以温尼科特为代表的"中间小组"。虽然论战结果偏离了讨论的初衷，但这场长达三年的论战却使得儿童精神分析的思想和方法广为传播。

第二次世界大战使得无数人流离失所，这让安娜有机会观察与父母的分离对儿童产生的影响。她在伦敦创立了"汉普斯蒂德托儿所"（Hampstead Nursery），在这里集中照顾在战争中和双亲失散的小孩。战后她将托儿所改为汉普斯蒂德儿童诊所，开设儿童心理治疗课程，并对精神紊乱儿童和成人进行临床诊断和分析治疗。在这段时间里，安娜与合作伙伴桃乐丝·柏林翰·蒂凡尼（Dorothy Burlingham-Tiffany）观察并收集了大量的第一手材料，并在此基础上发表了一系列关于儿童压力和寻求同伴支持的研究报告，如《战时的幼儿》（*Young Children in War-Time*）（1942）、《无家可归的婴儿》（*Infants Without Families*）（1943）、《战争与儿童》（*War and Children*）（1943）等。

1947年，安娜跟同事一起设立了汉普斯蒂德儿童精神分析理论课程。他们在工作中提出了"发展路线"（developmental lines）、"诊断剖面图"（diagnosis profile）等概念并构建了相关理论。从1950年开始，安娜走遍欧美，为各个国家的儿童精神分析工作者做专业和通俗的精神分析讲演，并担任耶鲁大学法学院和儿童研究中心的访问教授。从1952年起，她开始担任汉普斯特诊所的所长直到逝世。

1982年10月9日，安娜在英国伦敦去世，享年87岁。她去世两年后，为了纪念她所做出的贡献，汉普斯蒂德诊所更名为安娜·弗洛伊德研究中心。1986年，遵照安娜的意愿，她居住了40余年的伦敦住所被改造为弗洛伊德博物馆。安娜终生未嫁，将其一生奉献给了她的父亲和她的事业——儿童精神分析。

安娜一生共发表 100 多篇论文，出版 10 多部专著，为教师、父母、社会工作者、法律工作者等各界人士开设讲座而做的讲演稿还有很多。她先后获得美国杜克大学(1950)、杰佛森医学院(1964)、芝加哥大学(1966)、耶鲁大学(1968)、奥地利的维也纳大学(1972)、美国哥伦比亚大学(1978)和英国剑桥大学(1980)授予的名誉博士学位。美国还曾授予她"麦迪逊奖"，英国政府也曾授予她大英帝国骑士爵位。

二、儿童精神分析思想

安娜·弗洛伊德对于儿童精神分析的贡献是巨大的，作为儿童精神分析的两大创始人之一(另一位是英国客体关系学派代表人梅兰妮·克莱因)，她发展出具有独立性的儿童精神分析理论，并应用于儿童治疗，当代西方许多儿童精神分析学家的研究和临床工作仍然是在其理论和实践基础上进行的。同时，安娜将自我心理学与儿童发展的研究建立在父亲工作的基础上，不迷信父亲的理论，强调自我在人格发展中的重要作用，成为自我心理学领域的先驱。

安娜在追随父亲精神分析思想的基础上，将精神分析的对象扩展到儿童身上，为儿童精神分析以独立姿态登上心理学历史舞台做出了巨大贡献。

安娜确立自己儿童精神分析学的研究方向是以 1927 年出版其第一本儿童精神分析著作——《儿童精神分析四讲》(*Four Lectures on Child Analysis*)为标志的。这本书对安娜早期儿童精神分析的思考进行了初步总结，主要包含了分析导入、使用技术、移情在分析中的作用以及儿童教育等内容，在后来几十年的工作中，安娜在此基础上又进行了深入探索和研究，提出了"诊断剖面图""发展路线"等重要概念，区分了儿童心理障碍的类型，为儿童精神分析学积累了丰富的成果。

(一)诊断剖面图

为了提高儿童分析的诊断技术，在汉普斯蒂德诊疗所工作期间，安娜带领专门的研究小组逐渐发展出了诊断剖面图的思想。诊断剖面图为诊断的思考提供一个心理框架，它的目标是使诊断者快速地考虑儿童生活和发展的所有领域，对其正常功能和病理功能有一个平衡的看法。它不是机械地提供诊断的问卷，而是帮助治疗师把注意力指向儿童生活和发展的每一个重要区域，从而使每个区域及它们之间的相互作用得到评估，同时它也帮助治疗师意识到对儿童了解不够的地方。诊断剖面图包括如下方面。

一是治疗安排的原因。是谁要求进行治疗安排；什么原因促使此时要求安排治疗等。

二是对儿童的描述。包括对儿童外表、心情、态度和其他突出之处的一般描述。

三是家庭背景与个人历史。指的是有利于揭示那些可能影响儿童发展和障碍的有意义的环境因素。

四是可能有意义的环境影响。从历史和家庭背景中抽取出重点以决定儿童压力和影响的可能根源，包括父母所强调的东西，因疾病、死亡和分离造成的家庭生活的破裂，父母失业，对儿童有侵害的父母人格中的特征，创伤性事件，家庭的迁移，家庭和亲密朋友的丧失，以及身体残疾等。

五是发展的评价。考察儿童的内在世界，评价他的情绪发展和人格结构。主要关注内驱力的发展和自我、超我的发展。安娜的独特贡献在于指出了儿童对其环境适应的重要性：儿童对关系的需要和他努力寻找表达内驱力方式之间的相互作用。

六是发生的评价——退行与固着。通过儿童父母和其他人对儿童行为的描述以及诊断者的观察，与特定发展阶段相关的特定症状可用于准确指明儿童倾向于退行或不能前行的里比多阶段和客体关系水平，并指出在何种水平上儿童遇到了无法解决的问题，以至于通过退行来逃避。

七是动力和结构的评价——冲突。通过在儿童身上可观察到的冲突和焦虑可以评价其人格结构的发展。最早的冲突形式是"外在的"，需要和愿望能否获得满足是儿童与其客体产生冲突的根源。但是当冲突被内化，冲突就产生于自我、超我和本我之间，儿童所害怕的是自己的超我，如体验到羞愧感。第三种形式的冲突是"内在冲突"，如爱与恨、主动与被动，这些内在冲突会引起儿童更大的焦虑。外在的冲突可以通过管理而改变，但是内化的和内在的冲突只能通过分析内在世界来解决。

八是一般特征评价。安娜提出具有心理健康预测价值的一般特征有：挫折容忍力、升华的潜力、对焦虑的整体态度（回避、逃避还是积极控制）、发展的力量和退行趋势之间的平衡。

九是诊断。通过对前面阶段的整合和总结，治疗师要做出诊断，为治疗提供建议。安娜及其同事提出的这种评价方式比较全面地展示了儿童心理发展的各个方面，为正确而有效地进行儿童心理分析提供了翔实的依据。这种评价方式即使在目前也是很有意义的。

（二）发展路线

安娜在其生命的最后 20 年把发展的观点渗透于所有的工作领域，"发展路线"就是体现之一。发展路线细致地考察儿童特定领域的驱力序列和结构的发展，是对诊断剖面图的补充。如果说诊断剖面图给出了儿童当前的发展状况和病理的整体概观，构造了一个宏观系统，那么发展路线就提供了一个来自本我、自我、超我和外在世界的微观系统、微小要素之间的相互作用的纵观系统。发展路线是通过仔细观察微小领域和发展的序列来表明人类发展的巨大复杂性。

安娜提出了六条发展路线分别是：从完全依赖到情绪独立和成熟的客体关系；从吮吸母乳到理性进食；从大小便不能控制到控制自如；从对身体管理不负责任到负起责任；从自我中心到建立友谊关系；从关注自己的身体到关注玩具，从游戏玩耍到投入工作。本章第二节的翻译部分对此内容已进行了详细的说明。

安娜认为，儿童分析学者可以宣称发展线路是儿童精神分析的专有研究领域。在个体发展过程中，存在多种决定因素在发挥作用。以路线6为例，婴幼儿从玩耍发展到成年人投入工作的发展路线中，从儿童到成人有一系列的玩耍形式，包括抓摸母亲的身体、玩毛绒玩具、玩沙子和玩水、填满和倒空容器、玩建设性的玩具、角色扮演、游戏等。在这个过程中：本我的皮肤接触、客体依恋、贯注于摄入和排泄、建设和破坏倾向、性驱力等冲动形式决定了这些玩耍的形式；自我方面决定了个体的好奇心、探索精神、手动能力和想象力等；环境提供了物质条件，以及模仿和识别的机会；当本我的冲动不再那么急切需要得到满足时，自我已经成熟到能满足即时快乐的需要，个体会根据现实原则以新的方式获得一种能力：将婴幼儿期的玩耍活动转变为关注首要任务的成熟工作能力。

发展路线是安娜的儿童精神分析理论体系中具有重要意义的概念，不仅具有理论价值，而且具有实践意义。它把重点放在自我适应生活要求的能力上，同时注重儿童内部世界的发展、与年龄相应的发展任务以及环境和人际关系的要求对儿童自我发展的影响，特别强调儿童从依赖到情绪独立和客体关系的发展对其他发展路线的主导作用，强调母婴关系在儿童发展的多个领域的重要作用，与仅单纯关注受内部本能冲动支配的纯内部世界的经典精神分析相比，安娜的理论在摆脱内驱力本能的方向上迈进了一大步，使精神分析更接近儿童的现实。发展路线从微观的角度为人们提供了儿童发展的精致详细的图景，对于无论是正常还是失调儿童都有指导作用，特别是对于有障碍的儿童，发展路线的协助诊断和建议治疗的功能更为明显。

(三)从发展的观点看待儿童的精神病理

安娜很关注儿童早期各方面的正常发展，她在 1945 年就提出应该把儿童分析从临床症状转移到对正常发展的干预。她提出评价儿童障碍的三条基本标准：儿童的发展或迟滞是否在驱力和自我发展的正常范围内；儿童朝向客体的行为是否正常；儿童在不同水平上的冲突是否与其年龄和发展阶段符合。安娜指出，将分析师的注意力从病理病状转向普通的人格成长和适应问题是很困难的，但是她认为这种转向是十分重要的，并且她自己也一直在为此而努力。晚年的安娜将研究重点放在"发展性帮助"（developmental help）方面，研究精神分析的发展性帮助对有发展缺陷的儿童是否真正起作用。发展性帮助对于儿童的精神病理理论有重要的补充，安娜从发展的角度提出了很多指导临床实践的意见。

对于儿童的发展性障碍，安娜认为只要儿童能解决好每一阶段的问题，继续发展到下一阶段，所有的发展性障碍症状都能正常消失。但如果儿童没有成功地解决好问题，就会带着困难滞留在那一阶段，可能最终导致更严重、更长久的障碍。很明显的，安娜的这种观点对后来的埃里克森提出的发展理论有很大的影响。

对于儿童的精神病理，安娜强调要使治疗与潜在的障碍原因相匹配，要深入理解儿童障碍的本质原因，给予相应的治疗。一般精神分析学家特别关注病理症状，但安娜坚决反对从症状出发去考察儿童，她坚持用发展的观点辨别出潜在的障碍类型。她认为儿童分析师应该能够理解表层和深层之间的关系，能够从类似的表面症状中区分出不同的深层含义。这无疑给儿童分析师提出了更高的要求。为了指导分析师的实践工作，安娜根据症状的潜在意义讨论了以下几类儿童精神病理症状。

其一，躯体和精神过程的不分化。婴儿期正常的躯体—精神统一体随着发展过程应该逐渐分化，所以儿童早期对于情绪体验的躯体反应是正常的，而心理的表达途径一旦建立，身体的表达就应该逐渐减少。但如果分化没有实现，就有可能导致心身疾病，如哮喘、湿疹、溃疡性大肠炎和周期性偏头痛等症状。

其二，本我—自我不协调。如果儿童的本我欲望发展和自我功能发展之间不能达到良好的平衡，就可能出现歇斯底里、强迫和恐惧等神经症状。

其三，本我入侵自我。如果儿童的自我与本我相比不够强大，本我的成分就有可能在自我中表现出来，导致思维、语言和幻想障碍或者违法、犯罪行为。

其四，里比多结构的变化。儿童自恋障碍的多种形式是由里比多的贯注偏离了正常发展路线而引起的。从心理偏移到身体将会导致抑郁症状；客体里比多退缩转移到自我将会导致自我中心或自我评价过高，乃至极端的妄想自大狂；自恋里比多的缩减将导致对身体的忽视、自我贬低或者抑郁。

其五是攻击性质量或方向的改变。通常是因为防御方式的改变，导致攻击性由客体转向自我，再返回；或从心理转向身体的攻击，反之亦然。由此引发的症状包括抑制、学习失败和自伤行为等。

其六是器质原因。出生前或者出生后的器质障碍原因将导致儿童发展的迟缓，运动、言语、一般智力功能、注意、情绪管理等的困难。

三、儿童精神分析的主要方法

(一)直接观察

在安娜之前，精神分析对儿童心理的研究都是基于从成人精神分析衍生而来的童年期知识，而安娜在研究中采取了更为科学的直接观察法研究儿童。安娜认为让儿童按照要求解释他们自己的过去或者自由联想是不现实的，因此她建议在分析儿童时应该用儿童家庭提供的信息以及分析师对儿童活动的观察来补充。她将精神分析的直接观察和分析资料的重构相结合，认为甚至在一些领域直接观察为发展过程的研究提供了不可替代的机会。例如，儿童还未发展出言语能力的时期，直接观察是理解儿童思想的唯一方法。

安娜在第二次世界大战期间建立了汉普斯蒂德战时托儿所，战后她继续创办和领导了汉普斯蒂德儿童诊所，并在伦敦、维也纳、艾塞克斯等地也建立了儿童诊所，对年幼儿童进行了大量细致、系统的直接观察。她发现，跟母亲的分离比其他任何因素对孩子造成伤害都要大；母亲对于战争的反应决定了儿童的反应，母亲慌乱，儿童也慌乱，但如果在轰炸时母亲很镇定，儿童也会很镇定。安娜在其著作《无家可归的婴儿》中描述了大量对儿童的系统而细致的观察结果，说明早期母子分离对儿童的影响，强调了母亲—孩子关系质量对于儿童发展的重要性。

观察的材料是理解理论的关键。安娜指导工作人员和研究者进行观察的对象有：儿童与父母分离的反应和发展、儿童的战时体验、依恋的发展、对客体关爱的发展、自我和超我的发展、攻击性和焦虑的发展、不同抚养环境的儿童之发展的比较等。由此可以看出安娜对儿童健康人格发展的关注，父母、客体对儿童影响的关注，环境对人格影响的关注等，与经典精神分析只关注纯粹的内部世界形成了鲜明的对比。

观察和记录的方法也是逐渐发展成熟的。在汉普斯蒂德托儿所时期，工作人员就开始使用观察卡片，记录观察到的婴幼儿有趣或令人费解的行为，以供临床和研究的讨论。在汉普斯蒂德诊疗所成立后，安娜要求对观察的个案材料予以常规笔录，每周的观察要有小报告，每月的观察要有月报，定期有观察的长期总结。汉普斯蒂德索引（The Hampstead Index）发展出来之后，由观察获得的资料被系统记录在索引中。这就意味着多年来观察记录的临床资料系统地累积成册供研究者详细查阅、集体讨论、进行理论建构。在将精神分析理论知识与系统观察相结合的基础上，安娜提出了一系列关于儿童精神分析的概念和理论❶。

（二）游戏治疗

在探索儿童精神分析的手段时，儿童的游戏成为分析者的首选。游戏治疗（play therapy）是一种将治疗的元素加入游戏情境中，以游戏作为治疗的媒介，协助儿童与治疗师建立良好互动的关系，让儿童在游戏中能用最自然的沟通方式来完全表达和揭露自己的情感、经验及行为的治疗方法。游戏治疗早期的发展与精神分析对儿童的治疗有关。在成人世界里，进行精神分析治疗的主要方法是自由联想方法，但这种方法应用于儿童时便有局限，因为儿童对语言的掌握是一个逐渐发展的过程，幼儿还不能够或不能准确地用语言表达自己，这个特点决定了通过语言进行自由联想的方式不适合儿童，不能成为探索儿童潜意识的主要媒介。

安娜除了使用直接观察法之外，在治疗中也使用了游戏方法。但跟客体关系学派代表人物克莱因相比，她们对于游戏的观点并不相同。作为儿童精神分析的先驱，尽管两人都承认游戏是儿童自由表达愿望的方式，并重视对游戏的使用，但是，由于她们所持的基本理论观点有分歧，因而对于游戏治疗的具体使用存在很大的差异。

安娜对游戏的使用是以她对于儿童及儿童游戏的看法为基础的。首先，在她看来，儿童不同于成人，儿童前来接受分析并不是出自主动的要求，因而要想使儿童明白治疗的目标和意义就特别困难，这需要一个长期的准备阶段；其次，游戏并不都具有象征意义，尽管有些游戏能够重复最近的经验，但其价值并不太大。所以她不主张直接解释儿童游戏的潜在意义；最后，她不相信儿童会发展出移情性神经症，因为儿童仍然依赖他们的父母，所以对儿童进行成人式的纯粹分析性的治疗是不可能的❷。

从总体上说，安娜主要把游戏用于儿童分析的准备阶段，作为一种鼓励儿童与分析者建立积极的情感关系的方式，所以游戏在儿童分析的

---

❶ 郗浩丽：《儿童精神分析学的主要方法及其应用》，载《南京师大学报（社会科学版）》，2009(5)。

❷ 王国芳：《儿童精神分析中的游戏治疗概述》，载《心理学动态》，2000，8(4)。

准备阶段与谈话配合使用。而克莱因认为，游戏是儿童表达和通彻其潜意识幻想，探索和把握外部世界的方式。所以，游戏可以成为分析者探索和控制儿童焦虑的手段。克莱因认为游戏就是儿童的语言，儿童的游戏可等同于成人的自由联想，分析者通过观察和解释儿童游戏的象征性内容，就可以接近儿童的深层潜意识。

安娜主张，在儿童分析的准备阶段分析者通过与儿童游戏和谈话，建立一种强烈积极的移情关系，从而奠定分析治疗的基础。进入分析治疗过程之后，则应该主要依赖儿童对其幻想和梦的言语报告。她把这些结果看作潜意识过程的症状派生物，认为只有通过解释，才能了解其内涵。此外，她还主张解释儿童与分析者之间的关系，她认为儿童对分析者产生的移情不同于成人分析情境中的移情。这种移情关系包含着某种教育成分，分析者分享的是儿童对其父母的感情，由于这种移情关系，分析者不仅要考虑分析情境中当时当地发生的事情，而且要把注意力指向可以发现神经症反应的地方，即儿童的家庭。安娜重视家庭和当前的外界现实对儿童的影响。

在安娜所进行的儿童分析过程中游戏虽然重要，但并不是全部。它只是使儿童接受分析和认识分析者的权威性的重要手段，她的最终目标不在于对神经症进行彻底的病理治疗，而是关注儿童的发展过程和未来的心理健康，即培养儿童健康的人格。所以她的分析治疗常被称为教育性的治疗措施。

四、自我心理学思想

安娜对于父亲始终重视本我的作用，认为本我控制自我、自我仅是本我与外界之间的中介持不同的看法。她认为从临床的角度，更应该重视自我的作用以及客观环境对自我发展的影响。她认为自我在发展的过程中是由弱到强、由不成熟到逐渐成熟的。人在幼年时，自我十分软弱，行为受到本我的驱使，随着儿童身心的不断发展，自我逐渐强大起来，不再服从本我欲望的冲动。进入青春期之后，个体的自我就能控制本我的愿望满足了，父母和教师的要求被个体内化，从而开始形成超我，此后自我就能根据超我的要求行动了。此时，为了抑制本我的冲动和防止由此引起的焦虑，自我发展出了各种防御机制，以此来改变心理失调，进一步适应环境。

安娜1936年出版的《自我与防御机制》一书总结了父亲弗洛伊德关于自我防御的理论，也是她早期自我心理学思想的初步总结。在这本书中安娜归纳了父亲已经提出的防御机制，如压抑、退行、投射、升华等。

同时根据自己对儿童的观察又补充了五种防御机制，即对攻击者的认同（identification with the aggressor）、否认（denial）、禁欲主义（asceticism）、利他主义（altruism）和自我约束（ego restriction），并把主要注意力放在这五种防御机制上，认为它们普遍存在于儿童之中。所以从内容上看，这本书中也蕴含了丰富的儿童精神分析思想。在此我们主要介绍五种儿童常用的防御机制。

其一，对攻击者的认同。这是一种变形了的认同，是对自己所恐惧的人或对象的行为进行模仿和学习，使其在心理上感到自己就是那个令人恐惧的人或对象，以此来消除自己的恐惧心理。安娜曾描述一个六岁男孩在治疗室中弄碎了很多小东西，以此对痛苦的牙齿治疗做出反应。安娜认为，这男孩找到了一种成为攻击者的方式，以此应对痛苦事件（治疗牙齿）引起的焦虑和羞辱。

其二，否认。就是通过拒绝承认的方式来试图把危险排除在外。安娜在分析她父亲在《性学三论》中提到的小汉斯病例时指出："汉斯是通过幻想来否认现实的。"例如，一个 7 岁的男孩为了否认对父亲的俄狄浦斯恐惧，编织了一个白日梦：他拥有一头驯服的狮子，对他自己是无害的，但能恐吓其他人。这种幻想经常出现在儿童的故事中，通过获得勇猛动物的帮助而征服强大的国王或父亲的形象。这种防御机制在儿童中非常普遍，它不是直接反对儿童的本能愿望和情感，而是反对痛苦的现实。在成年人身上也经常见到这种防御机制的作用。例如，一位失去了丈夫的寡妇总是在丈夫生前吃饭的位置上摆上一双碗筷，经常幻想自己正与丈夫谈话等，这实际上是在心理上否认她的丈夫已经去世。

其三，禁欲主义。这种防御机制是指青少年表现出来的一种心理特点。在安娜看来，青春初期的少年常常对出现的性冲动感到不安，为了使自己不至于做出越轨行为，他们便通过放弃一切欲望和快乐来保护自己。在某些极端的情况下，他们可能会通过限制睡眠和食物摄入，以及尽可能保留大小便来"克制"自己，达到禁欲的目的。这种防御机制主要是青春期的青少年，特别是神经症患者控制自己冲动的一种手段。

其四，利他主义。在安娜看来，利他主义也是一种投射作用。她认为，人们通过采取某种行动，一方面满足了自己的需要，另一方面又帮助了别人；在某些极端情况下，人们可能会不惜放弃自己的需要来满足他人的愿望。例如，一个过于胆怯而不敢向教师要求自己权利的学生却拼命地为另一位朋友的权利出头呐喊，不惜放弃自己的需要来满足他人的愿望，表现出极端的利他行为。

其五是自我约束。这是一种比冲动的抑制更为激烈的焦虑反应，指个体放弃了诸如感知、思考、学习和记忆在内的自我功能的所有领域。这种自我约束的结果通常会导致心理不适、内疚感、抑郁以及受虐癖的情感。例如，一名女子由于在童年时代非常嫉妒弟弟和母亲的亲密关系，长大之后，她把这种情感转向了自我，产生了一种强烈的自责、消极和自卑的情感。安娜认为这种"产生于将本能向自身转变的真正受虐现象"，通过对自身的情感或肉体折磨来保护自己，达到心理平衡。

安娜认为，分析儿童的自我防御机制可以作为了解儿童心理障碍的成因及人格特点的途径。因为对于儿童这样一个特殊的群体而言，他们的思维和语言能力有限，让其进行自由联想等精神分析方法并不适用，但是分析他们的自我防御机制则不受此限制。安娜指出："只要一个人的自我所建立的防御是完整的，分析和观察者就会一无所获；一旦这些防御被打破，压抑遭到失败，潜意识材料恢复，大量有关内部心理过程的信息就可以加以利用了。"在安娜眼里，自我防御机制是人格的成功保护者，这是因为自我并没有意识到它在防护自己，这一切都是在不知不觉中进行的。因此"自我和本我仍然是伙伴关系，它仍然需要在本我的支配下完成自己的任务"。

五、儿童精神分析思想的应用

安娜认为，精神分析发展的观点在任何一个与儿童有关的领域都是有价值的。对于非专业机构来说，如果缺少精神分析的思考，那么学校只会注重智力发展，完全忽视儿童的幻想、恐惧和情绪；医院只会医治身体疾病，不考虑儿童的恐慌、对家庭的忠诚和身体伤害的恐惧幻想；法院只会试图保护儿童的宗教、道德和经济安全而不考虑他的情绪需要。对于专业人士而言，实际的精神分析治疗不是对所有儿童期的困难都适合的解决方法，更重要的是领悟精神分析，用它去改进现存的抚养、教育、社会化、健康管理和制定法律的方法。

(一)儿童精神分析在教育领域的应用

先是作为教师，后来成为精神分析师，这样的工作经历成就了安娜用精神分析的视角对教育的关注。例如，在《为教师和父母写的精神分析》(*Psychoanalysis for Teachers and Parents*)(1930)一书中，她提出了教师和父母可以从精神分析理论中知道的那些关于儿童发展和学习的东西。

安娜为父母们写的大量文章集中于解释儿童如何成长、如何启蒙他们的行为，阐明他们需要从父母处得到的支持和指导，特别是与父母的稳定关系在儿童健康发展中的重要作用。安娜还有一些专门面向教师的文章，1952年，她发表了一系列的文章来教育教师和父母如何更好地控制儿童的各种焦虑和心理冲突。对于应用于教育的精神分析她提出了一些原则，如教师应从整个童年的角度理解他们的学生，而不是从特定的年龄段去考虑；在教学中，教师要坚持成人的价值观，注意反移情的发生；教师不要与学生建立过深的依恋，但是必须对儿童的发展保持兴趣，还要保持客观的立场。安娜1960年在英国保育学院联合会的讲座，1976年在美国教育研究协会和1970年在维也纳的专题讨论会，都使用了发展路线，讨论儿童上幼儿园和上学的准备状态，解释了教师会遇到的儿童的一些困难行为。

（二）儿童精神分析在法律领域的应用

早在汉普斯蒂德托儿所工作的时候，安娜及工作人员的一些做法就对国家立法产生过积极的影响。例如，1942年春天，为了减少儿童对个别工作人员产生的不安依恋，安娜引入了"家庭分组"（family-grouping）的方法，将儿童每四人分为一组，每一组分配给一个护士"母亲"照顾，其好处是减少了儿童与工作人员分离时的痛苦。这一家庭分组方法非常成功，被纳入战后英国儿童护理立法（postwar British childcare legislation）中❶。

20世纪60年代初期安娜在美国讲学，受到在耶鲁大学研究家庭法律的戈德斯坦（J. Goldstein）教授、卡茨（J. Katz）博士的邀请，并与他们一起工作。他们的著作对英美近年来的儿童护理政策产生了重要影响，如《超越儿童最佳利益》（*Beyond the Best Interests of the Child*）（1973）以及《在儿童最佳利益面前》（*Before the Best Interests of the Child*）（1975）。

关于儿童寄宿还是收养的问题，安娜认为不管采取何种形式，重要的是环境要适合儿童的需要，要有连续性，能提供适宜刺激，有良好的母子关系，能提供解决发展冲突和困难的帮助等。她质询法院的裁定在支持家庭、特别是单身母亲抚养儿童方面做得是不是充分。他们的工作引起了较大的反响，改变了人们认为儿童是父母私有财产的观念，代之以法律必须将儿童视为有自己权利的个体，他的发展性需要在做出收养、离婚后的监护以及其他处置决定时必须得到优先考虑。在做出儿童养育决定的时候，儿童自己的观点以及与成人的依恋最重要，而不是成人的需要起决定性作用；儿童需要与一个"心理父母"（psychological parent），

---

❶ Packman, J., *The Child's Generation: Childcare Policy in Britain*, Oxford: Blackwell, 1981.

即儿童需要的父母在一起，而不必是生物学上的父母。以前只有当事人请求减小法律责任时，精神分析师才会介入法律，安娜及其同事将精神分析介入了家庭法律的领域，扩展了精神分析适用的范围。

(三)儿童精神分析在儿科学领域的应用

安娜在战时托儿所以及儿童诊所的工作经验也带来了儿科护理的变化。比如，儿童把与母亲分离体验为拒绝，而疾病更加强了儿童的焦虑。安娜建议，母亲带儿童去医院，在治疗过程中陪伴在身边，并帮助进行物理治疗。她指出儿童病人的父母经常将儿童神经症困难的起源归因于身体疾病，实际上疾病经常唤起神经症冲突——关于手术、关于被独立护理、关于节制饮食与行动等。儿童对于疾病的反应决定性地受到真实的或想象的母亲反应的影响。母亲自己的行为，如有意掩盖严重疾病等，也会引起愤恨和不信任。还有一些问题源于母亲强迫生病的儿童吃东西，尽管他没有胃口。

她还指出儿童对母亲与医院护理的反应因人而异，有些儿童是妥协的，另一些儿童对母亲的焦虑感到生气；有些儿童强烈地拒绝和反对医院治疗，还有些儿童特别是被剥夺的儿童欢迎治疗所提供的退行性依赖。安娜提出医生不仅要意识到疾病的心理原因，而且要认识到疾病的心理结果❶。

安娜一再呼吁，为那些与各年龄阶段的、正常或异常的儿童打交道的，从事医学、教育、法律或社会福利工作的专业人员提供全方位的实践以及理论的训练。只有如此，儿童护理工作者才能对从婴儿起就可能产生的幻想与现实、心灵与躯体、认知与情绪、安全与道德的相互作用有所警醒。

六、总结

安娜·弗洛伊德在其近60年的职业生涯中，将自己的大部分精力投入到了儿童和青少年的精神分析工作当中，特别是致力于儿童精神分析的研究、治疗与培训，致力于将儿童精神分析从精神分析的附属分支中独立出来，使儿童精神分析成为一个与精神分析既相关又独立的领域，当今儿童精神分析在英美等国的蓬勃发展是与她的努力分不开的。1925年，晚年的弗洛伊德公开认可了克莱因和自己的女儿安娜在儿童精神分析方面做出的贡献，并于1933年指出："儿童精神分析为精神分析做出

❶ Sayers，J.，*Mothers of Psychoanalysis*，London，W. W. Norton & Company，1991.

了贡献，儿童是适合分析的，分析的结果是彻底而持久的。"在其最后一部重要著作《摩西与一神教》(*Moses and Monotheism*)中，他宣称："儿童精神生活的分析性研究正在提供一种意想不到的财富，以填补我们对生命最早期知识的缺口。"

安娜维护父亲的工作，并将自我心理学与儿童发展的研究建立在父亲工作的基础上，但她从不迷信父亲的理论，而是充分显示了她的独立性，不断延伸并挑战精神分析：她的兴趣不仅在于病理，而且在于健康的发展；将分析性数据与直接观察结合起来；将父母与学校结合起来。她总结的自我与防御机制理论开始挣脱本我的控制，强调自我在人格发展中的重要作用，成为自我心理学形成中的过渡性人物，影响了哈特曼和埃里克森等自我心理学家。

安娜在全世界做精神分析、教学和开讲座近60年，她还为战争中以及战后的儿童创立了托儿所、诊疗所，为工作人员建立了儿童精神分析训练中心；她发展了儿童精神病理的概念，创立了儿童精神分析的研究。当代一些熟识安娜的英国精神分析学家曾说，安娜喜爱儿童胜过精神分析。她影响了全世界儿童的生活，她有很多学生，被她所激励的人也很多，不仅包括汉普斯蒂德和耶鲁团体的工作伙伴，还有很多的分析师、精神病医生、心理学家和社会工作者以及几乎所有的20世纪中后期的儿童分析师和儿童精神病专家。

安娜作为弗洛伊德的女儿，自小的耳濡目染以及内心的情感趋向使她不可能完全摆脱弗洛伊德的思想，始终是在性欲三我结构的理论框架内进行建构，发展路线、诊断图等重要理论继续沿着弗洛伊德的儿童性欲发展理论的轨迹发展，虽然强调重点已经转移到外在环境的客体关系方面，但其基础没有变。即使有这些局限，也不能抹杀她对于精神分析具有里程碑意义的贡献。她用一生大部分的时间帮助世人理解儿童，她的目标是治愈儿童的心灵。她的努力不仅使她赢得了应有的地位，也使各个与儿童相关的工作领域的人员更加了解儿童，尊重儿童。